Dartsch

Der Krebspatient in der Apotheke

Dorothee Dartsch

Der Krebspatient in der Apotheke

Beratungswissen für die Praxis

Herausgegeben von
Dorothee Dartsch, Hamburg

Unter Mitarbeit von
Kerstin Bornemann, Katlenburg-Lindau
Frank Gieseler, Lübeck
Stefanie Heindel, Münster
Friedemann Honecker, St. Gallen
Petra Jungmayr, Esslingen
Steffi Künne, Dortmund
Tilman Schöning, Heidelberg
Ina Schulitz, Hamburg
Thomas Wolff, Hamburg

Mit 61 Abbildungen und 59 Tabellen

Deutsche ApothekerZeitung

Deutscher Apotheker Verlag

Zuschriften an:
lektorat@dav-medien.de

Anschrift der Autorin:
Dr. Dorothee Dartsch
CaP Campus Pharmazie GmbH
Planckstr. 13
22765 Hamburg

Bibliografische Information der Deutschen Nationalbibliothek
Die Deutsche Nationalbibliothek verzeichnet diese Publikation in der Deutschen Nationalbibliografie; detaillierte bibliografische Daten sind im Internet unter https://portal.dnb.de abrufbar.

1. Auflage 2020
ISBN 978-3-7692-7466-0 (Print)
ISBN 978-3-7692-7536-0 (E-Book, PDF)

Birkenwaldstraße 44, 70191 Stuttgart
www.deutscher-apotheker-verlag.de
Printed in Germany

Satz: W. Kohlhammer, Druckerei GmbH & Co. KG, Augsburger Straße 722, 70329 Stuttgart
Druck und Bindung: W. Kohlhammer, Druckerei GmbH & Co. KG, Augsburger Straße 722, 70329 Stuttgart
Umschlagabbildung: Konstantin Yuganov / stock.adobe.com
Umschlaggestaltung: deblik, Berlin

Vorwort

Diese Sammlung erscheint in einer Zeit, in der in Deutschland die Honorierung kognitiver pharmazeutischer Dienstleistungen zum Greifen nah ist. Erstmals könnten Leistungen honorierungsfähig werden, die nicht an Logistik und Abgabe von Arzneimittelpackungen gekoppelt sind, sondern in der Beratung von Patienten* bestehen.

Patienten, die von einer solchen Beratung besonders profitieren können, sind Krebspatienten, vor allem dann, wenn sie ihre Tumortherapie oral, also als Tabletten oder Kapseln zu sich nehmen. In dieser Therapieform kommen zwei Dinge zusammen, die in ihrer Summe ein besonderes Risiko für die Arzneimitteltherapiesicherheit bedeuten: Einerseits die geringe therapeutische Breite der Krebstherapeutika, d.h. bei Überdosierung besonders schwerwiegende Nebenwirkungen (ja – die gibt es leider auch bei zielgerichteten Therapien!) und bei Unterdosierung Verlust einer lebensverlängernden therapeutischen Wirkung. Beides kann auch die Folge mangelnder Adhärenz sein. Andererseits haben die Patienten ihre Therapie durch die Anwendung im häuslichen Umfeld selbst in der Hand. Das heißt, sie müssen eigenverantwortlich das richtige Arzneimittel in der richtigen Dosis zur richtigen Zeit und im richtigen Abstand zur Mahlzeit einnehmen und die richtigen Supportivmaßnahmen umsetzen. Gleichzeitig sehen sie ihren Onkologen seltener als in den typischen Zyklen der parenteralen Krebstherapie und müssen insofern auch eigenverantwortlich auf Symptome unerwünschter Wirkungen achten und im Fall eines Falles die richtigen Maßnahmen ergreifen.

Die Erfahrung zeigt, dass Patienten im Gespräch mit ihrem Arzt maximal drei Fakten aufnehmen und dass 60% nach dem ersten Gespräch weiteren Klärungsbedarf haben. In der oralen Krebstherapie kommen alle diese Patienten zum Einlösen ihrer Verordnung in die Apotheke. Was liegt näher, als dort das Angebot zu schaffen, die übrig gebliebenen Fragen kompetent zu beantworten?! Gleichzeitig eröffnet die regelmäßige Einlösung von Verordnungen auch die regelmäßige Chance herauszufinden, ob andere Arzneimittel die Wirkung durch Interaktionen gefährden und unerwünschte Wirkungen auftreten. Hier liegt der Schwerpunkt der Beiträge.

Unerwünschte Wirkungen haben eine komplexe Beziehung zur Adhärenz. Schon die Sorge, etwas aus der langen Nebenwirkungsliste könnte sich manifestieren, kann sich negativ auf die Adhärenz auswirken. Das Gefühl, für diesen Fall mit ausreichenden Kenntnissen gewappnet zu sein, ist dagegen ein Faktor, der die Adhärenz stärkt. Gleiches gilt für unerwünschte Wirkungen, die auftreten, aber dank der richtigen Maßnahmen schnell abgewendet werden können. Ein Gespräch über die Sorgen des Patienten, über die Einordnung der im Beipackzettel angegebenen Wahrscheinlichkeiten für Nebenwirkungen, über Prävention, Symptome und therapeutische Maßnahmen sowie über den Nutzen der Therapie ist daher adhärenzfördernd.

* Wir verzichten zugunsten der Lesbarkeit auf die regelmäßige Nennung der männlichen und weiblichen Form, meinen aber selbstverständlich außerhalb geschlechtsspezifischer Themen stets alle Geschlechter.

So freut es uns Autoren, dass wir Sie bei der Beratung des Krebspatienten in der Apotheke mit unseren Beiträgen unterstützen können. Unser Dank gilt dem Deutschen Apotheker Verlag, der die Beiträge und den Sammelband mit so viel Einsatz begleitet hat, und ganz besonders Frau Dr. Uhl und Frau Dr. Kusnick für die aufmerksame redaktionelle Betreuung der Beiträge sowie Frau Metzger für die kompetente Transformation in die Sammlung, die Sie in der Hand halten.

Auch Ihnen, liebe Leser, danken wir für die Zeit, die Sie auf unsere Beiträge verwenden und für jedes Stück Information, das Sie daraus „an den Patienten bringen". Jede gute Beratung gibt dem Patienten Lebensqualität, gibt dem Apotheker Arbeitszufriedenheit und gewinnt möglicherweise einen weiteren Fürsprecher für die Etablierung unserer pharmazeutischen Dienstleistung.

In diesem Sinn wünschen wir Ihnen Erfolg und Freude in der Beratung von Krebspatienten in Ihrer Apotheke.

Hamburg, November 2019 Dr. Dorothee Dartsch

Inhalt

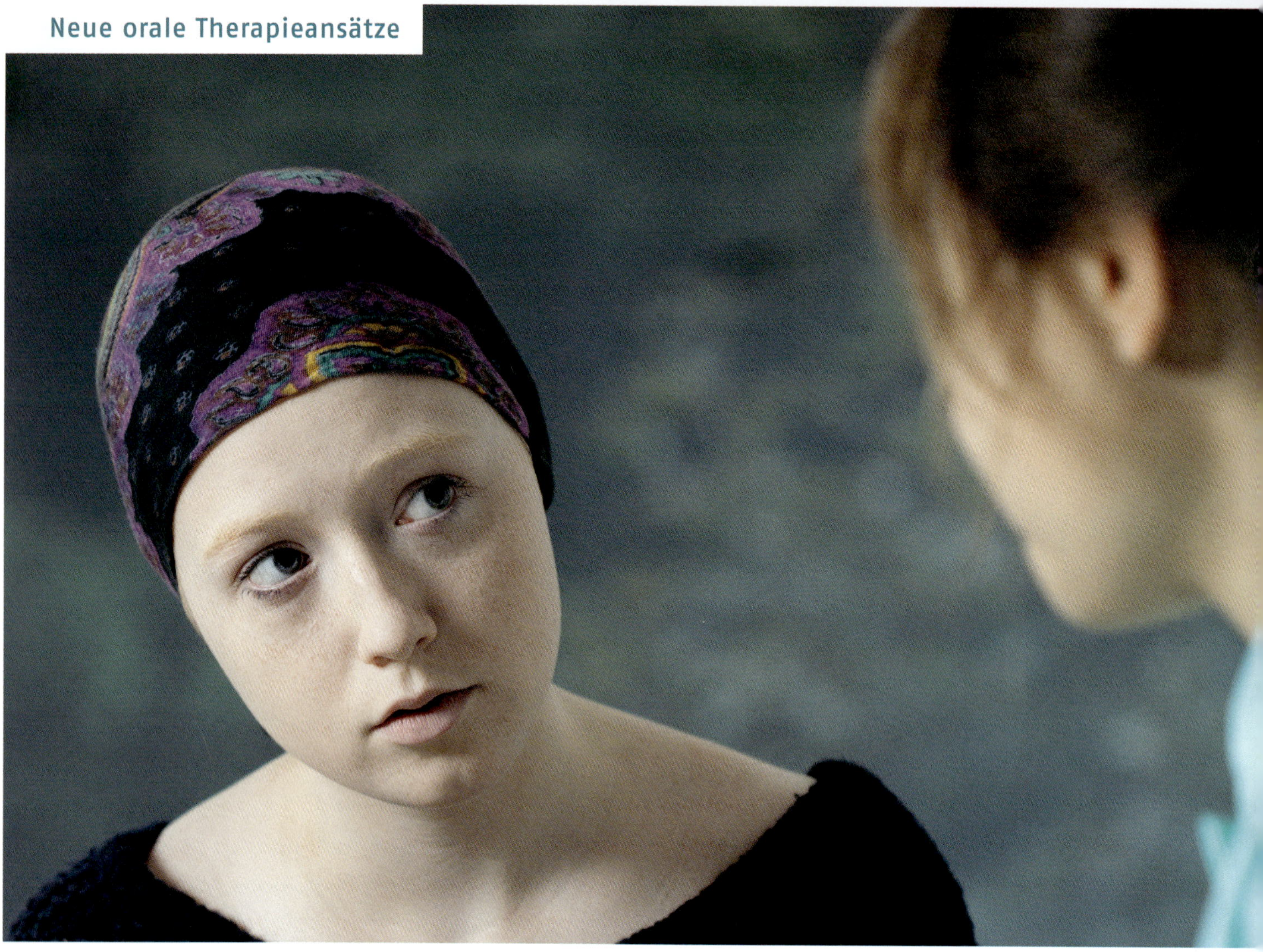

Herausforderungen durch neue orale Therapieansätze

Von Frank Gieseler und Dorothee Dartsch | **Die Therapie onkologischer Patienten ist schon lange keine Klinik-Domäne mehr. Immer mehr Patienten werden ambulant behandelt. Auch muss zunehmend weniger auf parenterale Darreichungsformen zurückgegriffen werden, weil orale Therapieformen zur Verfügung stehen, die in jeder Apotheke erhältlich sind. Für die Apotheke vor Ort bedeutet das eine besondere Herausforderung in der Beratung. Gefragt sind fundiertes Wissen rund um Anwendung, Wirkung und vor allem um Nebenwirkungen und deren Management. Unsere neue Serie „Der Krebspatient in der Apotheke" will Ihnen dieses Wissen vermitteln und Sie für die vielfältigen Probleme sensibilisieren.**

In Deutschland sind ca. 300 Apotheken durch ihre Zytostatika-Herstellung auf dem Gebiet der Krebstherapie spezialisiert. Reicht es nicht, wenn man sich dort mit dem Thema auskennt? Die Antwort ist: Nein! Die Zahl der oral verfügbaren, also als Tabletten oder Kapseln einnehmbaren Arzneimittel zur Krebstherapie wächst fast täglich. Allein für Kinasehemmer wurden zwischen 2011 und 2014 vom Gemeinsamen Bundesausschuss für zwölf Wirkstoffe Verfahren zur frühen Nutzenbewertung eröffnet [16]. Nach Zahlen des Deutschen Arzneiprüfungsinstituts DAPI wurden in Deutschland im Jahr 2014 über 1,7 Millionen Packungseinheiten oraler Medikamente zur Krebsbehandlung zulasten der gesetzlichen Krankenversicherung verordnet und abgegeben. Die Abgabe ist nicht auf die Zytostatika-herstellenden Apotheken beschränkt, sondern erfolgt in allen Apotheken. Fragen zur Krebstherapie und Beratungsbedarf auf diesem Gebiet werden sich infolgedessen zunehmend in allen Apotheken stellen, unabhängig von einer Spezialisierung auf die Herstellung von parenteralen Zytostatika.

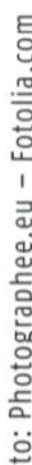

Rückblick: zielgerichtete Revolution

Die Diagnose einer Leukämie ist für viele Patienten gleichbedeutend mit einem raschen Versterben. Erklärt man ihnen dann, dass ihre Erkrankung aufgrund genetischer Besonderheiten mit Tabletten behandelt und eventuell sogar geheilt werden kann, erntet man häufig zunächst ungläubige Blicke. Tatsächlich überlebten bis in die 1990er-Jahre nur gut 30% der Patienten, bei denen die Diagnose einer chronischen myeloischen Leukämie (CML) gestellt wurde, die nächsten fünf Jahre. Zwischen 1993 und 2009 verdoppelte sich dagegen die 5-Jahres-Überlebensrate bei Patienten mit Philadelphia-positiver CML auf fast 59% [5]. Was war passiert?

Dieser enorme Fortschritt kam durch die Einführung von Imatinib (Glivec®) zustande, des ersten sogenannten „zielgerichteten" Antitumor-Wirkstoffs. Imatinib wurde durch intelligentes Arzneimitteldesign entwickelt:

Die entscheidende Entdeckung war, dass die CML nicht wie viele andere Malignome durch eine Serie, sondern durch eine einzige Mutation entsteht, nämlich eine reziproke Translokation zwischen den Chromosomen 9 und 22. Dadurch wird das Fusionsgen bcr-abl gebildet, das zytogenetisch als verkürztes Chromosom 22, das sogenannte „Philadelphia-Chromosom", sichtbar ist [1]. Es gibt auch CML-Varianten ohne Philadelphia-Chromosom, dies betrifft aber weniger als 10% der Patienten [6]. Das bcr-abl-Gen codiert ein dauerhaft aktives ABL-Protein mit Tyrosinkinase-Aktivität, das für die Entstehung der CML ursächlich verantwortlich ist. Diese Erkenntnis führte schon bald zu der Idee, den überaktiven Signalweg therapeutisch zu blockieren – mit dem Tyrosinkinase-Inhibitor Imatinib.

Die Entdeckung und Entwicklung von Imatinib ist ein Beispiel für den Erfolg der modernen Biotechnologie in der onkologischen Therapie. Während zuvor nur pauschal mit Zytostatika in die Zellteilungsmaschinerie eingegriffen werden konnte, die auch für normale Körperzellen wichtig ist, ebnete die Erkenntnis, dass durch die gezielte Blockade lebenswichtiger Signalwege in Tumorzellen den Krebszellen die Proliferationssignale entzogen werden, den Weg in die moderne „zielgerichtete Krebstherapie" oder „targeted therapy".

Ausblick: zielgerichtete personalisierte Therapie

Ein Ziel der onkologischen Therapie der Zukunft ist die Entwicklung von Test-Systemen, mit denen untersucht wird, ob bestimmte Signalwege von den Tumorzellen genutzt werden. Das Testergebnis würde dann idealerweise vorhersagen, mit welcher Wahrscheinlichkeit der geplante Therapieansatz erfolgreich sein kann. Dies führt zu einer „personalisierten Therapie", die allerdings – ein häufiges Missverständnis – nichts mit dem Patienten als Person zu tun hat, sondern zellbiologische Besonderheiten des Tumors berücksichtigt [8].

Inzwischen sind sehr unterschiedliche zielgerichtete Pharmaka entwickelt worden, darunter monoklonale Antikörper, die an Strukturen auf der Zelloberfläche binden, sowie auch Inhibitoren intrazellulärer Signalwege, z. B. Inhibitoren von Tyrosin- und anderen Kinasen, von mTOR und von Wachstumsfaktoren [2]. Damit sie in die Zelle eindringen können, sind Tyrosinkinase- und andere intrazellulär wirkende Moleküle niedermolekular („small molecule inhibitors"). Sie werden nach oraler Gabe in ausreichendem Ausmaß systemisch verfügbar, sodass eine Anwendung in Tabletten- oder Kapselform möglich ist [4].

Die orale Krebstherapie – Für und Wider

Auch manche klassischen Zytostatika können oral eingenommen werden, aber den „richtigen Kick" bekam die orale Krebstherapie erst durch die Entwicklung von Imatinib & Co. Eine Übersicht der aktuell auf dem Markt befindlichen oral einzunehmenden Onkologika und ihrer Indikationen findet sich in Tabelle 1. Aus Sicht der Patienten, die nur mit Oralia behandelt werden, gibt es keinen Grund, mit der Verordnung eine Zytostatika-herstellende Apotheke aufzusuchen, wenn sich eine „ganz normale" Apotheke um die Ecke befindet. Einer Umfrage der Deutschen Gesellschaft für Onkologische Pharmazie (DGOP) aus dem Jahr 2011 zufolge wählen 70% dieser Krebspatienten die Apotheke nach Bequemlichkeitsgesichtspunkten aus. Nur 27% der Befragten lösten ihre Verordnungen in einer Zytostatika-herstellenden Apotheke ein. Mit den Rezepten erreichen auch die Fragen der Patienten und der Bedarf an Beratung die Apotheken.

Die orale Krebstherapie ist für einen Teil der Patienten sehr attraktiv: sie sind freier in ihrer Zeitplanung, weil die Häufigkeit der Arztbesuche nach dem klinischen Bedarf statt nach dem Therapieprotokoll ausgerichtet werden kann, die Tabletteneinnahme ist ihnen vertraut, sie müssen keine invasiven Maßnahmen mit spitzen Nadeln ertragen und sie hoffen auf weniger Nebenwirkungen durch den zielgerichteten Charakter der Therapie. Ein anderer Teil der Patienten zieht die Gabe ihrer Krebstherapie in der sicheren Praxisumgebung vor und möchte sich in den Intervallen dazwischen nicht mit der Erkrankung und Therapie beschäftigen müssen – nach dem Motto „einmal hin, alles drin".

Herausforderung Adhärenz

Onkologika sind hochwirksame Medikamente mit einer vitalen Indikation. Die Adhärenz ist von zentraler Bedeutung für das Erreichen und Erhalten des therapeutischen Effekts, ist aber durch die unerwünschten Wirkungen – oft noch mehr durch die Angst davor – und teils komplexe Therapiepläne gefährdet. Wie wichtig die Adhärenz beispielsweise in der Therapie mit Imatinib ist, zeigen Studien, in denen die so genannte Forgiveness, also das Ausmaß an Non-Adhärenz, das die Wirkung noch nicht gefährdet, bei wenigen Prozentpunkten liegt [9, 10]. Zum Beispiel erreichten in einer Studie von den Patienten, die zu 95% adhärent waren, 95% der Patienten ein komplettes molekulares Ansprechen auf die Therapie. Unter den Patienten, die zu weniger als 95% adhärent waren, erreichten nur 30% dieses Ziel. Wie viele Patienten im Schnitt ausreichend adhärent sind, lässt sich schwer

Tab. 1: **Orale Zytostatika und ihre Indikationen – eine Übersicht**

Wirkstoff	Handelsname (Beispiele)	Indikationen
Alkylanzien		
Busulfan	Myleran®	CML, Konditionierung vor Stammzelltransplantation
Treosulfan	Ovastat®	Ovarial-Karzinom
Chlorambucil	Leukeran®	CLL, NHL
Estramustin	Estramustin®, Estracyt®	Prostata-Karzinom
Lomustin	Cecenu®	Hirntumoren und -metastasen, M.-Hodgkin-Lymphom, Melanom, SCLC
Melphalan	Alkeran®	Multiples Myelom, Ovarial-Karzinom
Cyclophosphamid	Endoxan®	Lymphome, lymphat. Leukämien, Mamma-, Ovarial-Karzinom, SCLC u. a.
Trofosfamid	Ixoten®	NHL
Procarbazin	Natulan®	M.-Hodgkin-Lymphom
Temozolomid	Temodal® und Generika	Glioblastom
Topoisomerase-Hemmer		
Topotecan	Hycamtin® und Generika	SCLC
Etoposid	Lastet®, Vepesid®	SCLC, NSCLC, Lymphome, AML, Hoden-Karzinom, Ovarial-Karzinom
Idarubicin	Zavedos®	AML
Vinca-Alkaloide		
Vinorelbin	Navelbine®	NSCLC, Mamma-Karzinom
Antimetabolite		
Capecitabin	Xeloda® und Generika	kolorektale Karzinome, Magen-Karzinom, Mamma-Karzinom
Tegafur	Teysuno®	Magen-Karzinom
Mercaptopurin	Puri-Nethol®, Xaluprine®, Generika	ALL
Tipiracil	Lonsurf®	kolorektale Karzinome
Tioguanin	Thioguanin Aspen® und Generika	AML, ALL
Methotrexat	Generika	Maligne Trophoblasttumore, ALL
Sonstige		
Hydroxycarbamid	Litalir®, Siklos®, Syrea®	CML
Mitotan	Lysodren®	Nebennierenrinden-Karzinom
Immunsuppressive Onkologika		
Lenalidomid	Revlimid®	Multiples Myelom, Mantelzell-Lymphom, Myelodysplastisches Syndrom
Thalidomid	Thalidomide Celgene	Multiples Myelom
Pomalidomid	Imnovid®	Multiples Myelom
Kinaseinhibitoren		
Abemaciclib	Verzenios®	Mamma-Karzinom
Afatinib	Giotrif®	NSCLC
Alectinib	Alecensa®	NSCLC
Axitinib	Inlyta®	Nierenzell-Karzinom

Tab. 1: **Fortsetzung**

Wirkstoff	Handelsname (Beispiele)	Indikationen
Kinaseinhibitoren		
Binimetinib	Mektovi®	Melanom
Bosutinib	Bosulif®	CML
Brigatinib	Alunbrig®	NSCLC
Cabozantinib	Cometriq®	Schilddrüsen-Karzinom
Ceritinib	Zykadia®	NSCLC
Cobimetinib	Cotellic®	Melanom
Crizotinib	Xalkori®	NSCLC
Dabrafenib	Tafinlar®	Melanom
Dacomitinib	Vizimpro®	NSCLC
Dasatinib	Sprycel®	CML, ALL
Encorafenib	Braftovi®	Melanom
Erlotinib	Tarceva®	NSCLC, Pankreas-Karzinom
Everolimus	Afinitor®, Votubia®	Mamma-Karzinom, Nierenzell-Karzinom, neuroendokrine GIT-, Pankreas- und Lungen-Tumore, renales Angiomyolipom, Riesenzellastrozytom
Gefitinib	Iressa®	NSCLC
Ibrutinib	Imbruvica®	Mantelzell-Lymphom, CLL
Imatinib	Glivec®	CML, GIST
Lapatinib	Tyverb®	Mamma-Karzinom
Lenvatinib	Lenvima®	Schilddrüsen-Karzinom
Lorlatinib	Lorviqua®	NSCLC
Nilotinib	Tasigna®	CML
Nintedanib	Vargatef®	NSCLC
Osimertinib	Tagrisso®	NSCLC
Pazopanib	Votrient®	Nierenzell-Karzinom, Weichteilsarkom
Ponatinib	Iclusig®	CML
Ribociclib	Kisqali®	Mamma-Karzinom
Ruxolitinib	Jakavi®	Polycythaemia vera
Sorafenib	Nexavar®	Leber-, Nieren-, Schilddrüsen-Karzinom
Sunitinib	Sutent®	GIST, Nierenzell-Karzinom, neuroendokrine Pankreas-Tumore
Temsirolimus	Torisel®	Nierenzell-Karzinom, Mantelzell-Lymphom
Tivozanib	Fotivda®	Nierenzellkarzinom
Trametinib	Mekinist®	Melanom
Vandetanib	Caprelsa®	Schilddrüsen-Karzinom
Vemurafenib	Zelboraf®	Melanom
Andere zielgerichtete Onkologika		
Carfilzomib	Kyprolis®	Multiples Myelom
Idelalisib	Zydelig®	CLL, follikuläres Lymphom

Tab. 1: **Fortsetzung**

Wirkstoff	Handelsname (Beispiele)	Indikationen
Kinaseinhibitoren		
Ixazomib	Ninlaro®	Multiples Myelom
Niraparib	Zejula®	Ovarial-, Eileiter-, Peritonealkarzinom
Olaparib	Lynparza®	Ovarial-, Eileiter-, Peritoneal-Karzinom
Palbociclib	Ibrance®	Mamma-Karzinom
Panobinostat	Farydak®	Multiples Myelom
Rucaparib	Rubraca®	Ovarial-, Eileiter-, Peritonealkarzinom
Sonidegib	Odomzo®	Basalzellkarzinom
Venetoclax	Venclyxto®	CLL
Vismodegib	Erivedge®	Basalzell-Karzinom

Oral verfügbare Arzneimittel in der Krebstherapie nach MMI Pharmindex Plus, Stand 15.09.2019

schätzen, weil die Zahlen von einer Studie zur nächsten in Abhängigkeit von den verwendeten Methoden stark schwanken. In der parenteralen Krebstherapie fällt es auf, wenn der Patient nicht adhärent ist, weil er nicht zum Termin erscheint. Der Therapeut kann dann darauf reagieren – ein Aspekt, der Onkologen häufig zur parenteralen Therapie tendieren lässt. In der oralen Therapie wird ein Teil der Verantwortung für die exakte Durchführung auf den Patienten übertragen. Adhärenz in der oralen Krebstherapie sicherzustellen, ist also deutlich schwieriger bzw. erfordert erheblich mehr Mitarbeit des Patienten. Um adhärent zu sein, muss der Patient seine Therapie zu Hause sowohl durchführen können als auch durchführen wollen. Für beide Aspekte müssen Hemmnisse erkannt und ausgeräumt werden. Für das Können sind Hör- und Sehfähigkeit, Kognition und die Ausstattung mit Therapieplänen und schriftlichen Einnahmehinweisen wichtig, für das Wollen die Überzeugung, dass die Therapie unter dem Strich nützlich ist.

Der Apotheker ist gefragt

Gleichzeitig haben Patienten unter oraler Krebstherapie im Schnitt vermutlich seltener Kontakt mit der onkologischen Praxis, weil sie dort nicht im Takt der Chemotherapie-Zyklen erscheinen müssen, sondern den Quartalsbedarf verordnet bekommen können. In diesem neuen Problemfeld ist darum auch der Apotheker gefragt, dem auffallen sollte, dass der Patient nicht nach der geplanten Zeit, sondern erst später die neuen Medikamente in der Apotheke abholt. In diesem Fall ist eine Rückmeldung an den behandelnden Onkologen sehr wichtig und kann therapieentscheidend sein.

Beratungsinhalte: Was Patienten wissen müssen

Die pharmazeutische in Ergänzung zur onkologischen Beratung kann die Adhärenz entscheidend verbessern. In einer aktuellen amerikanischen Studie stieg die Adhärenz von knapp 66 auf über 88%, wenn in der Apotheke ein Medikationsmanagement bestehend aus Interaktions-Check, Dosisüberprüfung, Nebenwirkungsmanagement, Erinnerung an Monitoring von Laborwerten und Empfehlungen zur Anpassung der nichtonkologischen Therapie durchgeführt wurde [7].

Eine Krebstherapie ist wegen der mit ihr verbundenen unerwünschten Wirkungen für die meisten Menschen ein Schreckgespenst. Damit die Adhärenz darunter nicht leidet, ist es also von zentraler Bedeutung, dass den Patienten vermittelt wird, was sie erwartet und was sich gegen die Nebenwirkungen tun lässt, um sie entweder zu vermeiden oder abzumildern. Wichtig ist auch, beginnende Nebenwirkungen frühzeitig zu erkennen, was im Fall von selteneren Besuchen nicht mehr nur in der onkologischen Praxis geschehen kann. Auch in der Apotheke sollten die typischen Nebenwirkungen erkannt und geeignete Maßnahmen ergriffen werden können. Hilfestellung dazu bietet die im November 2016 erschienene Leitlinie „Supportive Therapie bei onkologischen PatientInnen". In weiteren Artikeln dieser Reihe werden Sie zudem tiefer in die einzelnen Formen der unerwünschten Wirkungen einsteigen können.

Die wichtigsten Nebenwirkungen

Im Gegensatz zur konventionellen Chemotherapie hat sich das Nebenwirkungsspektrum durch die zielgerichtete Therapie grundsätzlich geändert. Im Vordergrund stehen bei diesen Medikamenten

- Haut- und Haarprobleme,
- Thrombosen und Thrombophlebitiden,
- Blutdruckanstieg,
- Proteinurie,
- Blutungen,
- verlangsamte Wundheilung,
- Autoimmunreaktionen und
- Fatigue [12, 15].

Tab. 2: **Einnahmeempfehlungen** für verschiedene orale Onkologika

Wirkstoff	mit Mahlzeit	nüchtern	gleichgültig*
Afatinib		X	
Axitinib			X
Bexaroten	X		
Bosutinib	X		
Busulfan			X
Cabozantinib		X	
Capecitabin	X		
Chlorambucil		X	
Crizotinib			X
Cyclophosphamid	X		
Dabrafenib		X	
Dasatinib			X
Erlotinib		X	
Estramustin		X	
Etoposid		X	
Everolimus			X
Gefitinib			X
Hydroxyharnstoff			X
Ibrutinib			X
Imatinib	X		
Lapatinib		X	
Lenalidomid			X
Lomustin		X	
Melphalan		X	
Mercaptopurin		X	
Methotrexat		X („möglichst")	
Mitotan	X		
Nilotinib		X	
Pazopanib		X	
Pomalidomid		X	
Ponatinib			X
Procarbazin			X
Ruxolitinib			X
Sorafenib		X	
Sunitinib			X
Temozolomid		X	
Thalidomid		X	
Tioguanin		X	
Topotecan			X
Trametinib		X	
Vandetanib			X
Vemurafenib			X
Vismodegib			X

* Falls kein bestimmter Abstand zwischen Arzneimitteleinnahme und Mahlzeiten vorgeschrieben ist, sollte der Patient sich für einen Modus entscheiden, z. B. zum Essen, und dann immer dabeibleiben (Ausnahme: Vemurafenib).
(Nach EM Segal et al. Oral Chemotherapy Food and Drug Interactions: A Comprehensive Review of the Literature. J Oncol Pract. 2014,10(4):e255-68)

Bei Beginn der Therapie ist als akute unerwünschte Wirkung insbesondere auf einen Blutdruckanstieg und eine sich neu entwickelnde Proteinurie zu achten.

Haut und Haare. Im Verlauf finden sich beinahe regelhaft Veränderungen von Haut und Haaren mit trockener, spröder und rissiger Haut und z. T. generalisiertem Haarausfall [1]. Der Haarausfall und die Sprödigkeit der Haare ist selten so stark, dass sie zu sichtbaren Veränderungen führen, sie können aber die PatientInnen stark belasten.

Thrombosen und Thrombophlebitiden. Im weiteren Verlauf der Therapie sollte insbesondere auch nach Thrombosen und Thrombophlebitiden gefragt werden, denn im Zusammenspiel mit den Hautveränderungen können sich besonders bei älteren Patienten aus einer an sich ungefährlichen oberflächlichen Thrombophlebitis postthrombotische Komplikationen mit schlecht heilenden Ulzerationen entwickeln. Nach diesen Veränderungen sollte der Apotheker fragen, da sowohl die PatientInnen als auch die behandelnden Onkologen den Erfolg der Tumortherapie häufig in den Vordergrund stellen und vermeintlich unvermeidbare Nebeneffekte vernachlässigen.

Fatigue. Eine besondere Nebenwirkung, die nach unserer Erfahrung viele Patienten betrifft, ist eine meistens dosisabhängige Fatigue-Symptomatik, die zum Teil mit Gewichtsverlust einhergeht und sich daher von der Fatigue unter konventioneller Tumortherapie unterscheidet. Ihre Ursache ist bisher nicht geklärt. Diese Fatigue-Symptomatik wird von den PatientInnen zum Teil als schwerste unerwünschte Wirkung empfunden und kann u. a. auch zur Berufsunfähigkeit führen [12, 15]. Auch hier gilt: Wer nicht danach fragt, übersieht diese unerwünschte Wirkung.

Unbekannte Spätschäden

Im Gegensatz zur konventionellen Chemotherapie werden die neuen oralen Tumortherapeutika häufig über längere

Deutsche ApothekerZeitung

Merkblatt für Patienten

Krebsmedikamente sicher handhaben!

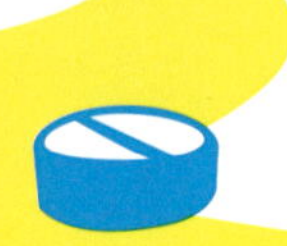

Handschuhe tragen!

Arzt und Apotheker geben Empfehlungen, welche Krebsmedikamente mit Handschuhen angefasst werden sollten, damit keine Partikel auf Türklinken etc. und nachfolgend auf Personen im Umfeld des Patienten übertragen werden.

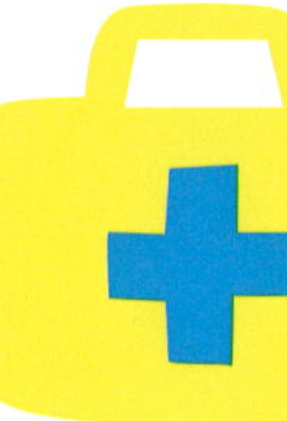

Sicher aufbewahren!

Die Krebsmedikamente sollen an einem sicheren Ort und nicht in der Nähe von Lebensmitteln aufbewahrt werden, so dass es nicht zu Verwechslungen mit anderen Arzneimitteln kommt oder sie von Dritten, z. B. Kindern oder Haustieren, verschluckt werden. Das heißt z. B., dass orale Krebsmedikamente nicht zusammen mit der restlichen Medikation in Wochendosierhilfen, Pillendosen etc. aufbewahrt werden sollten.

Stäube vermeiden!

Kapseln dürfen nicht geöffnet, Tabletten nicht geteilt oder pulverisiert werden, damit keine Stäube und Partikel in die Umgebung gelangen.

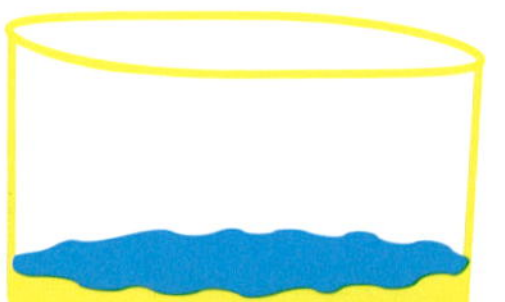

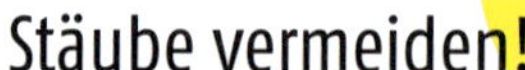

Rückstände vermeiden!

Manche Arzneimittel können in Wasser suspendiert eingenommen werden. Danach soll das verwendete Glas erneut (zur Hälfte) mit Wasser gefüllt und vom Patienten ausgetrunken werden, damit keine Rückstände verbleiben, die von anderen aufgenommen werden könnten.

Schwangere und Stillende

Schwangere und Stillende sollen nicht in die Arzneimittelversorgung des Krebspatienten eingebunden werden.

Vorsicht Ausscheidungen!

Falls Ausscheidungen, also Urin, Stuhl, Schleim oder Erbrochenes des Krebspatienten zu beseitigen sind, sollen dabei Handschuhe getragen werden. Es ist nicht notwendig, eine getrennte Toilette zu benutzen.

Sicher entsorgen!

Nicht verwendete oder verfallene Arzneimittel sollen in die Apotheke zurückgebracht und dort fachgerecht entsorgt werden, auch damit Medikamente im Hausmüll nicht Dritten in die Hände gelangen können. Einmalartikel wie Handschuhe oder Wischtücher gehören dagegen in den Hausmüll.

Mit freundlicher Empfehlung – Ihre Apotheke

Fragen zur Medikation? Weitere Fragen zum Umgang mit Krebsmedikamenten beantworten gern der Apotheker und der Arzt.

Quelle: Gieseler & Dartsch, Deutsche Apotheker Zeitung 2017, Nr. 3

Orale Krebsmedikamente sicher handhaben – ein Merkblatt für Patienten, das zum Download auf www.deutsche-apotheker-zeitung.de bereitsteht. Geben Sie dazu den Webcode S2WH5 in die Suche ein.

Zeit, Monate oder Jahre verordnet. Zusammen mit dem neuen Wirkmechanismus heißt das, dass manche unerwünschten Wirkungen erst jetzt im langfristigen Verlauf der Therapien erkannt werden können. So fehlt bisher eine tragfähige Erhebung der Spätschäden bezüglich Zweittumoren und Langzeit-Organschäden. Ärzte und Apotheker haben hier eine wichtige Rolle, um Hinweise auf solche bislang unbekannten Nebenwirkungen im Rahmen des Pharmakovigilanz-Systems weiterzugeben.

Korrekte Einnahme trotz komplizierter Schemata

Zweiter wichtiger Punkt ist die Unterstützung hinsichtlich der korrekten Einnahme. Bei vielen onkologischen Therapien, nicht nur den konventionellen, ist eine Therapiepause vorgesehen und einzuhalten, z. B. wird Lenalidomid 21 Tage lang eingenommen, dann 7 Tage pausiert usw. Bei manchen Wirkstoffen muss die Gesamtdosis durch eine Kombination verschiedener Tablettenstärken erreicht werden. So nimmt beispielsweise ein mit der Standarddosis Capecitabin behandelter Darmkrebspatient mit einer Körperoberfläche von 1,73m^2 zweimal täglich eine Dosis von 2150 mg ein, die sich aus vier Tabletten à 500 mg und einer Tablette à 150 mg zusammensetzt. In solchen Fällen erleichtert es ein kalendarischer Plan den Patienten, den Überblick zu behalten. Solche Pläne lassen sich z. B. mithilfe der DGOP-Oralia-Datenbank (DAZ.online-WebCode: S6FW8) leicht erstellen.
Zur korrekten Einnahme gehört auch, einen vorgeschriebenen Abstand zu den Mahlzeiten einzuhalten (einen Überblick über die Empfehlungen gibt Tab. 2) und Nahrungsmittel zu vermeiden, die mit den Wirkstoffen interagieren. Für alle CYP3A4-Substrate ist das vor allem Grapefruitsaft. In vielen Fachinformationen ist zudem angegeben, mit welchen „Trägermaterialien" die verschiedenen Arzneimittel eingenommen werden sollen. Manchmal ist es schlicht Wasser, in manchen Fällen dürfen z. B. Apfelsaft, Apfelmus oder Joghurt verwendet werden.

Wo gibt es Informationen zum Thema?

Dieser Artikel soll einen ersten Überblick über wichtige Beratungsaspekte für Krebspatienten in Ihrer Apotheke geben. In den kommenden Monaten werden wir verschiedene beratungsrelevante Aspekte näher beleuchten. Im Fokus werden dabei die verschiedenen Nebenwirkungen der Krebstherapie stehen.
In Deutschland ist es die Deutsche Gesellschaft für Onkologische Pharmazie (DGOP), die sich des Themas „orale Krebstherapie" besonders angenommen hat. Sie bietet zahlreiche Schulungen und regelmäßige Kongresse hierzu an und stellt eine kostenfrei zu nutzende Datenbank mit Informationen zu oral verfügbaren Onkologika zur Verfügung. Ebenfalls ist sie federführend bei der Weiterentwicklung des Qualitätsstandards für den pharmazeutisch-onkologischen Service (QuapoS), der mittlerweile in der 5. Auflage und in mehr als 20 Sprachen existiert.
Periodische Schulungen im Rahmen der Zertifikatsfortbildung „Kompetente Betreuung von Tumorpatienten" werden entsprechend dem von der Bundesapothekerkammer im Juni 2016 verabschiedeten Curriculum auch von den Apothekerkammern angeboten.
Auch Institutionen wie die Deutsche Krebsgesellschaft, der Krebsinformationsdienst des Deutschen Krebsforschungszentrums und die deutsche Krebshilfe bieten Informationen im Netz und in Print an, die zur eigenen und der Information der Patienten genutzt werden können. Leitlinien zu verschiedenen Krebserkrankungen sind bei Onkopedia abzurufen, einer Seite, die von der Deutschen Gesellschaft für Hämatologie und Onkologie (DGHO) betrieben wird. Hier sind die aktuellen Internetadressen:

- www.dgop.org
- www.onkopedia.com
- www.krebsgesellschaft.de
- www.krebsinformationsdienst.de
- www.krebshilfe.de

Sichere Handhabung – Dritte schützen

Der dritte wichtige Punkt betrifft die sichere Handhabung. Die Durchführung hoch wirksamer Arzneimitteltherapien im heimischen Umfeld durch den Patienten bedeutet nicht nur Bequemlichkeit, sondern auch ein gewisses Expositionsrisiko für Dritte in der unmittelbaren Umgebung des Patienten, z. B. Angehörige, Besucher, Pflegende.
Es ist darum wichtig, allen an der Therapie Beteiligten Hinweise zur sicheren Lagerung, Handhabung und Entsorgung der Arzneimittel mitzugeben. Dem die Adhärenz gefährdenden Konflikt, Tabletten schlucken zu sollen, die nur mit Handschuhen angefasst werden sollten, kann beispielsweise mit dem einleitenden Satz begegnet werden: „Die Menschen in Ihrer Umgebung haben ja keine Krebserkrankung und sollten darum auch nicht mit Ihren Medikamenten in Kontakt kommen. Dafür sind einige Maßnahmen erforderlich."
Ob dem Patienten die Verwendung von Handschuhen bei der Handhabung onkologischer Oralia empfohlen werden soll, wird kontrovers diskutiert. Aus chemisch-toxikologischer Sicht erscheint die Maßnahme geboten (zumindest bei CMR-Substanzen wie Capecitabin oder Cyclophosphamid), aus medizinisch-onkologischer Sicht ist das Risiko der Adhärenzgefährdung durch die Maßnahme deutlich größer einzuschätzen als das Risiko der Exposition von Dritten durch das Weglassen der Handschuhe. Sinnvoll ist, diesen Punkt individuell zu entscheiden und mit dem behandelnden Onkologen abzustimmen (siehe DAZ-Merkblatt für Patienten – Krebsmedikamente sicher handhaben).
Nebenbei bemerkt: Die Einstufung der beruflichen Gefährdung von z. B. Apothekenpersonal durch hochwirksame Arzneistoffe kann anhand der NIOSH List of Antineoplastic and Other Hazardous Drugs in Healthcare Settings, (DAZ.online-Webcode: G3MJ5) erfolgen. In der Apotheke sollten orale Krebsmedikamente getrennt von anderen Arzneimitteln gelagert werden, damit es nicht zu Verwechslungen bei der Abgabe kommen kann. Müssen orale Onkologika in irgend-

einer Form zubereitet werden, ist eine adäquate persönliche Schutzausrüstung erforderlich, die vor Haut- und Schleimhautkontakt sowie vor dem Einatmen von Partikeln schützt. Alle Flächen, Gefäße, Tabletts o. ä., die mit entblisterten Tabletten oder Kapseln in Kontakt kommen, müssen sorgfältig gereinigt werden. Die Vorschriften zum Umgang mit Gefahrstoffen, zum Mutterschutz etc. sind beim beruflichen Umgang mit oralen Krebsmedikamenten zu beachten.

AMTS in der oralen Onkologie

Gerade von älteren Patienten wird gerne nach einer oralen Form der Tumortherapie gefragt, was aber zu besonderen Risikokonstellationen führen kann. Zu erwähnen sind hier insbesondere Organeinschränkungen, die zu Eliminationsstörungen führen, Begleiterkrankungen, die die Empfindlichkeit für unerwünschte Wirkungen erhöhen bzw. Kontraindikationen bedeuten können, Kombinationen mit anderen Tumortherapien und die im Alter häufige Polymedikation.
Für ältere Patienten, Patienten mit Niereninsuffizienz oder Lebererkrankungen ist, sofern es Studiendaten dazu gibt, häufig eine Dosisanpassung vorgesehen, die in der Fachinformation ausgewiesen ist. In der Apotheke fehlen häufig Labordaten, um die Dosierung zu beurteilen, aber die einschlägigen Indikatoren (Erkrankungen, die häufig zu Nieren- oder Leberfunktionsstörungen führen, Arzneimittel, die bei Leber- oder Niereninsuffizienz eingesetzt werden) sind zumindest bei Stammpatienten oft bekannt und sollten zur Beurteilung mitberücksichtigt werden.
Viele orale Tumortherapeutika werden renal ausgeschieden, die meisten Tyrosinkinasehemmer aber hepatisch [3]. Der Hauptmetabolisierungsweg verläuft über CYP3A4 und CYP3A5. Besonders wenn keine weiteren Nebenwege bestehen, sind Interaktionen, die zu einer verzögerten Elimination mit entsprechender Toxizität führen, zu berücksichtigen [3]. Umgekehrt kann Johanniskraut als CYP3A4-Induktor dazu führen, dass keine therapeutischen Konzentrationen erreicht werden. Etliche Tyrosinkinasehemmer werden darüber hinaus pH-abhängig resorbiert, und ihre Bioverfügbarkeit sinkt deutlich, wenn die Patienten auch Säurehemmer einnehmen. Gemäß ihrer Wirksamkeit haben Protonenpumpenhemmer den stärksten Effekt, gefolgt von H_2-Rezeptorantagonisten und Antazida. Es ist nicht automatisch davon auszugehen, dass der behandelnde Onkologe vom Patienten erfährt, welche Medikation er sonst noch einnimmt. Ein Hinweis an den Therapeuten ist auch auf diesem Gebiet notwendig und erwünscht.

Fazit

Aus der Erfolgsgeschichte dieser Form der oralen zielgerichteten Krebstherapie und der inzwischen weiten Verbreitung ergeben sich neue Herausforderungen für die Therapeuten und Apotheker, auch hinsichtlich der Kooperation zwischen beiden. Die Reihe „Der Krebspatient in der Apotheke" trägt dieser Entwicklung Rechnung und will dabei unterstützen, diese Herausforderungen zu meistern. |

Literatur

[1] Arora A, Scholar EM. Role of tyrosine kinase inhibitors in cancer therapy. Journal of Pharmacology and Experimental Therapeutics 2005,315(3):971-979

[2] Baudino TA. Targeted Cancer Therapy: The Next Generation of Cancer Treatment. Curr Drug Discov Technol 2015,12(1):3-20

[3] Cohen MH, Williams G, Johnson JR, Duan J, Gobburu J, Rahman A, Benson K, Leighton J, Kim SK, Wood R, Rothmann M, Chen G, U KM, Staten AM and Pazdur R. Approval summary for imatinib mesylate capsules in the treatment of chronic myelogenous leukemia. Clin Cancer Res 2002,8(5):935-942

[4] Druker BJ. Translation of the Philadelphia chromosome into therapy for CML. Blood 2008,112(13):4808-4817

[5] Hoffmann V et al. The EUTOS prognostic score: review and validation in 1288 patients with CML treated frontline with imatinib. Leukemia 2013,27(10):2016-2022

[6] Kurzrock R, Kantarjian HM, Druker BJ and Talpaz M. Philadelphia chromosome-positive leukemias: from basic mechanisms to molecular therapeutics. Annals of internal medicine 2003,138(10):819-830

[7] Lam MS, Cheung N. J Oncol Pharm Pract. 2016,22(6):741-748

[8] La Thangue NB, Kerr DJ. Predictive biomarkers: a paradigm shift towards personalized cancer medicine. Nature reviews Clinical oncology 2011,8(10):587-596

[9] Marin D, Bazeos A, Mahon F-X, Eliasson L, Milojkovic D, Bua M, Apperley JF, Szydlo R, Desai R, Kozlowski K. Adherence is the critical factor for achieving molecular responses in patients with chronic myeloid leukemia who achieve complete cytogenetic responses on imatinib. Journal of clinical oncology 2010,28(14):2381-2388

[10] Noens L, Hensen M, Kucmin-Bemelmans I, Lofgren C, Gilloteau I, Vrijens B. Measurement of adherence to BCR-ABL inhibitor therapy in chronic myeloid leukemia: current situation and future challenges. haematologica 2014,99(3):437-447

[11] Nowell P, Hungerford D. A minute chromosome in human chronic granulocytic leukemia. Landmarks in Medical Genetics: Classic Papers with Commentaries 2004,132(51):103

[12] Ratain MJ, Eisen T, Stadler WM, Flaherty KT, Kaye SB, Rosner GL, Gore M, Desai AA, Patnaik A, Xiong HQ. Phase II placebo-controlled randomized discontinuation trial of sorafenib in patients with metastatic renal cell carcinoma. Journal of Clinical Oncology 2006,24(16):2505-2512

[13] Tran M, Mackler E. Oral Chemotherapeutic Agents in Patients with Renal Dysfunction. The Oncology Pharmacist 2011,4(t):1-12

[14] van Erp NP, Gelderblom H, Guchelaar H-J. Clinical pharmacokinetics of tyrosine kinase inhibitors. Cancer treatment reviews 2009,35(8):692-706

[15] Widakowich C, de Castro G, De Azambuja E, Dinh P, Awada A. Review: side effects of approved molecular targeted therapies in solid cancers. The oncologist 2007,12(12):1443-1455

[16] Wörmann B. Neue Medikamente gegen Krebs. GGW 2015,1:15-22

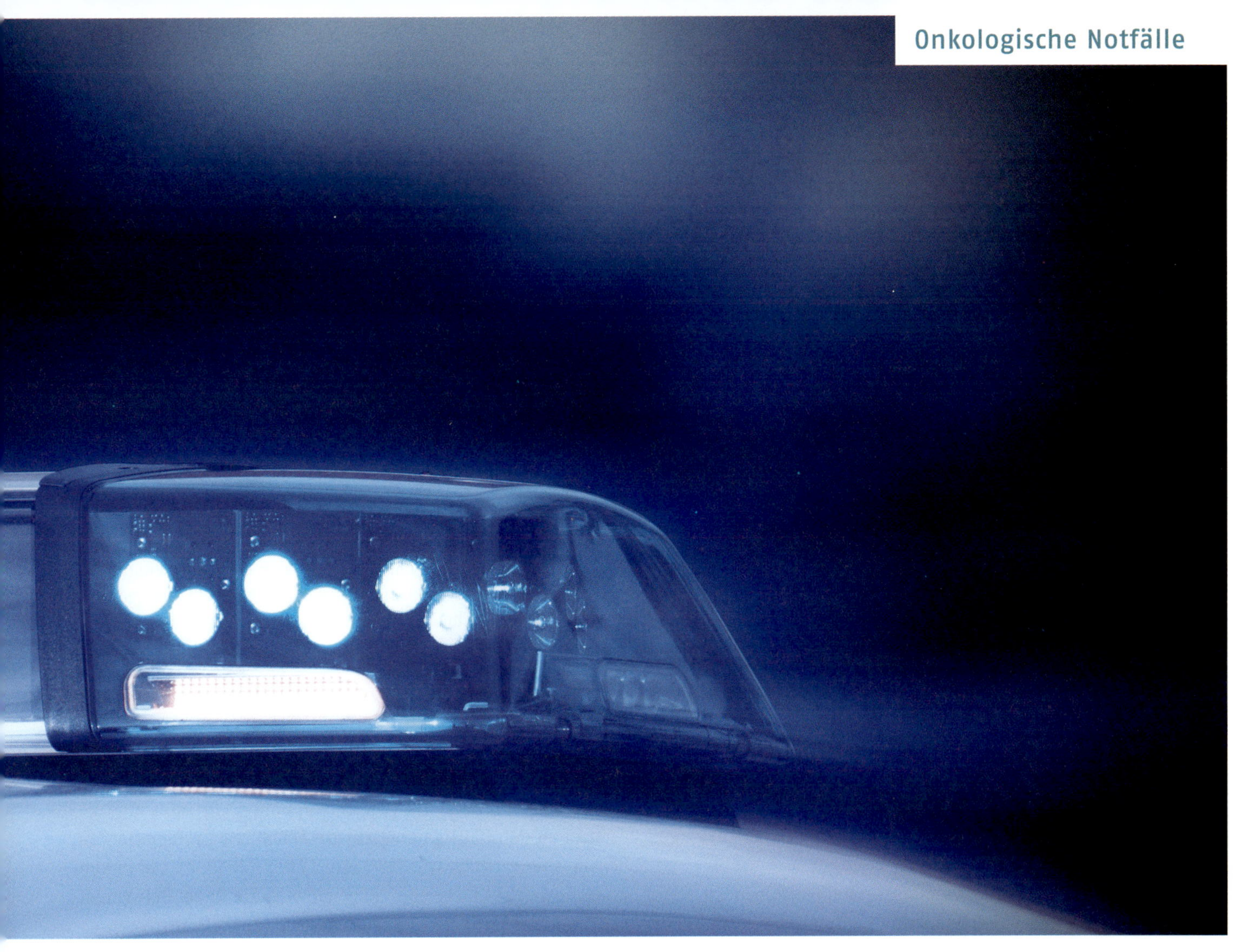

Onkologische Notfälle

Von Dorothee Dartsch und Frank Gieseler | **Wer die heilberufliche Beratung und Betreuung von Krebspatienten übernimmt, gerät auch in die Situation, Beschwerden und Symptome geschildert zu bekommen, die den Beginn einer onkologischen Notfallsituation darstellen können, und eine schnelle und richtige Reaktion erfordern. Darum ist es auch für Apotheker notwendig, die wichtigsten onkologischen Notfälle und ihre Anzeichen zu kennen, damit sie in solchen Situationen angemessen reagieren können. Dafür soll diese Übersicht sensibilisieren. Denn: Je dichter das Kompetenznetz um den Patienten ist, desto sicherer ist seine Therapie.**

Bei der zytotoxischen wie zielgerichteten Behandlung von Tumorerkrankungen müssen Toxizitäten und unerwünschte Wirkungen erkannt und berücksichtigt werden. Zusätzlich müssen Begleiterkrankungen mit entsprechender Komedikation und Auswirkungen der Krebserkrankung selbst beachtet werden, weil auch sie das Risiko für akute kritische Entwicklungen erhöhen. Treten solche Situationen auf, dann muss schnell gehandelt werden (siehe Kasten „Onkologischer Notfall: wann zum Arzt?“). Onkologische Notfälle können in verschiedene Gruppen eingeteilt werden (s. Abb. 1).

Hämatologische Notfälle: febrile Neutropenie

Der Fall: Eine 51-jährige Patientin mit Ovarialkarzinom, die den vierten Zyklus mit Cisplatin und Paclitaxel erhalten hat, möchte „etwas gegen Grippe“ haben. Sie sei mit Kopf- und Halsschmerzen aufgewacht und fühle sich etwas fiebrig, aber sie habe eine Verabredung, die ihr wichtig sei und die sie nicht absagen wolle.

Eine febrile Neutropenie ist eine Folge der Knochenmarksuppression, die mit einer Verminderung der neutrophilen Granulozyten auf Werte unter 500/µl einhergeht. Der Patient entwickelt Fieber, das definitionsgemäß punktuell über 38,3 °C oder für zwei Stunden über 38 °C liegt [1]. Die Neutrophilen sind Teil des unspezifischen Immunsystems und darum wichtig für die Infektabwehr. Infiziert sich der Patient während einer Neutropenie, kann es aufgrund der fehlenden Abwehr zur lebensbedrohlichen Ausprägung einer Sepsis kommen. Eine schnelle mikrobiologische Diagnostik und antiinfektive Behandlung ist dann überlebenswichtig. Die antiinfektive Behandlung wird so lange fortgesetzt bis die Neutrophilenzahl auf über 500/µl gestiegen ist, der Patient asymptomatisch ist und die Blutkulturen negativ sind [1]. Ist bereits eine Sepsis eingetreten, ist darüber hinaus der Erhalt der Vitalfunktionen essenziell. In der Folge muss dann vom behandelnden Onkologen mit den Folgezyklen der prophylaktische Einsatz von G-CSF und Antibiotika erwogen werden [2].

Ein hohes Neutropenierisiko haben Melphalan, Busulfan, Methotrexat, Carboplatin, Cisplatin, Taxane, Anthracycline, Cyclophosphamid, Iphosphamid, Etoposid, Gemcitabin oder Venorelbin, wobei sowohl die Kombination als auch die Dosierung und die Vortherapien entscheidend sind [3, 4]. Zu den Faktoren, die das Eintreten einer Infektion begünstigen, gehören höheres Alter, Mukositis, intravenöse Zugänge sowie die dauerhafte Anwendung von Protonenpumpeninhibitoren oder Corticosteroiden [2]. Die Talsohle der Neutrophilenzahl (der so genannte „Nadir") ist in der Regel zwischen dem 7. und 10. Tag nach Gabe der Chemotherapie erreicht, in den Folgetagen erholen sich die Zellen.

Ein Patient, der in den vier bis sechs Wochen nach Gabe einer solchen Therapie Fieber bekommt oder sich krank fühlt und z. B. einen Angehörigen bittet, in der Apotheke fiebersenkende Arzneimittel zu besorgen, muss umgehend zum Arzt geschickt werden. In der Frühphase einer Sepsis sind die Patienten oft ruhelos und verwirrt, sie haben Schüttelfrost, fühlen sich warm an, ihre Atem- und Herzfrequenz ist erhöht. Zeigen sich diese Anzeichen oder berichtet der Angehörige in der Apotheke davon, ist der Gang zum Arzt noch dringlicher.

→ **Die Lösung:** Die Abgabe des gewünschten Grippemittels oder eines Antipyretikums ist in dieser Situation nicht ausreichend, da gegebenenfalls eine umgehende antibiotische Behandlung erforderlich sein kann. Eventuell ist die symptomatische Selbstmedikation sogar ungünstig, weil sie die Symptome verschleiern und die Wahrnehmung des Patienten für die Dringlichkeit der Situation trüben würde. Statt zu ihrer Verabredung sollte die Patientin zum Arzt gehen.

Hämatologische Notfälle: Gerinnungsstörungen

Der Fall: Ein 65-jähriger Patient mit akutem B-Zell-Lymphom hat nach Vortherapie und Rezidiv eine Zweitlinientherapie mit Dasatinib begonnen, das er nun seit zehn Tagen einnimmt. Weil er sowohl vom Onkologen als auch bei der Beratung in der Apotheke darauf hingewiesen worden war, auf vermehrtes Nasen- und Zahnfleischbluten, blaue Flecken und Dunkelfärbung des Urins und Stuhls zu achten, möchte er nun wissen, was er tun soll, denn er hat in den zwei Tagen zuvor tatsächlich dreimal Nasenbluten gehabt und um die Fußknöchel herum hat er viele kleine rote Punkte entdeckt, die weder juckten noch Schmerzen bereiteten.

Gerinnungsstörungen kommen bei Krebspatienten durch die Ausschüttung proinflammatorischer Zytokine, die Ausbildung hepatischer Synthesestörungen und die Senkung der Thrombozytenzahl häufig vor. Sie können sowohl als Blutungen als auch als Thromboembolien auftreten und gehören zu den häufigsten Todesursachen bei Krebspatienten, insbesondere auch während einer Therapie [5, 6]. Dabei können sowohl „klassische" Formen wie die tiefe Beinvenenthrombose, Lungenembolie oder Schlaganfall auftreten als auch seltenere Formen wie die Verbrauchskoagulopathie, auch disseminierte intravasale Koagulation (DIC) genannt. Bei der DIC kommt es zur Ausbildung von Mikrothromben in den Arteriolen, Kapillaren und in den Venolen vor allem der stark durchbluteten Organe Lunge, Leber, Nieren und Herz, wodurch deren Funktion beeinträchtigt wird. Der massive Verbrauch von Gerinnungsfaktoren erzeugt parallel eine erhöhte Blutungsneigung, die insbesondere auch zu okkulten Blutungen und gegebenenfalls der Verstärkung einer bereits vorhandenen Anämie, Leukopenie und Thrombopenie führen kann. Ein erhöhtes Risiko haben Krebspatienten nach chirurgischen Eingriffen, während der Schwangerschaft und nach der Entbindung, mit COPD oder Herzinsuf-

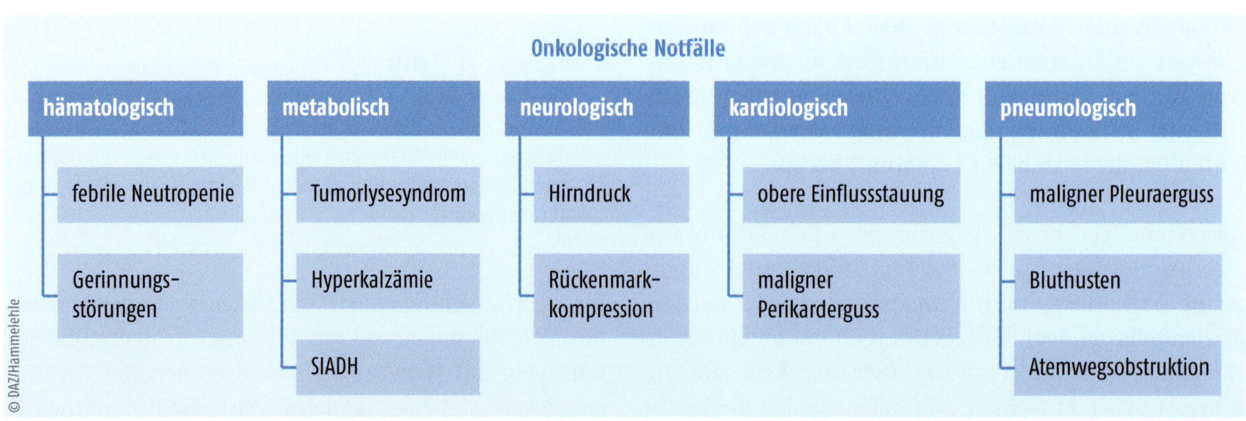

Abb. 1: Einteilung der Diagnosen und Symptome, die **onkologische Notfälle** darstellen.

Onkologischer Notfall: wann zum Arzt?

Krebspatienten müssen zum Arzt geschickt werden, wenn sie ...

- binnen zwei bis vier Wochen nach Chemotherapie Fieber oder Anzeichen einer Infektion entwickeln.
- in einem Bein Schmerzen, Schwellung und Rötung feststellen.
- Atemnot und Schmerzen im Brustkorb haben.
- Kopfschmerzen, Sprachstörungen und Lähmungserscheinungen haben.
- „gewohnte" Kopfschmerzen sich in der Lokalisation, der Intensität oder dem Verlauf verändern oder z. B. Sehstörungen hinzukommen.
- neu auftretende unverhältnismäßig starke Blutungen der Haut oder Schleimhäute, Dunkelfärbung des Harns oder Stuhls beobachten.
- verringerte Harnproduktion, Dunkelfärbung des Harns und Flankenschmerzen bemerken, unter Übelkeit und Erbrechen leiden (auch wenn diese sich erst nach der Therapie entwickelt haben) und/oder Krämpfe, Lethargie, Muskelschwäche oder Ödeme auftreten.
- stark verwirrt, schläfrig und reaktionsträge erscheinen, viel Durst haben und viel Wasser lassen.
- starke Rückenschmerzen haben.

Dieser Arzt sollte möglichst der behandelnde Onkologe sein. Falls der Hausarzt aufgesucht wird, muss der Patient ihn über die bestehende Krebserkrankung und -therapie informieren, damit der Hausarzt den Zusammenhang herstellen kann und sich mit dem Onkologen in Verbindung setzt. Nicht allen Patienten ist das so klar. Darum ist es hilfreich, ihnen diesen Hinweis direkt mit auf den Weg zu geben.

fizienz, mit Zentralvenenkatheter und mit eingeschränkter Mobilität. Auch die Einnahme von estrogen- und gestagenhaltigen Arzneimitteln erhöht das Thromboserisiko bei Krebspatienten [7].

Krebspatienten, die über Schmerzen, Druckempfindlichkeit, Rötung und Schwellung in einem Bein (meistens der Wade) klagen, könnten eine tiefe Beinvenenthrombose, solche, die über Atemnot und Schmerzen im Brustkorb berichten, eine Lungenembolie haben. Kopfschmerzen, Sprachstörungen und Lähmungserscheinungen könnten Ausdruck eines Schlaganfalls infolge einer Blutung oder eines arteriellen Thrombus sein. Eine DIC macht sich meist durch die damit verbundenen Blutungen bemerkbar. Innere Blutungen zeigen sich als Dunkelfärbung von Urin oder Stuhl, äußere als ungewöhnlich starke Blutung bereits bei kleinen Verletzungen, Nasen- oder Zahnfleischbluten. Auch Einblutungen in die Haut können Anzeichen einer DIC sein [8]. Im Laborbericht fällt die DIC durch Thrombozytopenie, erhöhte Fibrin-Spaltprodukte (sogenannte „D-Dimere"), einen erhöhten INR-Wert, eine verlängerte aktivierte partielle Thromboplastinzeit (aPTT) und reduziertes Fibrinogen auf [9].

Dass Thromboembolien und starke Blutungen unverzüglich behandelt werden müssen, versteht sich von selbst. Konventionelle Therapieansätze sind Ersatz von Blutbestandteilen und Aufrechterhaltung des Wasserhaushaltes, sowie gegebenenfalls die Einleitung einer antibiotischen Therapie. Neuere Therapieansätze umfassen die Gabe von niedermolekularen oder unfraktionierten Heparinen, Danaparoid, Tranexamsäure, synthetischen Proteaseinhibitoren und Antithrombin sowie von verschiedenen humanen rekombinanten Proteinen, die an der Regulation der Gerinnung beteiligt sind (aktiviertes Protein C, lösliches Thrombomodulin, Tissue Factor Pathway Inhibitor, aktivierter Faktor VIIa). Sie haben allerdings noch wenig Evidenz [10].

→ **Die Lösung:** Die Blutungen aus der Nase und in die Haut können Ausdruck einer erworbenen Gerinnungsstörung sein, die sowohl wegen des Blutverlustes als auch wegen eventueller Organschädigungen gefährlich werden kann. Wenn der Patient sehr blass erscheint, sein Puls in Ruhe über 100 Schlägen pro Minute liegt, seine Atmung beschleunigt ist oder er sich schwindelig fühlt, sollte er nicht auf die Straße geschickt, sondern dem Notarzt übergeben werden. Auch plötzliche heftige Atembeschwerden mit Brustschmerzen, schmerzhafte Schwellungen im Bein oder starke Kopfschmerzen mit neurologischen Ausfällen wären Fälle für den Notarzt. Dagegen kann der oben beschriebene B-Zell-Lymphom-Patient, wenn „weiter nichts ist", auf eigenen Beinen zum Arzt geschickt werden.

Metabolische Notfälle: Tumorlyse-Syndrom

Der Fall: Ein 64-jähriger Patient mit CLL berichtet, dass er seine Therapie mit Bendamustin begonnen und an den beiden Vortagen je eine Infusion erhalten habe. Am Vorabend habe er sich noch ganz gut gefühlt, heute jedoch falle ihm das Luftholen schwer und sein unterer Rücken tue ihm auf der linken Seite weh. Appetit habe er auch nicht. Ob er damit zum Arzt gehen solle?

Die beschriebenen Symptome können unter anderem auf ein Tumorlyse-Syndrom hinweisen, das entsteht, wenn infolge der Chemotherapie schlagartig sehr viele Zellen untergehen und die physiologischen Entsorgungsmechanismen überwältigen. Das ist besonders typisch für Erkrankungen mit einer hohen Proliferationsrate und hoher Tumorlast, die sehr gut auf eine Chemotherapie ansprechen. Hierzu gehören z. B. die akute lymphatische Leukämie (ALL) und das Burkitt-Lymphom, aber auch chronische lymphatische Leukämien (CLL) und kleinzellige Lungenkarzinome [7, 11]. Die zerstörten Tumorzellen setzen Kalium, Phosphat und DNA frei. Kalium verursacht Arrhythmien bis hin zum plötzlichen Herztod. Phosphat beeinträchtigt die Nierenfunktion und führt zur Hypokalzämie, was Krampfanfälle und Hypotonie auslösen kann. Die DNA und die freiwerdenden Proteine werden u. a. zu Harnsäure abgebaut, die ebenfalls die Nierenfunktion reduziert und zusammen mit dem Phosphat ein akutes und schließlich ein chronisches Nierenversagen bewirken kann [11].

Neben der Art des Tumors und der Wirksamkeit der Therapie sind höheres Lebensalter, Alkoholkonsum, eine vorbestehende Nierenerkrankung bzw. Oligurie und die Einnahme von Arzneimitteln, die den Harnsäure-Spiegel erhöhen (Vitamin C, ASS, Coffein, Diazoxid, Thiazide, Ethambutol, Levodopa, Methyldopa, Nicotinsäure, Phenothiazine, Theophyllin), wichtige Risikofaktoren für ein Tumorlyse-Syndrom.

Erkennbar ist das Tumorlyse-Syndrom einerseits labormedizinisch und andererseits klinisch. Die Kriterien wurden 2004 von Cairo und Bishop definiert: Die Anwesenheit von mindestens zwei der folgenden Abweichungen in einem Krebspatienten in einem Zeitraum von drei Tagen vor bis sieben Tage nach Beginn der Therapie erfüllt die labormedizinischen Bedingungen für ein Tumorlyse-Syndrom:

- Harnsäure im Serum ≥ 476 μmol/l,
- Serumkalium ≥ 6 mmol/l,
- Serumphosphat ≥ 1,45 mmol/l,
- Serumcalcium ≤ 1,75 mmol/l.

Auch wenn einer der Werte um mehr als 25% des Ausgangswerts ansteigt (bzw. im Fall des Serumcalciums sinkt), gilt das Kriterium als erfüllt. Die klinischen Bedingungen sind ein Serumkreatinin-Wert der mindestens das 1,5-fache des oberen altersgerechten Referenzwertes beträgt, Arrhythmien, Krampfanfälle und plötzlicher Herzstillstand. Zusätzlich zum labormedizinischen Tumorlyse-Syndrom muss mindestens eines dieser medizinischen Kriterien erfüllt sein, damit ein Tumorlyse-Syndrom als gesichert gilt [12]. Ein stark erhöhter LDH-Spiegel ist ein Leitsymptom eines Tumorlyse-Syndroms [11].

Für den Patienten erkennbare und damit im Beratungsgespräch eruierbare Anzeichen sind verringerte Harnproduktion, Dunkelfärbung des Harns, Flankenschmerzen, Übelkeit, Erbrechen, Krämpfe, Lethargie, Muskelschwäche oder Ödeme.

Die intensivmedizinische Therapie sollte möglichst schnell beginnen und den entstehenden Teufelskreis aus Harnsäure- und Calciumphosphat-Ausfällung in den Nieren, abnehmender Nierenfunktion und Verschärfung der Harnsäure- und Elektrolytstörungen durchbrechen. Dazu ist eine rasche Hydrierung und Aufrechterhaltung der Harnproduktion bei gleichzeitiger Elektrolytkontrolle nötig. Die früher übliche Harnalkalisierung ist heute obsolet, weil der hohe pH-Wert zwar die Harnsäure-Exkretion fördert, aber auch die Ausfällung von Calciumphosphat. Die hohen Harnsäure-Spiegel können mithilfe von Rasburicase gesenkt werden, sofern keine Unverträglichkeit dafür besteht (z.B. bei Glucose-6-phosphat-Dehydrogenase-Mangel). Allopurinol kann nur die Entstehung von Harnsäure-Kristallen in den Nierentubuli verhindern, aber keine bestehenden beseitigen und hat seinen Platz daher in der Prophylaxe, aber nicht in der Therapie des Tumorlyse-Syndroms. Bei der Korrektur der Hypokalzämie muss die Balance gehalten werden zwischen Symptomvermeidung und Vermeidung der weiteren Calciumphosphat-Ausfällung solange der Phosphat-Spiegel noch hoch ist. Bei Serumkalium-Werten nahe 7 mmol/l ist meistens eine Dialyse notwendig. Die Gabe von Salbutamol oder Insulin plus Glucose kann Kalium in die Zellen verschieben und das Serumkalium dadurch senken [11].

→ **Die Lösung:** Die klare Antwort auf die Frage des CML-Patienten, ob er zum Arzt gehen sollte, heißt „ja, und zwar möglichst umgehend". Hier duldet der drohende Teufelskreis aus Nierenschädigung und abnehmender Exkretion der Noxen und die mögliche irreversible Nierenschädigung ebenso wenig Aufschub, wie die Elektrolytentgleisung mit ihren Folgen für Herz- und Muskeltätigkeit.

Metabolische Notfälle: Hyperkalzämie

Der Fall: Ein 60-jähriger Patient mit Bronchialkarzinom soll nach Progression unter Gemcitabin und Everolimus eine Dritt-linientherapie mit Sunitinib erhalten. Beim Einlösen des Rezeptes berichtet er über zunehmende Desorientierung und Konzentrationsschwierigkeiten, trockenen Mund sowie leichte Muskelschwäche in den vergangenen Tagen. Einen Tag später meldet sich seine Ehefrau besorgt in der Apotheke, weil ihr Mann benommen und schläfrig im Bett liegen geblieben und auch jetzt, nach drei Stunden, kaum ansprechbar sei.

Manche Tumoren, vor allem Leukämien und Lymphome sowie Bronchial-, Mamma- und Nierenkarzinome, nehmen Einfluss auf Knochenstrukturen und den Knochenstoffwechsel und können eine ausgeprägte Hyperkalzämie auslösen. Dieser Einfluss entsteht, weil der Tumor entweder im Knochen angesiedelt ist, weil er Knochenmetastasen bildet oder weil er parathormonähnliche Substanzen, Calcitriol oder die Osteoklasten aktivierende Zytokine freisetzt. Insgesamt verschiebt sich dadurch das Gleichgewicht in Richtung Knochenabbau, sodass vermehrt Calcium ins Blut freigesetzt wird [13].

Physiologische Calcium-Konzentrationen liegen zwischen 2,02 und 2,60 mmol/l. Oberhalb dieses Bereichs kommt es zunächst zu unspezifischen Beschwerden, die ebenso unerwünschte Wirkungen der Chemotherapie sein könnten: Fatigue, Unwohlsein, Appetitlosigkeit, Übelkeit, Erbrechen. Hinzu kommen Verwirrtheit, zunehmende Lethargie, Knochenschmerzen, Durstgefühl, Polyurie, Obstipation und Muskelschwäche. Unbehandelt verstärken sich die neurologischen Symptome bei Werten oberhalb von 3,5 mmol/l gemeinsam mit Exsikkose und akutem Nierenversagen sowie Arrhythmien und Hypotonie bis hin zum Koma und Tod des Patienten [13, 14]. Calcium liegt im Plasma normalerweise zu einem Drittel an Albumin gebunden vor. Bei Krebspatienten mit langanhaltenden gastrointestinalen Beschwerden können Mangelernährung und Hypoalbuminämie auftreten, sodass dieser Speicher aus gebundenem Calcium im Verhältnis zum wirksamen freien Calcium reduziert ist. Darum kann bei Hypoalbuminämie bereits bei normaler (Gesamt-)Calcium-Konzentration de facto eine Hyperkalzämie bestehen. Bei der Interpretation der Serumcalcium-Konzentration muss daher das Serumalbumin in Form einer

Korrektur berücksichtigt werden, für die es verschiedene Formeln gibt, zum Beispiel:
Serumcalcium + 0,02 × (40- Serumalbumin) = korrigierte Calcium-Konzentration (Calcium in mmol/l, Albumin in g/dl).
Während die tumorbedingte Hyperkalzämie früher bei 20 bis 30% der Krebspatienten auftrat, ist die Inzidenz heute dank des prophylaktischen Einsatzes von Bisphosphonaten deutlich geringer. Die Prognose von Patienten mit tumorassoziierter Hyperkalzämie ist allerdings nach wie vor schlecht, etwa die Hälfte verstirbt binnen eines Monats sofern keine ausreichend wirksame Tumortherapie zur Verfügung steht, um die Ursache zu beseitigen [14].
Erste Maßnahme bei Krebspatienten mit Hyperkalzämie sind die rasche Senkung der Calcium-Konzentration und der Ausgleich des Flüssigkeitshaushaltes durch die intravenöse Gabe von physiologischer Kochsalzlösung und Furosemid. Zugleich wird eine Bisphosphonat-Therapie mit Zoledronsäure begonnen, die die Osteoklastenaktivität reduziert. Ihre Wirkung ist nach zwei bis vier Tagen voll ausgeprägt und ermöglicht eine längerfristige Stabilisierung. Zusätzlich kann bei schwerer Hyperkalzämie Calcitonin zum Einsatz kommen, das aber nur für kurze Zeit wirkt, bevor eine Tachyphylaxie einsetzt. Wenn die Bisphosphonat-Wirkung nach einer Woche noch nicht ausreicht, kann außerdem Denusomab eingesetzt werden [14].

→ **Die Lösung:** Die Ehefrau des Patienten mit Bronchialkarzinom macht sich wegen der plötzlichen Zustandsverschlechterung ihres Mannes ganz offenbar Sorgen, und das zu Recht. Ein kaum ansprechbarer Patient gehört ins Krankenhaus, denn erstens muss die Ursache geklärt werden und zweitens könnte er bei weiterer Verschlechterung Unterstützung der Vitalfunktion benötigen.

Metabolische Notfälle: SIADH

Der Fall: Ein 57-jähriger Patient mit Hypertonie und fortgeschrittenem kleinzelligem Lungenkarzinom, das zunächst für sechs Zyklen mit Cisplatin und Etoposid behandelt wurde, jetzt, nach Fortschreiten der Erkrankung, mit Topotecan, wirkt beim Einlösen eines Rezepts für Ramipril und Hydrochlorothiazid verwirrt und fahrig. Dass er in letzter Zeit fast durchgehend Kopfschmerzen hat, nichts essen mag und sich schwach auf den Beinen fühlt, lässt sich seinen Worten entnehmen, auch wenn er viele seiner Sätze nicht beendet und immer wieder unvermittelt das Thema wechselt.

Eine Sekretion stoffwechselaktiver Mediatoren, in diesem Fall Vasopressin (auch als Adiuretin oder ADH bekannt), ist auch die Ursache für die tumorbedingte Hyponatriämie bzw. das Syndrom der inadäquaten ADH-Sekretion (SIADH). Neben der ADH-Sekretion durch den Tumor, die hauptsächlich bei kleinzelligem Lungen- und Mammakarzinom sowie Kopf-Hals-Tumoren auftritt [15], kann ein SIADH auch durch Chemotherapien mit Cyclophosphamid, Melphalan, Cisplatin, Vincristin oder Vinorelbin ausgelöst werden [13]. Nicht-onkologische Arzneimittel, die ein SIADH auslösen können, sind in vielen Wirkstoffgruppen zu finden (Diuretika, Antidepressiva, Phenothiazine, Antiepileptika, Analgetika) [16]. Sie erhöhen das Risiko, dass eine Krebserkrankung oder -therapie eine Hyponatriämie auslösen.
ADH stimuliert die Synthese und den Einbau von Aquaporinen in die luminale Membran von distalen Sammelrohrzellen der Niere und fördert so die Wasserrückresorption bzw. hemmt die Diurese. Der Wasserüberschuss im Extrazellulärraum verdünnt das eigentlich in physiologischer Menge vorhandene Natrium, sodass die Serumnatrium-Konzentration unter den Referenzbereich von 135 bis 145 mmol/l sinkt. Eine Hyponatriämie macht sich bei Werten unter 125 mmol/l, ähnlich wie die Hyperkalzämie, durch Appetitverlust, Übelkeit, Lethargie, Muskelschwäche und Verhaltensveränderungen bemerkbar. Hinzu kommen Oligurie, Kopfschmerzen, Depression und Reizbarkeit. Fällt die Natrium-Konzentration unter ca. 115 mmol/l, ist die Reflexerregbarkeit vermindert, es kommt zu Krampfanfällen, eventuell zum Lungenödem und zu hyponatriämischer Enzephalopathie. Die Therapie besteht in einer langsamen Wiederherstellung des physiologischen Flüssigkeits- und Elektrolythaushaltes. Bei zu schneller Korrektur kommt es zur pontinen Myelinolyse, die tödlich verlaufen kann und selten komplett reversibel ist.

→ **Die Lösung:** Der Patient mit dem kleinzelligen Lungenkarzinom zeigt offensichtlich Wesensveränderungen, verbunden mit neu aufgetretenen Kopfschmerzen, Appetitlosigkeit und Schwäche. Während die letzten drei Symptome unspezifisch sind, ist die begleitende Desorientierung und Fahrigkeit ein deutlicher Hinweis, dass es bei diesem Patienten einer Untersuchung und Abklärung durch den Arzt bedarf. Wegen des desorientierten Zustands des Patienten ist eine Begleitung beim Gang zum Arzt, z. B. durch ein Familienmitglied, empfehlenswert.

Neurologische Notfälle: erhöhter Hirndruck

Der Fall: Eine 58-jährige Patientin mit Mammakarzinom und mehreren Hirnmetastasen berichtet in der Apotheke, dass sie seit zwei Tagen „andere" Kopfschmerzen habe als sonst. Vorher sei sie morgens mit Kopfschmerzen aufgewacht, die sich tagsüber gebessert hätten, das sei nun aber nicht mehr der Fall. Am Vortag sei ihr sogar übel geworden. Eine Freundin, die unter Migräne leidet, hat ihr empfohlen, es mit einem Triptan zu versuchen, das ihr immer gut helfe.

Patienten mit Hirntumoren oder Hirnmetastasen haben ein erhöhtes Risiko für einen Anstieg des Hirndrucks und nachfolgende neurologische Schädigung. Zum einen kann dies durch die Raumforderung der Tumormasse selbst entstehen. Aber auch kleinere Metastasen können Kanäle der intrazerebralen Spinalflüssigkeit verlegen oder durch Sekretion von VEGF die Blut-Hirn-Schranke stören und so ein Hirnödem bewirken. Unbehandelte Patienten haben eine mittlere Überlebenszeit von etwa vier Wochen [4]. Tumorentitäten, bei denen gehäuft Hirnmetastasen diagnostiziert werden, sind Lungen-, Brust-, Nieren- und Hauttumoren. Der steigende Hirndruck äußert sich in erster Linie durch Kopfschmerzen, die oft beim Vornüberbeugen stärker werden, Verhaltensauffälligkeiten bzw. kognitive Störungen, Übelkeit, Erbrechen, und Krampfanfälle [13]. Damit es nicht zu irreversiblen Schäden oder zum Tod des Patienten kommt, muss der Hirndruck möglichst schnell durch den Einsatz von Mannitol und Dexamethason gesenkt und die Raumforderung ursächlich behandelt werden, z.B. durch eine gezielte Strahlentherapie, durch eine Resektion und/oder Chemotherapie [4].

→ **Die Lösung:** Differenzialdiagnostisch könnte es sich bei den Kopfschmerzen der Mammakarzinom-Patientin zwar um eine Migräne mit klassischem Halbseiten-Kopfschmerz, Lichtscheu und Übelkeit handeln, das könnte im Beratungsgespräch erfragt werden. Selbst wenn das so sein sollte, erlebt die Patientin jedoch gerade eine neue und damit unbedingt abklärungsbedürftige Form von Kopfschmerzen. Die unreflektierte Abgabe eines Triptans ist aus diesem Grund nicht gerechtfertigt, insbesondere auch, weil ein Anstieg des Hirndrucks bei dieser Patientin nicht unwahrscheinlich ist und eine zügige adäquate Therapie erfordert.

Neurologische Notfälle: Rückenmarkkompression

Der Fall: Ein 75-jähriger Patient mit metastasiertem Nierenzellkarzinom möchte zwei Rezepte einlösen, und zwar eines vom Onkologen für Sunitinib 50 mg Kapseln und eines vom Hausarzt für Paracetamol 1000 mg Tabletten. Er bewegt sich sichtlich mühsam und langsamer als sonst. Auf die Frage, wofür der Hausarzt das Paracetamol verordnet habe, antwortet der Patient, dass ihn seine Rückenschmerzen seit einer Woche immer stärker plagten. Vor allem nachts würden sie stärker. Darum solle er nun morgens, mittags und abends je eine von den Paracetamol-Tabletten nehmen.

Vor allem bei Patienten mit Mamma-, Prostata- und Lungenkarzinom, aber auch beim Non-Hodgkin-Lymphom, Nierenzellkarzinom und Myelom kann eine Rückenmarkkompression auftreten. Meistens ist die Ursache die Ansiedelung von Metastasen im Wirbelkörper mit nachfolgender Infiltration in den epiduralen Raum oder dem Zusammenbruch des Wirkbelkörpers. Aber auch ein dicht bei der Wirbelsäule lokalisierter Tumor kann sich in Richtung des Spinalkanals ausdehnen und Druck auf das Rückenmark ausüben. In etwa 60% der Fälle ist die Brust-, in 30% die Lenden- und in 10% die Halswirbelsäule betroffen. Je früher die Rückenmarkkompression behandelt wird, desto größer ist die Chance, dass der Patient seine Gehfähigkeit (wieder) erhält. Das mit 90% am häufigsten anzutreffende Anzeichen ist ein graduell zunehmender Rückenschmerz, zu dem nach einigen Wochen oder Monaten neurologische Ausfälle wie Muskelschwäche, sensorische Störungen oder Miktionsbeschwerden hinzukommen. Alle bei Krebspatienten neu auftretenden Rückenschmerzen sollten hinsichtlich der Möglichkeit einer Rückenmarkkompression zeitnah abgeklärt werden. Auch hier helfen kurzfristig Glucocorticoide, ursächlich wird die Rückenmarkkompression meist chirurgisch oder radiologisch behandelt [4, 7].

→ **Die Lösung:** Bei diesem Patienten muss aufgrund der Symptomatik eine eventuelle Rückenmarkkompression mit in Betracht gezogen werden. Schlimmstenfalls droht eine Querschnittslähmung, wenn der Wirbel kollabiert. Insofern kann der Patient zwar seine akuten Beschwerden mit Paracetamol zu lindern versuchen, muss aber dennoch zügig zur Abklärung zum Arzt. In diesem Fall ist auch zu hinterfragen, ob der Hausarzt, der das Paracetamol verordnet hat, um die onkologische Erkrankung und Therapie weiß. Nur dann hat er die Chance, die vorliegende Symptomatik korrekt einzuordnen.

Kardiologische Notfälle: Obere Einflussstauung

Der Fall: Als ein 72-jähriger Patient mit Non-Hodgkin-Lymphom in der Apotheke nach einem Mittel gegen Heiserkeit fragt, fällt auf, dass sein Gesicht, besonders die Augenpartie, stark geschwollen ist und sich an den Schläfen und seitlich am Hals Gefäße abzeichnen. Sein Atem geht leicht pfeifend. Auf Nachfrage berichtet der Patient, dass ihm das vor ein paar Tagen auch aufgefallen sei. Über den Tag würde die Schwellung etwas weniger werden, aber am nächsten Morgen sei sie wieder da.

Wenn eine Verlegung der oberen Hohlvene durch Druck von außen oder Einengung von innen den Blutfluss vom Kopf und aus dem Oberkörper zum Herzen beeinträchtigt, spricht man von einem Vena-cava-superior-Syndrom oder einer oberen Einflussstauung. Der Rückstau des venösen Blutes verursacht Atembeschwerden, ein Anschwellen von Gesicht, Hals, Schultergürtel und Armen sowie Schmerzen im Brustraum und im Kopf. In der Regel treten die Venen im Bereich des Gesichtes, des Halses, der Schlüsselbeinregion und der Arme deutlich hervor. Die Schwellungen können von Heiserkeit, Kopfschmerzen, verstopfter Nase, Nasenbluten, blutigem Husten, Schwindelgefühl und Schluckstörungen begleitet sein. Die Beschwerden werden stärker, wenn der Betroffene sich hinlegt oder vornüberbeugt. Neun von zehn Fällen einer oberen Einflussstauung werden durch Lungentumore und Non-Hodgkin-Lymphome ausgelöst, seltener sind Keimzelltumore, Sarkome oder lange verweilende Zentralvenenkatheter die Ursache. Die obere Einflussstauung wird zu den onkologischen Notfällen gerechnet, obwohl sie selten lebensbedrohlich ist. Eine schnell eintretende Verengung der Vena cava kann allerdings wiederum den Hirndruck mit den bereits beschriebenen negativen Folgen erhöhen. Die Therapie besteht zunächst in der Gabe von Sauerstoff, Diuretika und Corticosteroiden. Das anschließende ursächliche Vorgehen sollte auf einer bioptischen Diagnostik beruhen und kann je nach auslösendem Tumor in einer Chemo- oder Radiotherapie bestehen [7, 13].

→ Die Lösung: Die Symptomatik des Lymphompatienten ist richtungsweisend. Er wird von einem Mittel gegen Heiserkeit nicht profitieren, sondern muss für eine Differenzialdiagnose und kausale Therapie zeitnah zum Arzt.

Fortgeschrittene Krebserkrankungen, vor allem Brustkrebs, Lungenkrebs und Lymphome, können über die Verlegung lymphatischer Abflüsse oder die Sekretion von Flüssigkeit in den Herzbeutel einen **malignen Perikarderguss** verursachen. Symptome treten nicht zwingend auf, können aber in Kurzatmigkeit, Schmerzen im Brustkorb, Tachykardie, Hypotonie, Wassereinlagerung und allgemeiner Schwäche bestehen, je nachdem, wie ausgeprägt die Flüssigkeitsansammlung im Herzbeutel ist und wie sehr dadurch die Herzarbeit beeinträchtigt wird. Im Extremfall kommt es zu einer Herzbeuteltamponade, bei der die diastolische Füllung des rechten, weniger dickwandigen Ventrikels erheblich vermindert ist. Die Therapie besteht in einer Entlastungspunktion und eventuell der Instillation von Zytostatika (z. B. Bleomycin, Doxycyclin, Thiotepa oder Cisplatin), um eine entzündliche Fibrosierung zu erzeugen, die ein Wiederauftreten des Ergusses verhindert [13, 7].

Pneumologische Notfälle: Atemwegsobstruktion

Der Fall: Eine 58-jährige Patientin mit fortgeschrittenem Schilddrüsenkarzinom wird mit Sorafenib behandelt. Beim Einlösen einer Folgeverordnung fällt auf, dass die Patientin Mühe beim Atmen hat und dass jeder Atemzug mit einem leichten Pfeifgeräusch verbunden ist. Auf Nachfrage berichtet sie, dass sie sich gar nicht flach hinlegen kann, weil sie dann noch schwerer Luft bekommt.

Eine Atemwegsobstruktion kann durch fast alle Krebserkrankungen ausgelöst werden, besonders häufig sind es aber Kopf- und Halstumore, Tumore im Respirationstrakt, Lymphome oder Keimzelltumore, bei denen die Luftröhre oder Bronchien durch die Tumormasse oder einen angeschwollenen Lymphknoten verengt werden. Das zentrale Symptom ist die Dyspnoe, die den Atembeschwerden bei COPD, Asthma oder Bronchitis ähnelt. Im Liegen ist sie stärker als in aufrechter Position. Zusätzlich treten oft ein produktiver, manchmal blutiger Husten und keuchende, pfeifende Atemgeräusche auf. Atemdepressive Arzneimittel und Muskelrelaxanzien verstärken die Problematik und sollten vermieden werden. Die Obstruktion erfordert in der Regel eine mechanische Stabilisierung des betroffenen Bronchienabschnitts mithilfe eines Stents, die Beseitigung der Obstruktion durch Laserbehandlung oder die Reduktion des Tumors durch Radiotherapie können ebenfalls Erleichterung bringen [13, 4, 17].

→ Die Lösung: Luftnot ist ein belastendes Symptom, und es ist wahrscheinlich, dass die Patientin mit dem Schilddrüsenkarzinom nicht lange zum Arztbesuch überredet werden muss. Eine Gefahr ist jedoch, dass die Symptome als Asthma oder COPD eingeordnet und dann falsch therapiert werden. Im Zuge der Diagnostik sollte daher auf jeden Fall der Onkologe mit einbezogen werden.

Lungen- und Brustkrebs, seltener auch Lymphome sowie Tumore des Urogenital- oder Gastrointestinaltrakts können einen **malignen Pleuraerguss** verursachen, bei dem sich im Pleuraspalt Flüssigkeit sammelt. Er ist durch Atemnot, manchmal Schmerzen im Brustkorb, Unwohlsein, Appetitlosigkeit und Gewichtsverlust gekennzeichnet. Neben der ursächlichen Chemotherapie kann eine Pleurodese oder Thoraxdrainage notwendig sein, damit nicht erneut Flüssigkeit eingelagert wird [18]. Ein **blutiger Auswurf beim Husten** (lat. Hämoptysis) bei Krebspatienten in einer Menge von 100 bis über 600 ml in einem Zeitraum von ein bis zwei Tagen kann zur Atemwegsobstruktion und Aspiration sowie über Anämie bis hin zum hypovolämischen Schock führen und sollte daher, spätestens wenn Atemnot hinzukommt, zügig behandelt werden. Besonders bei Lungentumoren, aber auch bei Lungenmetastasen von Brust-, Darm- oder Nierentumoren, Melanomen und Sarkomen, kann diese Komplikation auftreten. Das Risiko wird erhöht durch Thrombopenie und Gerinnungsstörungen. Die Therapie besteht in der Gabe von Sauerstoff und Antitussiva, Volumenersatz, der Korrektur von Gerinnungsstörungen, gegebenenfalls einer Intubation.

Keine allgemeingültigen Empfehlungen

Natürlich gibt es in allen geschilderten Notfällen verschiedene Schweregrade. Davon hängt ab, ob der Patient „sofort" oder „möglichst schnell" zum Arzt geschickt oder besser direkt dem Notarzt übergeben werden sollte. Die Entscheidung darüber muss, wie außerhalb von Krebserkrankungen auch, davon abhängig gemacht werden, wie stabil oder instabil der Zustand des Patienten erscheint und wie hoch das Risiko einer akuten Verschlechterung mit potenziell tödlichem Ausgang eingeschätzt wird. Eine vollständige Auflistung und Darstellung aller möglichen Notfälle kann hier aus Platzgründen nicht geleistet werden – letztlich können sich auch Anämien oder Diarrhoen bis hin zu lebensbedrohlichen Schweregraden entwickeln. Wir haben uns daher auf die wichtigsten beschränkt, und auf solche, die in der Apotheke auch ohne Einblick in die klinische Patientenakte und ohne medizinische Untersuchung auffallen könnten. Eine medizinische Differenzialdiagnose ist in jedem der geschilderten Fälle notwendig. |

Literatur

[1] Klastersky J et al.: Management of febrile neutropaenia: ESMO ClinicalPractice Guidelines Ann Oncol 2016; 27(Suppl 5): v111–v118
[2] Walji N et al. Common acute oncological emergencies: diagnosis, investigation and management. Postgrad Med J 2008;84:418-427
[3] Bhatt V, Saleem A. Drug-Induced Neutropenia – Pathophysiology, Clinical Features, and Management. Annals Clinical Lab Sci 2004:34(2):131-137
[4] Lewis MA et al. Oncologic Emergencies: Pathophysiology, Presentation, Diagnosis, and Treatment. Ca Cancer J Clin 2011;61(5):287-314
[5] Xie WZ et al. Activation of the coagulation system in cancerogenesis and metastasation. Biomed Pharmacother 2005;59(3):70-5
[6] Gieseler F et al. Chemotherapie und Hämostase unter besonderer Be-

rücksichtigung der Apoptose. Hämostaseologie 2001;21:5-11
[7] Kar M, Biswas S. Oncological Emergencies. J Indian Acad Clin Med 2008;0(2):120-126
[8] NIH Health Information for the Public: What Are the Signs and Sym¬ptoms of Disseminated Intra-vascular Coagulation? (https://www.nhlbi.nih.gov/health/health-topics/topics/dic/signs)
[9] Venugopal A. Disseminated intravascular coagulation. Indian J Anaesth. 2014;58(5):603-608
[10] Martí-Carvajal AJ et al. Treatment for disseminated intravascular coagulation in patients with acute and chronic leukemia. Cochrane Database of Systematic Reviews 2015, Issue 6. Art. No.: CD008562
[11] Jones GL et al. Guidelines for the management of tumour lysis syndrome in adults and children with haematological malignancies on behalf of the British Committee for Standards in Haematology. Br J Haematol 2015;169:661-671
[12] Cairo MS, Bishop M. Tumour lysis syndrome: new therapeutic strategies and classification. British Journal Haematology 2004;127(1):3-11
[13] Cervantes A, Chirivella I. Oncological emergencies. Annals of Oncology 2004:15(Suppl4):iv299-iv306
[14] Malangone S, Campen CJ. Hypercalcemia of Malignancy. J Adv Pract Oncol. 2015 Nov-Dec;6(6):586-92
[15] Onitilo AA, Doi SAR. Tumor-Related Hyponatremia. Clinical Medicine & Research 2007;5(4):228-237
[16] Liamis G, Elisaf M. A Review of Drug-Induced Hyponatremia. Am J Kidney Dis 2008;52:144-153
[17] Patil VP. Airway emergencies in cancer. Indian J Crit Care Med 2007.11(1):36-44
[18] Bibby AC et al.: ERS/EACTS statement on the management of malignant pleural effusions. Eur Respir J 2018; 52:1800349

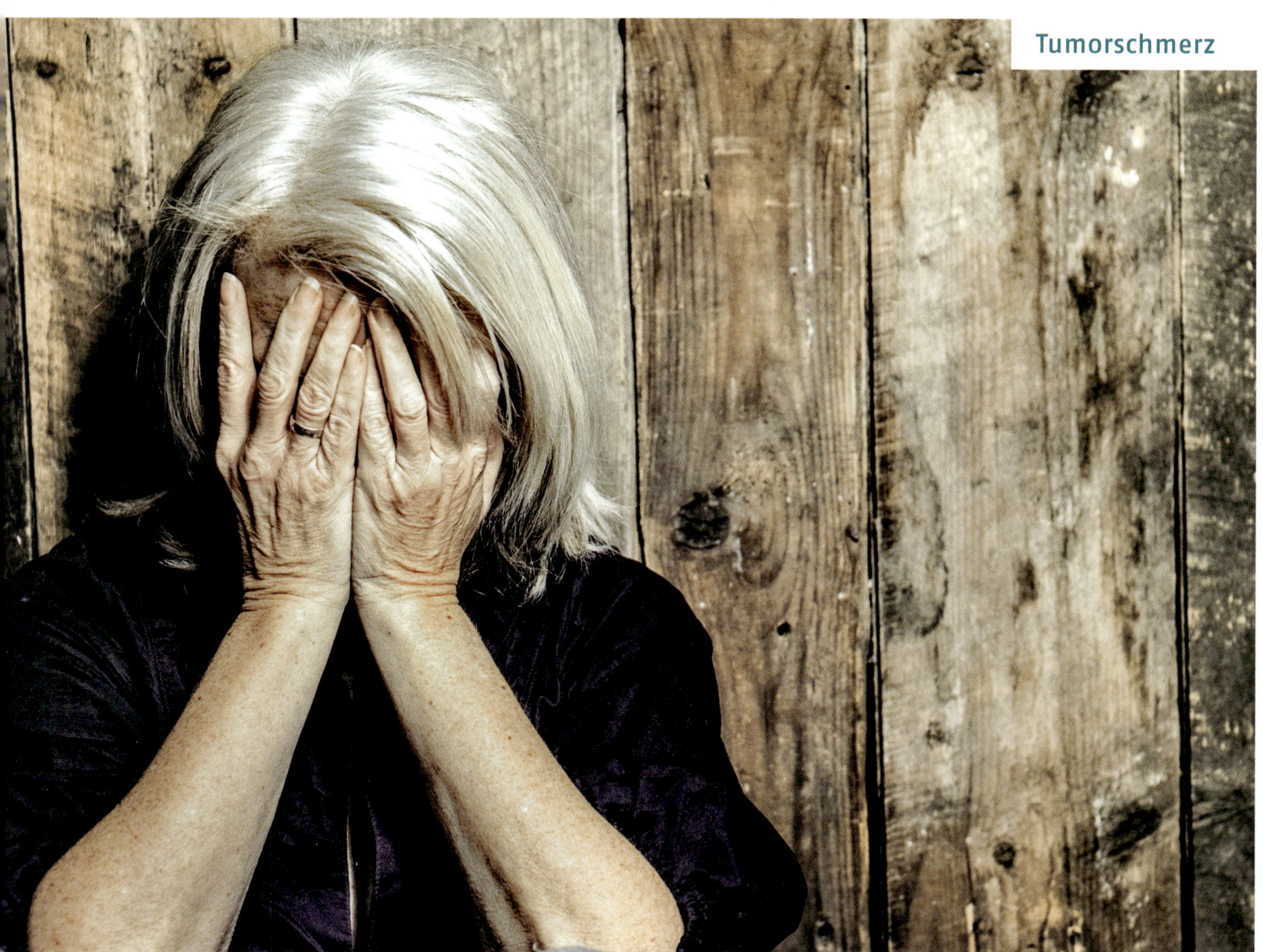

Foto: Pololia – Fotolia.com

Tumorschmerz

Von Ina Schulitz, Thomas Wolff, Dorothee Dartsch | **Über Schmerz klagen etwa neun von zehn Krebspatienten im Verlauf ihrer Erkrankung, besonders im fortgeschrittenen Stadium. Damit gehören Schmerzsymptome zu den häufigsten Beschwerden, derentwegen Tumorpatienten Rat und Hilfe suchen. Die Versorgung der onkologischen Schmerzpatienten erfolgt vor allem im ambulanten und zu einem kleineren Teil im stationären Bereich. Vorrangig sind es Hämato-Onkologen und Schmerztherapeuten, die sich um die Betroffenen kümmern. In der onkologischen Sprechstunde wie auch in der öffentlichen Apotheke ist das Symptom tägliches Thema.**

Der Grund für die hohe Zahl an Schmerzpatienten in der Onkologie ist, dass etliche Faktoren Schmerz auslösen können: Am häufigsten ist es der Tumor selbst (46 bis 92%), am zweithäufigsten eine tumorbedingte Organstörung, z. B. Muskelspasmen oder Obstipation (12 bis 29%). Eine Verringerung der Tumormasse durch eine onkologische Therapie führt daher in der Regel auch zu einer Verringerung der Schmerzen. Mit etwa gleicher Häufigkeit treten Schmerzen infolge einer Therapie (5 bis 20%, z. B. nach operativen Eingriffen, als chemotherapiebedingte Mukositis, durch Strahlenschäden) oder bedingt durch Begleiterkrankungen (8 bis 22%, z. B. Arthritis) auf [1].

Wonach richtet sich die analgetische Therapie?

Neben der körperlichen Dimension spielen in der Schmerztherapie gemäß dem „total pain concept" von Cecil Saunders die seelische, die soziale und die spirituelle Dimension des Schmerzes eine wesentliche Rolle bei der Bewältigung des Schmerzes [23]. Im Rahmen dieses Artikels wird allerdings ausschließlich auf die pharmakologische Therapie der körperlichen Dimension eingegangen.

Am Beginn der Schmerztherapie steht eine differenzierte ärztliche Schmerzanamnese, in deren Rahmen Fragen nach der Schmerzintensität und -qualität (s. Abb. 1) sowie zur Vorgeschichte, Vormedikation und zum sozialen und Versorgungsumfeld gestellt werden. Auch apparative Diagnostik

Ein Fall aus der Praxis: Herr J., 61 Jahre, erkrankte zwei Jahre zuvor an einer B-CLL im Stadium I nach Binet. In der Folge entwickelte sich ein sekundäres Antikörpermangelsyndrom. Als Begleiterkrankungen weist er eine Spinalkanalstenose im Bereich der Lendenwirbelsäule auf. Aktuell sucht er Rat wegen starker Schmerzen im Bereich des linken Beckenkamms, die sich immer weiter in Richtung Bauch ausbreiten. Was ist zu tun?

kann notwendig sein, um die möglichen Schmerzursachen einzukreisen und nach Möglichkeit kausal zu behandeln. Die analgetische Strategie wird dann auf der Grundlage der Beschreibung des Schmerzes durch den Patienten, der Erfassung des Effektes einer vorausgegangenen bzw. eingeleiteten Schmerztherapie, der klinischen Beurteilung durch den Therapeuten sowie gegebenenfalls der Erfassung der Schmerzintensität auf einer Ratingskala (visuelle oder numerische Analogskala, VAS bzw. NAS) festgelegt [2]. Besonders bei der Vormedikation mit Opioiden sind der Ablauf, das Ansprechen, ein Therapieversagen und das Erfassen möglicher Nebenwirkungen essenziell. Bei den Nebenwirkungen sollten Übelkeit und Erbrechen, Obstipation, Schwindel sowie Beeinträchtigung des Nachtschlafes oder des Tag-/Nacht-Rhythmus abgefragt werden. Die meisten

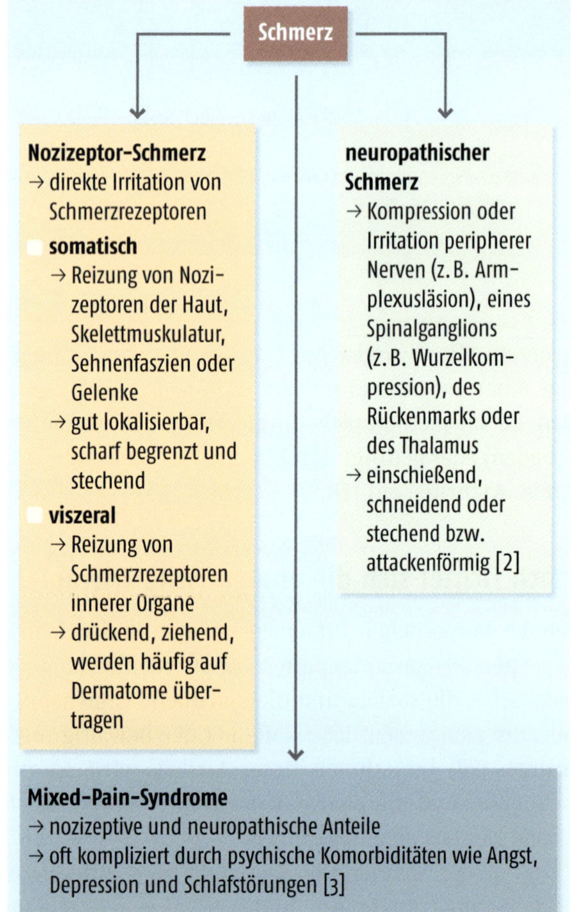

Abb. 1: Unterschiedliche **pathophysiologische Schmerzqualitäten**

Tumorpatienten leiden erfahrungsgemäß an einem ‚Mixed Pain Syndrome'.

Je gründlicher und exakter die Anamnese durchgeführt wurde, desto größer ist die Chance auf einen Therapieerfolg. Schmerz kann nach der Erfahrung aus der eigenen Sprechstunde bei 80 bis 90% der Tumorpatienten deutlich erleichtert werden. Für die übrigen Patienten sollte eine akzeptable Verbesserung erreichbar sein.

Um gerade im Terminalstadium einer malignen Erkrankung das Schmerzniveau für den Betroffenen erträglich zu gestalten, reicht es nicht, die zugrunde liegende Physiologie, Epidemiologie, Pharmakologie und Psychologie zu kennen. Im Umgang mit Schmerzpatienten ist auch Kommunikationskompetenz gefordert, um zusammen mit dem Patienten, den Angehörigen sowie Betreuern und Therapeuten die oben geschilderten Informationen zu erhalten, die Strategie und realistischen Ziele der Therapie zu erklären und zu erreichen, dass der Patient die Therapie wie vorgesehen umsetzt.

Zurück zum Fall: Herr J. wird wie beschrieben untersucht und befragt. Zwischenzeitlich war ein herpetiformer Ausschlag aufgetreten. Eine Beteiligung der Spinalkanalstenose sowie ein Abbau von Ossären, also Knochenstrukturen konnten als Schmerzursache ausgeschlossen werden. Aufgrund des Antikörpermangels, des typischen Ausschlags und der streng segmentalen Ausdehnung der Schmerzen wurde eine Post-Zoster-Neuralgie diagnostiziert. Nach welchen Kriterien wird nun die Schmerztherapie ausgewählt?

Schmerztherapie bedeutet bei Tumorpatienten nicht nur Analgesie, sondern auch eine Verbesserung der Lebensqualität durch Reduktion oder Beseitigung verschiedener erkrankungs- oder therapiebedingter Symptome [5]. Sie erfolgt individuell abgestimmt auf den einzelnen Patienten, bedient sich jedoch einiger bewährter fester Prinzipien.

WHO-Stufenschema: „by the ladder"

Die im Februar 2019 veröffentliche neue Leitlinie zur Tumorschmerzbehandlung [3] hat das WHO-Stufenschema als Grundprinzip der Schmerztherapie verlassen. Der Patient muss nicht mehr alle Stufen durchlaufen, bevor er ein stark wirksames Opioid verordnet bekommt. Für die Einstellungsphase werden nun die etablierten retardierten genauso wie die flexibler einsetzbaren unretardierten Präparate empfohlen. Das feste Raster des WHO-Stufenschemas wurde durch neue Grundprinzipien ersetzt:

„For the individual": Diese Maxime trägt der unterschiedlichen Reaktion der Patienten auf Opioide Rechnung. Sie fordert, dass die Arzneistoffauswahl nach sorgfältiger Abwägung individuell nach Patient und Differentialdiagnose erfolgt.

„With attention to detail": Der Patient soll einen detaillierten Medikationsplan bekommen, der die Namen der Medikamente, die Gründe für die Anwendung, die Dosierung und die Dosierungsintervalle enthält und dem Patienten hilft, die Therapievorgaben einzuhalten. Ebenso soll der Patient über mögliche Nebenwirkungen jedes Arzneimittels informiert werden, das er erhält [3, 4].

Orale Therapie: „by the mouth"

Die orale Applikation wird gegenüber einer intravasalen bevorzugt. Alternativ kommt z.B. eine subkutane oder transdermale Gabe in Betracht, falls die orale Aufnahme nicht gewünscht oder unmöglich ist. Letzteres kann bei unstillbarem Erbrechen, Schluckstörungen oder Passage-Einengung der Fall sein. Schmerzpflaster (TTS) haben wie die orale Therapie den Vorteil einer vom Therapeuten unabhängigen Behandlung, können im fortgeschrittenen Tumorstadium aber durch Kachexie (vermindertes Unterhautfettgewebe) Hyperhidrosis, Kreislaufzentralisation (veränderte Durchblutung) oder Fieber Resorptionsstörungen unterliegen. Dann sind keine konstanten Plasmaspiegel gewährleistet und eine kontinuierliche Schmerzstillung unter Umständen nicht erreichbar. Die orale Therapie wird insofern aufgrund der konstanteren Pharmakokinetik bevorzugt [3].

Nach festem Zeitplan: „by the clock"

Der Therapieplan besteht aus einer Basis- und einer Bedarfsmedikation. Als Basismedikation werden im Rahmen eines festen Einnahmeschemas Retardarzneiformen eingesetzt, die einen annähernd konstanten Wirkspiegel rund um die Uhr gewährleisten, wenn sie nach einem passenden, regelmäßigen Zeitplan angewandt werden. Dies ist in aller Regel anzustreben, da chronische Schmerzen meist Dauerschmerzen sind. Bei zu seltener Anwendung oder zu geringer Dosierung besteht die Gefahr, dass „End-of-Dose-Schmerzen" auftreten. Die Bedarfsmedikation soll lediglich Durchbruchschmerzen und bewegungsabhängige Schmerzspitzen abdecken. Eine Einzeldosis sollte einem Sechstel bis einem Zehntel der kumulativen Tagesdosis entsprechen. Wenn die Einnahme der Bedarfsmedikation ebenfalls zur Regel wird und mehr als viermal täglich erfolgt, kann das auf eine zu geringe Dosis der eingesetzten Basismedikation hindeuten [3, 7, 21].

Der Therapieplan wird schriftlich mit den festen Einnahmezeiten der Basis- und maximalen Dosen der Bedarfsmedikation festgelegt. In der Apotheke sollte sichergestellt werden, dass der Patient die Einnahmevorschriften verstanden hat. Hilfreich ist oft auch die schriftliche Übertragung direkt auf die Packung. Die Optimierung der Therapie in Form der Auswahl des für den Patienten richtigen Wirkstoffs, der für sein Schmerzprofil adäquaten Dosis samt richtiger Aufteilung in Basis- und Bedarfsmedikation und der richtigen Arzneiform führt zu einer effektiveren Schmerzstillung und einem geringeren Schmerzmittelverbrauch [7]. Auf diesen wichtigen Punkt sollte in der Beratung in der Apotheke eingegangen werden.

Welche Analgetika werden bei Krebspatienten eingesetzt? Eine Beschreibung aller Analgetika mit ihren pharmakodynamischen und pharmakokinetischen Eigenschaften ist nicht die Absicht dieses Artikels. Empfehlungen zum Weiterlesen in dieser Richtung enthält der Kasten „DAZ-Artikel zur Schmerztherapie".

Nicht-opioide Analgetika (Stufe I)

Im Vergleich zu den Opioiden spielen Nicht-Opioide in der Tumorschmerztherapie eine untergeordnete Rolle. COX-2-Hemmer sind nicht für die Behandlung von Tumorschmerzen zugelassen; die langfristige Anwendung von ASS ist aufgrund der deutlich erhöhten Blutungsgefahr bei Patienten mit durch den Tumor ohnehin häufig dereguliertem Gerinnungssystem kritisch [7]. Die Wirksamkeit von Paracetamol ist bei Tumorschmerzen kaum belegt und wegen der fehlenden antiphlogistischen Wirkung bei Knochen- und Weichteilschmerzen fraglich [7]. NSAR sind eine kurzfristige Option bei Schmerzen mit einer entzündlich-somatischen Komponente, z.B. bei Knochen- und Weichteilschmerzen, wenn der Tumorpatient bereits eine Opioidbasismedikation erhält [3]. Die Tagesdosis sollte auch hier auf mehrere Einzeldosen verteilt und nach einem festen Zeitschema eingenommen werden. Bezogen auf die Wirksamkeit gibt es keine wesentlichen Unterschiede zwischen den NSAR. Limitierend sind v.a. die gastrointestinalen, renalen und kardiovaskulären Nebenwirkungen. Kontrovers diskutiert wird nach wie vor, ob der „opioidsparende Effekt" der NSAR ihre im Vergleich zu Opioiden schlechtere Verträglichkeit aufwiegt [4]. Einer langfristigen NSAR-Anwendung widerspricht die Empfehlung der European Medicines Agency: NSAR sollen möglichst kurz und niedrig dosiert eingesetzt werden. In Deutschland ist Metamizol das am häufigsten verwendete Schmerzmittel in der Palliativmedizin [22]. International wird Metamizol dagegen kaum zur (Tumor-)Schmerztherapie eingesetzt, und es ist auch nur in wenigen Ländern auf dem Markt.

Opioid-Analgetika (Stufe II und III)

Wird mit den Nicht-Opioiden der Stufe I keine ausreichende Schmerzstillung erreicht oder lässt die Schmerzintensität für nicht-opioide Analgetika keine ausreichende Wirkung erwarten, erfolgt der Einsatz von Opioiden. Sie unterscheiden sich in ihrer analgetischen Potenz (s. Tab. 1) sowie in ihrem Wirkungs- und Nebenwirkungsprofil [8, 11].

Die aktuellen Schmerz- und Palliativ-Leitlinien fordern, dass das Analgetikum individuell, also nach Schmerzintensität und patientenindividuellen Faktoren ausgewählt werde [3,4]. Die Leitlinien unterscheiden nicht mehr zwischen den Stufen II und III bzw. zählen Morphin, Oxycodon und Hydromorphon in niedriger Dosierung (30, 20 bzw. 4mg/d) neben Tilidin und Tramadol zur Stufe II. Da der Ceiling-Effekt bei Tilidin und Tramadol die analgetische Potenz begrenzt (s. Tab. 1) und sie nicht mit anderen Opioiden kombiniert werden dürfen, scheiden sie bei starken Schmerzen aus [4, 14]. Als Stufe-III-Opioide werden v.a. Morphin, Buprenorphin, Oxycodon, Hydromorphon und Fentanyl eingesetzt.

Tab. 1: **Opioide und ihre analgetische Potenz** [3]

Opioid	analgetische Potenz
Tilidin	0,1 – 0,2
Tramadol	0,1 – 0,2
Morphin	1 (Referenzsubstanz)
Buprenorphin	30 – 40
Oxycodon	2
Hydromorphon	7 – 8
Fentanyl	125
Naloxon	0

Morphin ist die älteste und daher die Referenzsubstanz in der Tumorschmerztherapie. Wegen der umfangreichen klinischen Erfahrung gilt es vor allem für besondere Patientengruppen als erste Wahl [4, 14], obwohl andere Opioide hinsichtlich Verträglichkeit und Wirkungskinetik überlegen sein können. Opioide kommen in einer Vielzahl von Darreichungsformen für verschiedene Applikationswege, retardiert oder schnell freisetzend daher. Die unterschiedlichen Formen und Retardierungen sind bei einer möglichen Substitution zu beachten, ebenso Unterschiede zwischen Originalpräparaten und Generika (z.B. bei Hydromorphon) weil sie nicht per se bioäquivalent sind [11, 20]. So setzt das OROS® (orales osmotisches System) im Präparat Jurnista® – im Gegensatz zur zwölf Stunden-Retardierung – den Wirkstoff Hydromorphon über 24 Stunden frei [11]. Bei transdermalen therapeutischen Systemen ist in der Apotheke insbesondere auf die korrekte Applikation des Pflasters und auf das exakte Wechselintervall hinzuweisen, um „End-of-Dose-Schmerzen" oder eine Wirkstoffkumulation zu vermeiden.

Koanalgetika

Bei speziellen Schmerzsyndromen können Antikonvulsiva, Antidepressiva, Dexamethason, Bisphosphonate und Denosumab zusätzlich zu allen Analgetika als Koanalgetika eingesetzt werden, um zum Beispiel durch eine Erhöhung der Schmerzschwelle den Gesamterfolg einer Therapie mit Opioiden zu verbessern bzw. den Analgetikabedarf zu reduzieren [3, 9]. Bei tumor- und therapiebedingten neuropathischen Schmerzen kommen insbesondere die Antikonvulsiva Gabapentin, Pregabalin und gelegentlich Carbamazepin [3, 4] sowie Antidepressiva, z.B. niedrig dosiertes Amitriptylin, zum Einsatz [7, 9]. Glucocorticoide vermindern Tumorschmerzen, die durch Entzündungen und Kompression ausgelöst werden [3]. Sie haben hier einen höheren Stellenwert als NSAR, die in der antientzündlichen Therapie nur kurzfristig eingesetzt werden können. Eine der häufigsten Schmerzarten ist der Knochenschmerz, der bei etwa 75% der Krebspatienten auftritt und oft durch Knochenmetastasen verursacht wird [15]. Als koanalgetische Therapieoptionen stehen hier Bisphosphonate und Denosumab im Vordergrund.

Typische Nebenwirkungen der Koanalgetika können eine zusätzliche Belastung für den Patienten darstellen und besondere Maßnahmen, wie z.B. eine langsame Aufdosierung erfordern [3, 9]. Um die Adhärenz nicht zu gefährden, sollte der Patient den Hintergrund der einschleichenden Dosierung, den verzögerten Wirkeintritt und das häufig zeitlich begrenzte Auftreten der Nebenwirkung erklärt bekommen.

Therapie des Durchbruchschmerzes

Viele Patienten leiden neben dem Dauerschmerz unter Schmerzattacken in Form von Belastungs- oder Durchbruchschmerzen. Der Durchbruchschmerz wird definiert als eine vorübergehende Exazerbation eines primär eingestellten Dauerschmerzes. Die Dauer dieser Attacken unterschiedlichster Genese reicht von wenigen Sekunden bis zu mehreren Stunden [12].

Für die Therapie des Durchbruchschmerzes stehen transmukosal zu applizierendes Fentanyl (sogenannte „rapid onset opioids", ROO) sowie unretardierte Opioide (sogenannte „short-acting opioids", SAO) zur Verfügung [13] (s. Tab. 2).

Die ROO sind zugelassen für die Therapie des tumorbedingten Durchbruchschmerzes ab einer Opioiddosis, die 60 mg Morphin entspricht [12]. Prinzipiell sollte zur Behandlung der Durchbruchschmerzen dasselbe Opioid eingesetzt werden wie das in der Basistherapie enthaltene [21]. Nach den Leitlinien der DGS sind die fentanylhaltigen ROO allerdings auch mit anderen Opioiden in der Basistherapie kombinierbar. Die additive Wirksamkeit und die Verträglichkeit beider unterschiedlicher Opioide bleibt hierbei erhalten [13]. Ein Kritikpunkt der ROO sind die höheren Kosten und aufgrund der schnell einsetzenden Wirkung ein erhöhtes Missbrauchspotenzial [12].

Der Durchbruchschmerz stellt im praktischen Alltag einen eigenständigen Krankheitswert mit großer Belastung für den Patienten dar [13]. Um das zu vermeiden, empfiehlt die Leitlinie Palliativmedizin, bei häufiger auftretenden Durchbruchschmerzen nicht ausschließlich mit Bedarfsmedikation, sondern – unter Beachtung der Entwicklung von opioidtypischen Nebenwirkungen – mit einer Steigerung der Basismedikation zu reagieren [6, 13].

Tab. 2: **Opioide bei Durchbruchschmerzen** (ROO = rapid onset opioids, SAO = short-acting opioids)

	Wirkungslatenz	Wirkungsdauer	Einsatzbereich	Literatur
ROO	5 bis 15 Minuten	ca. 30 Minuten	unerwartete Durchbruchschmerzen	[3] [6] [12] [14]
SAO	30 bis 40 Minuten	mehrere Stunden	prophylaktische Gabe für zu erwartende Durchbruchschmerzen	[7] [12] [13] [14]

Opioidrotation – Ein Beispiel

Der Patient leidet unter einem ossär metastasierten Prostatakarzinom, Schmerz andauernd trotz zweitägiger Dosiserhöhung von Hydromorphon auf zuletzt 14 mg 1-0-1. Nach Diskussion im Palliativteam und mutmaßlich besserer Wirkung von Oxycodon bei ossärer Metastasierung Rotation auf Oxycodon/Naloxon geplant. Berechnung (z. B. mit http://www.ains.med.uni-goettingen.de/sites/default/files/Opioid-Umrechnungstabelle.pdf oder als App: http://download.cnet.com/Opioids-Dosage-Conversion/3000-2129_4-75272925.html):
Hydromorphon 28 mg/Tag entspricht Oxycodon 140 mg/Tag; 75% sind 105 mg/Tag. Verordnung: Oxycodon/Naloxon 50/25 mg 1-0-1 oral, zusätzlich ein Sechstel der Tagesdosis als unretardiertes Oxycodon, also 17,5 mg je Einzeldosis, gegen Durchbruchschmerzen.

Durch die aktuellen Gesetzesänderungen steht mit Cannabis zur Inhalation eine weitere schnell wirksame Therapieoption für den Durchbruchschmerz zur Verfügung. Es gibt Hinweise, dass Cannabinoide in der Tumorschmerztherapie ein wirksames Adjuvans neben der Opioidtherapie sein können. Weitere Studien sind nötig, um ihren Stellenwert genau zu bestimmen [10].

Zurück zum Fall: Bei Herrn J. wird zunächst eine fünftägige kausale Therapie gegen die H.-zoster-Infektion mit Aciclovir 800 mg 1-1-1 eingeleitet. Gegen die neuropathisch bedingten Schmerzen wird zunächst Pregabalin angesetzt und einschleichend aufdosiert: Die Einstiegsdosis von 25 mg/Tag erzielt ebenso wenig eine ausreichende Wirkung wie Dosierungen von 25 mg 1-0-1, 50 mg 1-0-1 und schließlich 100 mg 1-0-1. Auch nach Wechsel auf zunächst Carbamazepin bis zu einer Tagesdosis von 1000 mg/Tag, dann in Kombination mit Tramadol 100 mg 1-0-1 sowie bei Bedarf zusätzlich bis zu 5 × 100 mg Tramadol bleiben die Schmerzen im Bereich Th 11/12 bestehen. Was ist zu tun?

Opioidrotation

Bei nicht tolerierbaren Nebenwirkungen, häufiger aber weil der analgetische Effekt nicht ausreicht, kann ein Wechsel auf ein anderes Opioid – also eine Opioidrotation – erfolgen. Zunächst wird die kumulative Tagesdosis der Basis- und Bedarfsmedikation ermittelt. Anhand von Äquipotenztabellen [3, 4] wird diese in die Tagesdosis des neuen Opioids übersetzt. Die so erhaltene Dosis wird sicherheitshalber wegen individuell unterschiedlicher Äquivalenz- und Nebenwirkungen um ca. 25 bis 50% reduziert und die so erhaltene Tagesdosis entsprechend der Wirkdauer auf einzelne Dosen verteilt. Ein Beispiel aus der Praxis verdeutlicht das Vorgehen (s. Kasten „Opioidrotation").

Nebenwirkungen der Schmerztherapie beherrschen

Die systematische Frage nach eventuellen Nebenwirkungen der (Ko-)Analgetika ist ein wichtiger Bestandteil der Bera-

Zurück zum Fall: Auch bei Herrn J. wird das Opioid gewechselt, und zwar von Tramadol auf dessen pharmakologischen und strukturellen Verwandten Tapentadol 50 mg 1-0-1, das mutmaßlich bei neuralgiformen Schmerzen bessere Wirkung zeigt als andere Morphin-Derivate. Gegen Durchbruchschmerzen wurde zusätzlich Fentanyl buccal 100 µg sowie Amitriptylin 25 mg 0-0-0-1 als Co-Medikation verordnet. Unter dieser Kombination war Herr J. schließlich schmerzfrei. Was ist noch wichtig?

tung durch den Arzt und den Apotheker. Am häufigsten treten Übelkeit, Erbrechen und Obstipation durch die Opioide auf. Übelkeit und Erbrechen sistieren meist innerhalb von sieben bis zehn Tagen oder sind deutlich rückläufig [4]. Gegebenenfalls können in dieser Zeit das Prokinetikum MCP, das (allerdings oft mit starken Nebenwirkungen verbundene) Neuroleptikum Haloperidol, das Antihistaminikum Diphenhydramin oder Dexamethason eingesetzt werden [4, 14, 16]. Setrone haben bei der opioidinduzierten Übelkeit nur einen geringen Stellenwert [16].

Zurück zum Fall: Herr J. bekommt gegen opioidbedingte Übelkeit MCP 10 mg bei Bedarf (max. dreimal täglich) sowie gegen Obstipation Movicol verordnet. Unerwünschte Wirkungen treten unter dieser Therapie nicht auf.

Da die Obstipation im Gegensatz zu Übelkeit und Erbrechen keiner Toleranzentwicklung unterliegt, ist die prophylaktische Gabe von Laxanzien von Anfang an über die ganze Dauer der Opioidtherapie für den Patienten wichtig. Die Auswahl des Laxans richtet sich nach dem Schweregrad der Obstipation, der Patientenpräferenz und der Verträglichkeit. Als erste Wahl wird in der Regel Macrogol empfohlen, da es die Peristaltik nicht anregt und insofern keine Magenkrämpfe auslöst. Alternativ stehen Natriumpicosulfat, Bisacodyl und Lactulose zur Auswahl. Wenn deren Wirkung nicht reicht, sind Methylnaltrexon, Naloxon und seit 2016 Naloxegon (Moventig®) als Antagonisten an peripheren µ-Opioidrezeptoren stärker wirksame Optionen [17, 19, 30].
Auch neurologische Probleme wie Schwindel, Unruhe, Verwirrtheit, Harnverhalt oder Myoklonien kommen vor. Wie die Obstipation unterliegen Verwirrtheit und Halluzinationen keiner Toleranzentwicklung. In manchen Fällen lassen sich Nebenwirkungen durch einen Wechsel der Darreichungsform verringern, z.B. von oral zu subkutan. Unter Umständen kann auch eine Reduktion der Dosis zu einem Rückgang der Nebenwirkung ohne eine Verminderung der Schmerzstillung führen. Eine weitere Strategie ist die Opioidrotation.
Während die physische Abhängigkeit sich regelhaft nach längerer Opioideinnahme entwickelt und bei Beendigung der Therapie ein schrittweises Ausschleichen erfordert, ist psychische Abhängigkeit im Rahmen der Opioidtherapie eine Rarität. Um die Adhärenz des Patienten zu stärken und der Opioidangst entgegenzuwirken, sollte auf diese Punkte auch in der Apotheke eingegangen werden (s. Kasten Opioid-Angst).

Argumente gegen Opioid-Angst

- Das Opioid wird nicht verordnet, weil das Lebensende nun bevorsteht, sondern um die Lebensqualität zu verbessern und eine aktivere Teilnahme am Alltagsgeschehen zu ermöglichen.
- Eine leitlinienkonforme Schmerztherapie hat kaum Suchtpotenzial. Dass eine Therapie wegen physischer Abhängigkeit ausgeschlichen werden muss, ist auch z. B. bei Beta-Blockern oder Cortison so.
- Eine Toleranzentwicklung ist möglich, aber selten. Ein effektives Schmerzmanagement bleibt dennoch möglich.
- Im Gegensatz zu nicht-opioiden Analgetika haben Opioide keine gastrointestinale oder renale Toxizität.
- Nebenwirkungen wie Übelkeit und Erbrechen sind zu Beginn der Therapie mit starken Opioiden und bei Dosissteigerung häufig, gehen aber im Therapieverlauf zurück. Gegen Obstipation helfen die Prophylaxe mit Laxanzien und ausreichende Flüssigkeitsaufnahme.
- Schwere Nebenwirkungen (Atemdepression) sind bei den bevorzugten Applikationswegen (oral, transdermal) und bei angemessener Dosistitration selten.
- Schmerzen müssen nicht erduldet werden, sondern können – im Gegenteil – ohne Therapie zu Depression und Chronifizierung führen.

Literatur

[1] Wallander A et al. Handbook of Palliative Care, 2nd Edition 2000, Butterworth-Heinemann
[2] Husebø S et al. Palliativmedizin; 2. Aufl. 2000, Springer-Verlag
[3] WHO guidelines for the pharmacological and radiotherapeutic management of cancer pain in adults and adolescents 2019.
[4] Deutsche Gesellschaft für Palliativmedizin e.V.: S3-Leitlinie Palliativmedizin, Version 2.0, 2019
[5] Strumpf M et al. Tumorschmerz, Deutsches Ärzteblatt 2005;102(13):916-923
[6] Leitlinienprogramm Onkologie, S3 Leitlinie Palliativmedizin, 2016
[7] Karow T et al. Allgemeine und spezielle Pharmakologie und Toxikologie, 23. Auflage 2016:589-593
[8] Freye E. Opioide in der Medizin, Springer-Verlag Berlin Heidelberg, 2002
[9] Fallon MT. Neuropathic pain in cancer, Br J Anaesthesia 2013;111(1): 105-111
[10] Tateo S. State of the evidence: Cannabinoids and cancer pain - A systematic review. J Am Assoc Nurse Practitioners 2016;29(2):94-103
[11] Gerbershagen JH et al. Opioide – wann welche Applikationsform? Arzneimitteltherapie 2007;25(10):374-382
[12] H Bornemann-Cimenti et al. Fentanyl zur Behandlung von tumorbedingten Durchbruchschmerzen, Ärzteblatt 2013;110(16):271-277
[13] DGS, Praxisleitlinie Schmerzmedizin, Tumorbedingte Durchbruchschmerzen, 2013
[14] Ripamonti CI et al. Management of cancer pain: ESMO clinical practice guidelines. Annals of Oncology 2012;23(Suppl 7):vii39-vii154
[15] Falk S et al. Pain and Nociception: Mechanisms of Cancer-Induced Bone Pain. J Clin Oncol 32:1647-1654
[16] Leitlinien der DGP Sektion Pflege: Übelkeit und Erbrechen, 2014
[17] DGSS, Praxiswerkzeug Obstipation (www.dgss.org/fileadmin/pdf/LONTS_Praxiswerkzeug_08.pdf; Zugriff 20. Mai 2017)
[18] Leitlinien der DGP Sektion Pflege, Obstipation, 2015
[19] Andresen V et al. Opioidinduzierte Obstipation, in: Arzneiverordnung in der Praxis 2016;43(1):21-29
[20] Fachinformation Oxygesic® Retardtabletten, Stand 2016
[21] Bigorio-Empfehlungen 2006; www.palliative.ch/fileadmin/user_upload/palliative/fachwelt/E_Standards/E_12_3_bigorio0Ich hoffe 6_d.pdf, Zugriff 10. Mai 2017
[22] Gärtner J et al. Metamizole/dipyrone for the relief of cancer pain: A systematic review and evidence-based recommendations for clinical practice. Palliat Med 2017;31:26-34
[23] Saunders C. A personal therapeutic journey. BMJ 1996;313(21): 1599-1601

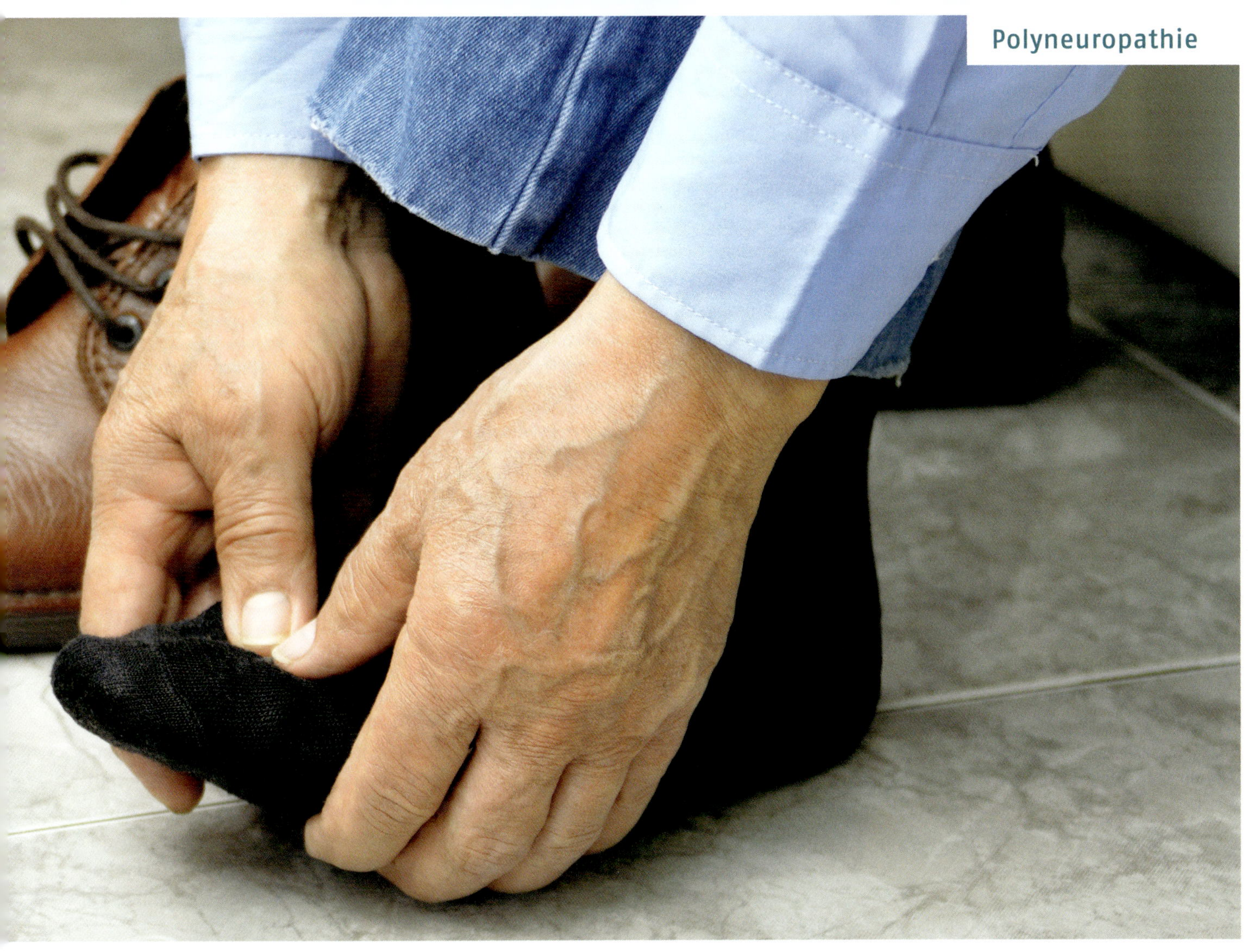

Chemotherapie-induzierte Polyneuropathie

Von Petra Jungmayr | **Viele zytostatische Therapien gehen mit akuten und chronischen Nervenschäden einher. Besonders gefürchtet ist die Chemotherapie-induzierte Polyneuropathie, zumal sie oftmals Therapie-limitierend ist. Um den Behandlungserfolg und die Lebensqualität der betroffenen Krebspatienten nicht zu schmälern, sind die Prävention und Therapie der Chemotherapie-induzierten Polyneuropathie besonders wichtig.**

Häufigkeit und Ausprägung einer Chemotherapie-induzierten Polyneuropathie (CIPN) hängen von individuellen Risikofaktoren, präventiven Maßnahmen und in besonderem Ausmaß von der Art der Chemotherapie ab. Die Ursachen und Mechanismen der CIPN auf zellulärer und molekularer Ebene sind vielfältig. Beteiligt sind inflammatorische Mediatoren, Störungen der neuronalen Ionenkanalfunktion und Veränderungen der intrazellulären Signaltransmission. Weitere Mechanismen und Faktoren wie DNA-Schädigung und Einschränkung der DNA-Reparaturkapazität, mitochondriale Störungen, reaktive Sauerstoffspezies und eine ektope Aktivierung von Nozizeptoren führen zu einem neuropathischen Schmerzsyndrom.

Symptome und Ausprägung

Charakteristisch für eine CIPN sind an den Fingerspitzen und Zehen beginnende Symptome, die sich im Verlauf handschuh- bzw. strumpfförmig ausbreiten. Die Nervenschädigung kann sehr unterschiedlich wahrgenommen werden und wird als Kribbeln, Taubheit oder Überempfindlichkeit empfunden. Sind eher motorische Nervenbahnen betroffen, zeigt sich dies in unwillkürlichem Muskelzucken oder in Muskelkrämpfen. Seltener kommt es zur Schädigung des autonomen Nervensystems mit orthostatischer Hypotension, kardiovaskulären oder urogenitalen Störungen sowie Veränderung der Magen-Darm-Motilität. Hör- und Sehstörungen können bei Schädigungen von Hirnnerven auftreten. Schäden des Innenohrs, die vor allem unter Cisplatin auftreten, führen zu Tinnitus, Hörverlust oder Gleichgewichtsstörungen. Infolge neurologischer Schäden werden

Mobilität, Autonomie und Lebensqualität des Patienten beeinträchtigt.

Die Diagnostik der CIPN beruht u.a. auf dem klinischen Erscheinungsbild, der Auswertung von Patientenfragebögen und neurografischen Untersuchungen. Die Common Terminology Criteria for Adverse (CTCAE) v5.0 unterscheiden vier Schweregrade:

- Grad 1: diagnostisch nachweisbar, aber asymptomatisch,
- Grad 2: Symptome mit Beeinträchtigung der instrumentellen Aktivitäten des täglichen Lebens,
- Grad 3: zusätzliche Beeinträchtigung der Aktivitäten der Selbstversorgung,
- Grad 4: Konsequenzen lebensbedrohlich, sofortiger Handlungsbedarf.

Mögliche Risikofaktoren für Inzidenz und Ausprägung einer CIPN

- Diabetes mellitus
- hohes Alter
- Adipositas
- geringe körperliche Aktivität
- hoher Alkoholkonsum
- Einnahme von Antioxidanzien (laut Pathways Study)
- Niereninsuffizienz
- Hypothyreose
- Kollagenosen / Vaskulitiden
- Vitaminmangel (z. B. B_1, B_6, B_{12})
- HIV-Infektion
- Charcot-Marie-Tooth-Genmutation

Ausmaß ist abhängig von der Therapie

Je nach Behandlungsart und Therapieschema werden Prävalenzen einer CIPN zwischen 30 und 80% angenommen. Schätzungsweise erleiden bis zu 40% aller chemotherapeutisch behandelter Patienten neurotoxische Beschwerden. Diese können schon unmittelbar nach dem Beginn der Infusion auftreten, manifestieren sich aber meistens erst nach dem dritten bis vierten Zyklus. Ferner können die Infusionsdauer (z.B. bei Paclitaxel) und äußere Noxen (z.B. Kälte bei Oxaliplatin) das Ausmaß einer CIPN beeinflussen. Besonders ausgeprägt ist das Risiko unter Platinderivaten, Taxanen, Vincristin, Bortezomib, Thalidomid und Eribulin. Aber auch zahlreiche neue Substanzen wie Antikörperkonjugate (z.B. Brentuximab Vedotin, Adcetris®) und immunmodulatorische Antikörper verursachen Neuropathien. Das Risiko einer Neurotoxizität steigt mit der Höhe der Einzeldosis und/oder kumulativen Dosen (Tab. 1). Des Weiteren können individuelle Faktoren das Risiko einer CIPN erhöhen (s. Kasten). Nach Beendigung der Chemotherapie klingen die Beschwerden im Allgemeinen nach einer unterschiedlich langen Plateauphase allmählich ab. Langzeitfolgen, die Monate bis Jahre anhalten, sind bekannt.

Tab. 1: **CIPN-Risiko unter Therapie mit verschiedenen Zytostatika.**

Wirkstoff	Inzidenz	Klinik	Therapie-assoziierte Risikofaktoren
Cisplatin	Grad 1–2: 14–63% Grad 3–4: 7–21%	vorwiegend sensible Neuropathie	erhöhtes Risiko bei kumulativen Dosen > 300 mg/m²; relevant sind Einzel- und Kumulativdosen
Oxaliplatin	Grad 1–2: 18–100% Grad 3–4: 12–39%	chronisch sensible Neuropathie, akute, Kälte-induzierte Parästhesien, Krämpfe und Faszikulationen	erhöhtes Risiko bei kumulativen Dosen > 550 mg/m²; relevant sind Einzel- und Kumulativdosen sowie die Infusionsdauer; Kälte ist ein Triggerfaktor
Taxane (mit / ohne Carboplatin)	Grad 1–2: 20–50% Grad 3–4: 6–20%	vorwiegend sensible Neuropathie; in höheren Dosen Myalgien und Myopathien	erhöhtes Risiko bei kumulativen Dosen > 250 mg/m² Paclitaxel und > 100 mg/m² Docetaxel; relevant sind Einzeldosen, Kumulativdosen und Infusionsdauer
Vincristin	Grad 1–4: 35–45%	sensible Neuropathie, Muskelkrämpfe, distale Schwäche, Störungen des autonomen Nervensystems; Taubheitsgefühl bis zu 100%	Einzeldosis > 2 mg, Kumulativdosis 4–10 mg/m²; relevant sind Einzel- und Kumulativdosen
Bortezomib (Velcade®)	Grad 1–2: bis 50% Grad 3–4: bis 30%	schmerzhafte sensible Neuropathie; Störungen des autonomen Nervensystems	erhöhtes Risiko bei Kumulativdosen > 26 mg/m²; relevant sind Einzel- und Kumulativdosen sowie Art der Applikation: Risiko ist unter s.c. Gabe geringer als unter der i.v. Gabe
Eribulin (Halaven®)	Grad 1–2: bis 35% Grad 3–4: bis 8%	sensible Neuropathie; Myalgien (allerdings sind die meisten Patienten mehrfach mit neurotoxischen Wirkstoffen vorbehandelt)	
Thalidomid (Thalomid®)	Grad 1–2: bis 83% Grad 3–4: bis 35%	sensible Neuropathie, Muskelkrämpfe, distale Schwäche	erhöhtes Risiko bei Kumulativdosen > 20 g/m²; relevant sind Einzeldosis, möglicherweise die Kumulativdosis sowie die Behandlungsdauer

Nicht empfehlenswert

Folgende Wirkstoffe sind zur Prävention einer CIPN ungeeignet*:

- Acetylcystein
- ACTH-Analogon Org 2766**
- α-Liponsäure (Thioctsäure)
- Amifostin
- Calcium / Magnesium bei Oxaliplatin-haltigen Therapien
- Carbamazepin
- Diethyldithiocarbamat (DDTC)**
- Glutathion
- Vitamin E
- Amitriptylin
- Nimodipin
- Omega-3-Fettsäuren
- Glutamat

* nach S3-Leitlinie Supportivtherapie 2016 [1] und ASCO-Leitlinie 2014 [5]

** in Deutschland nicht verfügbar

Prävention – Risikominderung durch Lebensstil

Maßnahmen, die einer CIPN sicher vorbeugen, sind bisher nicht bekannt. Es kann aber günstig sein, Risikofaktoren auszuschalten oder zu mindern, vor allem durch Gewichtsreduktion und Bewegung. Wie in der 2016 publizierten Pathways Study gezeigt wurde, lässt sich eine CIPN unter einer Behandlung mit Platinderivaten, Vincaalkaloiden und Taxanen mithilfe körperlicher Aktivität verringern.

Der CIPN-Patient in der Apotheke

Anzeichen einer Neuropathie sind Kribbeln, Brennen, Taubheitsgefühl, Muskelschwäche, Schmerzen in den Fußsohlen oder Fingerspitzen. Wenn sie unter einer Strahlen- oder Chemotherapie auftreten, sollte der Patient dies unbedingt dem Arzt mitteilen.

Maßnahmen, um das Risiko einer CIPN zu verringern:
- regelmäßig bewegen (besonders Finger und Zehen),
- Übergewicht reduzieren,
- Alkoholkonsum einschränken, nicht rauchen (neurotoxische Noxen),
- auf eine entspannte Sitzhaltung achten.

Verhalten bei einer CIPN:
- keine Antioxidanzien supplementieren,
- Kälte vermeiden, nur kurz im Kalten aufhalten (dann dicke Socken, Handschuhe und dichte Kleidung tragen),
- für einen guten Stand sorgen; festes Schuhwerk tragen, eventuell Gehhilfe benutzen,
- Verletzungen (und Infektionen) vorbeugen: bei der Hand- und Fußpflege professionelle Hilfe annehmen, gut passende Schuhe und Strümpfe tragen, Schutzhandschuhe gebrauchen.

Patientenratgeber der Firma Lilly mit Anleitungen für physiotherapeutische Übungen: www.lilly-pharma.de/de/pdf/webshop/onkologie/patientenbroschre_chemotherapie.pdf

Internet für Patienten (Auswahl):
www.krebsinformationsdienst.de,
www.krebsgesellschaft.de/deutsche-krebsgesellschaft.html

Eine medikamentöse Prophylaxe der CIPN wird überwiegend negativ bewertet. So konnte etwa für Vitamin E ein negativer Einfluss gezeigt werden, und für weitere Arzneimittel und Nahrungsergänzungsmittel liegen entweder keine Wirksamkeitsnachweise oder negative Studienergebnisse vor (s. Kasten). Eine auf dem ASCO-Kongress 2016 vorgestellte Studie zeigte einen positiven Effekt des Radikalfängers Calmangafodipir (PledOx®, Aladote®) bei der Prävention der Oxaliplatin-induzierten peripheren Neuropathie. Seither ist daraus aber keine Zulassung erfolgt.
Obwohl zur nicht-medikamentösen Prophylaxe einer CIPN keine ausreichenden Daten aus randomisierten Studien vorliegen, wird ein regelmäßiges Bewegungstraining der Finger und Zehen empfohlen. Geprüft wird derzeit, ob sich periphere Nervenschäden vermeiden lassen, wenn der Patient während der Chemotherapie Kühlhandschuhe und Kühlsocken trägt. (Eine Studie mit Brustkrebspatientinnen, die während der Paclitaxel-Infusion Eishandschuhe und Eissocken trugen, zeigte eine Verringerung der CIPN.)

Medikamentöse Therapie

Die meisten Empfehlungen zur Therapie einer CIPN liegen für Duloxetin vor; der Einsatz von Venlafaxin kann erwogen werden; beide SSNRIs werden off label eingesetzt.
Weitere Optionen sind die Behandlung mit Amitriptylin, Gabapentin und Pregabalin; nicht eingesetzt werden sollte Lamotrigin.
Die Datenlage zur Opioid-Therapie bei CIPN ist begrenzt. Opioide sind zwar wirksam, Nebenwirkungen und Toleranzentwicklungen können indes die Anwendung limitieren.
NSAIDs, Coxibe, Paracetamol und Metamizol zeigen nur eine geringe Wirksamkeit und sollten aufgrund potenzieller Nebenwirkungen nicht eingesetzt werden.
Topische Therapien können in Betracht gezogen werden. So weist die S3-Leitlinie zur Supportivtherapie darauf hin, dass eine Pflastertherapie mit Capsaicin (8%) oder Lidocain (5%) sowie eine topische Therapie mit 1%igem Menthol erwogen werden können.

Nicht-medikamentöse Maßnahmen

Zur Verbesserung der Funktionalität empfiehlt die Supportiv-Leitlinie eine Bewegungstherapie. Diese kann
- Balanceübungen,
- sensomotorisches Training,
- Koordinationstraining,
- Vibrationsübungen und
- die Schulung der Feinmotorik

umfassen. Des Weiteren werden Sport-, Elektro-, Ergo- und Physiotherapie sowie physikalische Maßnahmen empfohlen. Bei einer Physiotherapie wird z.B. mithilfe von Fußrollen, Bürsten oder Igelbällen die manuelle Geschicklichkeit gefördert. Geeignete Maßnahmen sollen dem Betroffenen helfen, sich sicherer fortzubewegen und das Gleichgewicht wiederzuerlangen, um das Sturzrisiko zu senken.

Eine Evidenz-basierte Bewertung der Akupunktur ist aufgrund mangelnder Daten nicht möglich. |

Literatur

[1] S3-Leitlinie Supportive Therapie bei onkologischen PatientInnen, 2017; http://leitlinienprogramm-onkologie.de/Supportive-Therapie.95.0.html

[2] Geber W et al. Diagnostik und Therapie Chemotherapie-induzierter Polyneuropathien: Update 2016. Akt Neurol 2016;43(03):171-178

[3] Banach M et al. Chemotherapy-induced neuropathies – a growing problem for patients and health care providers. Brain Behav 2017;7(1):e00558

[4] Park S et al. Chemotherapy-induced peripheral neurotoxicity: a critical analysis. Cancer J Clin 2013;63(6):419-437

[5] Hershman D et al. Prevention and management of chemotherapy-induced peripheral neuropathy in survivors of adult cancers: American Society of Clinical Oncology Clinical Practice Guideline. J Clin Oncol 2014;32:1941-1967

[6] Hershman D et al. Comorbidities and risk of chemotherapy-induced peripheral neuropathy among participants in SWOG clinical trials. J Clin Oncol 2016;34(suppl):abstr 10001

[7] Greenlee H et al. Body mass index, lifestyle factors, and taxane-induced neuropathy in women with breast cancer: The Pathways Study. J Clin Oncol 2016;34(suppl):abstr 10002

[8] Kleckner I et al. A URCC NCORP nationwide randomized controlled trial investigating the effect of exercise on chemotherapy-induced peripheral neuropathy in 314 cancer patients. J Clin Oncol 2016; 34(suppl):abstr 10000

[9] Schuler U. Chemotherapie-induzierte periphere Neuropathie und neuropathischer Schmerz. Schmerz 2017;31(1):1-13

[10] Smith EM et al. Effect of duloxetine on pain, function, and quality of life among patients with chemotherapy-induced painful peripheral neuropathy: a randomized clinical trial. JAMA 2013;309:1359-1367

[11] Hanai A et al. The effects of frozen gloves and socks on paclitaxel-induced peripheral neuropathy among patients with breast cancer: A self-controlled clinical trial. J Clin Oncol 2016;34(suppl):abstr 10022

[12] Glimelius B et al. Persistent prevention of CIPN using calmangafodipir (PledOx): Results from a placebo-controlled randomized phase II study (PLIANT) in patients with metastatic colorectal cancer (mCRC). J Clin Oncol 2016;34(suppl):abstr 10018

[13] Steinmann M. Chemotherapieinduzierte Polyneuropathie: Grundlagen, Diagnostik und Prävention. GMS Onkol Rehabil Sozialmed 2014;3:Doc05

[14] Boyette-Davis JA et al.: An updated understanding of the mechanisms involved in chemotherapy-induced neuropathy. Pain Manag. 2018; 8(5):363-375

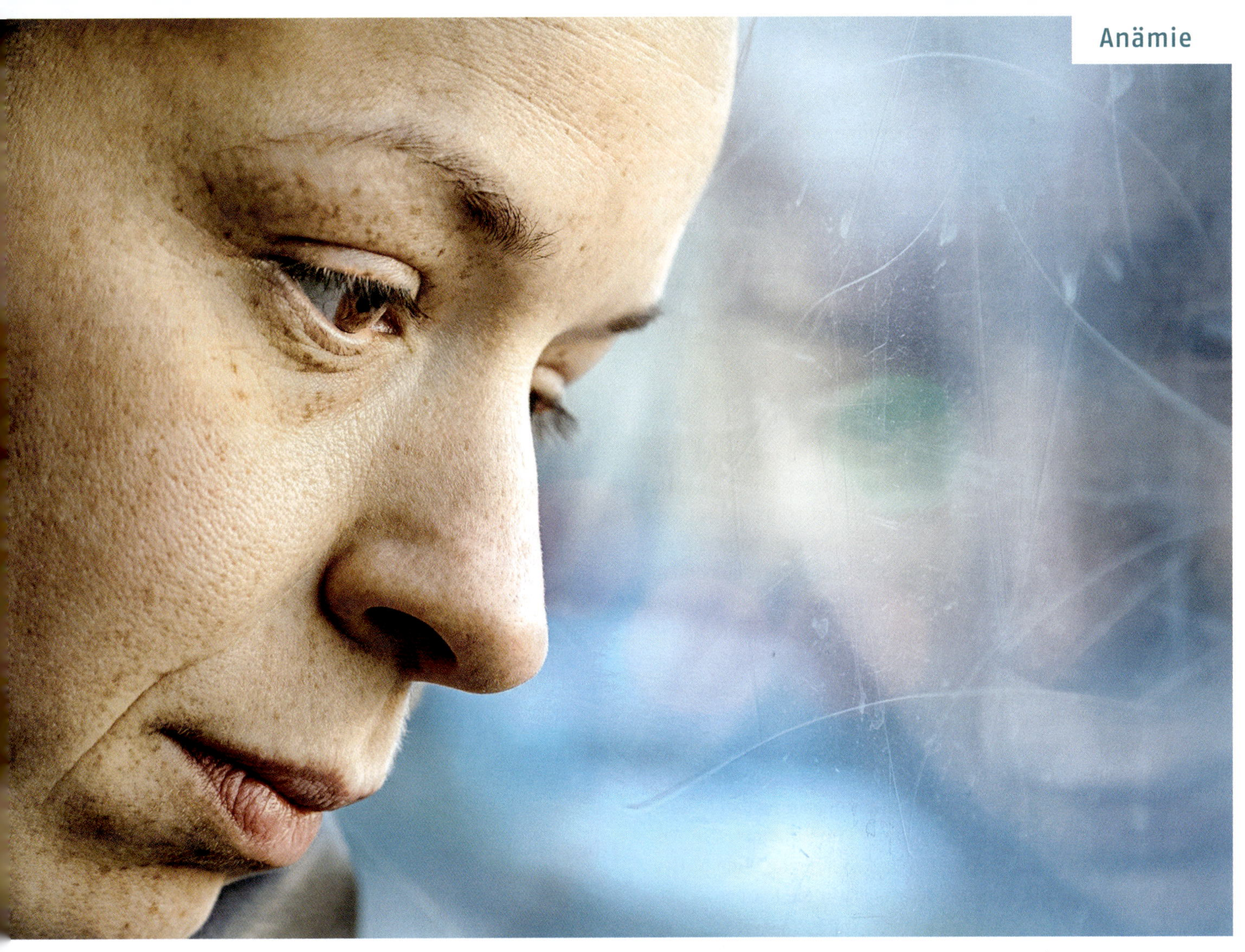

Anämie durch Tumor und Therapie

Von Petra Jungmayr | **Etwa jeder zweite Krebspatient entwickelt infolge seiner Erkrankung oder aufgrund der Tumortherapie eine Anämie, deren Ausprägung von der Tumorentität, den gewählten Behandlungsarten sowie individuellen Faktoren abhängt. Ist eine Therapie indiziert – was nicht immer der Fall ist – kommen die Gabe von Erythrozytenkonzentraten, Erythropoese-stimulierende Agenzien oder eine intravenöse Eisensubstitution in Betracht.**

Patienten mit einer Tumorerkrankung leiden häufig unter einer Anämie. Diese kann durch die Krebserkrankung, die Chemotherapie oder durch die Bestrahlung verursacht werden. Demzufolge unterscheidet man zwischen einer Tumoranämie und einer Tumortherapie-induzierten Anämie.

Die Tumoranämie oder Anämie bei einer chronischen Erkrankung (ACD = anemia of chronic disease) entsteht ohne therapeutische Einflüsse. Sie wird vornehmlich durch inflammatorische Zytokine hervorgerufen, da der Organismus auf Entzündungen und Malignome mit einer erhöhten Freisetzung von Entzündungsmediatoren reagiert. Dies hat komplexe Auswirkungen auf die Hämatopoese und den Eisenstoffwechsel. Zusätzlich regen die Entzündungsmediatoren die Herstellung von Hepcidin in den Hepatozyten an. Hepcidin hemmt die Aufnahme von Eisen aus dem Darm und in der Folge wird weniger Eisen für die Erythropoese zur Verfügung gestellt. Es kommt zu einer erhöhten Eisenretention bei mangelnder Eisenabgabe. Diese Anämieform tritt bei Tumorpatienten häufig auf. Je nach Tumortyp und Krankheitsstadium weisen 30 – 50% der Patienten mit einem soliden Tumor bereits bei der Krebsdiagnose eine Tumoranämie auf, bei hämatologischen Malignomen liegt die Inzidenz noch höher (s. Abb. 1).

Eine Tumortherapie-induzierte Anämie wird durch eine Chemo- und/oder Radiotherapie hervorgerufen. Im ersten Fall spricht man von einer Chemotherapie-induzierten Anämie, im zweiten Fall von einer Strahlentherapie-induzierten Anämie. Bei rund 75% aller Tumorpatienten tritt unter einer Krebstherapie eine Anämie auf; am häufigsten bei gynäkologischen Tumoren und Lungenkrebs. Bei einer alleini-

Foto: marjan4782 – Fotolia.com

gen Strahlentherapie sind die Anämieraten geringer. Eine Chemotherapie-induzierte Anämie ist auch abhängig von den eingesetzten Zytostatika. So besteht beispielsweise unter der Therapie mit Topotecan oder Cisplatin-Etoposid ein hohes Risiko, unter Docetaxel oder Paclitaxel ein mittleres Risiko. Aber auch unter Oralia wie etwa unter Tyrosinkinase-Inhibitoren (z.B. Sutent, Imatinib, Bosatinib) oder dem Bcl-2-Hemmer Venetoclax werden Anämien beobachtet.

Symptome erfragen

Ein Eisenmangel kann symptomlos verlaufen oder mit klinischen Beschwerden einhergehen. Die Folgen einer Anämie beruhen auf einer verminderten Sauerstofftransportkapazität des Blutes und der verminderten Sauerstoffversorgung verschiedener Organe. Des Weiteren sind die Funktionen eisenabhängiger und eisenhaltiger Enzyme beeinträchtigt. Mögliche Symptome sind Müdigkeit, Fatigue, verminderte muskuläre und kognitive Leistungsfähigkeit, Konzentrationsschwäche, Schwächegefühl, Depression, Kopfschmerzen, Schwindel, Ohrensausen, Herzrasen, Belastungsdyspnoe, Tachykardie, Hypotonie, Orthostase und Synkopen. Auffallend ist eine blasse, schlecht durchblutete Haut. Es ist zu beachten, dass sich Patienten mit langsam entstehender Anämie an die Blutarmut gewöhnen (Tumor-adaptierte Anämie), sodass die Beschwerden und Symptome ohne aktive Anamneseerhebung leicht übersehen werden können.

Isolierte Hb-Wert-Betrachtung reicht nicht

Charakteristisch für eine Tumoranämie ist – im Gegensatz zu einer Eisenmangelanämie – ein erhöhter Ferritin-Wert. Des Weiteren können die freie Transferrin-Eisenbindungskapazität, der lösliche Transferrin-Rezeptor im Serum, Blutsenkung, Fibrinogen, c-reaktives Protein und Haptoglobin, Zink, Protoporphyrin sowie Erythropoetin im Serum erhöht sein. Die Diagnostik umfasst ein Differenzialblutbild, das Routinelabor, den Eisenstatus und die Bestimmung von Entzündungsparametern. Ferner sollte ein Vitamin-B_{12}- oder Folsäure-Mangel ausgeschlossen werden. Eine isolierte Betrachtung des Hämoglobinwertes ist auch bei Abfall unter den Referenzwert (laut WHO bei Frauen 12 g/dl, bei Männern mit 13 g/dl) nicht ausreichend.

„Wir müssen die Behandlung von Anämie bei Krebs sehr ernst nehmen, weil sie einschneidende Auswirkungen auf fast das gesamte Organsystem des Körpers hat. Patienten leiden unter einer ganzen Reihe von Symptomen, u. a. unter einer sehr beeinträchtigenden Erschöpfung, die sich störend auf grundlegende Aktivitäten wie Nahrungszubereitung, Sozial- und Sexualleben und die Konzentration auswirkt und somit eine tiefgreifende Verschlechterung der Lebensqualität mit sich bringt. Vielen Ärzten ist nicht bewusst, dass [....] Erschöpfung das wichtigste Symptom ist, das Patienten von ihrem Arzt behandelt wissen wollen."

Dr. Matti Aapro, (Genf), Onkologe und Koautor der EORTC-Richtlinien (EORTC=European Organisation for Research and Treatment of Cancer)

Therapie der Chemotherapie-induzierten Anämie

Eine Anämietherapie ist bei klinischen Beschwerden indiziert. Das Ziel ist die Beseitigung oder Verringerung der Anämie-Symptome, vor allem der Fatigue und eine Verbesserung der Lebensqualität mit einer sicheren und so wenig invasiven Therapie wie möglich. Besteht eine multifaktorielle Genese der Anämie wie etwa das zusätzliche Vorliegen einer COPD oder einer koronaren Herzerkrankung, sollen die Ursachen – sofern möglich – ebenfalls behandelt werden. Vor dem Einleiten einer Therapie steht daher eine ausführliche Anamnese, um mögliche Anämieursachen wie z.B. Blutungen, Hämolyse, Knochenmarkinfiltrationen, Malnutrition oder das Vorliegen einer Niereninsuffizienz abzuklären. Die Therapie sollte kausal orientiert sein. Ist das nicht möglich, erfolgt die Behandlung in Abhängigkeit von den Anä-

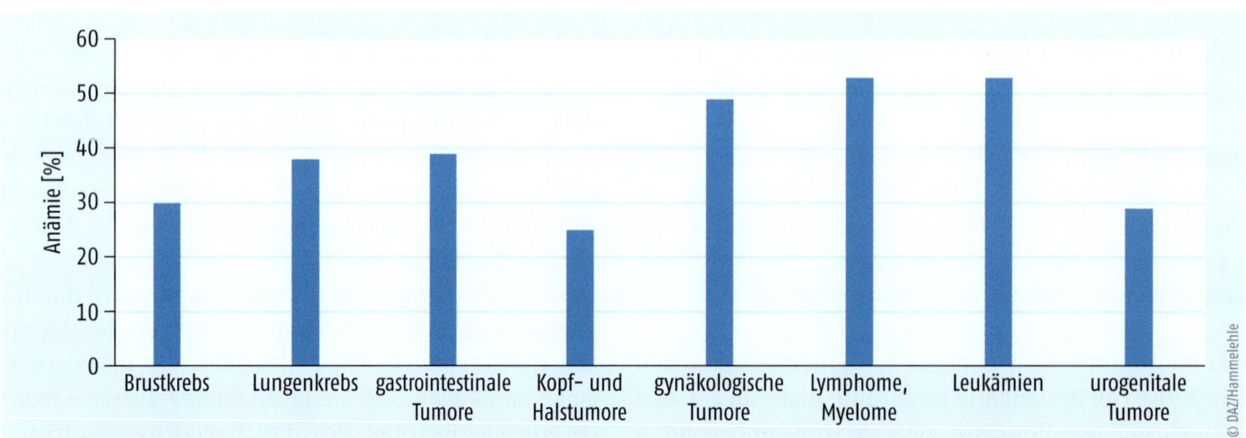

Abb. 1: **Häufigkeit der Anämie bei verschiedenen Krebsarten.** Die Tumortherapie-bedingten Anämieraten liegen in Abhängigkeit von der Behandlung noch höher.

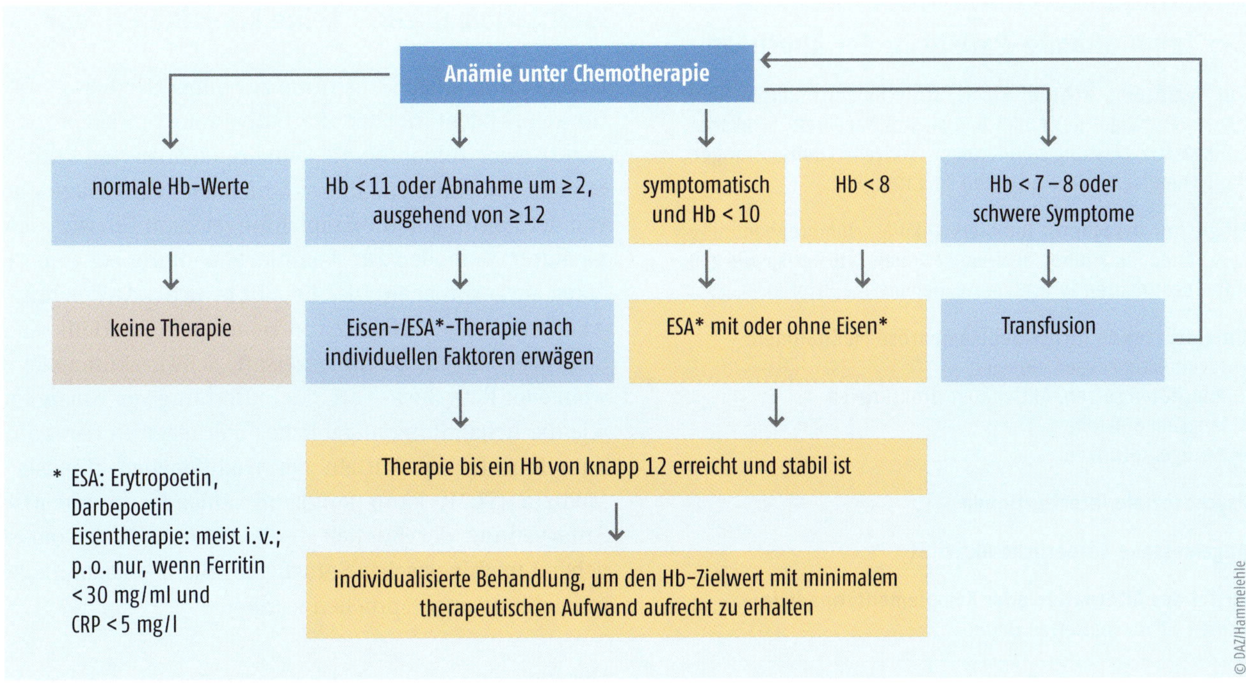

Abb. 2: Empfohlener Algorithmus der European Society for Medical Oncology (ESMO) zur Anämiebehandlung bei Krebspatienten unter einer Chemotherapie [nach Aapro M et al.: Clinical Practice Guideline „Anemia" 2018]. In weiteren Leitlinien wie etwa des National Comprehensive Cancer Network (NCCN) finden sich geringfügig abweichende Empfehlungen.

miebeschwerden und klinischen Risiken. Hierfür liegen Therapieempfehlungen verschiedener onkologischer Fachgesellschaften vor (s. Abb. 2).

Restriktionen für Erythropoese-Stimulation

Zum Einsatz von Erythropoese-stimulierenden Agenzien (ESA) in der Onkologie besteht eine strenge Indikationsstellung. Derzeit sind ESAs bei symptomatischer Anämie bei erwachsenen Patienten mit einer nicht-myeloischen, malignen Krebserkrankungen zugelassen, die eine Chemotherapie erhalten, um den Hb-Wert auf maximal 12 g/dl zu erhöhen. Eine ESA-Therapie bei höherem Hb reduzierte in frühen Studien das Gesamtüberleben. Dieser restriktive Einsatz – früher wurden ESAs häufiger verwendet – beruht auf der aktuellen Nutzen-Risiko-Abwägung und der Tatsache, dass manche Fragen trotz zahlreicher Studien nicht eindeutig beantwortet werden können. Der Nutzen besteht in einer Steigerung der Lebensqualität und einer Verminderung der Transfusionsfrequenz. Dem stehen thromboembolische Komplikationen und eine mögliche Erhöhung des Blutdrucks gegenüber.

Pharmakotherapie der Anämie

i.v. applizierte Eisenpräparate (Präparatebeispiele)

Dextran-freie Eisen(III)-Kohlenhydrate:
- Eisen(III)-natrium-gluconat (Ferrlecit®)
- Eisen(III)-hydroxid-Saccharose (Venofer® und Fermed®)
- Eisencarboxymaltose (Ferinject®)

Dextran-basierte Eisen(III)-Kohlenhydrate:
- Eisen(III)-hydroxid-Dextran (Cosmofer®)
- Eisen(III)-Derisomaltose (Monofer®)

Bei allen parenteralen Eisenpräparaten besteht das Risiko einer anaphylaktischen Reaktion. Daher muss in Einrichtungen, die entsprechende Präparate einsetzen, eine Notfallbehandlung möglich sein.

Erythropoetin-stimulierende Wirkstoffe: ESA (Präparatebeispiele)
- Epoetin alfa (Erypo®)
- Epoetin beta (Neorecormon®)
- Epoetin theta (Eporatio®)
- Epoetin zeta (Silapo®)
- Darbepoetin alfa (Aranesp®)
- Methoxypolyethylenglycol-Epoetin beta (Mircera®)

Erythrozyten-Konzentrate – rasche Wirkung

Eine Möglichkeit zur raschen Anhebung des Hb-Wertes und Beseitigung der Anämie-Symptome ist die Gabe von Erythrozyten-Konzentraten. Obwohl dies seit vielen Jahrzehnten praktiziert wird – Bluttransfusionen werden seit dem Ersten Weltkrieg verabreicht – liegen wenig systematische Untersuchungen mit Krebspatienten vor. Insbesondere fehlt der Vergleich zwischen ESA und Transfusion. Derzeit wird die Empfehlung zur Transfusion restriktiv gehandhabt. Die Indikation hierfür ergibt sich aus dem klinischen Gesamtbild und der individuellen Kompensationsfähigkeit des Patienten. Dezidierte Empfehlungen zum Einsatz von Erythrozyten-Konzentraten wurden von der Bundesärztekammer erstellt. Diesen zufolge ist bei chronisch anämischen Patienten ohne weitere Risikofaktoren auch bei niedrigen Hämoglo-

Der Tumoranämie-Patient in der Apotheke

Auf Symptome achten: Blässe, schlecht durchblutete Haut, blasse Bindehaut des Auges und blasses Nagelbett, Schwäche, Müdigkeit, Leistungsminderung, Konzentrationsstörungen, Kopfschmerzen, Schwindel und Kurzatmigkeit

Mögliche Ursachen: Tumorerkrankung, Tumorbehandlung; cave: Anämien können auch unter oralen Zytostatika wie z. B. unter bestimmten Tyrosinkinase-Hemmern auftreten

Unterstützende nicht-medikamentöse Maßnahmen:
- regelmäßig Pausen einlegen
- Prioritäten setzen, Aktivitäten strukturieren
- langsam aufstehen
- genügend trinken

Psychosoziale Interventionen

Angemessene körperliche Aktivität

Mittel der Alternativ- oder Komplementärmedizin:
keine Evidenz-basierten Daten

bin-Konzentrationen zwischen 7,0 – 8,0 g/dl eine Transfusion nicht indiziert, solange keine auf die Anämie zurückzuführenden Symptome auftreten. Was die Häufigkeit von Transfusionen anbelangt – ein oder zwei Gaben – so geht der Trend zu einer einmaligen Gabe.

Eisen – Langzeiteffekte unbekannt

Ein Eisen-Mangel tritt bei Tumorpatienten häufig und in unterschiedlicher Ausprägung auf. Bei Vorliegen eines funktionellen Eisen-Mangels kann zusätzlich Eisen intravenös gegeben werden; eine orale Gabe ist nicht sinnvoll. Parenterales Eisen kann in Kombination mit ESA oder als Monotherapie verabreicht werden. Die kombinierte Gabe führt zu einem verbesserten hämatologischen Ansprechen und wahrscheinlich zu einer verbesserten Lebensqualität. Daten zum Einfluss auf das Gesamtüberleben liegen nicht vor. Der Benefit einer alleinigen parenteralen Eisen-Gabe (also ohne ESA) kann aufgrund methodischer Mängel der vorliegenden Studien derzeit noch nicht eingeschätzt werden. Bei allen parenteralen Eisenpräparaten besteht das seltene Risiko einer anaphylaktischen Reaktion; dieses Risiko wird bei Dextran-haltigen Medikamenten höher eingeschätzt als bei anderen Eisen-Präparaten.

Alternativmedizin – keine klinische Evidenz

Laut der aktuellen S3-Leitlinie zur Supportivtherapie liegen für komplementäre oder alternative Interventionen zur Korrektur einer Tumoranämie keine randomisierten klinischen Studien vor. Aufgrund dieser fehlenden Evidenzlage werden von der Leitlinie keine Empfehlungen zum Einsatz komplementärer Methoden zur Anämiebehandlung bei Tumorpatienten ausgesprochen. Dies betrifft etwa die Anwendung von Akupunktur, den Einsatz von Homöopathika, Heilkräutern, Schüssler Salzen, Brennnesselsaft, Schwarzkümmelöl, Rotwein oder Rote-Beete-Saft, die Entfernung von Amalgam sowie die Behandlung angeblicher Störfelder an den Zähnen. Zum Einsatz von Mitteln der traditionellen chinesischen Medizin (TCM) kann aufgrund fehlender systematischer Aufarbeitung der Studien – die Publikationen sind weitgehend in chinesischer Sprache abgefasst – ebenfalls keine Empfehlung ausgesprochen werden. |

Literatur

[1] Aapro M et al.: Management of anaemia and iron deficiency in patients with cancer: ESMO Clinical Practice Guidelines. Ann Oncol 2018; 29 (Suppl 4): iv96–iv110

[2] Berger, Engelhardt, Mertelsmann: Das Rote Buch. Hämatologie und internistische Onkologie. 5. Aufl. eccomed Medizin 2014.

[3] Querschnitts-Leitlinien (BÄK) zur Therapie mit Blutkomponenten und Plasmaderivaten. Herausgegeben vom Vorstand der Bundesärztekammer auf Empfehlung des Wissenschaftlichen Beirats; 4. überarbeitete und aktualisierte Auflage 2014.

[4] Barni S et al. The risk for anemia with targeted therapies for solid tumors. Oncologist. 2012;17(5):715-24.

[5] M. Dicato et al. Anemia in cancer. Ann Oncol (2010) 21 (suppl_7): vii167-vii172.

[6] Knight K et al. Prevalence and outcomes of anemia in cancer: a systematic review of the literature. Am J Med. 2004 Apr 5;116 Suppl 7A:11S-26S.

[7] Tonia T et al. Erythropoietin or darbepoetin for patients with cancer. Cochrane Database Syst Rev. 2012 Dec 12;12:CD003407.

[8] Ludwig H et al. The European Cancer Anaemia Survey (ECAS): A large, multinational, prospective survey defining the prevalence, incidence, and treatment of anaemia in cancer patients EJC ;2004; 40(15): 185-2338.

[9] Manfred E. Heim und Joachim Weis. Fatigue bei Krebserkrankungen. Erkennen – Behandeln – Vorbeugen. 1. Auflage. 2014. 224 Seiten. Schattauer-Verlag

[10] S3-Leitlinie Supportive Therapie bei onkologischen PatientInnen Langversion 1.0 – November 2016 AWMF-Registernummer: 032/054OL. http://leitlinienprogramm-onkologie.de/uploads/tx_sbdownloader/LL_Supportiv_Langversion_1.0.pdf.

[11] NCCN Clinical Practice Guideline "Hematopoetic Growth Factors" Version 2.2019 (Zugriff 16.09.2019)

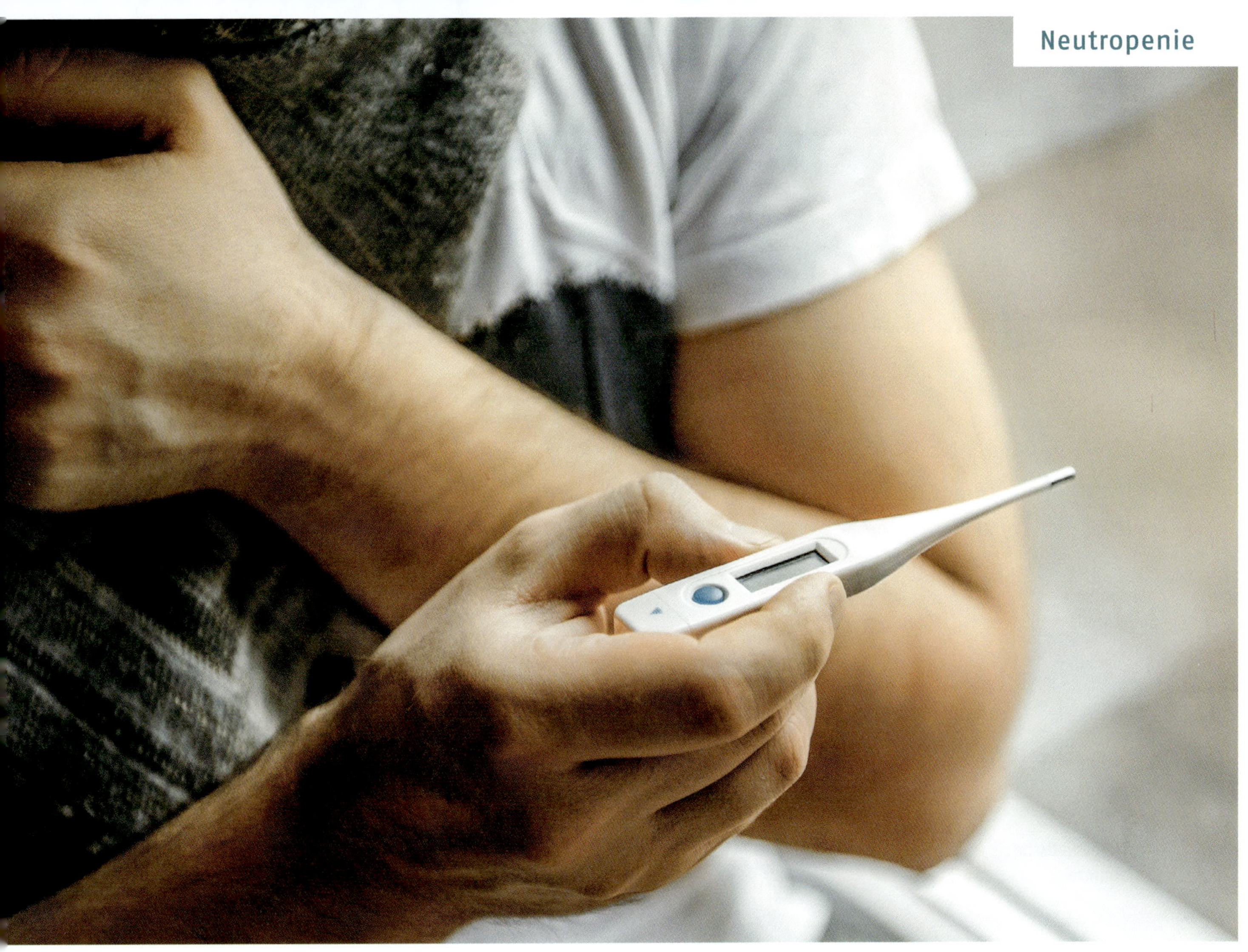

Foto: Sushyrska – Fotolia.com

Das Risiko Neutropenie

Von Tilman Schöning | **Eine Neutropenie, also eine zu geringe Zahl von neutrophilen Granulozyten, ist eine häufige Komplikation einer antineoplastischen Chemotherapie. Je länger sie dauert und je stärker der Abfall der Neutrophilen, umso größer ist das Risiko für die Entstehung einer febrilen Neutropenie und einer potenziell lebensbedrohlichen Infektion.**

Die Neutropenie ist verursacht durch eine Verminderung an neutrophilen Granulozyten und stellt die häufigste Form der Leukopenie dar. Der Begriff der Neutrophilie entstammt der Labormedizin, da eine Abgrenzung zu basophilen und eosinophilen Granulozyten durch die Anfärbung mit neutralen Farbstoffen gelingt. Die weißen Blutkörperchen (Leukozyten, vom Griechischen „leukos" = weiß) sind Teil der myelozytären physiologischen Immunabwehr und werden in mehreren Reifungsstufen ausgehend von Blutstammzellen im Knochenmark gebildet (s. Abb.).

Vielfältige Ursachen

Eine Neutropenie kann unter anderem Folge einer Blutbildungsstörung sein, bei der es zu einem Ausreifungsstopp in der myeloischen Zelllinie kommt (z.B. myelodysplatische Syndrome, myeloische Leukämien). Aber auch ein erhöhter Verbrauch an Neutrophilen (sog. Linksverschiebung) durch schwere entzündliche Erkrankungen wie Infekte kann verantwortlich sein. Nicht selten steckt eine Knochenmarkschädigung durch externe Noxen wie Chemikalien oder bestimmte Arzneistoffe hinter einer Neutropenie. Insbesondere die klassischen Chemotherapeutika gegen Krebserkrankungen führen zu dieser Komplikation.

Der Normwert für die Leukozytenzahl im menschlichen Blut liegt zwischen 4000 bis 11.000 pro Mikroliter Blut, davon sind neutrophile Granulozyten mit 1800 bis 8000 pro Mikroliter vorhanden. Fällt ihre Zahl unter den Wert von 1800 pro Mikroliter, spricht man von einer leichten, unter 1000 pro Mikroliter von einer moderaten, unter 500 pro Mikroliter von einer schweren Form der Neutropenie.

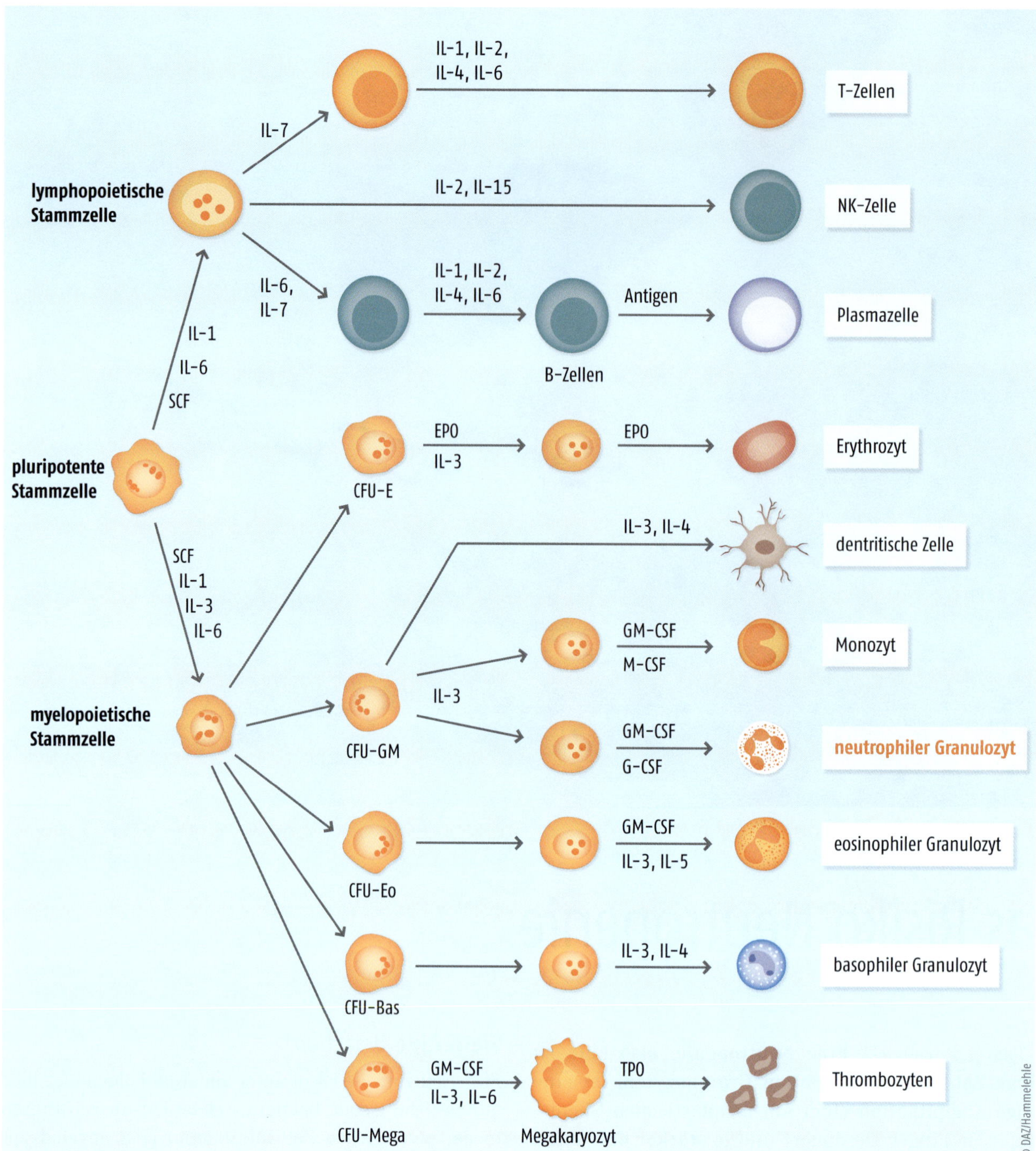

Abb.: **Hämatopoese.** Pluripotente Stammzellen teilen sich noch im Knochenmark in Vorläuferstufen der myeloischen und der lymphatischen Zelllinie. Die Ausreifung findet dann über mehrere Zwischenstufen im peripheren Blut statt. Die Leukozyten des lymphatischen Systems, vorwiegend B- und T-Lymphozyten, sind der spezifischen Körperabwehr zuzuordnen. Granulozyten sind Teil der unspezifischen Abwehr und bilden mit diesen gemeinsam die Immunabwehr gegen Erreger wie Viren, Bakterien und Pilze. Granulozyten sorgen für eine schnelle Abwehrreaktion gegen mögliche Erreger und sind damit ein wichtiger und unverzichtbarer Faktor innerhalb der Immunabwehr. Denn der Immuneffekt durch die lymphozytären Prozesse und damit die Bildung von spezifischen Antikörpern durch B-Lymphozyten und die Aktivierung von T-Lymphozyten durch Antigenpräsentation treten erst verzögert ein [nach 15]. (CFU = colony forming units; Il = Interleukine, SCF= Stammzellfaktor; CSF = Colonie-stimulierender Faktor; GM = Granulozyten und Monozyten; EPO = Erythropoietin; TPO = Thrombopoietin)

Neutropenie

leicht: Granulozytenzahl < 1800/µl

moderat: Granulozytenzahl: < 1000/µl

schwer: Granulozytenzahl: < 500/µl

Die Dauer und Schwere einer Neutropenie ist dabei ein wesentlicher Faktor für das Risiko, eine febrile Neutropenie oder eine lebensbedrohliche Infektion zu entwickeln.
Eine **„febrile“ (fiebrige) Neutropenie** geht einher mit

- einer erhöhten Körpertemperatur (≥ 38,3 °C oder 38,0 °C über eine Stunde anhaltend, oral gemessen),
- einer Neutrophilenzahl von ≤ 500 pro Mikroliter oder
- einer Neutrophilenzahl < 1000 pro Mikroliter bei einem erwarteten Abfall auf kleiner oder gleich 500 pro Mikroliter während der nächsten 48 Stunden [1].

Tritt unter einer Neutropenie Fieber auf, dann ist bei mehr als 95% aller Patienten eine Infektion der Auslöser. In seltenen Fällen können auch die Krankheitsaktivität oder das Chemotherapeutikum verantwortlich sein, allerdings kann in 50 bis 70% dieser Fälle kein Krankheitserreger nachgewiesen werden („FUO“ = Fieber unklarer Genese) [2]. Patienten mit febriler Neutropenie müssen fast ausschließlich stationär behandelt werden. Häufig ist eine Gabe von intravenösen Breitspektrum-Antibiotika oder -Antimykotika notwendig. Eine febrile Neutropenie beeinträchtigt die Lebensqualität der Patienten in nicht unerheblichem Maße und ist nicht selten verantwortlich für Therapieverzögerungen, die wiederum auf Kosten des Therapieerfolges gehen können [3].

Vorwiegende Risikofaktoren für die Ausbildung einer febrilen Neutropenie sind die Art der Tumorerkrankung, die angewandten Behandlungsregime (Tab. 1) und weitere patientenindividuelle Faktoren wie Alter, Allgemeinzustand, Ernährungsstatus und in der Vergangenheit bereits aufgetretene Episoden febriler Neutropenie [4]. Die Frequenz an schweren Infektionen ist am höchsten bei Neutrophilenzahlen < 100/µl [3]. In dieser Situation traten innerhalb von drei Wochen bei allen Patienten Infekte auf, innerhalb von sechs Wochen litten alle Patienten unter schweren Ausprägungen [5]. Tückisch ist dabei, dass die Infektsymptomatik bei Neutropenie-Patienten mit Ausnahme von Fieber zu Beginn schwächer ausgeprägt ist. Die Patienten zeigen weniger körperliche Symptome als Patienten ohne Neutropenie. Koagulase-negative Streptokokken, *Staphylococcus aureus*, Streptokokken der Viridans-Gruppe und Enterokokken sind die häufigsten Erreger von Infekten mit grampositiven Erregern, während Colibakterien (*Escherichia coli*, Klebsiella subspecies (ssp.), Enterobacter ssp.), sowie *Pseudomonas aeruginosa* die vorwiegenden gramnegativen Verursacher von Infektkomplikationen bei neutropenischen Patienten sind [5]. Zudem ist zu beachten, dass eine Chemotherapie-assoziierte gastrointestinale Mukositis den Patienten durch Verlust der physiologischen Barriere einem erhöhten Risiko an systemischen Infektionen mit Streptokokken der Viridans-Gruppe, gramnegativen Stäbchen und Candida ssp. aussetzen kann. Bei einer bestehenden Neutropenie von 100/µl über weniger als 14 Tage ist die Entstehung einer lebensbedrohlichen Pilzinfektion mit Aspergillen unwahrscheinlich. Bei anhaltender Neutropenie über den 14. Tag hinaus steigt hingegen das Risiko überdurchschnittlich an. Im Falle von allogen Stammzell-/Knochenmarks-transplantierten Patienten ist die invasive Aspergillose einer der häufigsten Mortalitätsgründe [6].

Tab. 1: **Risiko für die Entwicklung einer febrilen Neutropenie** (FN) in Abhängigkeit vom eingesetzten Chemotherapie-Regime [nach 17]

FN-Risiko < 10%	FN-Risiko 10 – 20%	FN-Risiko > 20%
– ABV	– AC	– Doxorubicin/Ifosphamide Sarcoma
– Pemetrexed 2nd line	– CE	– Cisplatin/Etoposid
– AV (Doxorubicin + Vinblastin)	– Docetaxel/Cisplatin	– R-CHOP 14/21
– AVD	– Docetaxel	– DCF (Docetaxel, Cisplatin, 5-FU)
– Cisplatin/Vinorelbin	– EC	– R-DHAP
– CMF	– FAC	– Epi-CO
– 5-FU/Leucovorin	– FOLFOX4	– Paclitaxel
– Gemcitabin/Cisplatin	– FOLFIRI	– M-VAC
– Irinotecan	– Paclitaxel/Carboplatin	– PCE
	– FEC	– PEI
	– R-Bendamustin	– Topotecan
	– Gemcitabin/Capecitabin	– TAC (Docetaxel, Doxorubicin, CP)
		– BEACOPP-II Hochdosis-Regime

AV = Adriamycin, Vinblastin; AVD =Adriamycin, Vinblastin, Dacarbazin; BEACOPP= Bleomycin, Etoposid, Doxorubicin, Cyclophosphamid, Vincristin, Procarbazin und Prednison; CE = Carboplatin, Etoposid; CP = Chlorambucil, Prednison; EC = Epirubicin, Cyclophosphamid; Epi-CO = Epirubicin, Cyclophosphamid, Vincristin; CMF = Cyclophosphamid, Methotrexat, Fluorouracil; 5-FU= 5-Fluorouracil; FAC = Fluorouracil, Adriamycin (Doxorubicin), Cyclophosphamid; FEC = Fluorouracil, Epirubicin, Cyclophosphamid; FOLFOX4 = Folinsäure, Fluorouracil, Oxaliplatin; FOLFIRI= Folinsäure, Fluorouracil, Irinotecan; R-CHOP = Rituximab – Cyclophosphamid, Hydroxydaunorubicin (Doxorubicin, Adriamycin), Vincristin (Oncovin®), Predniso(lo)n; M-VAC = Methotrexat, Vinblastin, Adriamycin, Cisplatin; PCE = Cisplatin, Cyclophosphamid, Vindesin; PEI = Cisplatin, Etoposid, Ifosfamid; TAC = Docetaxel, Adriamycin (Doxorubicin), Cyclophosphamid

Prophylaxe der Neutropenie

Der Einsatz von Granulozyten-Kolonie-stimulierenden Faktoren (G-CSF) besitzt einen festen und wissenschaftlich erwiesenen Stellenwert in der Prophylaxe der Neutropenie und ihrer Komplikationen und kann zur Vermeidung stationärer Aufnahmen betroffener Patienten beitragen [7]. Der erste zugelassene rekombinante G-CSF war Filgrastim im Jahre 1991. Filgrastim (Dosierung 5 µg/kg täglich) ist nach wie vor der G-CSF mit der größten wissenschaftlichen Datenlage zum Einsatz für die Prophylaxe der febrilen Neutropenie. Eine Metaanalyse 17 randomisierter, kontrollierter klinischer Studien mit insgesamt 3493 Patienten zum Einsatz von G-CSF in der primären Prophylaxe bei Patienten mit soliden Tumoren und malignen Lymphomen zeigte eine relative Risikoreduktion (RR) für Filgrastim von 39% für das Auftreten einer febrilen Neutropenie ($p < 0{,}001$, 95% Konfidenzintervall (CI) 0,525 - 0,718, Zahl der zu behandelnden Patienten für die Vermeidung einer FN (NNT) = 6) [8]. Filgrastim ist auch für die Behandlung von Kindern zugelassen und als Biosimilar verfügbar [9]. Ein weiterer therapeutischer G-CSF ist Lenograstim, welcher ebenfalls in den oben genannten Indikationen in einer Dosierung von 150 µg/m^2 oder 5 µg/kg täglich einsetzbar ist. Beide Präparate können sowohl subkutan als auch intravenös appliziert werden. Pegfilgrastim ist ein pegylierter G-CSF, der sich durch eine längere Halbwertszeit und verlängerte Aktivität auszeichnet. Dies hat den Vorteil, dass nur eine einmalige subkutane Applikation einer Fixdosis von 6 mg meist an Tag 2 nach Abschluss des entsprechenden Chemotherapie-Zyklus notwendig ist. Seine Elimination steht in direktem Zusammenhang mit der Zahl an Neutrophilen im peripheren Blut, was bedeutet, dass seine Clearance in Abhängigkeit vom Anstieg der neutrophilen Granulozyten stattfindet. Pegfilgrastim ist zugelassen zur Reduktion der Dauer einer schweren Neutropenie bei Patienten nach antineoplastischer Chemotherapie. Seine Wirksamkeit wurde im Rahmen einer randomisierten kontrollierten Studie zur Behandlung von adjuvanten und metastasierten Brustkrebs-Patienten mit Docetaxel-haltigen Chemotherapie-Regimen nachgewiesen. Hierbei kam es zu einer 92%igen relativen Risikoreduktion ($p < 0{,}001$, 95% CI 0,034 - 0,175, NNT = 6) [10]. Ein weiterer langwirksamer G-CSF ist Lipefilgrastim (6 mg subkutan pro Chemotherapiezyklus).

Zu den häufigsten Nebenwirkungen unter G-CSFs zählen Rücken-, Glieder- und Hüftschmerzen sowie Grippe-ähnliche Symptome, die aber meist eher mild ausfallen [11]. Aktuelle Leitlinien zur Anwendung von G-CSF wurden von der European Organisation for Research and Treatment of Cancer (EORTC), dem National Comprehensive Cancer Network (NCCN) und der American Society of Clinical Oncology (ASCO) veröffentlicht und werden in bestimmten Abständen aktualisiert [12, 13, 14].

Informationsmaterial

Folgende Websites bieten zu diesem Thema hilfreiches Informationsmaterial:

https://www.krebsgesellschaft.de/basis-informationen-krebs.html

https://www.krebshilfe.de/informieren/ueber-krebs

https://www.krebsinformationsdienst.de

Tab. 2: **Infektionsrisiko und empfohlene antimikrobielle Prophylaxe bei Tumorpatienten** – modifiziert nach NCCN-Guideline „Prevention and treatment of cancer-related infections 2016"

Infektionsrisiko bei Tumorpatienten	Beispiele für Erkrankungen und Therapien	Fieber- und Neutropenierisiko	antimikrobielle Prophylaxe
niedrig	– Standard-Chemotherapie-Regime für die meisten soliden Tumore – voraussichtliche Neutropenie-Dauer von < 7 Tagen	niedrige Inzidenz	**antibakterielle** Prophylaxe: keine **antimykotische** Prophylaxe: keine **antivirale** Prophylaxe: keine, außer Sekundärprophylaxe nach Auftreten eines Herpes-simplex-Infekts
mittel	– autologe Stammzelltransplantation – Lymphome – Multiples Myelom – CLL – Therapie mit Purin-Analoga – voraussichtliche Neutropenie-Dauer von 7 – 10 Tagen	üblicherweise hohe Inzidenz, signifikante Variabilität vorhanden	**antibakterielle** Prophylaxe: erwägen **antimykotische** Prophylaxe: erwägen unter Neutropenie und Mukositis **antivirale** Prophylaxe: während Neutropenie und darüber hinaus bei vorliegenden Risiken
hoch	– Allogene Stammzelltransplantation – akute Leukämien – Induktion und Konsolidation – Alemtuzumab-Therapie – voraussichtliche Neutropenie-Dauer von > 10 Tagen	üblicherweise hohe Inzidenz, signifikante Variabilität vorhanden	**antibakterielle** Prophylaxe: ja **antimykotische** Prophylaxe: unter Neutropenie **antivirale** Prophylaxe: während Neutropenie und darüber hinaus bei vorliegenden Risiken

Eine antimikrobielle Prophylaxe erfolgt in der Regel risikoadaptiert, wobei zur Auswahl die erwartete Länge der Neutropenie-Phase ebenso wie therapie- und patientenindividuelle Faktoren sowie in stationären Einrichtungen auch die Resistenzstatistik berücksichtigt werden (Tab. 2). Empfehlungen sind in den Leitlinien von Fachgesellschaften zu finden, wie z. B. der Deutschen Gesellschaft für Hämatologie und Onkologie (DGHO) oder des US-amerikanischen NCCN. Die dabei eingesetzten Antibiotika, Antimykotika und Virustatika müssen die erwarteten Keimspektren abdecken (s. o.).

Beratung

Der Patient hat zwar selbst keinen Einfluss auf die Entstehung und Ausprägung einer Neutropenie, kann jedoch bei Auftreten durch einfache Verhaltensregeln das Infektionsrisiko mindern. Dazu sollte er Zeichen und Symptome erkennen können, um schnell und effektiv reagieren zu können. Folgende Verhaltensempfehlungen helfen:

Optimale Körperhygiene

- Häufiges Waschen und Desinfizieren der Hände
- Feuchthalten der Mundschleimhaut durch regelmäßiges Spülen mit alkoholfreien Spüllösungen oder heiß aufgebrühten, aber vorher abgekühltem Salbeitee.
- Keine Verwendung von Antitranspiranzien, da durch deren Anwendung das Infektionsrisiko durch Beeinträchtigung der Hautschutzbarriere gesteigert wird.
- Keine Verwendung von Rasierklingen oder anderen Hilfsmitteln zur Haarentfernung, bei der Verletzungsgefahr besteht.
- Frauen sollen während der Menstruationsphase keine Tampons, sondern Binden verwenden, da Tampons einen Infektionsherd darstellen können.

Situations-bedingte Infektionsrisiken vermeiden

- Große Menschenmengen meiden.
- Intensiven Kontakt zu Menschen mit akuten Infekten oder gerade geimpften Personen meiden.
- Intensiven Kontakt mit Kindern meiden.
- Meiden von Haustieren. Möglicherweise kann darüber nachgedacht werden, das Haustier für die entsprechende Zeit bei Bekannten oder Verwandten unterzubringen.
- Blumenerde oder Schnittblumen wegen der darin enthaltenen Keime und Pilze aus der Wohnung entfernen.
- Keine Gartenarbeit
- Fenster und Türen bei jeglichen Arbeiten am Haus oder im Garten geschlossen halten.

Verletzungsrisiken vermeiden

- Keine schweren körperlichen Aktivitäten
- Tragen von Schuhen (keine Aktivitäten mit nackten Füßen)
- Sonnenschutz

Ernährung

- Rohe Nahrung soll aufgrund der Keimbelastung vermieden werden, z. B. Salate, Kräuter, rohes Gemüse, rohes Fleisch, roher Fisch, generell nicht abgekochte Speisen. Ebenso rohe Eier, schwarzer Pfeffer, scharfes Essen, sowie Instantpulver jeglicher Art (z. B. Kaffee, Tee).

Fieber messen

Der Patient sollte mehrmals täglich oral die Körpertemperatur messen. Bei einer Temperatur > 38 °C ist umgehend der Arzt zu benachrichtigen. Ebenso bei jeglichen anderen Zeichen für einen Infekt. Dies können sein:

- Husten, Kurzatmigkeit, Schmerzen beim Einatmen oder Durchatmen,
- Wunde oder entzündete Stellen an Haut und Schleimhäuten, evtl. mit eitrigem Sekret,
- weiße Beläge oder geänderte Schleimhautfarbe im Mund,
- Schmerzen oder Brennen beim Wasserlassen,
- schwere Durchfälle,
- allgemeines Unwohlsein, auch ohne Fieber.

Fazit

Die Neutropenie ist eine Begleiterscheinung von schweren Systemerkrankungen, schädlichen Umwelteinflüssen oder myelotoxischer antineoplastischer Chemotherapie. Sie führt zu einer Beeinträchtigung der physiologischen Immunabwehr, wobei der Grad des Risikos für lebensbedrohliche Infektionen durch die Dauer der Neutropenie, den tiefsten Wert an neutrophilen Granulozyten im Blut, sowie patienten- und therapieindividuellen Faktoren bestimmt wird. Eine Prophylaxe findet nach Risikoabwägung auf Basis nationaler und internationaler Leitlinien mit Granulozytenstimulierenden Faktoren (G-CSF) oder/und antimikrobiellen Substanzen statt. Der neutropenische Patient muss umfangreiche Verhaltensempfehlungen zur Vermeidung von Infektrisiken und der Erkennung von Infektzeichen erhalten. Dabei muss der Patient instruiert werden, welcher Arzt im Falle des geringsten Verdachts auf einen beginnenden Infekt umgehend informiert werden soll. |

Literatur

[1] Morrison VA et al.: Infectious complications in patients with chronic lymphocytic leukemia: pathogenesis, spectrum of infection, and approaches to prophylaxis. (2009) Clin Lymphoma Myeloma; 9:365–70
[2] Link H et al.: Interventional antimicrobial therapy in febrile neutropenic patients. (1994) Ann Hematol; 69:231-243
[3] Bodey GP et al.: Quantitative relationships between circulating leukocytes and infection in patients with acute leukemia. (1966) Ann Int Med; 64:328-340
[4] Lyman GH et al.: Risk Models for Predicting Chemotherapy-Induced Neutropenia. (2005) The Oncologist; 10:427-437
[5] Rapoport BL.: Management of the cancer patient with infection and neutropenia. (2011) Semin Oncol; 38:424-430
[6] Bhatti Z et al.: Review of epidemiology, diagnosis, and treatment of invasive mould infections in allogeneic hematopoietic stem cell transplant recipients. (2006) Mycopathologia; 162:1–15
[7] Crawford J et al.: Reduction by granulocyte colony-stimulating factor of fever and neutropenia induced by chemotherapy in patients with small-cell lung cancer. (1991) N Engl J Med; 325: 164-170

[8] Kuderer NM et al.: Impact of primary prophylaxis with granulocyte colony-stimulating factor on febrile neutropenia and mortality in adult cancer patients receiving chemotherapy: a systematic review. (2007) J Clin Oncol; 25:3158-67

[9] Lubenau H et al.: Pharmacokinetic and Pharmacodynamic Profile of New Biosimilar Filgrastim XM02 Equivalent to Marketed Filgrastim Neupogen® (2009) Bio Drugs; 23:43-51

[10] Vogel CL et al.: First and subsequent cycle use of pegfilgrastim prevents febrile neutropenia in patients with breast cancer: a multicenter, double-blind, placebo-controlled phase III study. (2005) J Clin Oncol; 23: 1178-84

[11] Clark OA et al.: Colony-stimulating factors for chemotherapy-induced febrile neutropenia: a meta-analysis of randomized controlled trials. (2005) J Clin Oncol; 23:4198-4214

[12] Aapro MS et al.: 2010 update of EORTC guidelines for the use of granulocyte-colony stimulating factor to reduce the incidence of chemotherapy-induced febrile neutropenia in adult patients with lymphoproliferative disorders and solid tumours. (2011) Eur J Cancer; 47: 8-32

[13] Crawford J et al.: Myeloid growth factors. (2013) J Natl Compr Canc Net; 11:1266-1290

[14] Smith JT et al.: Recommendations for the use of WBC growth factors: American Society of Clinical Oncology clinical practice guideline update. (2015) J Clin Oncol; 33:3199-3212

[15] Mutschler E et al: Mutschler Arzneimittelwirkungen. 10. Auflage Wissenschaftliche Verlagsgesellschaft Stuttgart, 2013

[16] S3-Leitlinie Supportive Therapie von onkologischen PatientInnen“ Langversion 1.1 - April 2017

[17] Aapro MS et al.: EORTC guidelines for the use of granulocyte-colony stimulating factor to reduce the incidence of chemotherapy-induced febrile neutropenia in adult patients with lymphomas and solid tumours. Eur J Cancer 2006;42: 2433-53

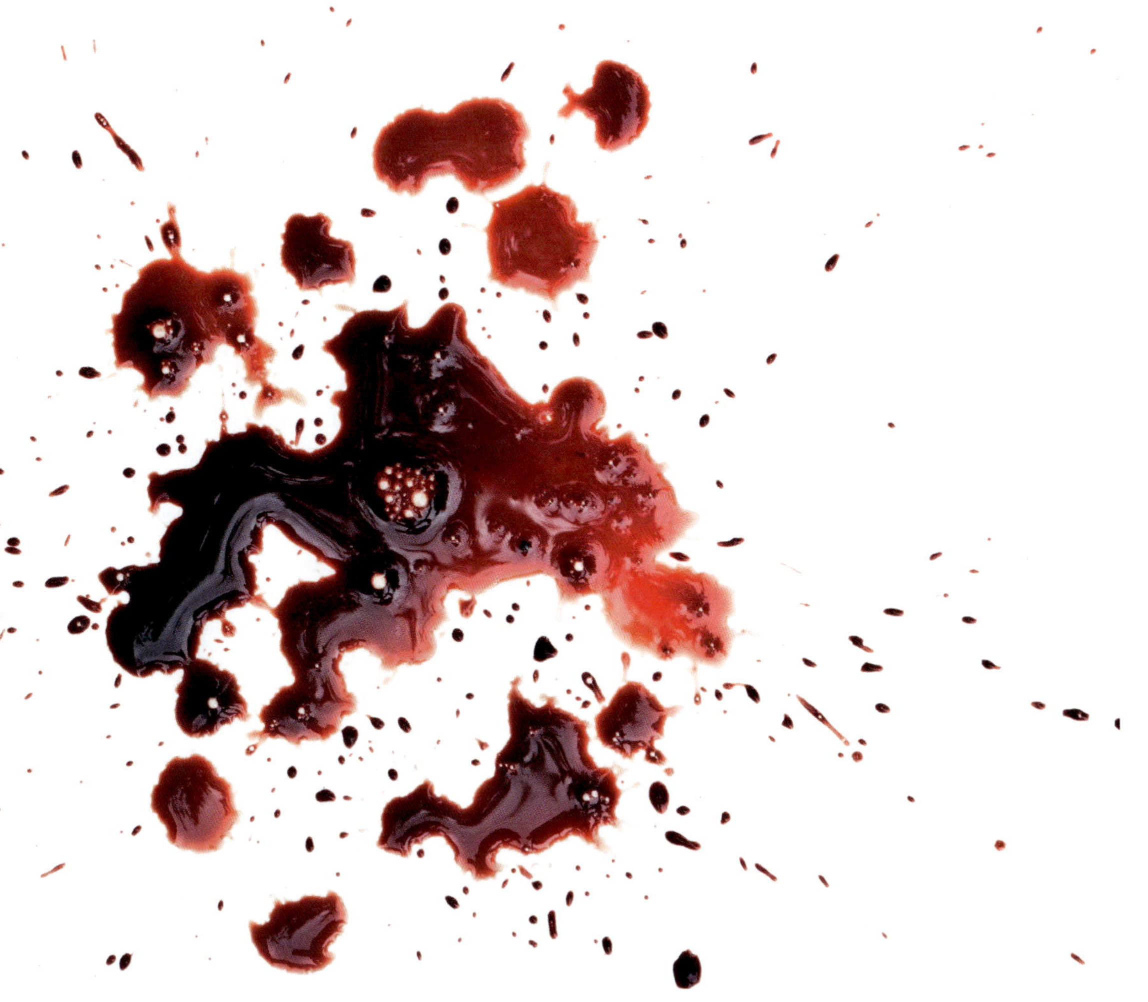

Zwischen Venenthrombose und Blutung

Von Dorothee Dartsch und Frank Gieseler | **Krebspatienten haben ein erhöhtes Risiko für Thrombosen, aber auch oft eine erhöhte Blutungsneigung. Grund dafür sind die molekularen Interaktionen zwischen dem Tumor und dem Gerinnungssystem. In den meisten Fällen ereignen sich Thrombosen bei Krebspatienten im venösen System, während arterielle Thromben zahlenmäßig nur eine untergeordnete Rolle spielen [1]. In diesem Artikel werden darum die Fragen zu venösen Thromboembolien (VTE) behandelt, die Krebspatienten nach Erfahrung der Autoren am häufigsten zu diesem Thema stellen.**

Was ist eine Venenthrombose? Ist das gefährlich? Was kann passieren?

Eine Thrombose kann sich durch ein Gefühl der Schwere und durch Schmerzen in den Extremitäten sowie Rötung und Berührungsempfindlichkeit oberflächlicher Venen bemerkbar machen. Tiefe Venenthrombosen fallen auch durch neu auftretende Krämpfe beispielsweise der Wade auf. Es ist wichtig, dass Patienten, insbesondere Krebspatienten mit einem erhöhten Risiko für Thrombosen, diese Anzeichen kennen, um richtig zu reagieren und Folgeschäden zu vermeiden. Umfragen zeigen allerdings, dass das bei weniger als der Hälfte der Fall ist [2, 3]. Die Aufklärung durch Ärzte und Apotheker ist darum wichtig. Die Gefahr einer Venenthrombose der Extremitäten liegt zum einen in der Passage des Thrombus in die Arterien, Arteriolen oder das Kapillarbett der Lunge mit der Folge einer Lungenembolie und zum anderen in der Entwicklung eines postthrombotischen Syndroms. Bei einer Lungenembolie treten Kurzatmigkeit, Atemnot, Brustschmerzen, Tachykardie und Sauerstoffmangel auf. Bei umfangreicher Embolie staut sich das Blut zurück ins rechte Herz und verursacht dort Volumenbelastung und Rechtsherzinsuffizienz. Es bestehen akute Lebensgefahr und das Risiko, schwerwiegende Folgeschäden zu erleiden, die die Lebensqualität erheblich einschränken können.

Foto: kurapy – stock.adobe.com

Haben Krebspatienten ein höheres VTE-Risiko?

Thromboembolien im venösen System (VTE) sind bei Krebspatienten deutlich häufiger als bei Gesunden: In der Gesamtbevölkerung treten pro Jahr und pro 1000 Menschen geschätzt ein bis zwei VTE auf, unter Krebspatienten ist die Inzidenz 4- bis 6,5-fach höher [4]. Insgesamt betreffen etwa 18% aller VTE-Fälle Krebspatienten [5]. Der Zusammenhang zwischen Krebs und VTE ist so deutlich, dass sogar diskutiert wird, ob es angezeigt ist, Patienten mit einer Venenthrombose ohne erkennbaren Auslöser auf eine Krebserkrankung hin zu untersuchen – so wie es der Entdecker des Zusammenhangs, Armand Trousseau (1801 – 1867), 1867 an sich selbst tat, indem er nach einer Armvenenthrombose einen Tumor postulierte (beschrieben in [6]). Er starb sechs Monate später an einem Magenkarzinom. Ein aktueller Cochrane-Review kommt allerdings zu dem Schluss, dass es noch an Daten fehlt, um zu einem solchen Screening eine abschließende Empfehlung zu geben [7].

VTE sind bei Krebspatienten die zweithäufigste Todesursache [8]. In einer dänischen Studie senkte eine VTE bei Krebspatienten die Überlebensrate von 36% auf 12% und erhöhte das Metastasierungsrisiko um 26% [4]. Das Sterberisiko nach einer VTE war erheblich: 64,5% der Betroffenen starben im ersten Jahr, nach zehn Jahren waren 88,1% verstorben [9]. Neben der schlechteren Prognose bedeutet eine VTE bei Krebspatienten auch um 40% bis 50% höhere Kosten für das Gesundheitssystem [5]. Da das Risiko einer Arbeitsunfähigkeit nach VTE erhöht ist, verursachen VTE insgesamt außerdem erhebliche indirekte Kosten [10].

Wie entsteht überhaupt eine Venenthrombose? Und was hat der Tumor damit zu tun?

Das Gerinnungssystem ist ein evolutionär hochentwickeltes System, das unser Überleben in vielen unterschiedlichen Situationen gewährleistet. Einerseits soll das Blut bis in die feinsten Kapillaren gelangen, andererseits soll bei einer Verletzung das Blutgefäß so schnell wie möglich abgedichtet werden. Dieser Balanceakt gelingt dem Organismus durch ein komplexes, sich selbst regulierendes System von pro- und antikoagulatorischen Mechanismen: Die sehr schnelle Thrombus-Bildung verhindert einen übermäßigen Blutverlust, die Fibrinolyse sorgt andererseits dafür, dass die Durchblutung gewährleistet bleibt.

Ein Prinzip, das die Aktivierung zur „falschen Zeit“ verhindert, ist die räumliche Trennung von Faktoren, die nur gemeinsam die Kaskade starten können. Der sogenannte „Tissue Factor“ (TF) befindet sich in der Gefäßwand, Faktor VII im Blutplasma. Erst bei einer Verletzung des Gefäßes geraten beide in Kontakt und bilden zusammen mit anderen Faktoren und Calcium einen Enzymkomplex namens „Tenase“. Als Initiator des extrinsischen Gerinnungsweges aktiviert sie den Faktor X (daher der Name „Ten-ase“). Durch die Assoziation der aktivierten Faktoren X und V, Phospholipiden der Thrombozytenmembran und Calcium-Ionen wird der Prothrombinase-Komplex gebildet, der schließlich Faktor II (= Thrombin) aktiviert. In diesem Schritt der „Initiation“ werden zunächst nur wenige Moleküle Thrombin gebildet, die noch nicht zur Thrombusbildung ausreichen. Eine fehlgeleitete Initiation kann an dieser Stelle von Antithrombin

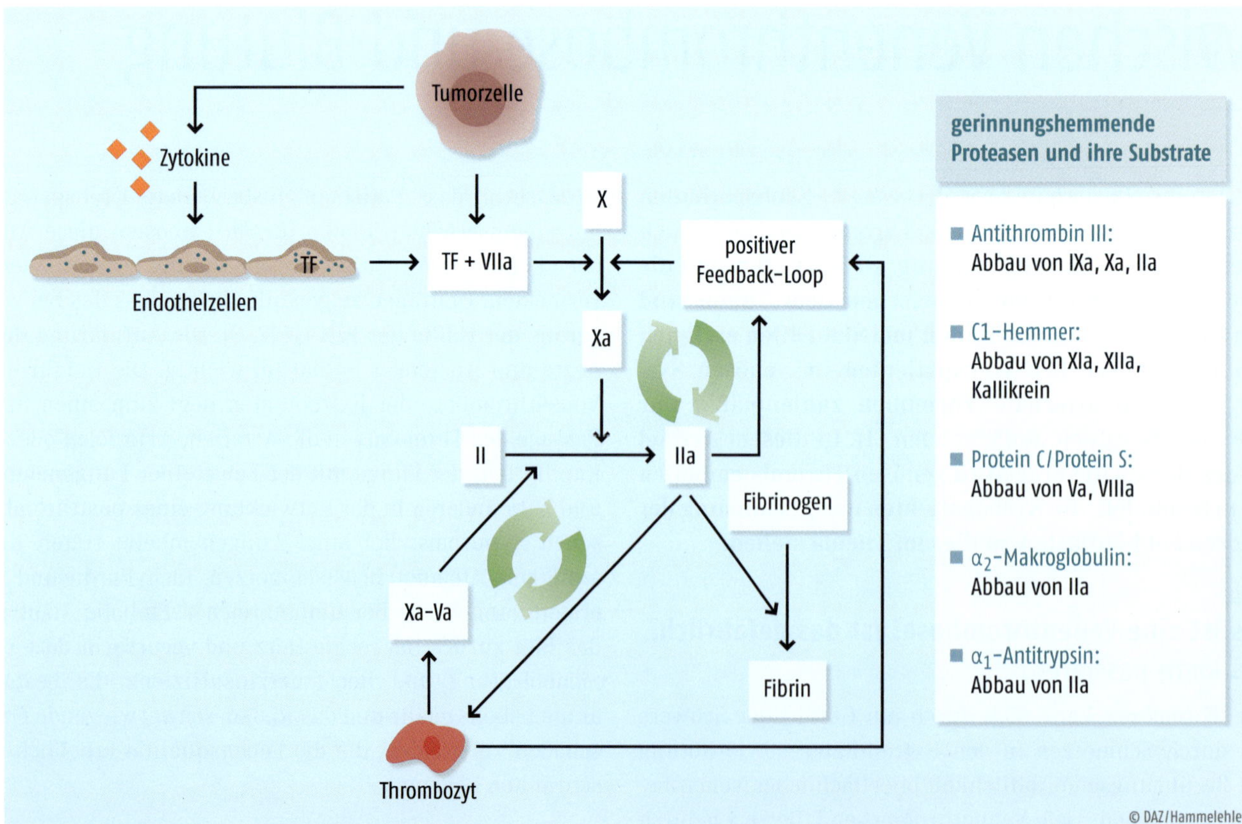

Abb. 1: **Aktivierung des Gerinnungssystems** durch Tumorzellen. TF = Tissue Factor (nach [5, 28])

III und anderen Proteasen gestoppt werden. Geschieht das nicht, aktivieren die ersten Thrombin-Moleküle weitere Gerinnungsfaktoren, die über positive Feedback-Zyklen sehr schnell eine Verstärkungsreaktion auslösen (Amplifikation und Propagation), so dass das Blutgefäß unter Beteiligung aktivierter Thrombozyten schließlich verschlossen wird (Abb. 1).

Dieser physiologische Vorgang ist bei proliferierenden Krebserkrankungen permanent in Richtung Gerinnungsaktivierung verschoben, was solange nicht zu einer Thrombose führt, wie die Fibrinolyse dieses Ungleichgewicht ausgleichen kann. Einer der Laborwerte, der diese Verschiebung des Gleichgewichtes anzeigt, sind die D-Dimere – Fibrin-Spaltprodukte, die bei der Fibrinolyse freigesetzt werden. Mehr als 80% aller Tumorpatienten haben konstant erhöhte D-Dimer-Werte [11].

In den letzten Jahren konnte ein wichtiger pathophysiologischer Mechanismus dieser konstanten Aktivierung des Gerinnungssystems und damit der D-Dimer-Erhöhung aufgeklärt werden: In der inflammatorisch geprägten unmittelbaren Tumorumgebung werden von Tumorzellen, Thrombozyten und Entzündungszellen sogenannte „Extrazelluläre Vesikel" freigesetzt [12]. Diese 50 bis 500 nm kleinen Membranvesikel präsentieren auf ihrer Oberfläche den Tissue Factor [13], der eigentlich von den plasmatischen Gerinnungsfaktoren räumlich getrennt sein sollte (s.o.). Dies führt zu einer permanenten Aktivierung der extrinsischen Tenase. Zusätzlich liefern die Vesikel Phospholipide für den Prothrombinase-Komplex. Sie sind vermutlich ein wesentlicher Faktor für die deutlich gehäufte Thromboserate bei Krebspatienten [14]. Daneben können weitere Umstände zu einem erhöhten Risiko beitragen: Immobilität nach Operationen oder infolge der Erkrankung an sich, raumfordernde Tumoren, die Gefäße einengen, Gefäßverletzungen durch Katheter oder invasiv wachsende Tumoren sowie Beeinträchtigung der Gefäßintegrität durch antiangiogene Behandlung [1]. Im Licht des engen Zusammenhangs zwischen Gerinnungssystem und Tumor ist bereits postuliert worden, dass eine gerinnungshemmende Therapie auch eine gewisse Antitumorwirkung haben könnte. Ein aktueller „lebender" (d.h. kontinuierlich aktualisierter) Cochrane Review kann dies aber zumindest für Heparine innerhalb eines Beobachtungszeitraumes von bis zu zwei Jahren bislang nicht bestätigen [15], so dass es im Moment nicht angezeigt ist, Gerinnungshemmer ohne eine „eigene", thrombosebezogene Indikation einzusetzen.

Kann man das Risiko für eine Thrombose oder ein Rezidiv im Labor erkennen? Muss ich jetzt regelmäßig Blut abnehmen lassen?

Wer bereits eine Thrombose oder gar eine Lungenembolie hatte, hat ein deutlich erhöhtes Risiko, erneut eine Thrombose zu erleiden. Dies gilt für alle Patienten, ganz besonders aber für Krebspatienten, deren Erkrankung fortschreitet oder/und zurzeit therapiert wird. Schon mithilfe der drei Angaben Geschlecht, Lokalisation der Thrombose und Konzentration der D-Dimere kann das Risiko einer erneuten Thrombose berechnet werden [16]. Geben Sie in die Suchfunktion auf DAZ.online den Webcode S8IL6 ein und Sie gelangen direkt zu einem Vorhersagemodell der Medizinischen Universität Wien (Vienna Prediction Model), mit dem sich die Rezidivwahrscheinlichkeit errechnen lässt. So hat z.B. eine Patientin nach einer Lungenembolie und mit einem D-Dimer-Wert von aktuell 800 µg/l ein kumulatives Risiko von 16,7% (95%-Konfidenzintervall 11,3 bis 24,4), innerhalb der nächsten fünf Jahre eine Rezidivthrombose zu entwickeln. Die Konzentration der D-Dimere spielt also für die Beurteilung des Rezidivrisikos eine wichtige Rolle. Sie ermöglicht auch die Abschätzung, wie stark eine antithrombotische Maßnahme das Rezidivrisiko senkt, weil unter der Antikoagulation die D-Dimer-Spiegel sinken [17]. Andere Risiko-Scores verwenden andere Einflussfaktoren, so z.B. der IMPROVE-Score, der dem VTE- auch gleich das Blutungsrisiko gegenüberstellt. Die Daten für IMPROVE wurden an mehr als 15.000 Patienten mit verschiedenen Erkrankungen in 52 Kliniken in zwölf Ländern erhoben und bilden die Grundlage für den Algorithmus. Geben Sie in die Suchfunktion auf DAZ.online den Webcode L4MM8 ein und Sie gelangen direkt zum Online-Rechner IMPROVE. Hier gehen Faktoren wie Tumorlokalisation, Thrombophilie und -zytopenie, Bettruhe und weitere Erkrankungen ein, die das Risiko erheblich mitbestimmen [18]. Die „klassischen" Gerinnungsparameter INR/Quick und PTT eignen sich zur Therapiekontrolle mit Vitamin-K-Antagonisten bzw. Heparin, aber weil eine Korrelation mit dem Thromboserisiko fehlt, sind sie keine geeigneten Parameter zur Risikoabschätzung.

Was kann ich tun, damit ich gar nicht erst eine Thrombose bekomme – mit Medikamenten und auch ohne?

Was zur Verhütung von Thrombosen allgemein getan werden kann, kann auch für Krebspatienten empfohlen werden: viel trinken, viel Bewegung, gerade auch bei sitzender Tätigkeit oder längeren Reisen, Reduktion von Übergewicht (d.h. hier BMI > 30) sowie gegebenenfalls Kompressionsmaßnahmen. Rauchen ist für Thrombosen ausnahmsweise kein Risikofaktor [19, 20]. Da auch kombinierte hormonelle Kontrazeptiva, hochdosierte Gestagene, die orale Hormonersatztherapie und die antiestrogene Therapie mit Tamoxifen oder Raloxifen mit einem erhöhten VTE-Risiko einhergehen [20], kann bei Anwenderinnen geprüft werden, ob ein Verzicht bzw. Ersatz durch weniger thrombogene Therapien möglich ist.

Abzuraten ist von jeglicher Selbstmedikation mit dem Ziel, Thrombosen zu verhindern: ASS 100 ist zwar nicht rezeptpflichtig, hat aber keinen nachgewiesenen Nutzen zur Prävention von Thrombosen bei Krebserkrankungen, und der Schaden kann in Form von Blutungen, z.B. bei Thrombozytopenien oder bis dato unerkannter Blutungsneigung groß oder auch sehr groß sein. Gleiches gilt für Phytopharmaka mit gerinnungshemmender Wirkung, z.B. Goji-Beeren, Ginseng oder Kurkuma, sowie auch für Nahrungsergänzungsmittel wie Nattokinase, Bromelain oder Omega-3-Fettsäuren. Patienten, die hierauf dennoch nicht verzichten wollen, sollten unbedingt auf vertrauenswürdige Bezugsquellen achten und mit ihrem Onkologen Rücksprache halten, inwiefern die Einnahme solcher Präparate mit der Krebstherapie oder auch mit der Diagnostik rund um die Thrombose(neigung) interferiert.

Wie kann mich eine medikamentöse Therapie vor einer Thrombose schützen?

In der Primärprävention von VTE bei Krebspatienten geht es darum, das erstmalige Auftreten einer VTE zu verhindern. Hier stellt sich noch mehr als in der weiter unten beschriebenen Behandlung einer bereits aufgetretenen Thrombose die Frage nach der Risikoabwägung: Ist eine Antikoagulation nützlich, um VTE oder andere Thrombosen zu verhindern, oder werden dadurch das Risiko für Blutungen, der Aufwand für Patienten und die Kosten für das Gesundheitssystem unverhältnismäßig groß? Die Datenlage ist in weiten Bereichen deutlich schlechter als in der Sekundärprävention, wenn es das Ziel ist, zweite oder dritte Fälle von VTE zu verhindern [1]. Auch in dieser Situation braucht es Instrumente, die das Risiko des einzelnen Patienten einschätzen helfen.

Das VTE-Risiko hängt wesentlich von der Art und dem Stadium des Tumors, der Zeit seit der Diagnose, der Art der Behandlungsmaßnahmen und Patientenfaktoren wie Alter, Geschlecht und VTE-Prädisposition ab (s. Tabelle 1).

Nach aktuellen Leitlinien der Amerikanischen Krebsgesellschaft ASCO sollte die Primärprophylaxe außerhalb des Krankenhauses besonderen Risikopatienten vorbehalten bleiben und nicht routinemäßig für alle erfolgen [22]. Als Risikogruppen sind derzeit bekannt: Patienten mit genetischer/familiärer Prädisposition für VTE oder mit einem Tumor im Beckenbereich, der den venösen Abfluss aus den Beinen einschränkt, Patienten mit fortgeschrittenem Pankreaskarzinom, Patienten, die mit Thalidomid oder Lenalidomid in Kombination mit Chemotherapie oder Dexamethason behandelt werden, sowie Myelompatienten (hier kann ausnahmsweise ASS 100 eingesetzt werden, falls ansonsten keine weiteren Risikofaktoren vorliegen) [1]. Auch während eines mehrtägigen stationären Aufenthaltes soll eine primärpräventive Antikoagulation erfolgen, sofern weitere Risikofaktoren zu einer aktiven Tumorerkrankung hinzukommen und keine Kontraindikationen vorliegen. Für die Primärprävention sind derzeit niedermolekulares Heparin (LMWH), Apixaban und Rivaroxaban vorgesehen, im Krankenhaus auch unfraktioniertes Heparin (UFH) [22]. Die aktuell laufenden Studien werden darüber entscheiden, welche Empfehlungen die Leitlinien zukünftig für weitere orale Antikoagulanzien geben, die für ambulante Patienten bequemer anzuwenden sind als die parenteralen Heparine.

Was kann ich tun, wenn eine Thrombose aufgetreten ist? Wie behandelt mich mein Arzt?

Entscheidend für die Einleitung einer Therapie ist bei Krebspatienten immer das Abwägen zwischen Blutungsrisiko und Thromboserisiko einschließlich des Risikos eines thromboembolischen Ereignisses (z. B. Lungenembolie). Die oben genannten Berechnungsinstrumente (Scores) können lediglich Hinweischarakter haben, hier spielt die individuelle ärztliche Einschätzung eine erhebliche Rolle.

Die Evidenz ist teilweise dünn, nicht nur für klinische Situationen wie die o. g. Primärprävention, sondern auch für die noch relativ jungen direkten oralen Antikoagulanzien (auch als NOAK oder DOAK bekannt). Etliche prospektive randomisierte Studien zur akuten VTE-Therapie bei Tumorpatienten mit DOAK im Vergleich zu LMWH laufen, manche sind bereits abgeschlossen. Sie zeigen für die Faktor Xa-Inhibitoren Edoxaban (nach initial mindestens 5-tägiger LMWH-

Tab. 1: **Das Risiko für eine erste VTE ist hoch, wenn die folgenden Faktoren gegeben sind** [21, 22].

Tumor-bezogene Faktoren	Therapie-bezogene Faktoren	Patienten-bezogene Faktoren
Pankreas-, Magenkarzinom, primärer Hirntumor, hämatologische Krebserkrankungen, v. a. Lymphome sowie Blasen-, Hoden-, Nieren-, Bronchialkarzinom oder gynäkologische Tumoren	Platin-basierte Therapie (v. a. Cisplatin), Thalidomid, Lenalidomid, Bevacizumab u. a. antiangiogene Therapien	Co-Morbiditäten: Infektionen, Niereninsuffizienz, Lungenerkrankungen, Anämie, *Adipositas (BMI ≥ 35)*, genetisch bedingte Gerinnungsstörungen (Faktor-V-Leiden-Mutation, Prothrombin-Genmutation)
fortgeschrittenes Stadium	*Anwendung von Erythropoietin und seinen Derivaten oder Hb unter 10 g/dl*, Transfusionen von Erythrozyten oder Thrombozyten	Performance Status / Mobilität
erste drei Monate nach Krebsdiagnose (danach exponenzielle Abnahme im ersten Jahr)	chirurgische Eingriffe, v. a. wenn mit langer Anästhesie und / oder Immobilität verbunden	*erhöhte Thrombozytenwerte (ab 350.000/µl), erhöhte Leukozytenwerte (ab 11.000/µl), jeweils vor Beginn der Chemotherapie*
	Verwendung von Kathetern (höheres Risiko bei peripheren als bei Zentralkathetern und Ports)	

Einige dieser Faktoren werden mit jeweils einem Punkt im „Khorana-Risikoscore" erfasst – hier blau hervorgehoben (Ausnahme: Pankreas-, Magen-, Hirntumor: zwei Punkte). Der Score kann maximal sechs Punkte ergeben. Patienten mit 0 Punkten haben ein geringes, solche mit 1 bis 2 Punkten ein mittleres und solche mit 3 oder mehr Punkten ein hohes Risiko für eine VTE.

Therapie), Rivaroxaban und Apixaban eine ähnliche, nicht-unterlegene Wirkungs- und Sicherheits-Bilanz zu Dalteparin [29]. Die Leitlinie der ASCO und des NCCN haben DOAK bereits an einigen Stellen integriert [22, 23]. Die Behandlung einer eingetretenen Thrombose richtet sich nach dem Ort ihres Auftretens und Auslösers. So können oberflächliche Venenthrombosen durch Katheter ausgelöst werden. Die erste Therapiemaßnahme besteht dann darin, den Auslöser zu beseitigen. Je näher die Thrombose an den Hohlvenen auftritt, desto gefährlicher ist sie, und desto „entschlossener“ müssen die therapeutischen Maßnahmen sein. Während Thrombosen in oberflächlichen Venen oft zunächst mit physikalischen Maßnahmen wie Kompressen und Hochlagerung behandelt werden, wird bei akuten Thrombosen in tiefen Venen sofort mit einer gerinnungshemmenden Therapie begonnen, siehe Tabelle 2.

Tab. 2: **Akutbehandlung venöser Thromboembolien bei Krebspatienten** [23]

Lokalisation	Therapeutische Maßnahmen
oberflächliche Armvenen	symptomatische Therapie mit warmen Kompressen, Hochlagerung und antiinflammatorischer Medikation. Bei Verschlechterung: Antikoagulanzien
oberflächliche Armvenen nahe der V. axillaris und oberflächliche Beinvenen	sofortiger Beginn der Antikoagulation, in der Regel zunächst für sechs Wochen, dann neue Beurteilung des Risikos
akute tiefe Thrombose	sofortiger Beginn der Antikoagulation, evtl. Kompression, gegebenenfalls pharmako-mechanische Thrombolyse mit Alteplase oder Reteplase zur Vermeidung eines postthrombotischen Syndroms
akute Lungenembolie	sofortiger Beginn der Antikoagulation, gegebenenfalls pharmako-mechanische Thrombolyse mit Alteplase oder Tenecteplase bzw. Thrombektomie zur Vermeidung eines postthrombotischen Syndroms
Thrombosen in der Pfortader, der Mesenterial-, der Milz- oder in Lebervenen	sofortiger Beginn der Antikoagulation, gegebenenfalls pharmako-mechanische Thrombolyse, chirurgischer Eingriff

Bei venösen Thrombosen in den unteren Extremitäten kann bei bestehender Kontraindikation gegen eine Antikoagulation zum Schutz vor einer Lungenembolie ein sogenannter Cava-Schirm in die untere Hohlvene eingesetzt werden, der die Passage eines Thrombus durch das rechte Herz in die Pulmonalarterie und die Lungengefäße verhindert. Allerdings ist ein solcher Fremdkörper in der Vena cava unter Umständen selbst ein Initiator für weitere Thrombosen.

Außer für wenige Patienten mit multiplem Myelom gilt ASS 100 nicht als wirksame VTE-Prophylaxe, weil in den einschlägigen Studien, die den Empfehlungen für ASS 100 zugrunde liegen, Patienten mit Tumorerkrankungen ausgeschlossen waren.

Für die gerinnungshemmende Akut- wie für die Dauertherapie ist niedermolekulares Heparin (LMWH) bei Krebspatienten die erste Wahl. LMWH-Alternativen sind zur Initialtherapie Fondaparinux oder unfraktioniertes Heparin (UFH). Wenn diese Optionen aufgrund von Verträglichkeit oder Patientenpräferenz ausfallen, können Apixaban oder Rivaroxaban eingesetzt werden. In der Dauertherapie wird als LMWH-Alternative ein Vitamin-K-Antagonist empfohlen (Ziel-INR 2 bis 3). Entfällt auch das aufgrund von Verträglichkeit oder Patientenpräferenz, können als direkte orale Antikoagulanzien Apixaban, Dabigatran, Edoxaban oder Rivaroxaban verordnet werden [23]. Bei der Auswahl sollten Nierenfunktion, Zulassungsstatus, Kosten, Applikationsweg und Monitoring berücksichtigt werden, sowie die Möglichkeit, die Gerinnungshemmung im Blutungsfall aufzuheben (s. a. Tabelle 3). Der Reversibilität der Therapie sollte besonders am Anfang besonderes Gewicht gegeben werden, bis klar ist, ob der Patient eine Antikoagulation verträgt, ohne dass es zu Blutungen kommt. Wenn die Chemotherapie oder die Gabe von Heparin zu einer Thrombozytopenie geführt haben, sind die therapeutischen Maßnahmen zur Antikoagulation eingeschränkt: Die NCCN-Leitlinie [23] empfiehlt hier gestützt auf die Literatur [24] Enoxaparin, das an die Thrombozytenzahl angepasst dosiert wird: Normale Dosis (1 mg/kg zweimal oder 1,5 mg/kg einmal täglich) oberhalb von 50.000 Thrombozyten pro Mikroliter, zwischen 25.000/µl und 50.000/µl die Hälfte der Dosis (0,5 mg/kg zweimal täglich) und Stopp der Enoxaparin-Therapie bei weniger als 25.000/µl. Für den Einsatz anderer Wirkstoffe als Enoxaparin existiert keine vergleichbare Datengrundlage. Falls gleichzeitig eine Thrombozytopenie und ein hohes Risiko für VTE besteht, kann eine Gabe von Thrombozyten sinnvoll sein, um die antikoagulative Therapie nicht unterbrechen zu müssen.

Bei der Wirkstoffauswahl sollten neben der Evidenz auch patientenindividuelle Faktoren berücksichtigt werden. Einen Überblick hierüber enthält die Tabelle 3.

In der ambulanten Situation ziehen viele Patienten eine orale Therapie der parenteralen vor, um sich nicht selbst spritzen zu müssen. Jedoch ist bei oraler Antikoagulation – gleich, ob es sich um Vitamin-K-Antagonisten oder neue direkte Antikoagulanzien handelt – zu beachten, dass die systemische Bioverfügbarkeit bei Patienten mit Emesis oder Mucositis verändert sein kann (konkrete Daten hierzu fehlen).

Tab. 3: **Faktoren, die bei der Auswahl der gerinnungshemmenden Therapie berücksichtigt werden sollten** ([23], Fachinformationen)

Wirkstoff (-gruppe)	Dosierung (für Erwachsene) und Applikationsweg	Hinweise und Kontraindikationen
niedermolekulares Heparin (LMWH)	Dalteparin: s. c., 1 oder 2 × täglich, Tagesdosis 200 IE/kg (Therapie) bzw. 150 IE/kg (Rezidivprophylaxe) Enoxaparin: s. c., Dosis zur Prophylaxe risikoabhängig 2000 bis 4000 IE 1 × täglich; Dosis zur Therapie 150 IE/kg 1 × oder je 100 IE/kg 2 × täglich	Dosierung nach Körpergewicht. Für ein regelhaftes Anti-Xa-Monitoring fehlt bislang der Nachweis einer ausreichenden Korrelation der Werte mit dem VTE- und Blutungsrisiko. Cave Nierenfunktion: Dosisreduktion oder therapeutische Alternative bei Kreatinin-Clearance < 30 ml/Minute. Absolute Kontraindikation: akute Heparin-induzierte Thrombozytopenie (HIT), bei einer länger zurückliegenden HIT kann der erneute Einsatz von LMWH erwogen werden (relative Kontraindikation). Reversion notfalls möglich mit Protamin.
Fondaparinux	s. c. 1 × täglich 2,5 mg (VTE-Prophylaxe sowie Therapie oberflächlicher Thrombosen) bzw. 7,5 mg bei einem Körpergewicht zwischen 50 kg und 100 kg (Therapie tiefer VTE)	Kontraindiziert bei einer Kreatinin-Clearance < 30 ml/Minute. Bei Patienten mit moderater Niereninsuffizienz, < 50 kg Körpergewicht oder einer HIT in der Vorgeschichte mit Vorsicht anwendbar.
unfraktioniertes Heparin (UFH)	Prophylaxe: 10.000 bis 15.000 IE pro Tag, aufgeteilt auf zwei bis drei s. c.-Gaben; Therapie: Bolus 5000 IE i. v., nachfolgend 1000 IE pro Stunde; Dosisanpassung an die partielle Thromboplastinzeit	Absolute Kontraindikation: akute Heparin-induzierte Thrombopenie (HIT), bei einer länger zurückliegenden HIT kann der erneute Einsatz von UFH erwogen werden (relative Kontraindikation). Monitoring: Thrombozyten. Cave: Heparin kann andere Labortests stören (z. B. Prothrombinzeit / INR / Quick, Blutsenkung, Schilddrüsenparameter). Reversion notfalls möglich mit Protamin.
Vitamin-K-Antagonisten	Phenprocoumon: 1 × täglich p. o., individuelle Dosis nach INR (Ziel-INR: 2 bis 3)	Cave: Interaktionen mit Modulatoren von CYP2C9, -1A2, -3A4. Wegen erhöhtem Blutungsrisiko bei schwerer Leber- oder Niereninsuffizienz kontraindiziert. Mangelnde Compliance ist eine relative Kontraindikation. Monitoring: INR (nach stabiler Einstellung monatlich), Leberwerte. Reversion notfalls möglich mit Vitamin K.
direkte orale Antikoagulanzien (DOAK)	1 bis 2 × täglich p. o., Dosierungen abhängig von Wirkstoff, Nierenfunktion, Alter, Begleitmedikation – s. Fachinformation	Interaktionen mit pGp-Modulatoren sowie (bei Rivaroxaban und Apixaban) CYP3A4-Modulatoren. Kontraindiziert bei Niereninsuffizienz / Kreatinin-Clearance < 30 ml/Minute (Dabigatran, Edoxaban, Rivaroxaban) bzw. < 25 ml/Minute (Apixaban). Kontraindiziert bei erhöhten Leberwerten (ALT, AST, Bilirubin). Reversion nur für Dabigatran notfalls möglich mit Idarucizumab.

Eine Antikoagulation ist nicht durchführbar, wenn Patienten vor Kurzem eine ZNS-Blutung hatten, hämorrhagische Hirnmetastasen vorliegen oder eine aktive schwere Blutung besteht, für die binnen 24 Stunden mehr als zwei Einheiten Erythrozytenkonzentrat notwendig waren [23]. Hinzu kommen schwer kontrollierbare maligne Hypertonie oder ausgeprägte Thrombozytopenie (< 20.000/µl) [22]. Relative Kontraindikationen sind chronische Blutungen (klinisch relevant, messbar für länger als 48 Stunden), eine Thrombozytopenie (< 50.000/µl), schwere Thrombozyten-Funktionsstörung (bei Urämie, durch Arzneimittel oder bei Störung der Hämatopoese), rezente operative Eingriffe mit hohem Blutungsrisiko sowie Eingriffe an der Wirbelsäule inkl. rückenmarknahe Katheter, hämorrhagische Koagulopathien, hohes Sturzrisiko, Hirnmetastasen sowie Therapie mit Thrombozytenaggregationshemmern [23]. Zudem stellen Magen- oder Darm-Ulcera mit hohem Blutungsrisiko und geringgradige Hämaturie relative Kontraindikationen dar [22]. Ein erhöhtes Blutungsrisiko muss ferner bei Patienten mit schwerer Lebererkrankung einkalkuliert werden. Das Nutzen-Risiko-Verhältnis ist unklar bei Patienten mit sehr begrenzter Lebenserwartung und ohne Symptomverbesserung durch die Antikoagulation sowie bei Patienten mit asymptomatischer Thrombose und hohem Blutungsrisiko [22]. Die Nutzen-Risiko-Bewertung einer Antikoagulation ist kein einmaliger, sondern ein dynamischer Vorgang: Der Nutzen verändert sich von der Primärprophylaxe über eine erste oder rezidivierende Thrombose, das Risiko lässt sich unter Umständen durch Beseitigung von Risikofaktoren für Blutungen verändern.

Was ist, wenn ich operiert werde?

Bei Krebspatienten ist häufig ein operativer Eingriff zur Resektion des Tumors oder seiner Metastasen notwendig. Zugleich erhalten manche aufgrund des häufigeren Auftretens von VTE eine gerinnungshemmende Therapie, und manche neigen zu verstärkter Blutung. Hier ist es erforderlich, das VTE-Risiko einerseits und das Blutungsrisiko der OP andererseits gegeneinander abzuwägen.

Operative Eingriffe können nach ihrem Blutungsrisiko in vier Kategorien eingeteilt werden, das VTE-Risiko wird anhand der Häufigkeit, mit der unter verschiedenen Erkran-

Tab. 4: **Risikoeinteilung des Blutungsrisikos operativer Eingriffe und des VTE-Risikos bei verschiedenen Begleiterkrankungen** [23]

Blutungsrisiko operativer Eingriffe (Beispiele)	VTE-Risiko bei verschiedenen Begleiterkrankungen*
sehr gering: kleinere dermatologische Eingriffe, Injektionen, professionelle Zahnreinigung	**niedrig (< 5% pro Jahr):** künstliche Aortenklappe, Vorhofflimmern und CHADS2-Score von 0–2, eine einzige tiefe Venenthrombose vor mehr als zwölf Monaten, jeweils, wenn keine weiteren Risikofaktoren vorliegen
gering: minimal-invasive Gallenblasenentfernung oder Leistenbruch-OP	**mittel (10% pro Jahr):** künstliche Aortenklappe mit Risikofaktoren (Vorhofflimmern, Hypertonie, Diabetes u. a.) oder tiefe Venenthrombose oder Lungenembolie drei bis zwölf Monate zuvor
hoch: Schrittmacher-Implantation, größere abdominale OP, Wurzelextraktion	**hoch (> 10% pro Jahr):** künstliche Mitralklappe, Schlaganfall in den letzten sechs Monaten oder CHADS2-Score von 5 bis 6, tiefe Venenthrombose oder Lungenembolie binnen der letzten drei Monate, wiederkehrende VTE unter subtherapeutischer Antikoagulation
sehr hoch: neurochirurgische, urologische oder kardiologische Eingriffe	

* Die Häufigkeiten beziehen sich hier auf Patienten ohne Krebserkrankung, weil es gleichermaßen valide Daten für Krebspatienten mit den genannten weiteren Erkrankungen nicht gibt. Das Risiko für Krebspatienten ist daher vermutlich höher.

kungen eine Thrombose auftritt, in drei Kategorien unterteilt (s. Tabelle 4).

Die ASCO-Leitlinie [22] empfiehlt, eine gerinnungshemmende Therapie bei allen Patienten, die sich einem umfangreicheren Eingriff unterziehen müssen, zumindest zu erwägen. Bei geplanten Operationen sollte bereits präoperativ begonnen und im Anschluss für sieben bis zehn Tage fortgesetzt werden. Bei hohem Thromboembolie-Risiko kann die Antikoagulation für bis zu vier Wochen angezeigt sein. In der perioperativen Prophylaxe erscheinen LMWH und UFH nach aktueller Datenlage als gleichwertige Optionen [25]. Mechanische Maßnahmen wie Kompressionsmanschetten oder intermittierende pneumatische Kompression sollten nicht allein eingesetzt werden, können aber die pharmakologische Therapie wirksam unterstützen.

Patienten, die bereits im Vorfeld einer geplanten Operation mit Antikoagulanzien behandelt werden, müssen diese Therapie unter Umständen unterbrechen, damit der Eingriff überhaupt durchgeführt werden kann. Dies gilt, wenn das Blutungsrisiko durch den Eingriff zu groß ist, um die Antikoagulation perioperativ unverändert zu lassen. Wenn andererseits das VTE-Risiko zu groß ist, um die Antikoagulation vollständig zu pausieren, wird im sogenannten „Bridging" die Einnahmepause des Vitamin-K-Antagonisten mit einem Heparin überbrückt, das wegen der erheblich kürzeren Halbwertszeit und Wirkdauer besser steuerbar ist und direkt vor der Operation ab- und hinterher wieder angesetzt wird. Hierfür gibt es verschiedene Protokolle – ein Beispiel: Fünf Tage vor dem Eingriff wird der Vitamin-K-Antagonist ab- und 36 bis 48 Stunden später ein LMWH angesetzt. Dieses wird von 24 Stunden vor bis 24 Stunden nach dem Eingriff pausiert. Einen Tag nach dem Eingriff, und wenn eine orale Einnahme wieder möglich und die Blutung an der OP-Wunde gestoppt ist, kann der Vitamin-K-Antagonist wieder angesetzt werden. Das LMWH wird gestoppt, sobald der INR-Wert wieder über 1,9 liegt [26].

Wie hoch ist das Risiko, dass die Thrombose wiederkommt, und wie lange hält es an? Wie lange muss ich mich demnach behandeln?

Das Risiko ist unmittelbar nach Eintritt einer Thrombose am höchsten und nimmt danach ab. Demnach wird die Zeit nach einer VTE in eine akute, eine subakute und eine chronische Phase eingeteilt [22]. Während der fünf bis sieben (bis zehn) Tage dauernden akuten Phase sollten LMWH eingesetzt werden, sofern die Kreatinin-Clearance über 30 ml/Minute liegt. Bei schlechterer Nierenfunktion muss beim Einsatz von LMWH ein Anti-Xa-Monitoring erfolgen oder alternativ auf UFH oder Vitamin-K-Antagonisten ausgewichen werden. In der subchronischen Phase, d.h. für bis zu sechs Monate, sollten wegen überlegener Wirksamkeit ebenfalls bevorzugt LMWH eingesetzt werden, hier sind aber auch Edoxaban und Rivaroxaban sowie als letzte Option Vitamin-K-Antagonisten eine mögliche Alternative (Ziel-INR: 2 bis 3). In Einzelfällen mit hohem Risiko, z.B. bei Patienten mit aktiv metastasierender Erkrankung oder thrombogener Chemo-

Weitere Informationen für Patienten

- Onkopedia für Patienten: www.onkopedia.com/de/my-onkopedia/guidelines/thrombosen-und-embolien-bei-tumorpatienten/@@view/html/index.html
- Informationsportal Onkodin, Abschnitt 11 Gerinnungsstörungen und Thrombosen: www.onkodin.de/e6/e95709/e95710/

therapie, kann die Antikoagulation darüber hinaus in der chronischen Phase (> sechs Monate) fortgesetzt werden [22]. Ansonsten kann die langfristig fortgesetzte Gerinnungshemmung mit LMWH das Thromboembolie-Risiko halbieren, verändert aber nicht die Mortalität insgesamt [27]. Grundsätzlich gilt: Die Thromboseprophylaxe sollte fortgesetzt werden, solange das Thromboserisiko wegen Progress der Tumorerkrankung, einer Chemotherapie, Bettlägerigkeit oder Ähnlichem fortbesteht. |

Literatur

[1] Rana P et al. Prevention of Thrombosis in Ambulatory Patients With Cancer. J Clin Oncol 2009;27:4885-4888

[2] Sousou T et al. Cancer patients and awareness of venous thromboembolism. Cancer Invest 2010;28(1):44-45

[3] Aggarwal A et al. Deep Vein Thrombosis (DVT) and Pulmonary Embolism (PE): Awareness and Prophylaxis Practices Reported by Patients with Cancer. Cancer Invest 2015; 33(9):405-410

[4] Sorensen HT et al. Prognosis of cancers associated with venous thromboembolism. N Engl J Med 2000;343:1846-1850

[5] Ay C et al. Cancer-associated venous thromboembolism: Burden, mechanisms, and management. Thromb Haemost 2017;117:219-230

[6] Khorana AA. Malignancy, thrombosis and Trousseau: the case for an eponym. J Thromb Haemost 2003;1:2463-2465

[7] Robertson et al. Effect of testing for cancer on cancer- and venous thromboembolism (VTE)-related mortality and morbidity in people with unprovoked VTE. Cochrane Database of Systematic Reviews 2017, Issue 8. Art. No.: CD010837

[8] Donnellan E et al. Cancer and Venous Thromboembolic Disease: A Review. Oncologist 2017;22(2):199-207

[9] Cohen AT et al. Epidemiology of first and recurrent venous thromboembolism in patients with active cancer. A population-based cohort study. Thromb Haemost 2017;117(1):57-65

[10] Braekkan SK et al. Venous thromboembolism and subsequent permanent work-related disability. J Thromb Haemost 2016;14(10): 1978-1987

[11] Ay C, et al. High D-dimer levels are associated with poor prognosis in cancer patients. Haematologica 2012; 97(8): 1158-64

[12] Ogorevc E et al. The role of extracellular vesicles in phenotypic cancer transformation. Radiol Oncol 2013;47(3):197-205

[13] Gieseler F et al. Using annexin V coated magnetic beads to capture active tissue factor bearing microparticles from body fluids. Cell Biol Int 2014;38(2):277-81

[14] Gardiner C et al. Extracellular vesicles, tissue factor, cancer and thrombosis – discussion themes of the ISEV 2014 Educational Day. J Extracell Vesicles 2015;4:10.3402/jev.v4.26901

[15] Akl et al.: Parenteral anticoagulation in ambulatory patients with cancer. Cochrane Database of Systematic Reviews 2017, Issue 9. Art. No.: CD006652

[16] Eichinger S et al. Risk Assessment of Recurrence in Patients With Unprovoked Deep Vein Thrombosis or Pulmonary Embolism. Circulation 2010;121:1630-1636

[17] Couturaud F et al. Decrease in sensitivity of D-dimer for acute venous thromboembolism after starting anticoagulant therapy. Blood Coagul Fibrinolysis 2002;13(3):241-246

[18] Spyropoulos AC et al. Predictive and associative models to identify hospitalized medical patients at risk for VTE. Chest 2011;140(3): 706-714

[19] S3-Leitlinie „Prophylaxe der venösen Thromboembolie (VTE)", 2. komplett überarbeitete Auflage, Stand: 15. Oktober 2015

[20] Scottish Intercollegiate Guidelines Network: Prevention and management of venous thromboembolism – A national clinical guideline. 2010, update 2014

[21] Khorana AA et al. Assessing Risk of Venous Thromboembolism in the Patient With Cancer. J Clin Oncol 2009;27:4839-4847

[22] Key NS et al.: Venous Thromboembolism Prophylaxis and Treatment in Patients With Cancer: ASCO Clinical Practice Guideline Update. J Clin Oncol. 2019. doi: 10.1200/JCO.19.01461

[23] NCCN Guideline „Cancer-associated Venous Thromboembolic Disease" Version 1.2019

[24] Mantha S et al. Enoxaparin dose reduction for thrombocytopenia in patients with cancer: a quality assessment study. J Thromb Thrombolysis 2017;43(4):514-518

[25] Akl et al. Low molecular weight heparin versus unfractionated heparin for perioperative thromboprophylaxis in patients with cancer. Cochrane Database of Systematic Reviews 2014;Issue 6: Art. No. CD009447

[26] Cuomo A et al. Periprocedural management of antithrombotic therapy and open issues in cancer patients. Minerva Anestesiol 2015;81:1229-1243

[27] Akl et al Anticoagulation for the long-term treatment of venous thromboembolism in patients with cancer. Cochrane Database Syst 2011;Rev 6:CD006650

[28] Thein KZ et al. Cancer-Associated Thrombosis: Focus on Prevention and Treatment of Venous Thromboembolism. Cardiovasc Hematol Agents Med Chem 2016;14:101-112

[29] Riess H et al: DGHO-Leitlinie „Venöse Thrombembolien (VTE) bei Tumorpatienten", April 2019

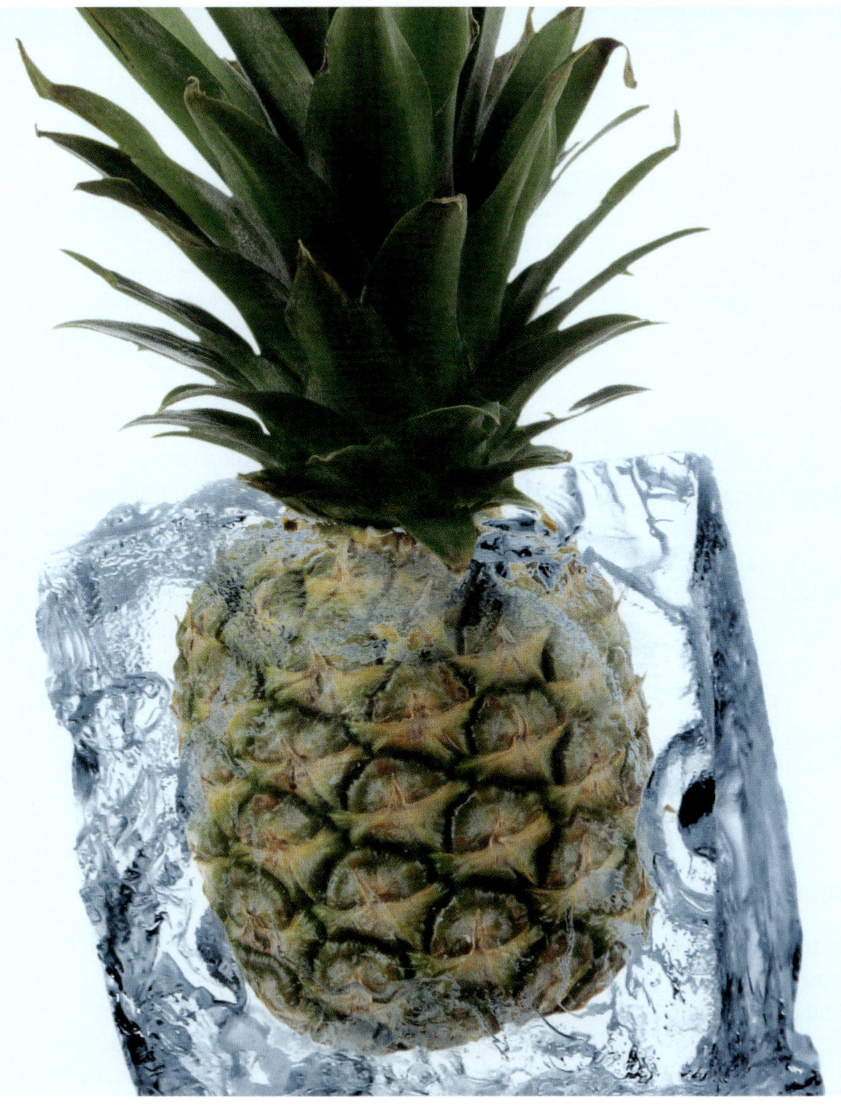

Pharmazeutische Betreuung bei oraler Mukositis

Von Stefanie Heindel und Dorothee Dartsch | **Die orale Mukositis gehört zu den häufigsten und besonders belastenden Nebenwirkungen einer Chemo- und/oder Radiotherapie. Sie beeinträchtigt die Lebensqualität von Krebspatienten nicht nur unmittelbar, sondern gefährdet durch Schmerzen, gestörte Nahrungsaufnahme und Infektionen den Therapieverlauf und die Heilungschancen. Der Apotheker kann in der pharmazeutischen Betreuung onkologischer Patienten dazu beitragen, durch frühzeitige Prophylaxe und angepasste Therapiemaßnahmen diesen Schleimhautschädigungen vorzubeugen oder sie zu lindern. Das Verständnis für das Krankheitsgeschehen und seinen Verlauf und die Kenntnis der vielfältigen Behandlungsmöglichkeiten fördert die Kompetenz der Apotheke im Supportivmanagement und ermutigt zu einer patientenorientierten Beratung.**

Die Mukositis ist eine Entzündung der Schleimhaut (Mukosa). Die Schleimhautläsionen können sich von dem Mund (Stomatitis) über die Speiseröhre (Ösophagitis), den Magen (Gastritis) und die Darmschleimhaut (Enteritis, Colitis) bis zum Rektum (Proktitis) und zur Vagina (Vaginitis) ausdehnen [1]. Eine Stomatitis unter Krebstherapie mit Entzündungen im Mund bis in den Rachenraum wird als orale Mukositis bezeichnet. Die Mundschleimhaut kleidet die Mundhöhle aus und besteht aus einem größtenteils unverhornten Plattenepithel. Sie enthält Sinnesrezeptoren für das Temperatur-, Tast- und Schmerzempfinden. Rezeptoren für den Geschmackssinn befinden sich auf der Zungenoberfläche. Aufgrund der in großen Teilen fehlenden Hornschicht ist sie

Symptome einer oralen Mukositis:

- Rötungen und Schwellungen, Mundgeruch
- brennende Schmerzen, Abschuppungen, Ulzerationen, Blutungen
- Kau- und Schluckbeschwerden (Dysphagie)
- Geschmacksstörungen (Dysgeusie)
- Mundtrockenheit (Xerostomie)

Foto: Lukas Gojda – stock.adobe.com

Tab. 1: **Schweregrade der oralen Mukositis** nach National Cancer Institute (NCI) [3].

Grad 0	Grad I	Grad II	Grad III	Grad IV
– keine Anzeichen	– milde Symptome – Aufnahme fester Nahrung möglich	– Schmerzen – Aufnahme fester / breiiger Nahrung möglich	– starke Schmerzen – nur noch flüssige Nahrung möglich	– massive Schmerzen – Ernährung ausschließlich über enterale Sonde oder parenteral – lebensbedrohliche Nebenwirkungen

besonders dünn, empfindlich und durchlässig und erneuert sich im gesunden Zustand etwa alle zehn bis 14 Tage.
Die Entstehung der oralen Mukositis ist ein komplexer dynamischer Prozess, der stufenweise erfolgt. Radio- oder Chemotherapie schädigen die sich schnell teilenden basalen Epithelzellen der Mundschleimhaut. Die DNA-Schädigung und entstehende reaktive Sauerstoffspezies aktivieren proinflammatorische Zytokine. Es kommt zur Apoptose des Basalepithels. Die dann folgenden Ulzerationen penetrieren bis in die Submukosa und sind durch freiliegende Nervenendigungen und Zytokin-induzierte Inflammation äußerst schmerzhaft [2].

Schweregrade und Folgekomplikationen

Für die Einteilung in Schweregrade existieren verschiedene Beurteilungsskalen. Am häufigsten werden die Klassifikation der Weltgesundheitsorganisation (WHO) und die Common terminology criteria for adverse events (CTCAE, aktuell Version 4.0) des amerikanischen National Cancer Institute (NCI) verwendet (Tab. 1).
Neben diesen etablierten Klassifikationen gibt es Beobachtungs- und Dokumentationsbögen, die die Symptomlast der Patienten spezifischer und detaillierter erfassen [4]. Sie sind hilfreich für eine frühzeitige Erfassung der Symptome in der kontinuierlichen Patientenbetreuung. Dabei ist zu berücksichtigen, dass die subjektive Wahrnehmung der Schleimhautschädigung und ihr negativer Einfluss auf die Lebensqualität häufig keinem Schweregrad zuzuordnen sind [5].
Höhere Schweregrade führen aufgrund von Schmerzen und Dysphagie zum Gewichtsverlust mit reduziertem Allgemeinzustand und erhöhtem Infektionsrisiko. Dies bedeutet eine starke physische und psychische Last für den Patienten und gefährdet den Therapieerfolg. Folgekomplikationen bis zur Hospitalisierung führen zu einer erhöhten ökonomischen Belastung für das Gesundheitssystem (Abb. 1). Nicht nur die Morbidität, sondern auch die Mortalität ist unter einer schweren oralen Mukositis signifikant erhöht [6, 7]. Umso mehr ist der Apotheker gefordert, die Patienten frühzeitig zu informieren und zu motivieren, dass eine regelmäßige konsequente Prophylaxe höhere Schweregrade verhindern kann.

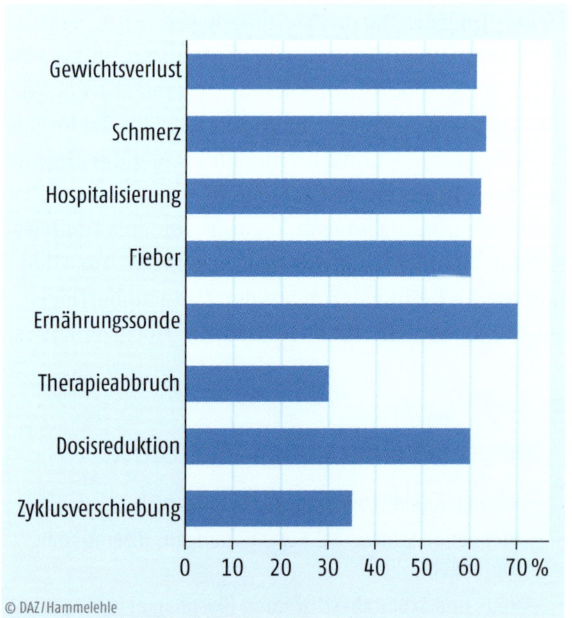

Abb. 1: **Folgekomplikationen** der schweren oralen Mukositis (prozentuale Häufigkeiten) [7, 8, 9].

Patientenfall:

Sandra S., 58 J., hat ein triple-negatives Mammakarzinom und erhält in der neoadjuvanten Therapie vier Zyklen Epirubicin / Cyclophosphamid gefolgt von zwölf Zyklen Paclitaxel.
Die behandelnde Onkologin aus dem Brustzentrum empfiehlt der Patientin eine therapiebegleitende pharmazeutische Betreuung durch die Apotheke.
Prophylaxe, Verlauf und Therapiemaßnahmen sollen in Absprache mit der onkologischen Pflege und den behandelnden Ärzten dokumentiert werden.

Risikofaktoren für die Entwicklung einer Mukositis

Die Faktoren, die die Entstehung oder Verschlechterung einer Mukositis begünstigen, sind einerseits der Therapie und andererseits dem Patienten zuzuordnen. Die Schädigung der Mukosa entwickelt sich unter Chemotherapie substanz- und dosisabhängig (Tab. 2) bereits wenige Tage nach dem Behandlungsbeginn und heilt etwa zwei Wochen nach dem Therapieende spontan ab.
Unter Radiotherapie entwickeln sich erste Symptome bei einer kumulativen Strahlendosis im Kopf-Hals-Bereich von 15 Gy, erste Ulzera ab 30 Gy. Der Höhepunkt der Schleimhautschädigung zeigt sich etwa zwei Wochen nach dem Bestrahlungsende ab 60 Gy und kann bis zu acht Wochen andauern [13].
Durch die Aufklärung der Pathophysiologie wurde zunehmend erkannt, dass Patienten sich in ihrem individuellen Risiko für Mundschleimhautschäden unterscheiden. Gesichert ist der Einfluss folgender Faktoren auf Schweregrad und Verlauf einer oralen Mukositis:
- schlechte Mundgesundheit und -hygiene / Zahnstatus,

Tab. 2: **Tumortherapien mit einem hohen Risiko für eine orale Mukositis** (modifiziert und ergänzt nach [2, 10, 11, 12] und den Fachinformationen, Stand 02/2018).

Tumorentität	Zytostatische Therapie	Mukositis-Inzidenz*
Brust	Anthracycline + Cyclophosphamid Paclitaxel und andere	14% 13%
Darm, Pankreas, Magen	FOLFIRI (5-FU, Oxaliplatin, Ca-Folinat, Irinotecan) 5-FU-Dauerinfusion 5-FU + Leucovorin + Taxan	5% 14% 41%
Lunge	Docetaxel	13%
Kopf, Hals	Docetaxel + 5-FU + Platin	43%
Myelom, AML	Hochdosis-Chemotherapie (Konditionierung) mit Alkylanzien vor Stammzelltransplantation Konditionierung mit Bestrahlung	36% 64%
Non-Hodgkin-Lymphom	CHO(E)P (Cyclophosphamid, Doxorubicin, Etoposid, Vincristin, Prednison)	15%
Tumorentität	**Orale Krebstherapeutika**	**Mukositis-Inzidenz****
Darm, Brust	Capecitabin	35%
Niere, Leber u. a.	Sunitinib, Pazopanib Sorafenib	8-26% 11-36%
Brust, Niere	Everolimus	56%
Lunge, Pankreas	Erlotinib, Gefitinib, Osimertinib	17%

* Schweregrad III – IV, ** alle Schweregrade

- schlechter Allgemeinzustand (Karnofsky-Index), Begleiterkrankungen,
- Kinder und Jugendliche (höhere Proliferationsrate),
- reduzierter Speichelfluss,
- genetische Faktoren,
- Bestrahlung und/oder Operation in der Begleittherapie,
- Mukositis in der Vorgeschichte,
- Nicotin, Alkohol.

Aufklärung vor Therapiebeginn:

Für die Patientin wird substanz- und dosisbezogen ein Risiko für eine schwere Mukositis von über 10% ermittelt. Es gibt keine weiteren individuellen Risikofaktoren. Ihr wird ein Besuch beim Zahnarzt noch vor Therapiebeginn empfohlen. In einem Beratungsgespräch zur täglichen Mundpflege erhält sie schriftliches Informationsmaterial, Tipps zu Mundspülungen und die Aufforderung zur sofortigen Rücksprache, falls Probleme auftreten. Zu Hause ist sie mit Hilfsmitteln zur Zahn- und Mundhygiene, Gelclair® und Benzydamin-Mundspüllösung versorgt.

Mundpflegeprotokoll als wichtigste Prophylaxemaßnahme

Die gründliche konsequente Mundpflege hat in der Bewertung der Supportivleitlinie [3] und der internationalen Fachgesellschaften den höchsten Empfehlungsgrad [14, 15, 16].

Eine Basisprophylaxe ist allen Patienten zu empfehlen, denn die Schleimhautschäden beginnen bereits mit dem Start der Therapie, bevor Symptome sichtbar werden. Ist das erwartete Risiko für die Mundschleimhaut hoch, muss die Prophylaxe intensiviert werden. Die tägliche Inspektion der Mundhöhle durch den aufgeklärten Patienten und/oder die onkologische Pflege ist eine wichtige Voraussetzung, um eine orale Mukositis frühzeitig zu erkennen und zu behandeln.

Tab. 3: **Hinweise zur allgemeinen Mundpflege** (modifiziert und ergänzt nach [3, 14, 15, 16]).

Empfehlung	Maßnahmen oder Mittel
Zahnarztbesuch vor Therapiebeginn	– Behandlung von Entzündungen, kranken Zähnen, scharfen Kanten an Zähnen oder Zahnersatz
Mundpflegeprotokoll führen	– mit dem Behandlungsteam besprechen
Zahnpflege nach jeder Mahlzeit, mindestens 4 × täglich	– weiche Zahnbürste (alle 4 Wochen wechseln) – Zahncreme fluoridiert aber nicht aromatisiert (z. B. Elmex sensitiv®, Curaprox®) – vorsichtige Anwendung von Zahnseide / Interdentalbürsten – Elmex Gelee®, Meridol® zur Fluoridierung – Zahnprothesen gut anpassen, reinigen und evtl. nur zum Essen tragen
alkoholfreie Mundspülungen 4 – 6 × täglich, vor allem nach den Mahlzeiten und abends	– Wasser oder isotone Kochsalzlösung (NaCl 0,9%) – Teeaufgüsse (tägl. frisch, abgekühlt und zuckerfrei anwenden)
schädigende Nahrungs- und Genussmittel meiden (siehe Tabelle 5)	
tägliche Kontrolle auf Läsionen und Schmerzen	– beginnende Entzündungen erkennen, Behandlungsteam informieren
Lippenpflege	– Dexpanthenol- und fetthaltige Cremes
Speichelfluss anregen	– zuckerfreie Kaugummis oder Bonbons

Orale Pflegeprotokolle fördern als Hilfe zum Selbstmanagement die Adhärenz des Patienten. Die Erstellung von schriftlichem Informationsmaterial ist dabei sinnvoll und entlastend. 2013 hat die Arbeitsgemeinschaft Supportive Maßnahmen in der Onkologie, Rehabilitation und Sozialmedizin in der Deutschen Krebsgesellschaft (ASORS) nach dem Vorbild des Multinational Association of Supportive Care in Cancer (MASCC) eine Arbeitsgruppe „Oral Care" gegründet und Empfehlungen zum Management von oraler Mukositis auf einem Merkblatt zusammengefasst (Tab. 3).

Prophylaxe – was sonst noch hilft?

Das Lutschen von Eiswürfeln (5 Min. vor bis 30 Min. nach Therapie) ist eine der wenigen evidenzbasierten Prophylaxemaßnahmen bei der 5-FU-Chemotherapie im Bolus und bei der Hochdosistherapie mit Melphalan. Sie wirkt nicht bei kontinuierlich infundierten Substanzen mit längerer HWZ, wie der 5-FU-Dauerinfusion. Durch die Kühlung und Gefäßkonstriktion wird das Anfluten der toxischen Substanzen in der Mundschleimhaut verringert [17, 18].
In Studien konnte eine 50-prozentige Reduktion der oralen Mukositis durch Kryotherapie beobachtet werden [13].
Zur Prävention der radiogenen Mukositis wird der Einsatz von Benzydamin empfohlen (Tab. 4; Evidenzgrad 1A gemäß MASCC-Guidelines). Dieses nicht steroidale Antiphlogistikum soll die Bildung reaktiver Sauerstoffspezies und proinflammatorischer Zytokine unterbinden und reduziert die Frequenz und Intensität der Ulzerationen und Schmerzen [19, 20].

Epirubicin-Cyclophosphamid-Zyklus 2:

Die Patientin entwickelt leichte Rötungen und Missempfindungen an der Schleimhaut. Die Prophylaxemaßnahmen werden intensiviert, v. a. das häufige Mundspülen mit Salbeitee. Am Tag nach der Chemotherapie soll so häufig wie möglich gespült werden. Zusätzlich regen milde säuerliche Drops ohne scharfe Kanten oder zuckerfreie Kaugummis die Speichelproduktion an und sorgen für schnellen Abtransport schleimhauttoxischer Substanzen. Ernährungsempfehlungen zur Schonung der Mundschleimhaut werden besprochen. Die Benzydamin-Mundspüllösung wird 3 – 4× täglich angewendet. Dazwischen soll GelClair® als befeuchtender Schutzfilm zur Schonung und Regeneration beitragen.

Nach Erfahrung der Autoren profitieren auch Krebspatienten mit Chemotherapie-assoziierter Mukositis in Prävention und Therapie von den lokalen antiinflammatorischen, analgetischen, lokalanästhetischen und antimikrobiellen Effekten des Benzydamins.

Therapie der oralen Mukositis

Viele Krebspatienten informieren das Behandlungsteam erst, wenn der Schweregrad der oralen Mukositis bereits weiter fortgeschritten und behandlungsbedürftig ist. Dann müssen die Therapiemaßnahmen schnell eingeleitet werden. Bestenfalls ist der Patient zu Hause mit einer Basismedikation versorgt und die Angehörigen über das Beschwerdebild und deren symptomorientierte Behandlung informiert. Bei Schmerzen und Entzündungszeichen werden lokalanästhe-

Tab. 4: **Rezepturen für Mundspüllösungen** zur Prävention und Therapie der oralen Mukositis nach DAC/NRF [21].

Zubereitung	Wirkung	Anwendung	Empfehlung	NRF	ambulant erstattungsfähig
Benzydamin 0,15% Mundspüllösung + Lidocain + Dexpanthenol	antiphlogistisch, analgetisch, lokalanästhetisch, antiinflammatorisch, antiseptisch	3 – 5 × tägl. 15 ml Spülung (ca. 1 EL) unverdünnt für 60 Sek., danach 1 h nicht essen und trinken	Prophylaxe der radiogenen Mukositis	7.15.	ja, wenn ≥ 0,15% Benzydamin
Mundspüllösung mit Tetracain 0,1–0,3% oder Lidocain 1% + Dexpanthenol	lokalanästhetisch, analgetisch, wundheilungsfördernd	3 – 5 × tägl. 15 ml Spülung unverdünnt für 60 Sek. ca. 5 Min. vor dem Essen	keine Empfehlung [3]	mit Tetracain: – mit Lidocain: 7.13.	ja nein
viskose Oxetacain-Lösung 0,2%	lokalanästhetisch, bei Ösophagitis kombiniert mit Maaloxan®	4 × tägl. mit ca. 10 ml unverd. vor dem Essen spülen und langsam schlucken	Tepilta®-Ersatz bei Ösophagitis	NRF Rezepturenfinder	ja
Morphin-Mundspülgel 0,1%	analgetisch	genaue Einnahmehinweise wegen systemischer UAW	Anwendung möglich [3]	2.4.	ja, mit BtM-Rezept
Doxepin-Mundspüllösung 0,5%	analgetisch	1 Amp. Doxepin 25 mg + 5 ml Aqua ad iniectabilia	Off-label-Use [3]	–	ja
Hydrocortison-Suspension 0,5% + Lidocain + Dexpanthenol	antiphlogistisch, antipruriginös, antiproliferativ, immunsuppressiv	3 × tägl. 1 EL Susp. in 200 ml Wasser geben und spülen, ausspucken, nicht nachspülen oder nachtrinken	kein Einfluss auf Dauer und Schwere der Mukositis [3]	7.14.	ja

tische und analgetische Mundspüllösungen verordnet und die Prophylaxemaßnahmen intensiviert.

Mundspüllösungen – Problem: evidenzbasiert?!

Die Datenlage ist unbefriedigend und die Anzahl an Mundspüllösungen so unübersichtlich, dass es zu sortieren gilt. Trotz des besseren Verständnisses pathobiochemischer Prozesse hat die Empirie in der Behandlung nach wie vor einen hohen Stellenwert. Hier hat die S3-Leitlinie 2016 mit Empfehlungen zur Supportivtherapie eine Basis für die Standardisierung wichtiger Themen in der Mukositistherapie gelegt [3].
Für die Herstellung und Abgabe von Mundspüllösungen in der Apotheke hält das Neue Rezeptur-Formularium (NRF) publizierte Stabilitätsdaten und umfassende Informationen zu Inhaltsstoffen und Wirkungen, pH-Wert-Einstellungen und Einnahmehinweisen bereit (Tab. 4). Die Zubereitungen sollen alkoholfrei sein, um die entzündete Schleimhaut nicht weiter zu reizen. Eine Erhöhung der Viskosität fördert die längere Verweildauer an den Schleimhäuten. Vorlieben für Konsistenz und Geschmack sind allerdings individuell unterschiedlich, und müssen im Gespräch evaluiert werden. Der Austausch von Geschmackskorrigenzien und Änderungen in der Viskosität können die Adhärenz erheblich verbessern.
Mundspüllösungen in der Therapie enthalten als wichtigen Wirkstoff Lokalanästhetika (z. B. Lidocain), deren analgetische Wirkung gut belegt ist. Die Einnahme dieser anästhesierenden Spüllösungen einige Minuten vor der Nahrungsaufnahme erleichtert das Essen und Trinken, der Patient muss aber auf die Gefahr der Verletzung oder des sich Verschluckens unter Anästhesierung hingewiesen werden.
Lösungen zur Mukositisbehandlung, die mehrere Wirkprinzipien kombinieren, sind zwar im NRF aufgeführt, werden aber in der Leitlinie ablehnend bewertet [3]. Ebenso kann aufgrund unzureichender Evidenz keine Empfehlung für oder gegen die Anwendung von Corticosteroiden zur Therapie der oralen Mukositis gegeben werden [20].

Erstattungsfähigkeit in ambulanter Versorgung

In der ambulanten Versorgung von Krebspatienten mit Rezepturen und Arzneimitteln spielt die Verordnungsfähigkeit und Erstattung durch die Krankenkasse eine wesentliche Rolle (Tab. 4 und 6), denn Patienten sind in vielen Fällen finanziell überfordert, in Begleitmedikamente zur Supportivtherapie zu investieren. Eine Beratung zur Erstattungsfähigkeit und den persönlichen Einsparmöglichkeiten baut Vertrauen auf.
Wenn in der ambulanten Versorgung mit Mundspüllösungen statt des Lokalanästhetikums Lidocain (gesetzlicher Verordnungsausschluss durch den Gemeinsamen Bundesausschuss) das verschreibungspflichtige Tetracain eingesetzt wird, sind diese Rezepturen verordnungsfähig.
Seit Ende 2016 ist das Fertigarzneimittel Tepilta® nicht mehr erhältlich. Die therapeutisch bewährte Kombination von Al- und Mg-hydroxid mit dem Lokalanästhetikum Oxetacain wird jetzt als Rezeptur in Kombination mit dem Fertigarzneimittel Maaloxan® zur symptomatischen schmerzlindernden Behandlung von Ösophagitis und Ulzera in der Mundhöhle angewendet [21]. Oxetacain ist nur als Monosubstanz erstattungsfähig, die Kosten für das Antacidum muss der Patient selber tragen.

Paclitaxel-Zyklus 3:

Die Patientin leidet unter starker Mundtrockenheit und Missempfindungen vor allem an der Zunge. Die Prophylaxemaßnahmen werden in der Frequenz und der sorgfältigen Durchführung nochmals intensiviert. Die Benzydamin-Mundspüllösung wird zur Nacht eingesetzt. Tagsüber wird zur Schmerzlinderung vor allem vor den Mahlzeiten mit Tetracain-Dexpanthenol-Mundspüllösung gespült.
Das Lutschen von abgerundeten Eiswürfeln (mit milden Fruchtsäften oder Tee) und GelClair® am Tag sowie ein Mundbefeuchtungsgel Biotene® zur Nacht werden zur Symptomlinderung empfohlen.

Paclitaxel-Zyklus 7:

Aufgrund einer ausgeprägten Neutropenie beschreibt die Patientin, dass sich ihre Mundschleimhaut in Fetzen ablöst, eine Nahrungsaufnahme ist kaum noch möglich, sie leidet unter Schmerzen auch beim Schlucken. Zur Prophylaxe einer Candida-Infektion werden Ampho-Moronal® Lutschtabletten verordnet. Das Oxetacain-Mundspülgel in Kombination mit Maaloxan® Suspension kann als Steigerung zur Schmerzlinderung vor der Nahrungsaufnahme verschluckt werden. Die weiteren symptomlindernden Maßnahmen werden fortgeführt.
Zusätzlich wird die Patientin mit enteraler Trinknahrung versorgt, die je nach Vorliebe auch gekühlt getrunken werden kann.

Infektionsgefahr unter Neutropenie

Die fehlende Schutzfunktion der geschädigten epithelialen Schleimhaut bei gleichzeitiger Neutropenie kann das Eindringen von opportunistischen Krankheitserregern begünstigen und zu lebensbedrohlichen Folgeinfektionen führen. Sinken die neutrophilen Granulozyten unter 1000/mm^3 steigt die Inzidenz und der Schweregrad solcher Infektionen [22].
Bei neutropenischen Patienten werden Septikämien zu ca. 25 bis 50% von Bakterien der physiologischen Mundflora verursacht und müssen unverzüglich systemisch behandelt werden, ebenso schwere Infektionen mit Herpes-simplex-Viren. Das geschwächte Immunsystem kann zudem die Entwicklung einer oralen Candidose begünstigen. Ein Mundsoor macht sich durch weiße bis gelbliche Beläge, gerötete brennende Schleimhäute und ein pelziges Gefühl bemerkbar. Die Beläge lassen sich zwar abwischen, darunter ist die Schleimhaut aber oft hochrot und blutet. Dieser Pilzbefall kann durch Antimykotika schnell und effektiv behandelt werden (Tab. 6). Bessert sich der Grad der Myelosuppression, kann auch die Schleimhaut regenerieren und die physiologische Schutzfunktion neu aufbauen [23].

Anpassung der Schmerztherapie

Schmerzmanagement spielt eine zentrale Rolle im Erhalt der Lebensqualität unter schwerer oraler Mukositis. Mundspüllösungen mit topisch wirksamen Lokalanästhetika sind nur kurz wirksam, sodass in fortgeschrittenen Stadien frühzeitig eine begleitende systemische Schmerztherapie notwendig wird. Die Empfehlung der Supportivleitlinie zur systemischen Schmerztherapie mit Opioiden gilt für alle Patienten mit Mukositis-bedingten Schmerzen.

Da nicht steroidale Antiphlogistika die Schmerzintensität einer oralen Mukositis nicht signifikant lindern können, kommen neben Novaminsulfon vor allem Opiatanalgetika wie Tramadol, Morphin oder Fentanyl-Pflaster zum Einsatz. Um systemische Opioidnebenwirkungen zu umgehen, kann die entzündete Schleimhaut auch mit Morphin in mukoadhäsiven Grundlagen (Tab. 4) lokal behandelt werden [24, 25]. Möglich ist dieser Therapieansatz, weil Opiate nicht nur zentral wirksam sind, sondern auch in peripheren Geweben an Rezeptoren binden. Die beobachteten Effekte können jedoch wenigstens zum Teil auf einer Absorption in den systemischen Kreislauf beruhen, was hinsichtlich der einschlägigen unerwünschten Wirkungen zu beachten ist.

Die topische Anwendung von Morphingel 0,1% hat sich vor allem in der stationären Versorgung als effektive und nebenwirkungsarme Methode etabliert. Im ambulanten Bereich erschwert der Aufwand der Betäubungsmittelverschreibung den Einsatz.

Die Supportivleitlinie empfiehlt bei Schmerzen im Off-label-Use eine Mundspülung mit dem trizyklischen Antidepressivum Doxepin (0,5%) (Tab. 4). 15 Minuten nach einer einmaligen Doxepinspülung reduzierte sich der Schmerz um 50%. Dieser Effekt hielt für mehr als vier Stunden an. Auch nahrungsassoziierte Schmerzen reduzierten sich signifikant. Die Wirksamkeit von Doxepin war allerdings von Nebenwirkungen wie stechenden Schmerzen, unangenehmem Geschmack und stärkerer Benommenheit begleitet [26, 27].

Mundtrockenheit

Die Speicheldrüsen sezernieren täglich ca. 1,5 Liter Flüssigkeit und Schleim. Dieses Sekret enthält neben Enzymen auch antimikrobielle Stoffe und sorgt für den Nahrungstransport und den Schutz der Zähne und der Schleimhaut vor mechanischen, thermischen oder mikrobiologischen Einflüssen.

Vor allem Patienten unter Strahlentherapie leiden unter Mundtrockenheit (Xerostomie), denn die Speicheldrüsen erneuern sich nach Bestrahlung deutlich langsamer oder nach starker Schädigung gar nicht mehr. Eine Xerostomie kann die Lebensqualität stark einschränken. Sie wird begleitet von einem wunden und brennenden Gefühl der Zunge, Veränderungen der Zungenoberfläche sowie Mundwinkelrhagaden und Lippenfissuren. Kauen, Schlucken, Schmecken, Sprechen und der Schlaf können beeinträchtigt sein. Durch die reduzierte Menge und die zähere Konsistenz des Speichels ist die Infektionsgefahr erhöht, und Säuren können die Zähne angreifen. Für die Zahnerhaltung ist dann eine zusätzliche Fluoridierung und Mineralisierung notwendig. Der Patient muss angeleitet werden, der Mundtrockenheit durch Mundhygiene, Mundspülungen, Ernährungsumstellung und Speichelersatzpräparate (Tab. 6) entgegenzuwirken [1].

Tab. 5: Ernährungsempfehlungen bei oraler Mukositis.

positiv	negativ
– weiche dickflüssige oder pürierte Kost – reichliche Flüssigkeitszufuhr, stilles Wasser, zur Mahlzeit immer wieder trinken	– scharfkantige, harte, trockene Lebensmittel – kalte kohlensäurehaltige Mineralwässer
– Gerichte mit Rahmsaucen (mit Butter, Sahne)	– scharfe, stark gewürzte Speisen
– reife wenig säurehaltige Obstsorten, gedünstetes Gemüse, evtl. püriert	– säurehaltige Lebensmittel (Zitrusfrüchte, Tomaten, rohes Obst, Obstsäfte)
– Milchprodukte wie Naturjoghurt, Sahne, Quark, Pudding, Speiseeis	– Frischmilch (Schleimbildung)
– kühle oder lauwarme Speisen	– sehr kalte oder sehr heiße Speisen
– Babynahrung (mit Kinderlöffel, Trinkhalm)	– Alkohol, Nicotin

Ernährungsumstellung kann Beschwerden lindern

Die Schluck- und Kaufunktionen sowie das Geschmacksempfinden können unter schweren Schleimhautschäden massiv eingeschränkt sein. Der betreuende Apotheker ist gefordert, den Ernährungszustand zu erfassen und Maßnahmen zu empfehlen, einer Mangelernährung und Dehydrierung vorzubeugen (Tab. 5).

Der Patient und die versorgenden Angehörigen werden zu einer Ernährungsumstellung auf bevorzugt hochkalorische Lebensmittel beraten. Um den Bedürfnissen des Patienten gerecht zu werden, gilt vor allem die Regel „Alles was schmeckt und vertragen wird, ist erlaubt". Eine zusätzliche Versorgung mit enteraler Kost kann entlasten und den Stress der Nahrungsaufnahme zur Gewichtserhaltung reduzieren. In der schwersten Ausprägung der oralen Mukositis benötigen viele Patienten ein PEG-System oder eine parenterale Ernährung.

Fertigarzneimittel und Medizinprodukte in Prophylaxe und Therapie

Wenn Krebspatienten in nicht erstattungsfähige Produkte investieren, ist es besonders wichtig, ein Produkt mit guter Wirksamkeit und hoher Akzeptanz auszuwählen (Tab. 6). Mundspüllösungen in Gelform, z. B. GelClair®, Episil®, legen sich als Schutzfilm auf die Mukosa in Mund und Rachen,

Komplementärmaßnahmen:

Die gut informierte Patientin Sandra S. kommt zu jedem Beratungstermin mit Fragen zu komplementären Verfahren, die sie sich über seriöse Literaturquellen auch im Internet erarbeitet hat. In Absprache mit der behandelnden Ärztin werden Akupunktur, Traumeel® S Mundspülungen, Zink- und Vitamin-D-Supplementierung (nach Blutspiegelwerten) therapiebegleitend durchgeführt.

lindern Reizungen und Schmerzen und befeuchten die Oberfläche des geschädigten Epithels. So profitieren die Patienten für ca. 60 Minuten von einer Schmerzlinderung mit einem angenehmen Mundgefühl.

Welche komplementären Maßnahmen können vorbeugen oder lindern?

Selbst etwas aktiv gegen die Erkrankung zu tun, ist der Wunsch vieler Krebspatienten. Sie wünschen sich zum möglichen Einsatz komplementärer Therapiemethoden Aufklärung und Beratung, nicht nur zur Beeinflussung ihres Krankheitsverlaufs, sondern auch zu möglichen Stör- und Wechselwirkungen mit ihrer Krebstherapie.

Die Autoren der S3-Leitlinie listen zur oralen Mukositis eine Reihe von Komplementärmaßnahmen auf, für die keine ausreichende Evidenz vorliegt, um eine Empfehlung für oder gegen den Einsatz zu rechtfertigen. Wichtig ist die Beurteilung eines möglichen Schadens, da es ansonsten dem Patien-

Tab. 6: **Medizinprodukte und Fertigarzneimittel zur Prophylaxe und Therapie der oralen Mukositis.**

Produkt	Inhaltsstoffe	Wirkung	Erstattung*
Prophylaxe und Pflege			
Meridol®	Fluoride (ohne Alkohol)	antibakteriell, reduziert Plaque	nein, MP
Glandomed®	Macrogol 300, 1500, Natriumhydrogencarbonat	Reinigung der Schleimhaut von zähem mikrobiologisch besiedeltem Schleim	nein, MP
GelClair®	Hydrogel mit Polyvinylpyrrolidon, Na-hyaluronat und Glycyrrhetinsäure	gelartiger Schutzfilm zur Prophylaxe und Schmerzreduktion	nein, MP
Episil® Spray, Oralflüssigkeit	Sojalecithin, Glyceroldioleat	analgetisch, Lipidschutzfilm	nein, MP
Biotène® Mundspüllösung, Mundbefeuchtungsgel	Enzymgemisch, Glycerol	antimikrobiell, reinigend Anregung der Speichelproduktion	nein, MP
Therapie und Regeneration			
Bepanthen® Lsg. 5%	Dexpanthenol	wundheilend	nein, AM
Caphosol®	Calciumchlorid (Lsg. A) und Natriumdihydrogenphosphat (Lsg. B)	Prophylaxe / Therapie Reinigung, Befeuchtung, Regeneration	nein, MP
Tantum Verde® Lutschtabletten	Benzydamin	antimikrobiell, analgetisch	nein, AM
bei lokalen Läsionen und Aphthen			
Dontisolon® Mundheilpaste	Prednisolon	entzündungshemmend, schmerzlindernd	ja, Rx AM
Solcoseryl® Dental Adhäsivpaste	proteinfreies Hämodialysat vom Kalb	wundheilungsfördernd, entzündungshemmend	nein, AM
Kamistad® Gel Dynexan® Mundgel	Lidocain	lokalanästhetisch	nein, AM
bei Pilzinfektion mit Belag			
Ampho-Moronal® Lutschtabletten oder Suspension	Amphotericin B	bei *Candida*-Infektionen, Mundsoor	ja, Rx AM
Nystatin-Suspension	Nystatin (100.000 IE/ml)	bei *Candida*-Infektionen, Mundsoor	ja, AM
bei Mundtrockenheit			
Saliva® natura Mundspray	Santakraut-Schleim (Mucopolysaccharid)	feuchtigkeitsbindender Gleitfilm	ja, MP
Glandosane®	Carmellose	künstlicher Speichel	ja, AM
Aldiamed® Gel, Spülung, Spray	Aloe vera, Xylitol u. a.	antibakteriell, befeuchtend	nein, MP

* MP Medizinprodukt, AM Arzneimittel, Rx verschreibungspflichtig

Tab. 7: **Komplementärmaßnahmen zur Prävention und Therapie der oralen Mukositis** (nach [3, 28, 29, 30]).

Mittel, Maßnahme	postulierte Wirkungen	Anwendung	unerwünschte Wirkungen
Salbei-, Kamillen- oder Ringelblumentee	antiphlogistisch antibakteriell wundheilungsfördernd	4 – 6 × tägl. mit Teeaufguss spülen und gurgeln	Mundtrockenheit (Salbei), Allergien (Kamille, Ringelblume?)
Myrrhentinktur (nur zur Prophylaxe!)	adstringierend desinfizierend	lokal auftupfen oder mit Wasser verdünnt spülen	enthält Alkohol, brennt bei Schleimhautdefekten
Traumeel® S Ampullen	antiphlogistisch analgetisch	5 – 6 × tägl. spülen oder mittels Zerstäuber aufsprühen	Allergien
Eiswürfel lutschen mit Ananassaft, Salbeitee	analgetisch, wundheilend befeuchtend	nach Bedarf, vorher antauen	starker Kältereiz Vorsicht, scharfe Kanten!
Zink	antioxidativ, präventiv bei Kopf-Hals-Tumoren unter Radiotherapie	25 – 30 mg tägl. (Blutspiegelkontrolle!)	unklares Risiko für Abschwächung der Chemo- oder Radiotherapie
Vitamin E, topisch oder systemisch	protektiver Effekt, antioxidativ zellmembranstabilisierend	ölige Lösung topisch oder 300-800 IE/Tag oral	
70%ige Traubenkernextrakt-Mundspüllösung (oligomere Proanthocyanidine [31])	antiinflammatorisch antioxidativ wundheilend	3 – 4 × tägl. spülen prophylaktisch	nicht beobachtet
Sanddornfruchtfleischöl (Vitamine und mehrfach ungesättigte Fettsäuren)	antibakteriell schmerz- und reizlindernd	3 – 5 Tropfen in etwas Wasser verdünnen	Allergien
medizinischer Honig (in Kombination mit Kaffee [32])	antibakteriell, antiinflammatorisch befeuchtend	topisch	mögliche Keimbelastung (hoher Zuckergehalt!)
Akupunktur	Prophylaxe und Therapie der Mundtrockenheit unter Radiotherapie		

ten überlassen bleibt, den individuellen Nutzen zu bewerten. Eine Gegenüberstellung der erwünschten und unerwünschten Wirkungen bietet Tabelle 7.

Was kann die Pharmazeutische Betreuung durch die Apotheke leisten?

Krebspatienten haben einen hohen Informationsbedarf und sind eine besondere Zielgruppe für Pharmazeutische Betreuung. Damit der Apotheker - auch im interdisziplinären Team - als Experte im Supportivmanagement wahrgenommen wird, bedarf es besonderer Kenntnisse und Kompetenzen. Eine erfolgreiche Patientenführung in Prophylaxe und Therapie der Mukositis kann nur in der Zusammenarbeit mit Ärzten und Pflegekräften gelingen. Der Fokus der Ärzte richtet sich häufig vordergründig auf das Überleben, und belastende Nebenwirkungen treten in den Hintergrund. Hier kann der Apotheker für Krebspatienten zum verlässlichen Begleiter in der Erhaltung und Verbesserung der Lebensqualität werden und Ärzte und Pflegekräfte entlasten.

Websites

- www.mascc.org/assets/documents/MukositisGuidelinesMASCC2006(dtV).pdf
- www.krebsinformationsdienst.de/wegweiser/iblatt/iblatt-mukositis-bei-krebs.pdf
- www.onkosupport.de/asors/content/e4125/e4405/e4406/OraleMucositisMerkblatt.pdf
- www.krebsgesellschaft.de/onko-internetportal/basis-informationen-krebs/basis-informationen-krebs-allgemeine-informationen/mundhygiene-bei-krebs.html
- www.komplementaermethoden.de
- www.tk.de/tk/aerzte/leitfaden-kam-beratung-onkologie/624550

Nachsorge:

Die pharmazeutische Betreuung der Patientin wird nach Ende der Chemotherapie fortgesetzt. Postoperativ erfolgt eine Beratung zur Wund- und Narbenpflege und unter Radiotherapie eine engmaschige Betreuung in der Prophylaxe und Therapie strahlenbedingter Hautreaktionen. Weiterhin wird eine Darmsanierung durchgeführt und eine Misteltherapie zur Verbesserung der Fatigue diskutiert.

Fazit

Krebspatienten profitieren, wenn standardmäßig eine Prophylaxe und Therapie der Mukositis durch interdisziplinä-

res Vorgehen etabliert wird. Dabei können und sollten sich Apotheker im onkologischen Team als kompetenter Partner zeigen. Eine frühzeitige individualisierte Therapiebegleitung vermittelt Sicherheit, kann schmerzhafte und belastende Symptome lindern und Komplikationen vermeiden. Vor allem aber sollen Krebspatienten mit ihrem Beratungsbedarf im Therapieverlauf nicht alleine gelassen werden.
Im Dschungel der unzähligen, teilweise methodisch unzureichenden Studien zur Wirksamkeit der Prophylaxe- und Therapieansätze hat die S3-Leitlinie „Supportive Therapie" für verlässliche Empfehlungen gesorgt. Weitere Forschung ist notwendig, um Klarheit über die Effektivität von Wirkstoffen sowie galenischen Zubereitungen zu erlangen. Zudem sind neue Studien zu komplementären Therapieverfahren wünschenswert, sodass Komplementärmaßnahmen zukünftig evidenzbasiert ausgewählt werden können, um Nebenwirkungen onkologischer Therapien zu lindern. |

Literatur

[1] Bannert C, Rémi C. Quälende Schleimhautschäden verhindern. Pharm Ztg 2009;154(31):18-25

[2] Sonis ST et al. Perspectives on cancer therapy-induced mucosal injury. Pathogenesis, Measurement, Epidemiology, and Consequences for Patients. Cancer 2004;100(Suppl 9):1995-2025

[3] S3-Leitlinie „Supportive Therapie bei onkologischen PatientInnen", AWMF-Reg.-Nr. 032-054OL, November 2016

[4] Stiff PJ et al. Reliability and validity of a patient self-administered daily questionnaire to assess impact of oral mucositis (OM) on pain and daily functioning in patients undergoing autologous hematopoietic stem cell transplantation (HSCT). Bone Marrow Transplant 2006;37(4):393-401

[5] Elting LS et al. Patient-reported measurements of oral mucositis in head and neck cancer patients treated with radiotherapy with or without chemotherapy: demonstration of increased frequency, severity, resistance to palliation, and impact on quality of life. Cancer 2008;113(10):2704-13

[6] Murphy B. Clinical and Economic Consequences of Mucositis induced by Chemotherapy and/or Radiation Therapy. J Support Oncol 2007;5:13-21

[7] Köstler WJ et al. Oral Mucositis Complicating Chemotherapy and/or Radiotherapy: Options for Prevention and Treatment. CA Cancer J Clin 2001;51(5):290-315

[8] Pico JL et al. Mucositis: Its Occurrence, Consequences, and Treatment in the Oncology Setting. Oncologist 1998;3:446-451

[9] IFAHS und DGOP (Hrsg). QuapoS 5 – Qualitätsstandards für den pharmazeutisch-onkologischen Service. onkopress, Oldenburg 2014

[10] Elting LS et al. Risk of oral and gastrointestinal mucosal injury among patients receiving selected targeted agents: a meta-analysis. Support Care Cancer 2013;21(11):3243-54

[11] Sonis ST et al. Oral complications in patients receiving treatment for malignancies other than of the head and neck. J Am Dental Assoc 1978;97:468-472

[12] Peterson ME. Management of adverse events in patients with hormone receptor-positive breast cancer treated with everolimus: observations from a phase III clinical trial. Support Care Cancer 2013;21(8):2341-9

[13] Scully C et al. Oral mucositis. Oral Dis 2006;12(3):229-241

[14] Riesenbeck D et al (AG Oral Care der ASORS). Empfehlungen zum Management von oraler Mukositis. Im Focus Onkologie 2015;18(5)

[15] Rajesh V et al. MASCC/ISOO clinical practice guidelines for the management of mucositis secondary to cancer therapy. Cancer 2014;120(10):1453-61

[16] McGuire DB et al. Systematic review of basic oral care for the management of oral mucositis in cancer patients. Support Care Cancer 2013;21(11):3165-3177

[17] Peterson DE et al. Systematic review of oral cryotherapy for management of oral mucositis caused by cancer therapy. Support Care Cancer 2013;21(1):327-332

[18] Riley P et al. Interventions for preventing oral mucositis in patients with cancer receiving treatment: oral cryotherapy. Cochrane Database of Systematic Reviews 2015;(12):Art No CD011552

[19] Epstein JB et al. Benzydamine HCl for prophylaxis of radiation-induced oral mucositis: results from a multicenter, randomized, double- blind, placebo-controlled clinical trial. Cancer 2001;92(4):875-85

[20] Nicolatou-Galitis OT et al. Systematic review of anti-inflammatory agents for the management of oral mucositis in cancer patients. Support Care Cancer 2013;21(11):3179-3189

[21] ABDA – Bundesvereinigung Deutscher Apothekerverbände (Hrsg). Deutscher Arzneimittel-Codex/Neues Rezeptur-Formularium. Govi-Verlag, Eschborn

[22] Brown CG, Wingard J. Clinical consequences of oral mucositis. Semin Oncol Nurs 2004;20(1):16-21

[23] D'Hondt L et al. Oral mucositis induced by anticancer treatments: physiopathology and treatments. Ther Clin Risk Manag 2006;2(2):159-168

[24] Saunders DP et al. Systematic review of antimicrobials, mucosal coating agents, anesthetics, and analgesics for the management of oral mucositis in cancer patients. Support Care Cancer 2013;21(11):3191-3207

[25] Platzer M et al. Topische Applikation von Morphingel bei entzündlichen Haut- und Schleimhautläsionen. Schmerz 2005;19(4):296-301

[26] Epstein JB et al. Oral doxepin rinse: the analgesic effect and duration of pain reduction in patients with oral mucositis due to cancer therapy. Anesth Analg 2006;103:465-470

[27] Leenstra JL et al. Doxepin rinse versus placebo in the treatment of acute oral mucositis pain in patients receiving head and neck radiotherapy with or without chemotherapy: a phase III, randomized, double-blind trial (NCCTG-N09C6 [Alliance]). J Clin Oncol 2014;32(15):1571-7

[28] Hübner J. Komplementäre Onkologie, Supportive Maßnahmen und evidenzbasierte Empfehlungen 2. Aufl. Schattauer, Stuttgart 2012

[29] Dobos G, Kümmel S. Gemeinsam gegen Krebs. Naturheilkunde und Onkologie – zwei Ärzte für eine menschliche Medizin. Narayana, Kandern 2011

[30] Yarom N et al. Systematic review of natural agents for the management of oral mucositis in cancer patients. Support Care Cancer 2013;21(11):3209-3221

[31] Holzhauer P et al. Prophylaxe der Chemotherapie-assoziierten oralen Mukositis mit einer Mundspül-Lösung aus Traubenkernextrakt (OPC). Dtsch Z Onkol 2015;47:36-40

[32] Raeessi M et al. „Coffee plus honey" versus „topical steroid" in the treatment of chemotherapy-induced oral mucositis: a randomised controlled trial. BMC Complement Altern Med 2014;14:293

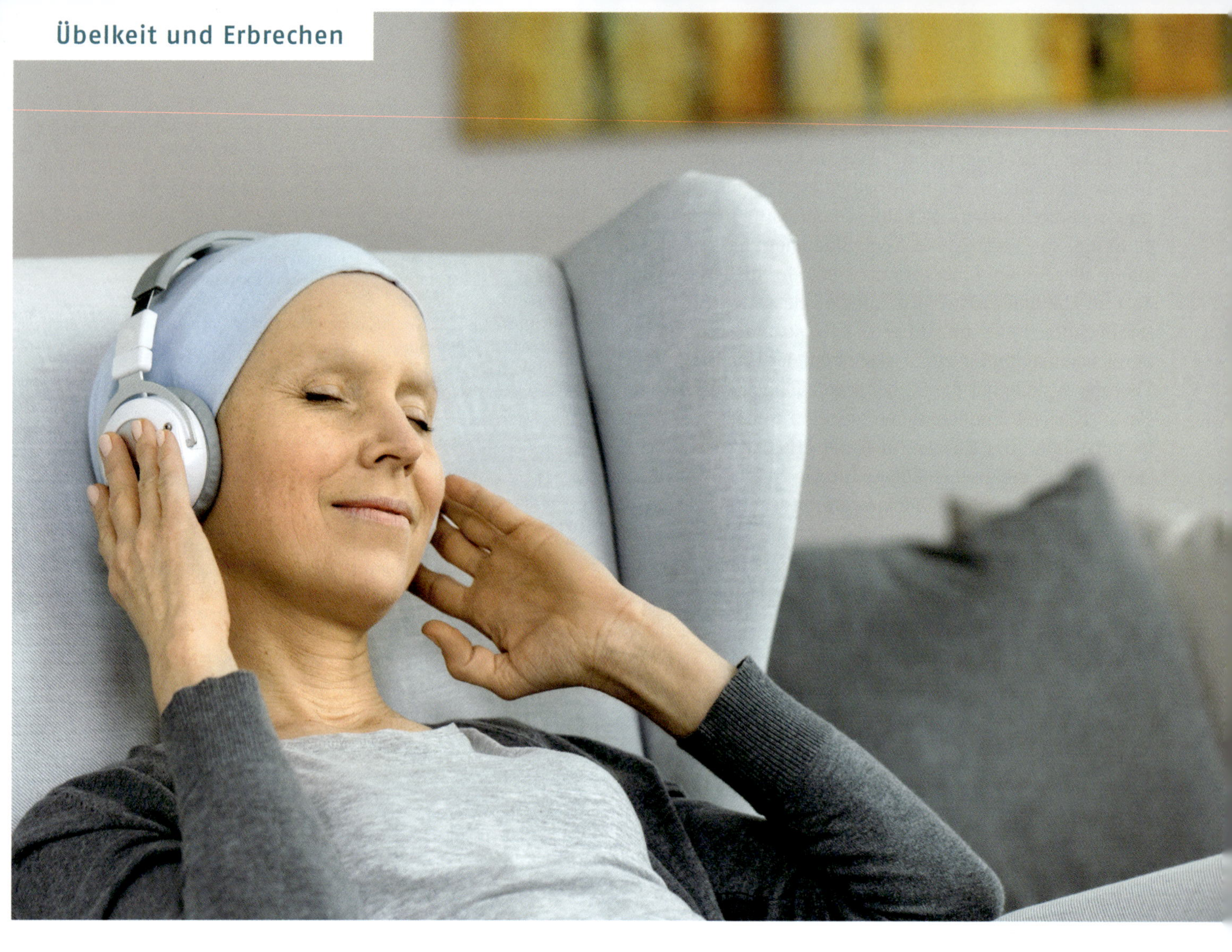

Übelkeit und Erbrechen verhindern

Von Steffi Künne und Tilman Schöning | **Bei vielen Krebspatienten gilt Übelkeit und Erbrechen als gefürchtete Nebenwirkung während ihrer Chemotherapie. Dank vielfältiger antiemetischer Therapieoptionen kann man diese Nebenwirkung deutlich reduzieren oder sogar komplett vermeiden.**

In den letzten 25 Jahren hat sich die Prophylaxe und Therapie von Chemotherapie-induzierter Übelkeit und Erbrechen dank der Entwicklung neuer antiemetischer Substanzen stetig verbessert [1]. Durch viele Neuzulassungen, insbesondere von oralen Krebstherapien, werden Therapeuten immer wieder vor neue Herausforderungen bezüglich der optimalen Prophylaxe gestellt. Daher veröffentlichen verschiedene Internationale Fachgesellschaften (MASCC, ASCO, NCCN) regelmäßig aktualisierte Leitlinien, die in den Klinikalltag implementiert werden können.

Bei der Leitlinie der Multinational Association of Supportive Care in Cancer (MASCC) handelt es sich um eine Konsensus-Leitlinie, welche im Abstimmungsprozess eine 67%ige Zustimmung der Mitglieder des Leitlinien-Komitees voraussetzt. Dabei werden auf Basis eines systematischen Literatur-Reviews Empfehlungen zu definierten Therapie-Konstellationen mit entsprechenden Evidenz-Ratings gegeben. Die Leitlinie wurde im Hinblick auf Neuzulassungen, sowie neuen Daten und Praxiserfahrungen zu definierten Therapiekonstellationen im Jahre 2016 aktualisiert [2]. Die deutsche S3-Leitlinie „Supportive Therapie bei onkologischen PatientInnen" wurde im Jahr 2017 veröffentlicht und ist in ihren Empfehlungen der MASCC-Leitlinie ähnlich [3]. Die Leitlinie des National Comprehensive Cancer Network (NCCN) wurde im Februar 2019 aktualisiert und berücksichtigt somit auch Neuzulassungen nach 2016 [4]. Die antiemetischen Empfehlungen sind mit denen der MASCC-Leitlinie von 2016 nahezu identisch. Nach der aktuellen deutschen Leitlinie werden Übelkeit und Erbrechen während einer Tumortherapie nach dem Zeitpunkt des Auftretens der Symptomatik in drei Formen eingeteilt [3]:

- akut: Auftreten innerhalb von 24 Stunden nach Beginn der Tumortherapie

- verzögert: Auftreten später als 24 Stunden nach Beginn der Tumortherapie und Dauer bis zu fünf Tage
- antizipatorisch: Folge einer klassischen Konditionierung ausgelöst durch externe Faktoren wie Geruch, Geschmack und visuelle Eindrücke, durch psychische Faktoren wie Angst und Anspannung, oder geprägt durch Übelkeit und Erbrechen bei einer vorherigen Tumortherapie

Trotz einer leitliniengerecht durchgeführten Therapie tritt bei ca. 20 bis 30% der Patienten Erbrechen während der Chemotherapie auf, die Inzidenz von Übelkeit ist mit ca. 40 bis 50% noch höher.
Hinsichtlich der Auswahl des richtigen Regimes gilt in der Praxis immer der Grundsatz Prophylaxe vor Therapie. Hier ist neben dem Risikoprofil der Substanzen auch immer das Risikoprofil der Patienten zu berücksichtigen (siehe Score nach Hesketh et al.) (Tabelle 1). Als patientenbezogene Risikofaktoren gelten
- ein geringer Alkoholkonsum,
- weibliches Geschlecht,
- Alter unter 35 Jahren,
- vorbestehende Reisekrankheit und
- vorausgegangene Übelkeit unter Chemotherapie.

Bei der Einteilung der eingesetzten Zytostatika wurden insbesondere neue Erkenntnisse hinsichtlich der Potenz oral eingesetzter Tumortherapeutika berücksichtigt. Neben den schon 2010 als hochemetogen eingestuften Procarbacin und Hexamethylmelamin gilt Imatinib als moderat emetogen. Ebenso müssen Bosutinib, Cabozantinib, Ceritinib und Crizotinib, Cyclophosphamid, Lenvatinib, Midostaurin, Niraparib, Olaparib, Temozolomid, Tipiracil-HCl/Trifluridin und Vinorelbin als entsprechend potent angesehen werden.

Antiemetische Wirkstoffe

Aus der Gruppe der **Serotonin-Antagonisten** stehen zur Vorbeugung oder Behandlung von Übelkeit und Erbrechen mittlerweile vier Wirkstoffe zur Verfügung: Granisetron, Ondansetron, Palonosetron und Tropisetron. Ihre Wirkungen beruhen auf dem selektiven Antagonismus an 5-HT_3-Rezeptoren. Die 5-HT_3-Antagonisten können oral und/oder intravenös eingesetzt werden, von Granisetron steht auch ein transdermales Pflaster zur Verfügung.
Antagonisten an Substanz P/Neurokinin-1-Rezeptoren **(NK1-Rezeptorantagonisten)** gelten als besonders wirksam in der Prophylaxe von verzögerter Übelkeit und Erbrechen. Ihre Wirkungen beruhen auf dem selektiven Antagonismus an Neurokinin-1-Rezeptoren, an dem die Effekte des natürlichen Liganden Substanz P blockiert werden. Es stehen vier Wirkstoffe aus dieser Klasse zur Verfügung: Aprepitant, Fosaprepitant, Netupitant und Rolapitant.
Glucocorticoide (z.B. Dexamethason) werden sowohl für die Prophylaxe der akuten als auch der verzögerten Form des Erbrechens eingesetzt.

Einen Überblick über standardisiert eingesetzte Antiemetika gibt Tabelle 2.
Die Auswahl des Antiemeseschemas richtet sich nach dem Zytostatikum mit dem höchsten emetogenen Potenzial. In der Regel ist ein Stufenschema sinnvoll (Tabelle 3), welches nach Auswahl der entsprechenden Stufe für den Therapiestart eine Eskalation bei unzureichender Wirkung ermöglicht.

Zur Prophylaxe von akuter Übelkeit/Erbrechen unter hoch emetogener Therapie wird uneingeschränkt die Kombination aus einem NK1-Rezeptorantagonisten, einem 5-HT_3-Antagonisten und Dexamethason empfohlen. Neben dem Einsatz von (Fos)aprepitant (CAVE: CYP3A4-Interaktionen) oder Rolapitant (CAVE: moderater Inhibitor von CYP2D6 sowie P-Glycoprotein) in Kombination mit einem beliebigen Setron wird hier als gleichwertige Alternative die seit Ende 2015 auch in Deutschland zugelassene Fixkombination aus Palonosetron und Netupitant (Akynzeo®, CAVE: Netupitant ist ein moderater CYP3A4-Inhibitor) empfohlen. Diese könnte sich aufgrund der langen Halbwertszeiten auch als sinnvolle Maßnahme bei emetogenen oralen Tumortherapeutika erweisen, sodass nicht täglich ein Antiemetikum eingenommen werden muss, sondern möglicherweise wöchentlich, je nach individueller Wirkungsdauer.
In Olanzapin als Kombinationspartner von NK1-Antagonist, Setron und Dexamethason wird zudem – insbesondere bei Regimen mit zu erwartender (verzögerter) Übelkeit – eine weitere Alternative gesehen, allerdings mit niedrigem Evidenz- und Konsensus-Level. In der Prophylaxe verzögerter Übelkeit/Erbrechen wird die Fortsetzung von oral eingesetztem Aprepitant plus Dexamethason empfohlen oder Dexamethason plus Metoclopramid, im Falle des Einsatzes von Fosaprepitant nur Dexamethason alleine. Wurden Anthracyclin/Cyclophosphamid(AC)-haltige Therapien beim Mamma-Karzinom bisher noch als moderat emetogen eingestuft, so fallen sie nun unter hoch emetogene Therapien.

Zur Prophylaxe von akuter Übelkeit und Erbrechen unter mittel emetogener Chemotherapie wird nach wie vor ein 5-HT_3-Antagonist in Kombination mit Dexamethason empfohlen. Ausnahme stellt Carboplatin dar mit einer Dreier-Kombination aus NK_1-Antagonist, 5-HT_3-Antagonist und Dexamethason. Hinsichtlich der verzögerten Übelkeit/Erbrechen soll eine Prophylaxe mit Dexamethason nur bei Substanzen mit bekanntem Potenzial für verzögerte Übelkeit stattfinden (z.B. Cyclophosphamid, Doxorubicin, Oxaliplatin, Carboplatin). Wird (Fos)aprepitant im Falle von Carboplatin eingesetzt, so soll im Weiteren kein Dexamethason eingesetzt werden.
Bei einer durchgängigen Therapie mit oralen Zytostatika, die ein mittleres emetogenes Potenzial haben, empfiehlt die NCCN eine Prophylaxe mit einem 5-HT_3-Antagonisten. Die Applikationshäufigkeit richtet sich nach ausgewähltem Wirkstoff und Applikationsform. Zu beachten ist, dass es bei allen 5-HT_3-Antagonisten sehr häufig zu Obstipationen

kommt. Diese können für den Patienten sehr unangenehm werden, daher ist eine rechtzeitige Intervention z.B. mit Macrogol sinnvoll.

Bei der Prophylaxe niedrig emetogener Chemotherapie werden als Alternativen nach wie vor ein 5-HT_3-Antagonist oder Dexamethason oder Metoclopramid genannt.

Hinsichtlich weiterer Ergänzungen der Leitlinie für besondere Konstellationen sind insbesondere die Hochdosistherapie vor Stammzelltransplantation sowie die Mehrtagestherapie mit Cisplatin zu nennen. Empfohlen wird hier zur Prophylaxe von akuter Übelkeit/Erbrechen in beiden Fällen die Dreier-Kombination mit Aprepitant an jedem Therapietag (Ausnahme: Palonosetron nur an jedem zweiten Therapietag).

Eine neue Empfehlung ergibt sich auch für die Durchbruchsbehandlung von verzögerter Übelkeit. Alleinige Empfehlung ist hier Olanzapin (Empfehlungsgrad: moderat) auf Basis der Daten von Navari et al [5].

Tab. 1: **Emetogenes Potenzial antineoplastischer Substanzen** (mod. nach [8])

emetogenes Potenzial	parenterale Substanzen		orale Substanzen	
hoch > 90%	Anthracyclin/Cyclophosphamid Carmustin Cisplatin Cyclophosphamid > 1500 mg/m²	Dacarbazin Mechlorethamin Streptozotocin	Hexamethylamin Procarbazin	
moderat > 30 bis 90%	Alemtuzumab Arsentrioxid Azacitidin Bendamustin Carboplatin Clofarabin Cyclophosphamid < 1500 mg/m² Cytarabin > 1000 mg/m² Daunorubicin Doxorubicin	Epirubicin Idarubicin Ifosfamide Irinotecan Oxaliplatin Romidepsin Temozolomid Thiotepa Trabectedin Treosulfan	Bosutinib Busulfan Ceritinib Crizotinib Cyclophosphamid Imatinib Lenvatinib	Lomustin Midostaurin Mitotane Niraparib Olaparib Temozolomid Vinorelbin
gering 10 bis 30%	Aflibercept Asparaginsäure Asparaginsäure, peg. Belinostat Blinatumumab Bortezomib Brentuximab Cabazitaxel Carfilzomib Catumaxumab Cetuximab Cytarabin < 1000 mg/m² Dactinomycin Decitabin Docetaxel Doxorubicin, lip. peg. Eribulin Etoposid 5-Fluorouracil	Gemcitabin Ibritumomab-Tiuxetan Ipilimumab Ixabepilon Methotrexat Mitomycin Mitoxantron Nab-Paclitaxel Nelarabin Paclitaxel Panitumumab Pemetrexed Pentostatin Pertuzumab Radium-223 Temsirolimus Topotecan Trastuzumab-Emtansin Vinflunin	Afatinib Alltransretinolsäure Axatinib Capecitabin Dabrafenib Dasatinib Everolimus Estramustin Etoposid Fludarabin Ibrutinib Idelalisib Lapatinib	Lenalidomid Mercaptopurin Nilotinib Pazopanib Ponatinib Sunitinib Regorafenib Tegafur Uracil Thalidomid Treosulfan Vandetanib Vorinostat
minimal < 10%	Bevacizumab Bleomycin Buserelin Busulfan 2-Chlorodeoxyadenosin Cladribin Fludarabin Fulvestrant Goserelin Leurorelin Nivolumab Obinutuzumab	Ofatumumab Pembrolizumab Pixantron Pralatrexat Ramucirumab Rituximab Siltuximab Trastuzumab Triptorelin Vinblastin Vincristin Vinorelbin	Abarelix Abirateron Anagrelid Anastrozol Busulfan Cabozantinib Chlorambucil Degarelix Enzalutamid Erlotinib Exemestan Flutamid Gefitinib Hydroxyurea	Melphalan Lenvatinib Letrozol Melphalan Methotrexat Nintedanib Pomalidomid Ruxolitinib Sorafenib Tamoxifen 6-Thioguanin Vemurafenib Vismodegib

Die Ergänzung der Fixkombination aus Palonosetron/Netupitant stützt sich auf Ergebnisse aus zwei Phase-III-, sowie einer Phase-II-Studie zur Überlegenheit bzw. Nicht-Unterlegenheit vs. Palonosetron allein [6 – 8]. Insgesamt können die beiden Optionen Netupitant/Palonosetron plus Dexamethason sowie (Fos)aprepitant plus 5-HT_3-Antagonist plus Dexamethason als gleichwertig effektiv zur Prophylaxe bei hoch emetogener Chemotherapie angesehen werden. Grundsätzliche Überlegungen zur Integration der Regime in lokale Leitlinien sollten sich auf den NUB-Status (NUB: neue Untersuchungs- und Behandlungsmethoden) und den Preis der Präparate, den ambulanten oder stationären Einsatz sowie organisatorische Fragen vor Ort konzentrieren.

In Klinik- oder Praxisambulanzen kann dabei die Mischbarkeit einer Kombination aus Fosaprepitant/Granisetron oder Ondansetron/Dexamethason zur Kurzinfusion von Vorteil sein [9]. Die dritte Alternative der Kombination von 5-HT_3-Antagonist und Dexamethason mit Olanzapin sollte kritisch betrachtet werden. Olanzapin besitzt keine Zulassung in dieser Indikation, es bestehen zudem nur begrenzte Erfah-

Tab. 2: **Übersicht der in Deutschland standardmäßig eingesetzten Antiemetika** (nach [3], Fachinformationen der Präparate]

Substanz	Applikation	empfohlene Dosis (Erwachsene)	ausgewählte Besonderheiten
NK_1-Rezeptorantagonist			
Aprepitant	oral	Tag 1: 125 mg Tag 2 + 3: 80 mg	CYP3A4-Interaktionen
Fosaprepitant	i. v.	150 mg	CYP3A4-Interaktionen
Rolapitant	oral	180 mg	CYP2D6-Interaktionen P-gP-Interaktionen
Netupitant + Palonosetron	oral	300 mg + 0,5 mg	CYP3A4-Interaktionen
5-HT_3-Rezeptorantagonist			
Granisetron	i. v.	1 mg (- 3 mg)	Obstipation
	oral	2 mg	
	transdermal	3,1 mg/24 Stunden	Obstipation, Applikation 24 bis 48 Stunden vor Chemotherapie
Ondansetron	i. v.	8 mg	Obstipation
	oral	16 mg	
Palonosetron	i. v.	0,25 mg	Obstipation, lange HWZ
	oral	0,5 mg	
Tropisetron	i. v.	5 mg	Obstipation
	oral	5 mg	
Corticosteroide			
Dexamethason	oral oder i. v.	4 bis 20 mg/Tag	Abhängig vom emetogenen Potenzial der Chemotherapie, in der Regel nicht zusätzlich bei Therapieschemata, die bereits Steroide enthalten
D_2-Antagonisten			
Metoclopramid	oral oder i. v.	maximal dreimal 10 mg/Tag (über maximal 5 Tage)	extrapyramidale Störungen, Dosisreduktion bei Niereninsuffizienz, CYP2D6-Substrat
Alizaprid	oral oder i. v.	maximal dreimal 100 mg/Tag	extrapyramidale Störungen (Risiko durch Kombination mit Dexamethason erhöht), Dosisreduktion bei Niereninsuffizienz
Neuroleptika			
Olanzapin	oral	5 bis 10 mg/Tag über drei Tage	Sedierung, CYP1A2-Substrat QTc-Zeit-Verlängerung

rungen in der Prophylaxe von Chemotherapie-bedingter/m Übelkeit/Erbrechen. Olanzapin besitzt hinsichtlich Verträglichkeit und Wechselwirkungen nicht zu unterschätzende Risiken. Diese sind vor allem seine sedierende Wirkung – welche insbesondere bei älteren Patienten mit Sturzgefahr einhergehen kann – QT-Zeit-Verlängerung sowie Wechselwirkungen mit anderen Arznei- oder Genussmitteln über Cytochrom P1A2 (z.B. Raucher, Ciprofloxacin!). Auch hinsichtlich der Empfehlung zur Durchbruchsbehandlung von verzögerter Übelkeit mit Olanzapin sind diese Risiken zu berücksichtigen und gegebenenfalls ist auf andere Alternativen zurückzugreifen.

Beim Einsatz von D_2-Antagonisten wie Metoclopramid oder Alizaprid sollten die Höchstdosen beachtet und eine Dosisreduktion bei eingeschränkter Nierenfunktion nicht vergessen werden. Diese betragen bei Metoclopramid dreimal 10 mg p.o. täglich sowie bei Alizaprid dreimal 100 mg p.o. täglich jeweils über maximal fünf Tage. Bei mäßiger bis schwerer Einschränkung der Nierenfunktion (Creatinin-Clearance 15 bis 60 ml/Minute) besteht das Risiko einer Kumulation, daher muss die Dosis auf 50% reduziert werden. Der Einsatz der Dreier-Kombination unter Hochdosistherapie vor Stammzelltransplantation wird durch zwei Studien mit Hochdosis-Therapie zur Konditionierung vor allogener und autologer Stammzelltransplantation gestützt, bei der die Emesiskontrolle mit der Dreierkombination deutlich besser gelang [10 – 11]. Allerdings zeigte sich auch, dass (verzögerte) Übelkeit in diesem Patientenkollektiv weiterhin ein Problem darstellt.

Was kann der Patient sonst noch tun?

Zunächst sollte dem Patienten geraten werden, die verordneten Medikamente vorschriftsmäßig einzunehmen, damit es möglichst gar nicht zu einer Chemotherapie-induzierten Übelkeit und Erbrechen kommt. Desweiteren sollten Patienten mehrere kleine Mahlzeiten am Tag zu sich nehmen, anstatt drei großen Hauptmahlzeiten. Leichte Kost ist zu empfehlen, auf besonders süße, fettige, blähende, stark gewürzte oder stark riechende Speisen sollte verzichtet werden. Bei einigen Patienten führt bereits der Geruch von Speisen zu Übelkeit. Ist dies der Fall, sollte der Patient seine Mahlzeiten möglichst nicht selber zubereiten, Essensgerüche können durch regelmäßiges Lüften reduziert werden. Einigen Patienten hilft auch die zusätzliche Einnahme von Ingwer-Präparaten, die Datenlage ist hierzu allerdings noch nicht eindeutig [12 – 13].

Tab. 3: **Antiemetische Prophylaxe in der akuten und verzögerten Phase** (MASCC)

Art der Chemotherapie	akute Phase (Tag 1)	verzögerte Phase (Tag 2 bis 3)
hoch emetogen	NK_1-Rezeptorantagonist + $5\text{-}HT_3$-Rezeptorantagonist + Dexamethason +/- Olanzapin	Dexamethason (+NK_1-Rezeptorantagonist)[1]
Anthracyclin/ Cyclophosphamid (Mamma-Ca)	NK_1-Rezeptorantagonist + $5\text{-}HT_3$-Rezeptorantagonist + Dexamethason +/- Olanzapin	(Dexamethason + NK_1-Rezeptorantagonist)[1]
Carboplatin	NK_1-Rezeptorantagonist (ab AUC 4) + $5\text{-}HT_3$-Rezeptorantagonist + Dexamethason	(NK_1-Rezeptorantagonist)[1]
moderat emetogen	$5\text{-}HT_3$-Rezeptorantagonist + Dexamethason	Dexamethason[2]
gering emetogen	$5\text{-}HT_3$-Rezeptorantagonist oder Dexamethason oder Dopamin-Rezeptorantagonist	keine Routineprophylaxe
minimal emetogen	keine Routineprophylaxe	keine Routineprophylaxe

[1] falls Aprepitant als NK_1-Rezeptorantagonist genutzt wird
[2] Dexamethason-Gabe nur bei Substanzen mit bekanntem Potenzial für verzögerte Übelkeit

Literatur

[1] Navari RM, Aapro M. Antiemetic prophylaxis for chemotherapy-induced nausea and vomiting. N Engl J Med 374;1356-1367:2016
[2] Jordan K et al. Support Care Cancer 2016;24:1941-1954
[3] Supportive Therapie bei onkologischen PatientInnen. S3-Leitlinie der Deutschen Krebsgesellschaft (DKG) vertreten durch die Arbeitsgemeinschaft Supportive Maßnahmen in der Onkologie, Rehabilitation und Sozialmedizin (DKG/ASORS), der Deutschen Gesellschaft für Hämatologie und medizinische Onkologie (DGHO) und der Deutschen Gesellschaft für Radioonkologie (DEGRO). Stand: April 2017 AWMF-Registernummer: 032/054OL, www.awmf.org/uploads/tx_szleitlinien/032-054OLl_S3_Supportiv_2017-05.pdf
[4] National Comprehensive Cancer Network – Clinical practice guidelines in Oncology – Antiemesis, Version 3.2018, 11. Juni 2018
[5] Navari RM et al. The use of olanzapine versus metoclopramide for the treatment of breakthrough chemotherapy-induced nausea and vomiting in patients receiving highly emetogenic chemotherapy. Support Care Cancer 2013;21: 655-663
[6] Aapro M et al. A randomized phase III study evaluating the efficacy and safety of NEPA, a fixed-dose combination of netupitant and palonosetron, for prevention of chemotherapy-induced nausea and vomiting following moderately emetogenic chemotherapy. Ann Oncol 2014;25:1328-1333
[7] Gralla RJ et al. A phase III study evaluating the safety and efficacy of NEPA, a fixed-dose combination of netupitant and palonosetron, for prevention of chemotherapy-induced nausea and vomiting over repeated cycles of chemotherapy. Ann Oncol 2014;25:1333-1339
[8] Hesketh PJ et al. Efficacy and safety of NEPA, an oral combination of netupitant and palonosetron, for prevention of chemotherapy-induced nausea and vomiting following highly emetogenic chemotherapy: a randomized dose-ranging pivotal study. Ann Oncol 2014;25:1340-1346
[9] Sun S et al. Compatibility of intravenous fosaprepitant with intravenous 5-HT3 antagonists and corticosteroids. Cancer Chemother Pharmacol 2013;72:509-513
[10] Stiff PJ et al. Prevention of nausea and vomiting associated with stem cell transplant: results of a prospective, randomized trial of aprepi-

tant used with highly emetogenic preparative regimens. Biol Blood Marrow Transplant. 2013;19(1):49-55

[11] Schmitt T et. al. Aprepitant, granisetron, and dexamethasone for prevention of chemotherapy-induced nausea and vomiting after high-dose melphalan in autologous transplantation for multiple myeloma: results of a randomized, placebo-controlled phase III trial. J Clin Oncol 2014;32:3413-342

[12] Uptodate: Patient education: Nausea and vomiting with cancer treatment (The Basics). Abruf: 12. November 2018

[13] Übelkeit und Erbrechen als Nebenwirkungen einer Krebstherapie. Informationen der Deutschen Krebsgesellschaft, www.krebsgesellschaft.de/onko-internetportal/basis-informationen-krebs/nebenwirkungen-der-therapie/beschwerden-bei-krebstherapien-und-gegenmassnahmen/ueb.html, Abruf: 26. September 2019

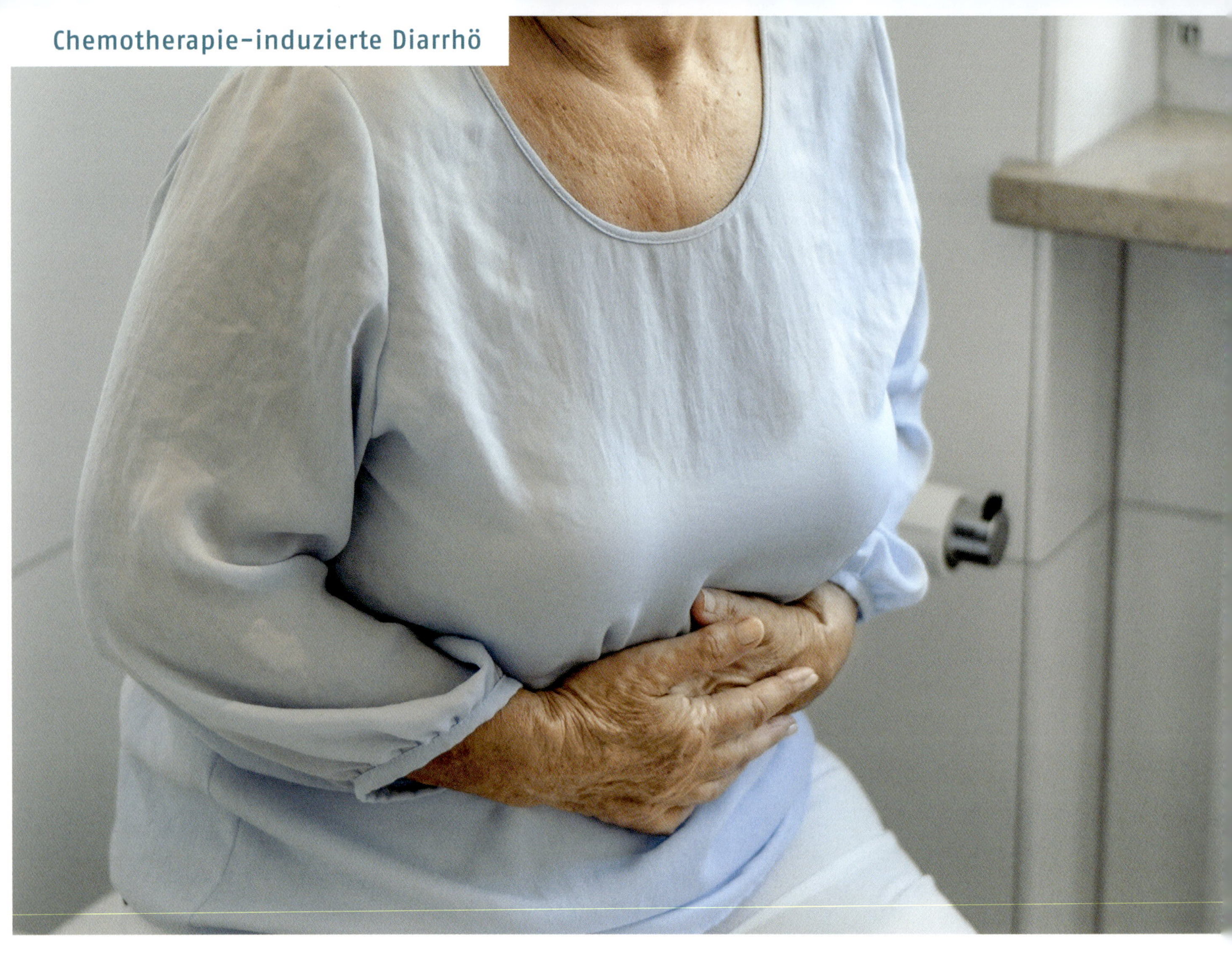

Foto: michaelheim – stock.adobe.com

Hilfe bei Chemotherapie-induzierter Diarrhö

Von Steffi Künne| **Diarrhö ist eine häufige, sehr belastende und ernst zu nehmende Nebenwirkung einer onkologischen Therapie. Sie sollte unverzüglich behandelt werden. Das Vorgehen ist sowohl vom Patienten, von der Ausprägung, als auch von der verabreichten antineoplastischen Therapie abhängig.**

Häufigkeit und Schweregrade

Viele Krebspatienten leiden während ihrer Therapie unter Diarrhöen. Die Häufigkeit des Auftretens ist stark von der Therapie abhängig , bis zu 80% der Patienten können betroffen sein [1]. Die Diarrhö führt zu Flüssigkeits- und Elektrolytverlusten, was zu Schwäche, Bewusstseinsstörungen, einer Verstärkung des Krankheitsgefühls und zu Gewichtsverlust beim Patienten führen kann. Diese Symptome können lebensbedrohlich sein und Klinikeinweisungen erforderlich machen. Infolgedessen kann es bei der Krebsbehandlung zu Dosisreduktionen, Therapieunterbrechungen und Therapieabbrüchen kommen [2, 3].

Wie andere unerwünschte Wirkungen wird auch die Diarrhö nach den CTCAE (Common Terminology Criteria for Adverse Events) in fünf Schweregrade eingeteilt (s. Tab. 1) [4], an denen sich die Behandlung orientiert.

Da bei der Einteilung der Schweregrade ein Vergleich zur Normalfrequenz gezogen wird, ist es sinnvoll, diese vor der Therapie zu erfassen oder beim Auftreten von Diarrhö zu erfragen. Auch eine Arzneimittel-induzierte nächtliche Diarrhö kann ein Anzeichen einer Komplikation sein, und der Patient sollte unverzüglich ins Krankenhaus eingewiesen werden.

Beim Auftreten von Begleiterscheinungen wie Krämpfen, Fieber, Dehydratisierung, Sepsis, Neutropenie und Blutbeimengungen im Stuhl ist ebenfalls eine Hospitalisierung notwendig [5]. Andere Ursachen wie Infektionen sollten ausgeschlossen werden.

Ursachen und Maßnahmen

Klassische Zytostatika. Die Pathophysiologie der Chemotherapie-induzierten Diarrhö ist multifaktoriell und noch nicht vollständig geklärt. Eine Ursache ist mit Sicherheit eine unspezifische Chemotherapie-induzierte Schädigung von sich schnell teilenden Zellen wie den intestinalen Epithelzellen. Dies führt zu einer Malabsorption von Nahrungsbestandteilen, welche osmotisch Wasser in das Darmlumen ziehen [6]. Insbesondere bei 5-FU- bzw. Capecitabin- und Irinotecan-haltigen Chemotherapien kommt es häufiger zur Diarrhö.

Wie bei unspezifischen Diarrhö-Erkrankungen müssen auch bei Chemotherapie-induzierter Diarrhö Wasser und Elektrolyte immer substituiert werden. Einen Überblick über die Therapie gemäß der aktuellen S3-Leitlinie gibt Abbildung 1. Unkomplizierte Diarrhöen vom CTC-Grad 1 - 2 werden zunächst mit diätetischen Maßnahmen (s. Tabelle 2) und Loperamid behandelt. Die Initialdosis von Loperamid beträgt 4 mg und wird bei fortbestehender Symptomatik mit bis zu 2 mg alle 2 Stunden dosiert [8]. Dies übersteigt die in der Fach- und Gebrauchsinformation angegebene Maximaldosis und muss daher dem Patienten erläutert werden [9, 10]. Ist die Diarrhö nach 24 Stunden persistierend, wird die Gabe von Octreotid (Startdosierung 100 - 150 µg s.c. 3 × täglich) oder die Gabe von Tinctura Opii (0,6 - 1,2 ml oral 3 × täglich) empfohlen. Bei schwerwiegenderen Diarrhöen ist eine stationäre Aufnahme mit intravenöser Hydrierung, Stuhl- und Blutdiagnostik und ggf. eine zusätzliche Antibiotikagabe notwendig [8, 23].

Sonderfall Irinotecan. Bei der Therapie mit Irinotecan kann es sowohl zu einer akuten als auch zu einer verzögerten Diarrhö kommen. Die akute Diarrhö (innerhalb 24 Stunden nach Applikation) beruht auf einer reversiblen Hemmung der Acetylcholinesterase, wodurch es neben einer cholinergen Diarrhö auch zu weiteren cholinergen Nebenwirkungen wie abdominalen Krämpfen, Schwitzen und vermehrtem Tränen- und Speichelfluss kommt [5, 11]. Diese Diarrhö lässt sich durch die Gabe des Anticholinergikums Atropin (Atropinsulfat 250 µg s.c.) gut therapieren [12]. Nach Auftreten eines cholinergen Syndroms kann Atropin bei nachfolgenden Irinotecan-Infusionen auch prophylaktisch verabreicht werden [8, 12]. Irinotecan wird durch eine Carboxylesterase zum aktiven Metaboliten SN-38 metabolisiert. Er induziert eine direkte Schädigung der Mukosa und führt mehr als 24 Stunden nach der Applikation zu einer verzögerten Diarrhö [11]. Die Therapie erfolgt analog dem Algorithmus in Abbildung 1.

Niedermolekulare Kinaseinhibitoren (smKI). Bei allen smKIs (außer Jakavi®) ist Diarrhö in den Fachinformationen als sehr häufige unerwünschte Wirkung aufgeführt. Der Mechanismus, der dazu führt, ist multifaktoriell und bislang noch nicht vollständig geklärt. U.a. wird diskutiert, dass durch die smKI auch in den Mukosazellen der Darmschleimhaut Signalwege gehemmt werden, so dass die normale Funktion beeinträchtigt wird [5, 7].

Die Therapie der Diarrhö erfolgt wie bei klassischen Zytostatika (s. a. Abb. 1). Eine Therapiepause, eine Dosismodifikation bzw. ein Therapieabbruch sind je nach Ausprägung der Diarrhö erforderlich. Das Vorgehen ist substanzabhängig und der entsprechenden Fachinformation zu entnehmen. Der behandelnde Arzt sollte unverzüglich informiert werden, da dieser über den weiteren Verlauf der Therapie - und auch schon über die Einnahme der nächsten Tablette/Kapsel - entscheiden muss.

Checkpoint-Inhibitoren. Beginnend mit der Zulassung von Ipilimumab (Yervoy®) im Jahr 2011 hat sich in den vergangenen Jahren eine neue Klasse von Onkologika auf dem Markt etabliert, die Checkpoint-Inhibitoren. Inzwischen sind neben Ipilimumab mit Nivolumab (Opdivo®), Pembrolizumab (Keytruda®), Atezolizumab (Tecentriq®), Avelumab (Bavencio®), Durvalumab und Cemiplimab sechs weitere Arzneistoffe dieser Klasse in Deutschland zugelassen. War der Einsatz zunächst auf das fortgeschrittene (nicht resezierbare oder metastasierte) Melanom beschränkt [13], so werden Checkpoint-Inhibitoren zunehmend breiter eingesetzt (Melanom, NSCLC, klassisches Hodgkin-Lymphom, Urothelkarzinom, Nierenzellkarzinom, Tumore im Kopf-Hals-Bereich, Merkelzellkarzinom der Haut) [13 - 17]. Sie gelten nach wie vor als große Hoffnungsträger in der Onkologie. Klinische Studien zum Einsatz bei weiteren Indikationen wie Brustkrebs und Darmkrebs laufen. Der Wirkmechanismus von Checkpoint-Inhibitoren unterscheidet sich gänzlich von dem der klassischen Zytostatika. Checkpoint-Inhibitoren aktivieren das körpereigene Immunsystem (zytotoxische T-Zellen), um den Tumor zu bekämpfen. Durch diesen neuen

Tab. 1: **Einteilung der Schweregrade der Diarrhö** nach Common Terminology Criteria for Adverse Events (CTCAE) 4.031 [4].

Grad 1	Grad 2	Grad 3	Grad 4	Grad 5
Erhöhung < 4 Stühle/Tag gegenüber Normalfrequenz; geringer Anstieg der Stuhlmenge über die Normalmenge hinaus	Erhöhung 4 - 6 Stühle pro Tag über die Normalfrequenz hinaus; mäßiger Anstieg über die Normalmenge hinaus	Erhöhung ≥ 7 Stühle pro Tag über die Normalfrequenz hinaus; Inkontinenz; Krankenhauseinweisung angezeigt; schwerwiegender Anstieg der Stuhlmenge über die Normalmenge hinaus; Einschränkung der selbstversorgenden Aktivitäten des täglichen Lebens	lebensbedrohliche Folgen; Intervention dringlich angezeigt	Tod

Wirkmechanismus kommt es auch zu neuartigen, schwerwiegenden, immunvermittelten Nebenwirkungen z. B. an der Haut, im Gastrointestinaltrakt, in der Lunge und innerhalb des Hormonsystems. Eine assoziierte Diarrhö tritt bei bis zu 30% der behandelten Patienten auf [18]. Sie entspricht dem Krankheitsbild einer Colitis, also einer immunvermittelten Entzündung der Darmschleimhaut und wird dementsprechend behandelt. Wie bei einer Colitis können zusätzlich Bauchschmerzen und Blut im Stuhl auftreten. Nur bei sehr milden Verlaufsformen reichen hier diätetische Maßnahmen (s. Tab. 2), orale Elektrolyt- und Flüssigkeitszufuhr und die Gabe von Loperamid aus. Analog einer Colitis erfolgt die Therapie der Diarrhö zunächst mit Corticosteroiden (Startdosierung 1 mg/kg KG/Tag Prednison oder Äquivalent) für mindestens 4 bis 6 Wochen. Je nach Schwere und Häufigkeit des Auftretens der Diarrhö kann eine Therapiepause oder ein Therapieabbruch erforderlich werden. Reicht eine Therapie mit Corticosteroiden nicht aus, so kommen Infliximab und bei Versagen Mycophenolat oder Vedolizumab zum Einsatz [19, 20]. Wird die Diarrhö nicht rechtzeitig oder nicht ausreichend behandelt, kann es zu Darmperforationen mit Todesfolge kommen.

Prophylaxe

Die wichtigste Prophylaxe ist die Aufklärung der Patienten darüber, dass es unter ihrer Therapie zu Durchfällen kom-

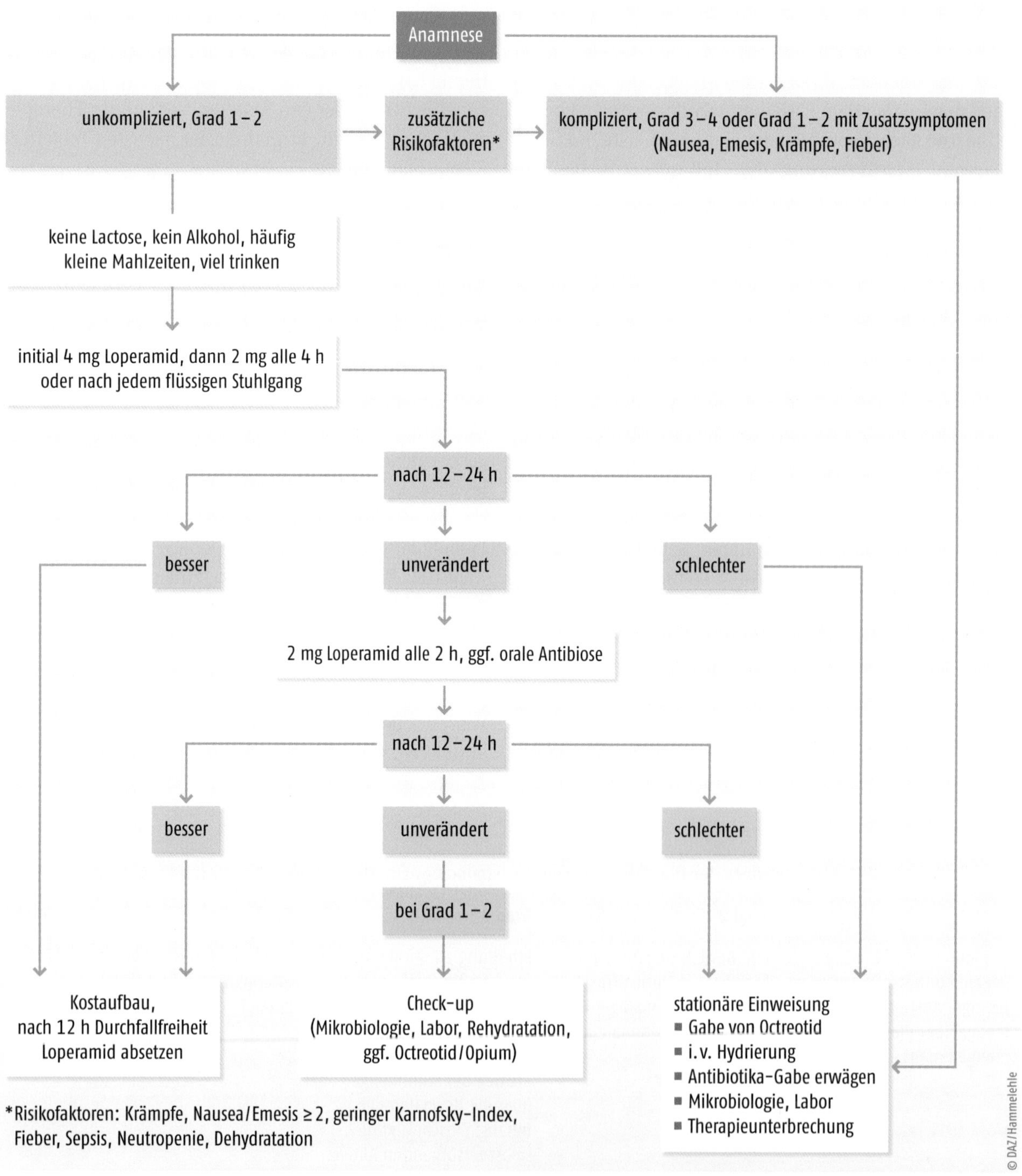

Abb. 1: Algorithmus zu Assessment und Management der **Chemotherapie-induzierten Diarrhö** nach S3-Leitlinie [8]

Tab. 2: **Diätetische Maßnahmen** zur Behandlung der Chemotherapie-induzierten Diarrhö [7]

bevorzugte Nahrungsmittel	zu vermeidende Nahrungsmittel
Bananen	stark gewürzte Speisen
gekochte Kartoffeln	sehr fettige Speisen
gekochter Reis	Alkohol
Weißbrot/Toast	Coffein
gekochte Nudeln	ballaststoffreiche Nahrung
geriebene Äpfel	Milchprodukte (Lactase-Aktivität kann herabgesetzt sein)
	rohes Gemüse

men kann. Nur so können die Patienten das Risiko einschätzen und angemessen reagieren. Sofern keine Kontraindikationen bestehen, sollte den Patienten (insbesondere bei Einnahme von smKIs) eine Stand-by-Medikation mit Loperamid und Elektrolytlösungen verordnet werden, so dass eine sofortige Einnahme beim Auftreten einer Diarrhö möglich ist. Auch wenn es unter der Therapie mit smKIs und einigen klassischen Zytostatika sehr häufig zu Diarrhöen kommt, wird eine primäre Prophylaxe mit Loperamid oder anderen Medikamenten nicht empfohlen [8, 23]. Zu bedenken ist, dass einige Onkologika oder auch eine antiemetische Begleittherapie (insbesondere mit 5-HT_3-Antagonisten) zu Obstipationen führen können, die durch eine nicht indizierte Loperamid-Einnahme verschlimmert werden könnten.

Ebenso wird eine primäre Prophylaxe mit Corticosteroiden bei Checkpoint-Inhibitoren nicht empfohlen [20].

Die Hersteller aller Checkpoint-Inhibitoren stellen behördlich genehmigtes Schulungsmaterial in Form von Patientenpässen/Patientenkarten zur Verfügung, die den Patienten bei jeder Gabe mitgegeben werden sollten. Der Patientenpass enthält Informationen zu Nebenwirkungen für Patienten und medizinisches Personal.

Eine Prophylaxe mit Synbiotika/Probiotika kann laut Leitlinie nach strenger Nutzen-Risiko-Abwägung bei immunkompetenten Patienten erwogen werden [8]. Immunsupprimierte Patienten, was viele Krebspatienten während ihrer Therapie sind, dürfen weder prophylaktisch noch therapeutisch mit Probiotika behandelt werden. Das BfArM informierte im Januar 2018 in einem Rote Hand Brief darüber, dass eine Behandlung mit *Saccharomyces boulardii* (z. B. in Perenterol®, Eubiol®, Perocur®) bei schwerkranken oder immunsupprimierten Patienten kontraindiziert ist. Es kann zu Fungämien kommen, die in seltenen Fällen tödlich endeten [21].

Fazit

Jegliche Form von Diarrhö unter einer Krebstherapie bedarf einer schnellen und angemessenen Behandlung, um Komplikationen zu vermeiden, die Fortführung der Therapie zu gewährleisten und um die Lebensqualität der Patienten zu verbessern [22]. Die Aufklärung der Patienten über das korrekte Verhalten beim Auftreten von Diarrhöen und die Mitgabe notwendiger Stand-by-Medikamente sind bei einigen Therapien unbedingt erforderlich.

Als Apotheker sollte man auch bei banal erscheinendem Durchfall stets die Begleitumstände erfragen und Krebspatienten gezielt beraten. |

Literatur

[1] Benson 3rd, AB et al.: Recommended guidelines for the treatment of cancer treatment-induced diarrhea. J Clin Oncol 2004; 22:2918-2926

[2] Arbuckle RB, Huber SL, Zacker C. The Consequences of Diarrhea Occurring During Chemotherapy for Colorectal Cancer: A Retrospective Study. The Oncologist 2000;5(3):250-259

[3] Schleucher N, Barth J, Krämer I, Ritterbusch U (Hrsg.) Vademecum für die Onkologie Von der Therapie bis zur Pflege 3. Auflage 2015 W. Zuckschwerdt Verlag München

[4] Allgemeine Terminologie und Merkmale unerwünschter Ereignisse v4.03 (CTCAE) Common Terminology Criteria for Adverse Events (CTCAE) Version 4.031 Deutsche Version 05/2016, DKFZ Heidelberg

[5] Stein A, Voigt W, Jordan K. Chemotherapy-induced diarrhea: pathophysiology, frequency and guideline-based management. Ther Adv Med Oncol (2010)2(1)51-63

[6] Saltz LB. Understanding and Managing Chemotherapy-Induced Diarrhea J Support Oncol. 2003;1:35-46

[7] Uptodate: Krishnamurthi S., Macaron C. Management of acute chemotherapy-related diarrhea https://www.uptodate.com/contents/management-of-acute-chemotherapy-related-diarrhea?search=management%20chemotherapy%20related%20 Diarrhö&source=search_result&selectedTitle=1~11&usage_type=default&display_rank=1 [letzter Abruf: 21.05.2018]

[8] Leitlinienprogramm Onkologie (Deutsche Krebsgesellschaft, Deutsche Krebshilfe, AWMF): Supportive Therapie bei onkologischen PatientInnen - Langversion 1.1, 2017, AWMF Registernummer: 032/054OL, http://leitlinienprogrammonkologie.de/Supportive-Therapie.95.0.html (letzter Zugriff am 20.05.2018)

[9] Fachinformation Imodium® Janssen-Cilag Stand Mai 2017

[10] Gebrauchsinformation Imodium® 2mg Hartkapseln Janssen-Cilag Stand Mai 2017

[11] Dodds HM, Rivory LP. The Mechanism for the Inhibition of Acetylcholinesterases by Irinotecan (CPT-11). Molecular Pharmacology, 1999 Dec;56(6):1346-1353

[12] Fachinformation Irinotecan-Bendalis® Bandalis Stand September 2011

[13] Fachinfomation Yervoy® Bristol-Myers Squibb Stand Januar 2018

[14] Fachinformation Keytruda® MSD Stand März 2018

[15] Fachinformation Opdivo® Bristol-Myers Squibb Stand April 2018

[16] Fachinformation Tecentriq® Roche Stand April 2018

[17] Fachinformation Bavencio® Merck Stand Dezember 2017

[18] FDA Full prescribing information Yervoy® Bristol-Myers Squibb Stand Juli 2017

[19] Brahmer JR, Lacchetti C, Schneider BJ et al. Management of Immune-Related Adverse Events in Patients Treated With Immune Checkpoint Inhibitor Therapy: American Society of Clinical Oncology Clinical Practice Guideline, J Clin Oncol. 2018; 36(17):1714-1768

[20] UptoDate: Postow M., Wolchok J.,Toxicities associated with checkpoint inhibitor immunotherapy https://www.uptodate.com/contents/toxicities-associated-with-checkpoint-inhibitor-immunotherapy?search=toxicities%20checkpoint%20 inhibitor&source=search_result&selectedTitle=1~150&usage_type=default&display_rank=1#H8575674 [letzter Abruf: 20.05.2018]

[21] Rote Hand Brief zu neuen Kontraindikationen von Saccharomyces boulardii (Saccharomyces cerevisiae HANSEN CBS 5926) bei schwerkranken oder immunsupprimierten Patienten https://www.bfarm.de/SharedDocs/Downloads/DE/Arzneimittel/Pharmakovigilanz/Risikoinformationen/RI_rhb/2018/rhb-saccharomyces%20boulardii.pdf?__blob=publicationFile&v=1 [letzter Abruf 27.05.2018]

[22] Maroun J.A., Anthony L.B., Blais N. et al. Prevention and manage-

ment of chemotherapy-induced diarrhea in patients with colorectal cancer: a consensus statement by the Canadian Working Group on Chemotherapy-Induced Diarrhea. Current Oncology 2007; 14(1):13-20

[23] Bossi P et al.: Diarrhoea in adult cancer patients: ESMO Clinical-Practice Guidelines. Ann Oncol 2018; 29 (Suppl 4): iv126-iv142

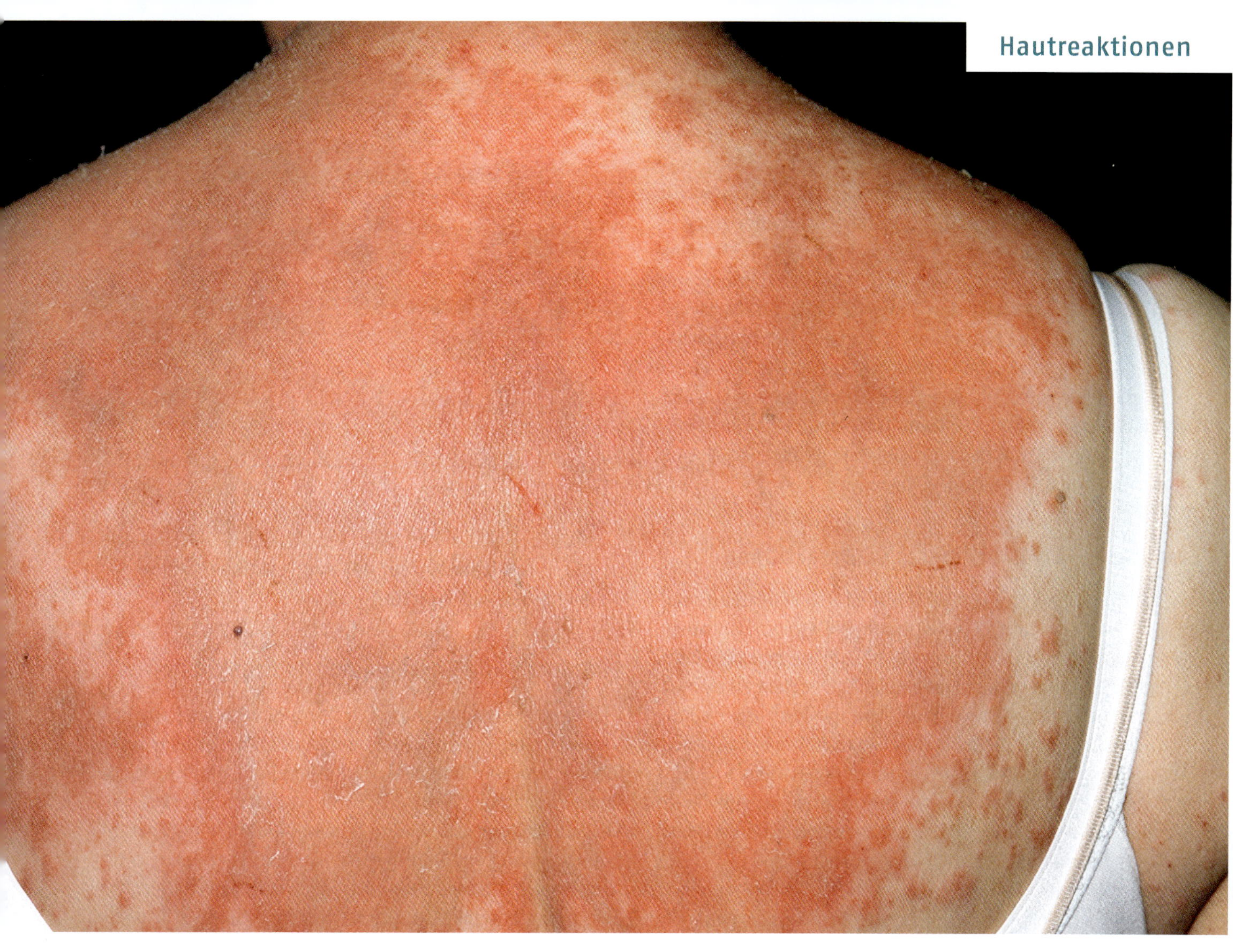

Belastende Hautreaktionen

Von Steffi Künne | **Schädigungen an der Haut können nicht nur gefährlich sein, sie sehen meist auch unschön aus und stellen so eine zusätzliche psychische Belastung für die Patienten dar. Die recht zahlreichen EGFR-Inhibitoren verursachen zu Beginn der Therapie häufig Rötungen und Pusteln, die an eine Akne erinnern, und im weiteren Verlauf eine trockene, juckende Haut. Durch eine gezielte Aufklärung und eine geeignete Supportivtherapie der Krebspatienten kann deren Compliance gefördert und die Lebensqualität gesteigert werden.**

Welcher Apotheker kennt die Situation nicht: Eine Rötung hier, ein Ausschlag dort und ein Kunde, der einen mit erwartungsvollen Augen anblickt: „Haben Sie etwas Gutes, was dagegen hilft?" Da eine Hautreaktion vielfältige Ursachen haben kann, ist es nicht immer einfach, das richtige Präparat auszuwählen. Handelt es sich um eine allergische Reaktion auf das neue Parfum, Duschgel oder Waschpulver? Ist es ein infektiöser Befall oder eine unerwünschte Arzneimittelwirkung? Hautreaktionen können bei einer Vielzahl von Arzneimitteln auftreten. Besonders häufig sind sie bei einigen Antibiotika (insbesondere bei β-Lactamen), einigen Antikonvulsiva und Analgetika sowie bei Allopurinol.

Auch bei Onkologika sind Hautreaktionen keine Seltenheit. So ist bei allen niedermolekularen Proteinkinaseinhibitoren (außer Ruxolitinib) Hautausschlag – neben anderen Erkrankungen der Haut und des Unterhautzellgewebes – als sehr häufige UAW aufgeführt. Noch häufiger treten die Hautreaktionen bei monoklonalen Antikörpern auf, die den Rezeptor des Epidermalen Wachstumsfaktors (epidermal growth factor receptor, EGFR) hemmen (s. Tab. 1). Da der EGFR zur Regeneration von Zellen dient, kommt er auf allen menschlichen Zellen vor, besonders häufig aber auf den Zellen des Stratum germinativum der Epidermis, denn die Haut regeneriert sich besonders schnell. Bei einigen Tumoren wird der EGFR überexprimiert und fördert somit das Tumorwachstum und die Angiogenese. Eine Inhibition des EGFR – egal ob durch niedermolekulare Arzneistoffe oder durch monoklonale Antikörper – hemmt demgemäß das Tumorwachstum und die Angiogenese, führt aber auch zu

Foto: Science Photo Library / Dr. Marazzi, P.

einer typischen Hautreaktion, dem akneiformen Exanthem (Rash).

Die EGFR-Inhibitor-bedingten Hautreaktionen beginnen in der Regel innerhalb der ersten Behandlungswochen mit dem Rash, auf den eine xerotische Phase folgt (s. Abb. 1). Beide Phasen bedürfen einer geeigneten Supportivtherapie und klingen nach Absetzen der Tumortherapie üblicherweise vollständig ab. Für Erlotinib und Cetuximab ist inzwischen nachgewiesen, dass das Auftreten eines Rashs mit einem besseren Therapieansprechen bzw. einer längeren Gesamtüberlebenszeit einhergeht. Diese Information ist für die Patienten äußerst wichtig, denn sie steigert ihre Akzeptanz dieser UAW und fördert ihre Compliance.

Prophylaxe EGFR-bedingter Hautreaktionen

Da Hautreaktionen unter EGFR-Inhibitoren sehr häufig auftreten, ist es wichtig, die Patienten bei einem Beratungsgespräch auf diese UAW hinzuweisen und ihnen prophylaktische Pflege- und Verhaltensmaßnahmen der Haut zu empfehlen. So ist während der gesamten Therapie ein konsequenter Sonnenschutz notwendig, da die UV-Strahlung die Hauttoxizitäten verstärken kann. Ferner sollte der Patient Kleidung aus Naturfasern tragen und bei bestimmten Arbeiten seine Hände schützen (s. Tab. 2). Das gilt auch, wenn bereits Hautreaktionen aufgetreten sind und behandelt werden.

Ebenfalls kann der Arzt eine antibiotische Prophylaxe (off label) mit Doxycyclin (Cave: photosensibilisierend) oder Minocyclin über sechs bis acht Wochen in Erwägung ziehen.

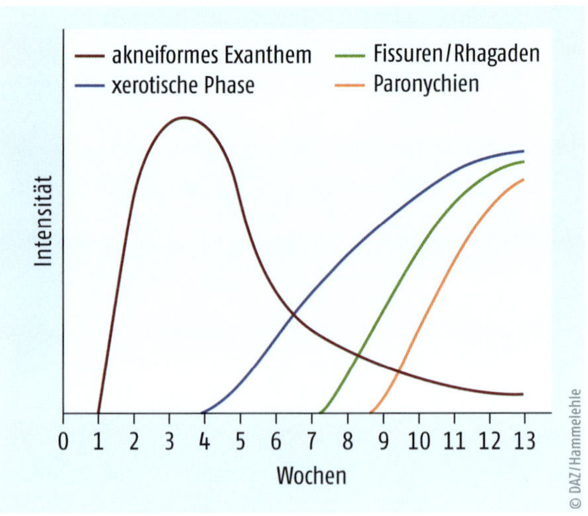

Abb. 1: **Zeitlicher Verlauf der Hautreaktionen** während der Therapie mit einem EGFR-Inhibitor.

Symptome und Therapie der Hautreaktionen

Die Hautreaktionen unter EGFR-Inhibitoren sind in ihrem Verlauf unterschiedlich stark ausgeprägt. Bei milden Verläufen reichen eine korrekte Hautpflege und die o.g. Verhaltensmaßnahmen häufig aus; moderate oder schwerwiegende Verläufe erfordern z.T. eine Dosisreduktion, eine Therapieunterbrechung oder gar den Abbruch der Therapie.

Alle Hautreaktionen sollten engmaschig kontrolliert werden, da auch milde Verläufe sich sehr schnell, z.B. bereits bei geringer Sonnenexposition, zu schwerwiegenden Formen entwickeln können.

Das akneiforme Exanthem (Rash) tritt meist in den ersten Behandlungswochen in Form von Rötungen, Pusteln und Papeln bevorzugt an Gesicht, Kopfhaut, Brust und oberem Rücken auf. Milde Verlaufsformen ähneln häufig zunächst einer Rosacea oder einer juvenilen Akne. Im Gegensatz zu einer juvenilen Akne sind die Pusteln „steril". Das Aufkratzen der Pusteln ist zu vermeiden, um Sekundärinfektionen zu verhindern. Topische Aknemedikamente mit Benzoylperoxid, Retinoiden oder Salicylsäure werden nicht eingesetzt, da sie die Haut reizen und austrocknen können. Stattdessen erfolgt die Therapie mit milden Reinigungsmitteln und hydrophilen Cremes oder Lotionen. Falls der Patient es wünscht, kann er zum Überdecken der Pusteln ein hydrophiles Make-up nutzen.

Je nach Ausprägungsgrad kann der Arzt

- systemisches Doxycyclin oder Minocyclin (sofern nicht bereits prophylaktisch angewendet),
- topische Antibiotika (z.B. Metronidazol, Nadifloxacin) oder
- kurzzeitig topische Glucocorticoide der Klasse 2 – 3 (z.B. Prednicarbat) verordnen.

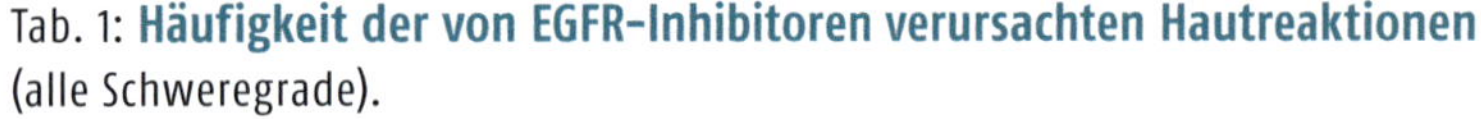

Tab. 1: **Häufigkeit der von EGFR-Inhibitoren verursachten Hautreaktionen** (alle Schweregrade).

EGFR-Inhibitor	Indikation	Häufigkeit von Hautreaktionen*
niedermolekulare EGFR-Inhibitoren		
Dacomitinib (Vizimpro®)	Lungenkarzinom (NSCLC)	79% (FI)
Erlotinib (Tarceva®)	Lungenkarzinom (NSCLC), Pankreaskarzinom	75% (FI)
Afatinib (Giotrif®)	Lungenkarzinom (NSCLC)	80% (FI)
Gefitinib (Iressa®)	Lungenkarzinom (NSCLC)	47% (FDA)
Osimertinib (Tagrisso®)	Lungenkarzinom (NSCLC)	41% (FI)
Lapatinib (Tyverb®)	Mammakarzinom	28–45% (FI)
Vandetanib (Caprelsa®)	Schilddrüsenkarzinom (MTC)	53% (FDA)
monoklonale Antikörper des EGFR		
Cetuximab (Erbitux®)	Kolonkarzinom, Kopf-Hals-Karzinom	> 80% (FI)
Panitumumab (Vectibix®)	Kolonkarzinom	90% (FI)
Necitumumab (Portrazza®)	Lungenkarzinom (NSCLC)	78% (FI)

* FI: laut Fachinformation; FDA: laut FDA Prescribing Information

Die Topika werden möglichst in hydrophiler Grundlage auf die Pusteln aufgetragen. Bei schwerwiegenden Formen erfolgt meist eine Therapieunterbrechung und unter dermatologischer Mitbetreuung eine systemische Glucocorticoid- und Antibiotikatherapie.

Nach vier bis sechs Therapiewochen wird die Haut zunehmend trockener, denn das akneiforme Exanthem geht in die xerotische Phase über. In dieser Phase kann es meist aufgrund der trockenen Haut zu Juckreiz und im späteren Verlauf zu Fissuren, Rhagaden und äußerst schmerzhaften Paronychien kommen. Auch Haar- und Wimpernveränderungen treten auf.

Zur Hautpflege sollten in der xerotischen Phase reichhaltigere und rückfettende Cremes und Pflegeprodukte (z. B. mit Urea) verwendet werden. Bei Juckreiz kommen polidocanolhaltige Cremes und systemische H_1-Antihistaminika zum Einsatz. Nach ärztlicher Verordnung können kurzzeitig Glucocorticoide in lipophiler Grundlage aufgetragen werden. Differenzialdiagnostisch müssen u. a. Pilzinfektionen und allergische Reaktionen ausgeschlossen werden.

Fissuren und Rhagaden, die insbesondere an Händen und Füßen auftreten, beeinträchtigen die Patienten in ihrem Alltag sehr. Das Tragen von Schuhen ist schmerzhaft, alltägliche Tätigkeiten mit den Händen sind nur eingeschränkt möglich. Hier können Hydrokolloidpflaster und Polyacrylatkleber helfen. Bei Paronychien, äußerst schmerzhaften Nagelhautentzündungen, kann zunächst die tägliche Anwendung von Antiseptika (z. B. Chlorhexidin, Povidon-Iod) helfen. Bei Verdacht auf eine Infektion (bakteriell oder mykotisch) sollte je nach Erreger eine gezielte Therapie mit einem Antibiotikum oder Antimykotikum erfolgen. Die Hände und Füße sollten vor mechanischen Belastungen geschützt werden.

Hauttoxizitäten unter anderen Proteinkinaseinhibitoren

Nicht nur bei primären EGFR-Inhibitoren kann es zu Hautreaktionen kommen, sondern auch bei nahezu allen anderen Proteinkinaseinhibitoren. Häufig sind sie den Hautreaktionen der EGFR-Inhibitoren sehr ähnlich. Dies liegt z. T. an der geringen Selektivität diverser Vertreter, sodass sie neben dem primären Target auch den EGFR hemmen. Bei einigen anderen Proteinkinaseinhibitoren liegt es daran, dass sie Kinasen in der EGFR-Signalkaskade hemmen und somit im Zellkern gleiche oder ähnliche Effekte auslösen. Zum Teil ist der Pathomechanismus noch ungeklärt. Die Prophylaxe und Therapie der Hautreaktionen erfolgt wie bei der Therapie mit EGFR-Inhibitoren.

Verschiedene Proteinkinaseinhibitoren erhöhen die Lichtempfindlichkeit der Haut, z. B. Vemurafenib, Alectinib, Vandetanib, Cobimetinib, Imatinib und Dasatinib. Da bereits eine kurze Sonnenexposition zu Hautreaktionen führen kann, ist bei diesen Arzneimitteln ein konsequenter Schutz vor Sonneneinstrahlung während der Therapie und z. T. auch noch ein bis zwei Wochen danach unabdingbar.

Unter der Therapie mit einigen Proteinkinaseinhibitoren (z. B. Sorafenib, Sunitinib und Pazopanib) kommt es häufig zum Hand-Fuß-Syndrom.

Die Multikinaseinhibitoren Sorafenib und Regorafenib (derzeit in Deutschland nicht erhältlich) sowie die selektiveren BRAF-Inhibitoren (Vemurafenib, Dabrafenib, Encorafenib) können Plattenepithelkarzinome verursachen. Neue Hautveränderungen beim Patienten sollten daher unverzüglich dermatologisch untersucht werden.

Fazit

Bei Proteinkinaseinhibitor-bedingten Hautreaktionen kann der Apotheker viel zur Aufklärung, Prophylaxe und Therapie beitragen. Damit diese Hautreaktionen nicht therapielimitierend sind, müssen sie frühzeitig erkannt und adäquat behandelt werden. Sowohl bei der Erstverordnung als auch bei Wiederholungsverordnungen sollte die Thematik stets Teil des Beratungsgesprächs sein. Insbesondere bei Erlotinib und Cetuximab sollte dem Patienten erklärt werden, dass der Ausschlag ein positives Zeichen für das Ansprechen auf die Therapie ist.

Um eine Verunsicherung des Patienten zu vermeiden und die Compliance zu fördern, wäre es optimal, wenn Arzt und Apotheker sich absprechen würden, welche Produkte und Maßnahmen sie zur Prophylaxe und Therapie von Hauttoxizitäten empfehlen. Zudem könnten sie gemeinsam eine Patienteninformation erstellen. |

Tab. 2: **Prophylaxe von EGFR-Inhibitor-bedingten Hautreaktionen.**

Hautpflege	Sonnenschutz	Verhaltensmaßnahmen
– den gesamten Körper mindestens 2-mal täglich mit milden, feuchtigkeitsspendenden Lotionen/Cremes (z. B. mit Urea 5 – 10%) eincremen – nicht zu lange und nicht zu heiß baden/duschen, pH-hautneutrale Duschprodukte verwenden – die Haut vorsichtig abtrocknen, nicht rasieren (v. a. keine Nassrasuren), Haare nicht heiß föhnen – schonende Fuß- und Nagelpflege	– direktes Sonnenlicht und künstliche UV-Strahlung (Solarium) meiden – den gesamten Körper, insbesondere Gesicht, Hals, Dekolleté und Arme durch Kleidung schützen: breitkrempiger Sonnenhut, Rollkragenpullover/Tuch/Schal, langärmlige Kleidung – ungeschützte Haut mit Sonnenschutzmittel eincremen (LSF ≥ 30)	– bei Haus- und Gartenarbeit Handschuhe tragen, dabei Okklusionseffekte vermeiden! – bequeme, nicht einengende Schuhe und Kleidung aus Naturfasern tragen – vorbestehende Hauterkrankungen adäquat behandeln (Dermatologe)

Literatur

Bonner JA et al. Radiotherapy plus cetuximab for locoregionally advanced head and neck cancer: 5-year survival data from a phase 3 randomised trial, and relation between cetuximab-induced rash and survival. Lancet Oncol 2010;11:21-28

Fachinformationen der genannten Produkte (Stand: September 2019)

Lacouture ME et al. Clinical practice guidelines for the prevention and treatment of EGFR inhibitor-associated dermatologic toxicities (MASCC). Support Care Cancer 2011;19:1079-1095

Leitlinienprogramm Onkologie (Deutsche Krebsgesellschaft, Deutsche Krebshilfe, AWMF). Supportive Therapie bei onkologischen PatientInnen – Langversion 1.1, April 2017, AWMF-Reg.-Nr. 032/054OL

Potthoff KM et al. Therapie und Prophylaxe EGFR-Inhibitor-induzierter Hautreaktionen. Arzneimitteltherapie 2010;28:191-8

Vaupel, Schaible, Mutschler. Anatomie, Physiologie, Pathophysiologie des Menschen, 7. Auflage, Wissenschaftliche Verlagsgesellschaft, Stuttgart 2015

Wacker B et al. Correlation between development of rash and efficacy in patients treated with the epidermal growth factor receptor tyrosine kinase inhibitor erlotinib in two large phase III studies. Clin Cancer Res 2007;13:3913-21

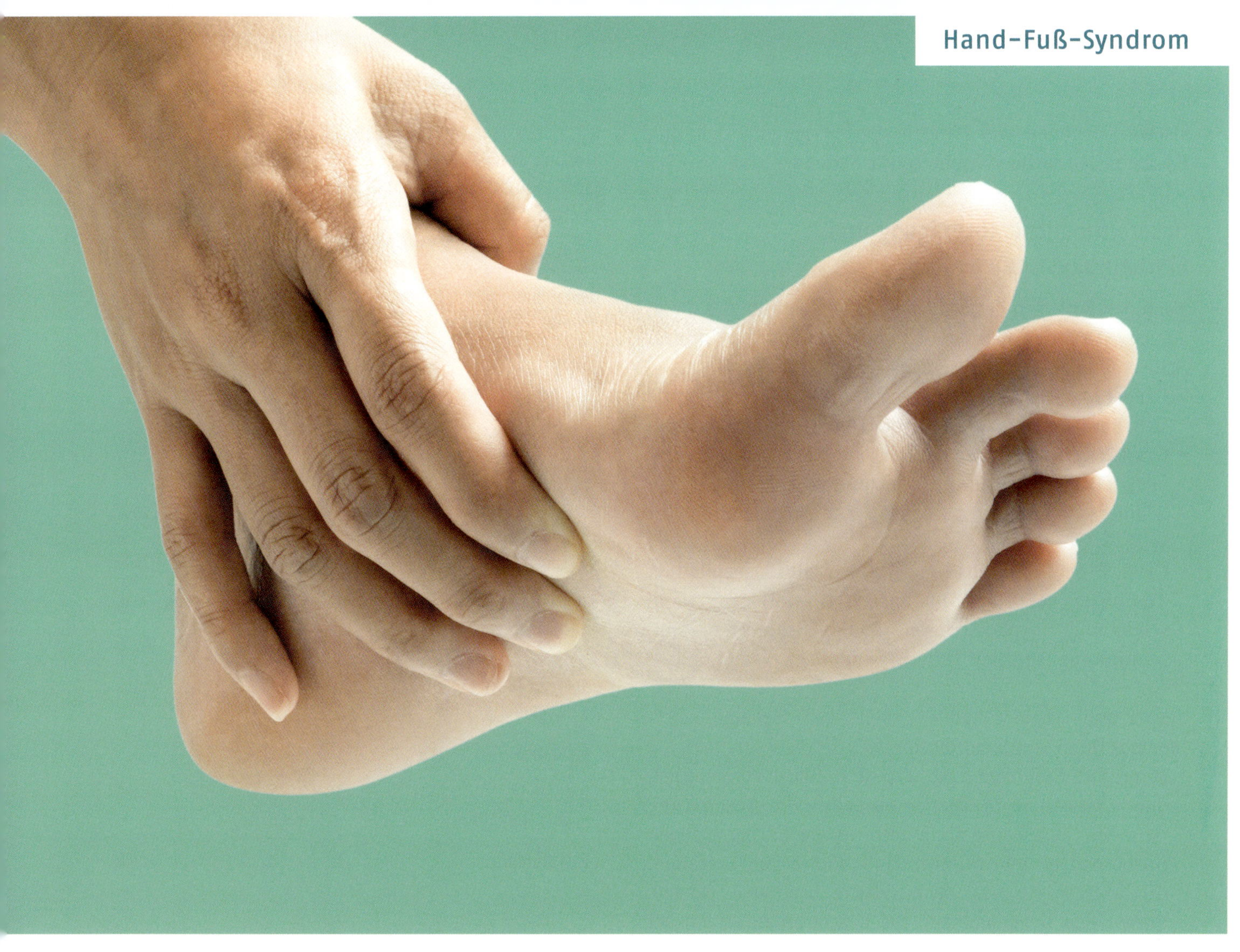

Gefürchtetes Hand-Fuß-Syndrom

Von Petra Jungmayr | **Hinter einem Kribbeln an Händen und Füßen, geröteten, schmerzenden Handinnenflächen und Fußsohlen sowie Missempfindungen während einer zytostatischen Therapie kann sich ein Hand-Fuß-Syndrom verbergen. Diese Beschwerden sind zwar reversibel, schränken aber Alltagsaktivitäten sowie die Lebensqualität ein und erfordern mitunter Dosismodifikationen und Therapieabbrüche. Da therapeutische Optionen rar sind, stehen Prävention und Patientenschulung im Vordergrund.**

Unter einem Hand-Fuß-Syndrom (Synonyme: HFS, akrales Erythem, palmoplantare Dysästhesie oder palmoplantare Erythrodysästhesie, PPE, Erythrodysästhesie) versteht man schmerzhafte Rötungen und krankhafte Hautveränderungen von Handinnenflächen und Fußsohlen, die während oder nach einer Chemotherapie auftreten. Die Beschwerden können unterschiedlich stark ausgeprägt sein und reichen von geringfügigen Dermatitiden bis hin zu schwersten Hautveränderungen, die die Ausübung täglicher Aktivitäten beeinträchtigen und eine Hospitalisierung erforderlich machen. Klinisch manifestiert sich das Hand-Fuß-Syndrom in Form von Erythemen, Ödemen, grob- und feinlammelärer Schuppung und Rhagaden bis hin zu großflächigen Erosionen, blasenbildenden Hautveränderungen und Ulzerationen, die die Gefahr einer Superinfektionen bergen. Voraus- oder einhergehend mit den Hautveränderungen treten senso-

Symptome eines milden HFS

- Sonnenbrand-ähnliche Rötung
- Kribbeln und Brennen der Haut
- Missempfindungen
- Schwielen- und Blasenbildung an Handflächen und Fußsohlen

Symptome eines schweren HFS

- Abschälen der Haut
- Blasenbildung, Ulzerationen, Wunden
- starke Schmerzen
- Gehbeschwerden, taktile Einschränkungen

rische Störungen wie Parästhesien, Hyperästhesien und Dysästhesien sowie teilweise starke Schmerzen auf.

Unterschiedliche Ausprägung und Erscheinungsformen

Nach den Kriterien des National Cancer Institute (Common Toxicity Criteria) kann das Hand-Fuß-Syndrom in drei Schweregrade unterteilt werden:

- **Grad 1:** geringe Veränderungen der Haut oder Dermatitis (z. B. Rötung, Ödem oder Hyperkeratose); keine Schmerzen.
- **Grad 2:** Veränderungen der Haut mit Bildung von Erythemen, Blasen, Ödemen, Hyperkeratosen, Blutungen; Schmerzen; tägliche Aktivitäten können beeinträchtigt sein.
- **Grad 3:** schwere Hautveränderungen mit Blasenbildung, Abschälen der Haut, Blutungen, Ulzerationen, Hautschuppung, Hyperkeratosen; starke Schmerzen; Einschränkung täglicher Aktivitäten der Selbstversorgung.

Ferner unterscheidet man zwischen zwei Erscheinungsformen des Hand-Fuß-Syndroms:

- **Hand-Fuß-Syndrom vom Typ I:** Es wird vornehmlich durch klassische Zytostatika ausgelöst; die Ausbreitung ist meist flächig und kann auch andere Körperregionen (insbesondere Intertrigines, Hand-, Fußrücken) betreffen. Charakteristisch sind schmerzhafte Erytheme, Ödeme, Blasen und Desquamation. Die Beschwerden setzen bei höher dosierten Therapien nach ein bis 21 Tagen, bei kontinuierlich verabreichten niedrig dosierten Therapien teilweise erst nach Monaten ein. Ein Abklingen erfolgt ein bis zwei Wochen nach Absetzen der Chemotherapie; bleibende Schäden sind selten.
- **Hand-Fuß-Syndrom vom Typ II:** Es wird eher durch zielgerichtete Krebstherapien ausgelöst. Betroffen sind vor allem die Druckpunkte der Handflächen und Fußsohlen; es kommt zu Missempfindungen, gefolgt von einem zunehmenden, scharf begrenzten Erythem mit anwachsender Schmerzhaftigkeit und einer kallusartigen Verdickung der Hornschicht in den Erythemen. Der Hautzustand kann sich in kurzer Zeit verschlechtern. Unter Sorafenib beginnen die Beschwerden in der zweiten bis vierten Therapiewoche, unter Sunitinib häufig erst nach ein bis drei Monaten. Ein Abklingen erfolgt ein bis zwei Wochen nach dem Absetzen der auslösenden Noxe; bleibende Schäden sind selten.

Inzidenz

Auftreten, Ausprägung und Häufigkeit eines Hand-Fuß-Syndroms hängen von den eingesetzten Wirkstoffen, bestimmten Kombinationen, dem Behandlungsintervall, der Dosierung und der Therapiedauer ab. Häufige Auslöser eines Hand-Fuß-Syndroms sind 5-Fluorouracil, Cytarabin, liposomales Doxorubicin, Taxane sowie Sorafenib, Sunitinib und Regorafenib (s. Tab. 1). Am bekanntesten und sehr häufig sind Hautveränderungen unter einer Behandlung mit dem oralen Zytostatikum Capecitabin.

Tab. 1: **Häufigkeiten eines Hand-Fuß-Syndroms** (alle Grade bzw. nur Grad 3) unter Krebstherapeutika (unterschiedliche Angaben je nach Dauer und Dosis; Quelle: S3-Leitlinie Supportive Therapie [12]).

Wirkstoff	Grad 1 – 3	nur Grad 3
Sorafenib	34 – 48%	9 – 30%
~ plus Bevacizumab	79%	57%
Sunitinib	19 – 36%	6 – 23%
Regorafenib	61%	20%
Docetaxel	6 – 37%	0 – 4%
~ plus Capecitabin	56 – 63%	24 – 26%
Doxorubicin (DX)	22 – 26%	2 – 20%
pegyliertes liposomales DX	34 – 50%	–
DX plus 5-FU, Dauerinfusion	89%	24%
Capecitabin	50 – 60%	10 – 17%
Cabozantinib	35,3%	9,5%
5-Fluorouracil (5-FU), Bolus	6 – 13%	0,5%
5-FU, Dauerinfusion	35%	7%
Cytarabin	14 – 33%	
Dabrafenib	27%	< 1%
~ plus Trametinib	4 – 10%	–
Vemurafenib	25%	< 1%

Prävention: Aufklärung und Patientenschulung

Vor Beginn einer entsprechenden Chemotherapie sollten eine ausführliche Aufklärung und Schulung des Patienten erfolgen. Er sollte darauf hingewiesen werden, bei ersten Anzeichen eines Hand-Fuß-Syndroms den behandelnden Onkologen zu konsultieren. Des Weiteren sollten Hände und Füße der Patienten inspiziert und mögliche Pilzinfektionen, Ekzeme oder Hyperkeratinosen behandelt werden. Neben Basismaßnahmen (s. Kasten „Hinweise für den Patienten") werden unterschiedliche präventive Maßnahmen diskutiert, deren Wirksamkeit nicht immer ausreichend nachgewiesen wurde. Positive Studien liegen vor

- zur Einnahme von Celecoxib (mehrere Studien weisen auf eine präventive Wirkung von Celecoxib hin; die S3-Leitlinie zur Supportivtherapie spricht sich aufgrund der derzeitigen Datenlage weder für noch gegen eine Prophylaxe des HFS mit Celecoxib aus);
- zur Applikation von Docetaxel unter Kälte (z. B. Tragen von Kühlhandschuhen, Kühlsocken während der Infusion);
- zur mehrmals täglichen Anwendung von 5- bis 10%igen Harnstoff-haltigen Salben (evidenzbasierte positive Daten von Patienten unter Capecitabin und Sorafenib).

Negative Studien liegen vor

- zur oralen Einnahme von Vitamin B_6;

- zur topischen Applikation einer Harnstoff- und Milchsäure-haltigen Creme (nicht signifikant besser als eine wirkstofffreie Creme);
- zur Anwendung von Mapisal® (Antioxidanziensalbe; enthält u.a. Borretschöl, Ringelblumenblütenextrakt, Panthenol, Tocopherolacetat und Teeblätterextrakt): Ein Vergleich mit einer 10%igen Harnstoff-haltigen Creme zeigte im Hinblick auf die Prävention eines Hand-Fuß-Syndroms unter einer Therapie mit Capecitabin keinen Vorteil für Mapisal®.

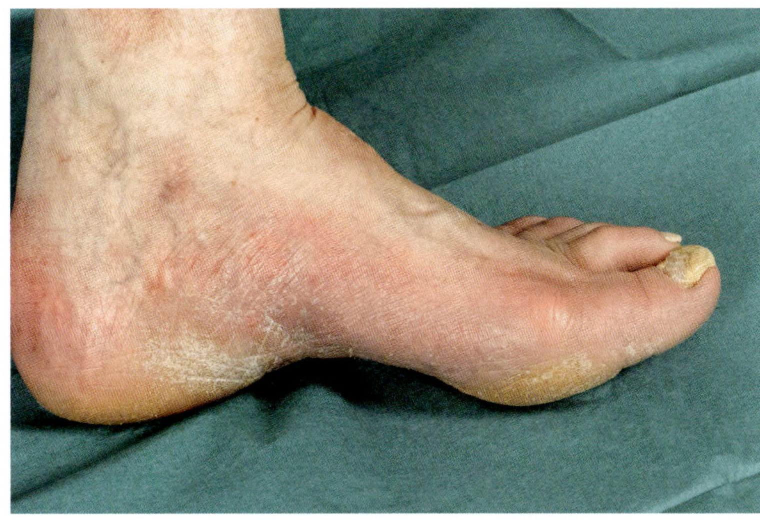

Foto: Science Photo Library/Mid Essex Hospital Services Nhs Trust

Abb. 1: Ein Hand-Fuß-Syndrom gilt es zu vermeiden. Missempfindungen, schmerzlose Schwellungen und Rötungen können erste Anzeichen sein.

Therapie

Ist ein Hand-Fuß-Syndrom aufgetreten, sollen die Basismaßnahmen weiterhin beachtet werden. Je nach Ausmaß der Beschwerden sind Dosismodifikationen, Therapieunterbrechungen oder -Abbrüche erforderlich (siehe Kasten „Ein Fall aus der Praxis"). Für einige Wirkstoffe wie etwa für Capecitabin sind hierzu in der Fachinformation explizite Vorgaben aufgeführt. Zur Behandlung der entzündlichen Veränderungen werden potente topische Glucocorticosteroide der Klasse 2 (z.B. Prednicarbat, Methylprednisolonaceponat, Hydrocortison) bis 3 (z.B. Mometasonfumarat, Betamethason) aufgetragen. Zusätzlich kann ein Ceramid-haltiger Hydrokolloidverband plantar angewandt werden. In der Literatur wird auch die Applikation Lidocain-haltiger Externa erwähnt. Bei Bedarf werden zusätzlich orale Analgetika eingesetzt.

Ferner finden sich kleine Studien oder Einzelfallberichte zur Therapie eines Hand-Fuß-Syndroms, so etwa zum Einsatz von topisch aufgetragenem Calcipotriol bei einem Sorafenib-assoziierten Hand-Fuß-Syndrom. Die Wirksamkeit einer äußerlichen Anwendung von Sildenafil (1% Sildenafil in Kühlsalbe) wurde nicht bestätigt.

Hinweise für den Patienten

- Handinnenflächen und Fußsohlen regelmäßig mit Harnstoff-haltigen Externa eincremen
- keine stark parfümierten Pflegepräparate verwenden
- Verhornungen vor Therapiebeginn abtragen
- Haut vor Verletzungen schützen, Druck und Reibungen vermeiden
- Belastung der Handflächen vermeiden (z. B. beim Anheben schwerer Gegenstände; Drehverschlüsse nicht mit bloßen Händen öffnen)
- Belastung der Fußsohlen vermeiden (keine langen Fußmärsche)
- Hände und Füße mit Handtuch abtupfen, nicht rubbeln
- lockere Baumwollkleidung und bequeme, gepolsterte Schuhe tragen
- Kontakt mit Haushaltsreinigern, Spülmitteln etc. vermeiden
- Hitze, übermäßige körperliche Anstrengung und längeren Kontakt mit heißem Wasser vermeiden
- lauwarme Hand- und Fußbäder nehmen
- kühle und nasse Umschläge auflegen
- Schweiß regelmäßig mit lauwarmem Wasser entfernen
- keine Sauna- oder Dampfbadbesuche
- nicht barfuß gehen
- keine Sonnenbäder; Sonnenschutz beachten
- professionelle Fußpflege in Anspruch nehmen
- Vorerkrankungen behandeln lassen (z. B. Mykosen, Hyperkeratosen)
- auf ausreichende Flüssigkeitszufuhr achten
- Infektionen vermeiden (Einmalwaschlappen verwenden, Handtücher häufig wechseln)
- bei Veränderungen der Haut den behandelnden Arzt informieren

Vorschläge aus der integrativen Onkologie

Vertreter der integrativen Onkologie geben u.a. Hinweise zur externen Anwendung von Umschlägen oder Bädern mit abgekochtem, geschrotetem Leinsamen. Die während des Kochens aufgelösten Eiweißsubstanzen aus dem Leinsamen bilden eine Schutzschicht auf Händen und Füßen und sollen so den Heilungsprozess beschleunigen. Des Weiteren wird ein lokal angewandter Extrakt aus Traubenkernen mit oligomeren Proanthocyanidinen zur Förderung der Wundheilung erwähnt. Häufig findet sich der Hinweis auf Externa mit Hanföl. Eine Rezeptur für eine Hanföl-Salbe bzw. deren strittige Plausibilität, Wirksamkeit und Stabilität waren 2011 Gegenstand einer umfangreichen Diskussion, u.a. in der DAZ. Diese Salbe wird in zahlreichen Foren der integrativen oder alternativen Onkologie empfohlen; publiziert ist u.a. eine Anwendungsbeobachtung mit 17 Probanden.

Ein Fall aus der Praxis: HFS unter Capecitabin (Xeloda®)

Eine Patientin mit einem lokal fortgeschrittenen Mammakarzinom erhielt Capecitabin (zweimal täglich 1250 mg/m² über 14 Tage, gefolgt von einer Woche Therapiepause). Erste Anzeichen eines Hand-Fuß-Syndroms (Missempfindungen, schmerzlose Schwellungen und Rötungen der Hände und Füße) wurden von ihr nicht im Zusammenhang mit der oralen Chemotherapie gesehen. Als die Beschwerden stärker wurden, suchte sie Rat in ihrer Stammapotheke. Nach einer Überprüfung der Medikation vermutete man dort ein Hand-Fuß-Syndrom und verwies die Patientin an den Onkologen. Dieser diagnostizierte ein HFS Grad 2 und riet zu einer Therapieunterbrechung. Die Patientin erhielt Ratschläge zur Basispflege und unterstützenden Maßnahmen, und nach zwei Wochen hatte sich der Hautzustand so verbessert, dass die Therapie mit Capecitabin ohne Dosisreduktion unter Beibehaltung pflegerischer und präventiver Maßnahmen wieder aufgenommen werden konnte. – Für die weitere Betreuung der Patientin stellen sich folgende Fragen:

- Was wäre bei einem erneuten (zweiten) Auftreten eines HFS Grad 2 zu tun?
  Antwort: Therapieunterbrechung bis zur Rückbildung der Beschwerden (Grad 0 – 1) und Dosisreduktion auf 75%.
- Was wäre beim dritten Auftreten eines HFS Grad 2 zu tun?
  Antwort: Therapieunterbrechung bis zur Rückbildung der Beschwerden (Grad 0 – 1) und Halbierung der Dosis.
- Was wäre beim vierten Auftreten eines HFS Grad 2 zu tun?
  Antwort: Therapieabbruch.
- Was wäre zu tun, wenn die Patientin eine Identifikation via Fingerprint benötigt (z. B. bei Auslandsreisen)?
  Antwort: Ein persistierendes oder schweres HFS (Grad 2 oder 3) kann zu einem passageren Qualitätsverlust der Fingerabdrücke führen, was die Identifizierung beeinträchtigen kann. Sicherheitshalber kann sich die Patientin ein ärztliches Attest ausstellen lassen.

Literatur

[1] Allgemeine Terminologie und Merkmale unerwünschter Ereignisse v4.03 (CTCAE) Common Terminology Criteria for Adverse Events (CTCAE) Version 4.031 Deutsche Version 05/2016, DKFZ Heidelberg; www.tumorzentren.de/tl_files/dokumente/CTCAE_4.03_deutsch_Juni_2016_02_final.pdf

[2] Belum VR et al. Incidence and risk of hand-foot skin reaction with cabozantinib, a novel multikinase inhibitor: a meta-analysis. Clin Exp Dermatol 2016;41(1):8-15

[3] Degen A et al. Das Hand-Fuß-Syndrom als Nebenwirkung der medikamentösen Tumortherapie – Klassifikation und Management. J Dtsch Dermatol Ges 2010;8:652-662

[4] Demirkan S et al. Sorafenib-asssociated hand-foot syndrome treated with topical calcipotriol. JAAD Case Rep 2017;3(4):354-357

[5] Fachinformation Xeloda®; Stand März 2018

[6] Hofheinz RD et al. Mapisal versus urea cream as prophylaxis for capecitabine-associated hand-foot syndrome: A randomized phase III trial of the AIO quality of life working group. J Clin Oncol 2015;33(22):2444-9

[7] Huang XZ et al. Clinical evidence of prevention strategies for capecitabine-induced hand-foot syndrome. Int J Cancer; Epub 22.1.2018

[8] Jung S et al. Aktuelle Entwicklungen in der Prävention und Therapie des Hand-Fußsyndroms. Akt Dermatol 2015;41:77-80

[9] Macedo LT et al. Prevention strategies for chemotherapy-induced hand-foot syndrome: a systematic review and meta-analysis of prospective randomised trials. Support Care Cancer 2014;22(6):1585-1593

[10] Nikolaou V et al. Incidence and implications of chemotherapy related hand-foot syndrome. Expert Opin Drug Saf 2016;15(12):1625-1633

[11] Ren Z et al. Randomized controlled trial of the prophylactic effect of urea-based cream on sorafenib-associated hand-foot skin reactions in patients with advanced hepatocellular carcinoma. J Clin Oncol 2015;33(8):894-900

[12] S3-Leitlinie Supportive Therapie bei onkologischen PatientInnen, April 2017, AWMF-Reg.-Nr. 032/054OL

[13] van Doorn L et al. Capecitabine and the risk of fingerprint loss. JAMA Oncol 2017;3(1):122-123

[14] Yap YS et al. Predictors of hand-foot syndrome and pyridoxine for prevention of capecitabine-induced hand-foot syndrome: A randomized clinical trial. JAMA Oncol 2017;3(11):1538-1545

[15] Beuth J. Gut durch die Krebstherapie. Trias Verlag, Stuttgart 2016

[16] Koula-Jenik H et al. Anwendungsbeobachtung zum präventiven Potential von Hanföl beim Capecitabin-induzierten Hand-Fuß-Syndrom. Dtsch Z Onkol 2010;42:80-84

[17] Holzhauer P: Komplementäre Onkologie in Praxis und Klinik - Möglichkeiten und Grenzen. Vortrag bei der 5. Sitzung der AG Komplementärmedizin in der Onkologie, 16. Juli 2014, TZM München

[18] Picksack G et al.: Komplementäre Pflegemaßnahme bei Hand-Fuß-Syndrom – Leinsamenbad. 39. ADKA-Kongress, 15.-18. Mai 2014, Hamburg (Poster)

[19] Babl J, Wollenberg A, Staehler M, Wolf G. Rezepturen – Diskussion um Stabilität, Wirksamkeit und Plausibilität. Dtsch Apoth Ztg 2011;151(7):74

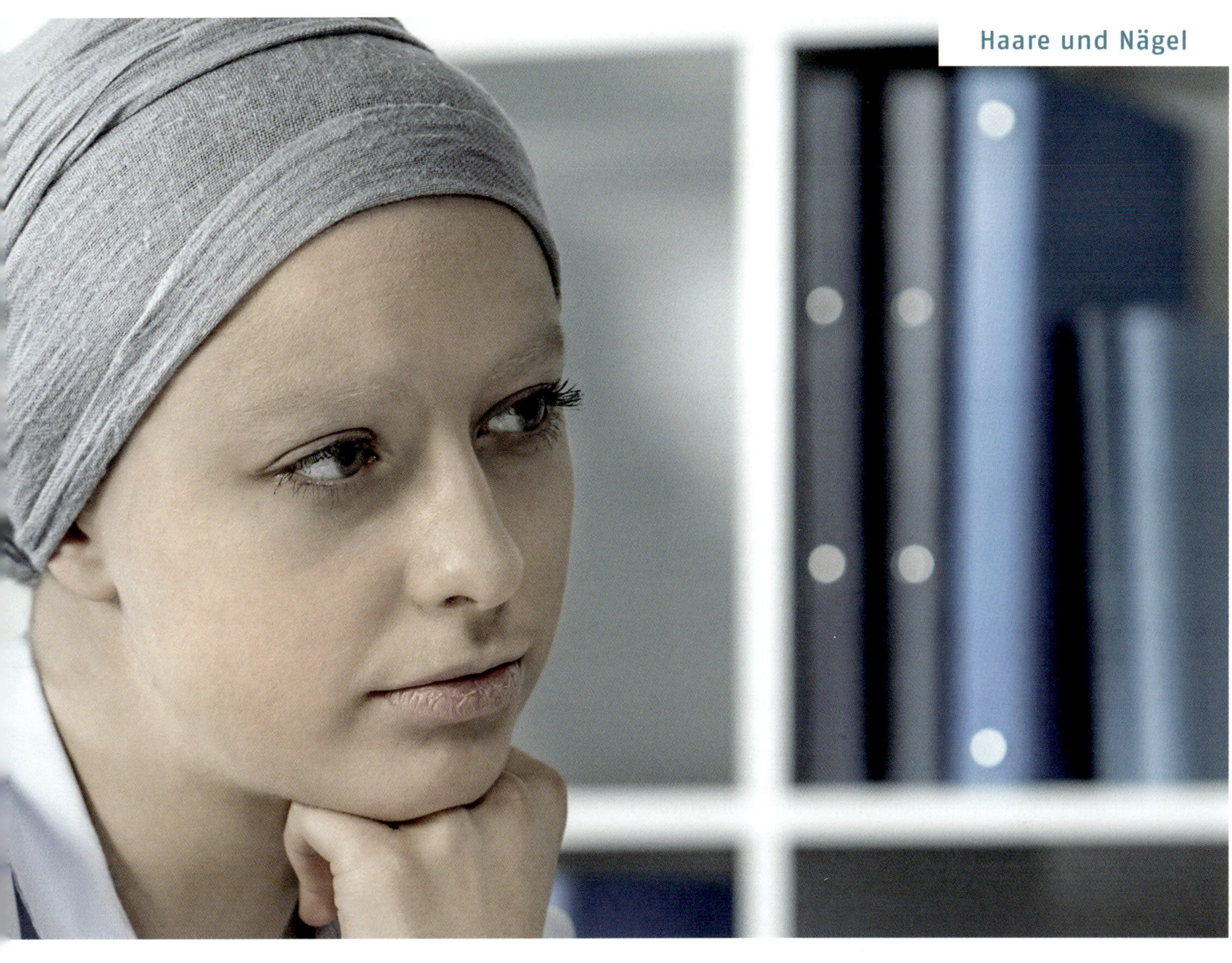

Beratung bei Haarausfall und Nagelveränderung

Von Petra Jungmayr | **Krebserkrankungen und Tumortherapien verändern auch das äußere Erscheinungsbild eines Betroffenen. Besonders in Mitleidenschaft gezogen sind Haartracht, Haut und Fingernägel. Obwohl die meisten Veränderungen passager sind, belasten sie den Patienten und beeinträchtigen dessen Lebensqualität – und dies teilweise in weit größerem Ausmaß als andere Nebenwirkungen einer Krebstherapie. Außer dem Einsatz von Kühlhauben und Kühlhandschuhen stehen derzeit noch keine wirksamen präventiven Maßnahmen zur Verfügung.**

Sowohl klassische Zytostatika wie auch neuere zielgerichtete Wirkstoffe können zu Haarverlust und Veränderung der Haarstruktur führen. Zytotoxische Substanzen beeinflussen alle schnell proliferierenden Zellen und somit auch die Keratinozyten in der epithelialen Matrix der Haarfollikel. Unter dem Einfluss der Chemotherapie kommt es innerhalb von zwei bis drei Wochen zum Haarausfall (Abb. 1).

Dabei fallen die Haare nicht nach einem einheitlichen Muster aus. Bei einigen Patienten ist der Haarverlust frontal stärker sowie früher zu bemerken als auf dem Hinterkopf (Abb. 2). Bei manchen bleiben Haarinseln stehen. Vermutlich sind hier die Haarfollikel am Hinterkopf resistenter als die der Umgebung. Neben der Körperbehaarung können im Verlauf der Therapie auch Gesichts- und Schamhaare in Mitleidenschaft gezogen werden. Einige Wochen nach Behandlungsende beginnen die Haare wieder nachzuwachsen, wobei Farbe (heller oder dunkler) und Struktur („Anthracyclin-Dauerwelle") verändert sein können (Abb. 3). Ungefähr sechs Monate nach dem letzten Behandlungszyklus ist das Haarkleid wieder hergestellt. In der Regel ist der Haarausfall reversibel; in einigen Fällen (meist nach einer Hochdosistherapie) bleibt die Alopezie bestehen.

Ob ein Patient unter einer Chemotherapie eine Alopezie entwickelt, hängt vor allem von den verabreichten Zytostatika und ihrer Dosierung sowie der Applikationsart ab. Neben den klassischen Zytostatika können auch neuere Wirkstoffe wie EGFR- oder Tyrosinkinase-Inhibitoren zu Veränderungen der Haarstruktur und Haarfarbe führen (s. Tabelle 1). Die Angaben zur Häufigkeit einer Chemotherapie-induzierten Alopezie unter zielgerichteten Substanzen schwanken;

Foto: Photographee.eu – stock.adobe.com

bei längerer Therapiedauer (länger als sechs Monate) werden sie relativ häufig beobachtet.

Frauen sind besonders betroffen

Für Frauen ist die Belastung durch den Haarausfall besonders groß; zum einen erfahren sie eine sichtbare Veränderung des traditionellen Frauenbildes, indem eine volle Haartracht eine große Rolle spielt, und zum anderen weisen viele in der Gynäkologie eingesetzten Wirkstoffe ein hohes Alopezie-Potenzial auf. So etwa die Standardregime zur Behandlung des adjuvanten Mammakarzinoms mit Anthracyclinen und Taxanen, die Einnahme von Palbociclib und die endokrine Therapie mit Tamoxifen und Aromatase-Hemmern. Neben der psychischen Belastung durch ein verändertes Körperbild gehen durch den Haarverlust auch die physiologischen Schutzfunktionen der Haare wie Feuchtigkeits- und Wärmeregulierung sowie der Schutz vor UV-Strahlung vorübergehend verloren.

Prophylaxe der Chemotherapie-induzierten Alopezie

Die meisten Studien und Daten zur Prophylaxe einer Chemotherapie-induzierten Alopezie liegen für die Anwendung von Kühlhauben (Scalp hypothermia, Scalp cooling) vor. Durch die Kühlung der Kopfhaut während der Applikation der Zytostatika wird eine Vasokonstriktion erzeugt und

Tab. 1: **Häufigkeit einer Alopezie**

unter klassischen Zytostatika	
häufig	Cyclophosphamid, Doxorubicin, Epirubicin, Daunorubicin, Docetaxel, Paclitaxel, Etoposid, Ifosfamid, Topotecan, Irinotecan, Vindesin, Vinorelbin
gelegentlich	Amsacrin, Bleomycin, Busulfan, 5-Fluorouracil, Cytarabin, Gemcitabin, Lomustin, Melphalan, Thiotepa, Vinblastin, Vincristin
selten	Carboplatin, Cisplatin, Capecitabin, Carmustin, Fludarabin, 6-Mercaptopurin, Methotrexat, Mitoxantron, Procarbazin, Streptozotocin
unter zielgerichteten Wirkstoffen	
häufig	Vismodegib, Sorafenib, Vemurafenib, Regorafenib, Dabrafenib, Cabozantinib, Nilotinib
gelegentlich	Brentuximab, Trametinib, Pazopanib, Afatinib, Bevacizumab, Cetuximab, Erlotinib, Crizotinib, Dasatinib, Axitinib, Sunitinib, Imatinib, Everolimus, Alemtuzumab, Temsirolimus, Ipilimumab
selten	Trastuzumab-Emtansin, Bortezomib

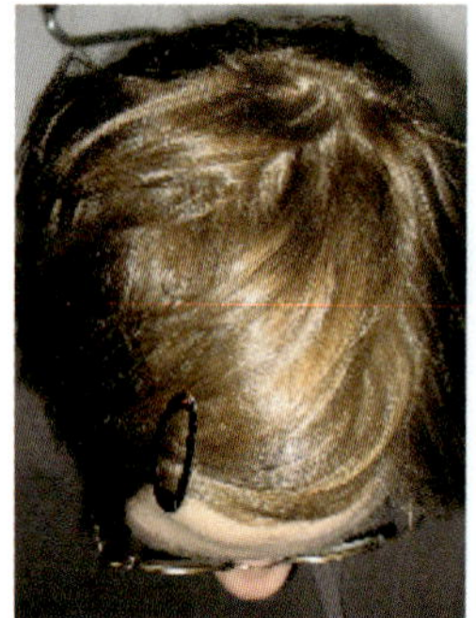
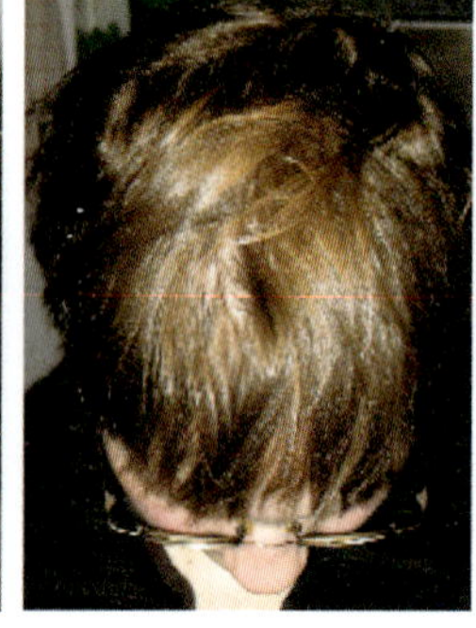
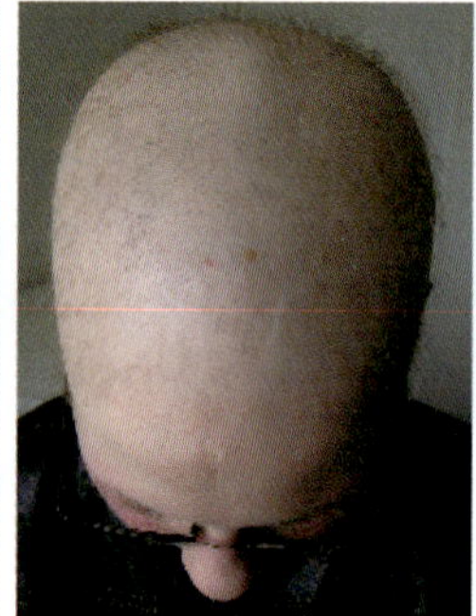
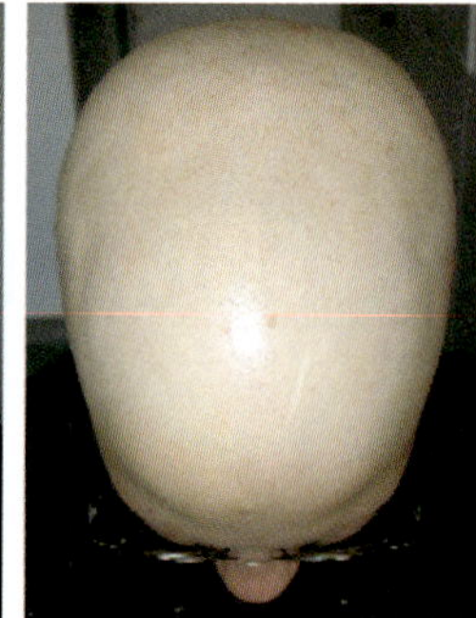
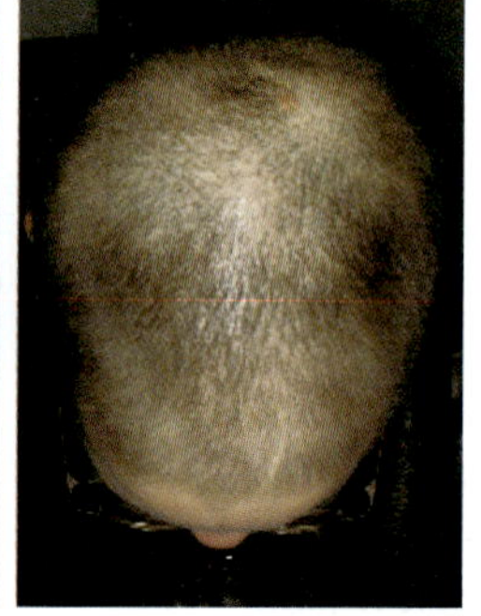

Fotos: Julia Lindner

Abb. 1: **Ablauf von Haarverlust und Wiederwachsen** Das erste Bild zeigt den Haarstatus vor Beginn der antineoplastischen Therapie. Nach drei Wochen Therapie (zweites Bild) macht sich makroskopisch eine leichte Ausdünnung der Kopfhaare bemerkbar. Sechs Wochen nach Therapiebeginn (Mitte) ist der Haarverlust stark und eindeutig zu sehen. Einzelne telogene Haare sind auf der Kopfhaut verblieben. Zwei Wochen nach Therapieende (4. Bild) hatte bei den meisten Betroffenen das Haarwachstum noch nicht wieder begonnen. Nach fünf Wochen (rechts) wachsen die Haare, aber die Kopfhaut ist noch nicht vollständig mit Haaren bedeckt. [Lindner J. 2013]

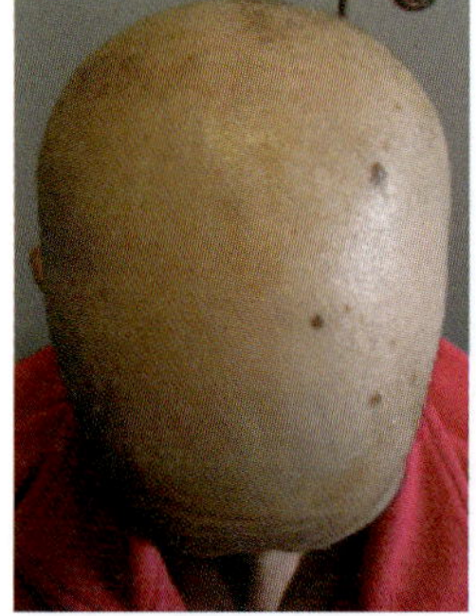
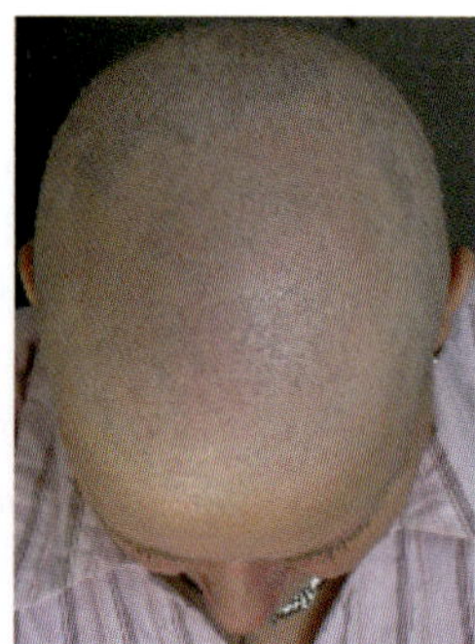
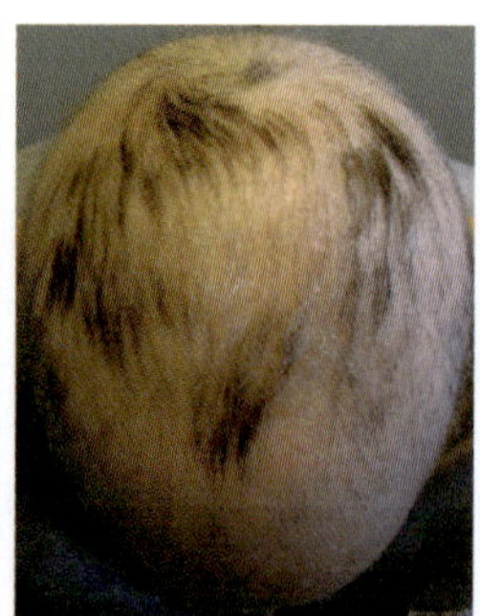
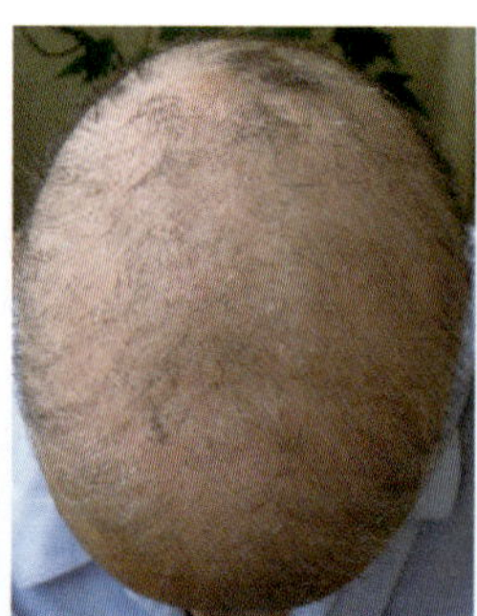
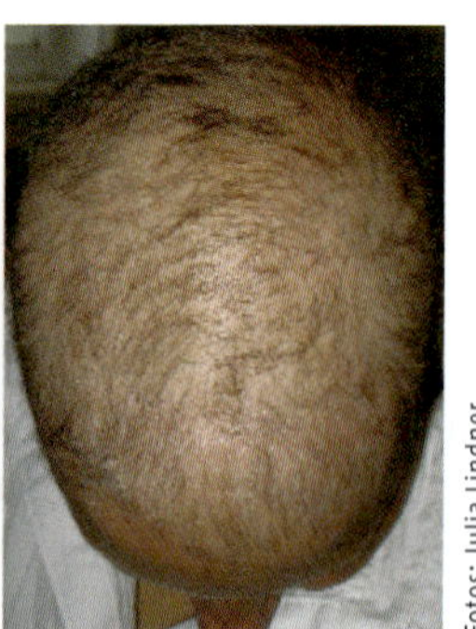

Fotos: Julia Lindner

Abb. 2: **Unterschiedliches Ausfallmuster** Sechs Wochen nach Therapiebeginn befinden sich weniger Haare frontal auf dem Kopf als am Hinterkopf. Teilweise bleiben die Haare am Hinterkopf auch fleckförmig stehen. [Lindner J. 2013]

dadurch der Blutfluss in den Haarfollikeln während hoher Zytostatika-Plasmakonzentrationen vermindert.
Moderne Scalp-Cooling-Systeme (Hersteller z.B. Paxman oder Dignitana) arbeiten mit Pumpen, die kontinuierlich Kühlflüssigkeit mit einer Temperatur von 3 bis 4 °C im Bereich der Kopfhaut zirkulieren lassen. Dadurch wird eine gleichmäßige Kühlung der Kopfhaut auf ca. 21 °C erreicht. In der Folge wird der Haarausfall vermindert, die Lebensqualität der Patientinnen erhöht und unter Umständen kann auf eine Perücke verzichtet werden.
Der Einsatz dieser Kühlsysteme wurde teilweise mit Skepsis beurteilt, da man befürchtete, dass durch eine verringerte Kopfhautdurchblutung zu wenig Wirkstoff potenziell lokal vorhandene Tumorzellen erreicht und damit das Risiko von Hirnmetastasen ansteigt. Dies scheint aber nicht zuzutreffen, und Kühlhauben werden zunehmend auch in deutschen Tumorzentren eingesetzt. Der S3-Leitlinie zur Supportivtherapie zufolge kann unter Abwägung von Nutzen und Risiken eine Kopfhautkühlung angeboten werden.
Weitere Ansätze zur Prävention einer Alopezie sind weniger ausgereift bzw. weniger erfolgreich. So liegt etwa keine ausreichende Evidenz für alimentäre Therapeutika mit Hirse sowie für Topika mit Minoxidil, Calcitriol oder dem Prostaglandin-Analogon Bimatoprost (wird zur Verlängerung der Wimpern, aber nicht präventiv eingesetzt) vor.

Empfehlungen für die Beratung

Vor dem Haarverlust. Etwa zwei Wochen vor Therapiebeginn sollten die Haare kurz geschnitten werden. Darüber hinaus ist zu empfehlen, die Haare sanft zu trocknen, Baby-Shampoo zu verwenden, die Haare weder zu färben noch zu tönen und auf Lockenstab, Lockenwickler, Clipse etc. zu verzichten. Die Betroffenen sollten sich rechtzeitig um eine Perücke kümmern und Wickelmethoden üben.

Nach dem Haarverlust überspielen Schal, gebundenes Tuch oder Perücke den Haarverlust und schützen vor Kälte, Sonne und äußeren Einwirkungen.

Informationen für Betroffene:

- Informationsblatt des Deutschen Krebsforschungszentrums „Haarausfall durch Krebsbehandlung" gibt Auskünfte über Haarausfall unter Chemo- und Strahlentherapie, Haarwachstum nach Therapieende, Haarpflege, Kostenerstattung von Perücken etc.
- www.krebsinformationsdienst.de/wegweiser/iblatt/iblatt-haarausfall.pdf
- Video: The easiest way to tie a headscarf – without knots. Video (engl.) zum Binden eines Kopftuchs. Webcode: H4XR7

Vielfältige Nagelveränderungen

Nagelveränderungen unter zytotoxischen Therapien sind auf eine Speicherung und Ausscheidung der Wirkstoffe in den Nägeln zurückzuführen. Matrix und Nagelbett werden geschädigt und die Mikrozirkulation beeinträchtigt. Die Folge sind Wachstumsstörungen der Nägel, die sich vor allem

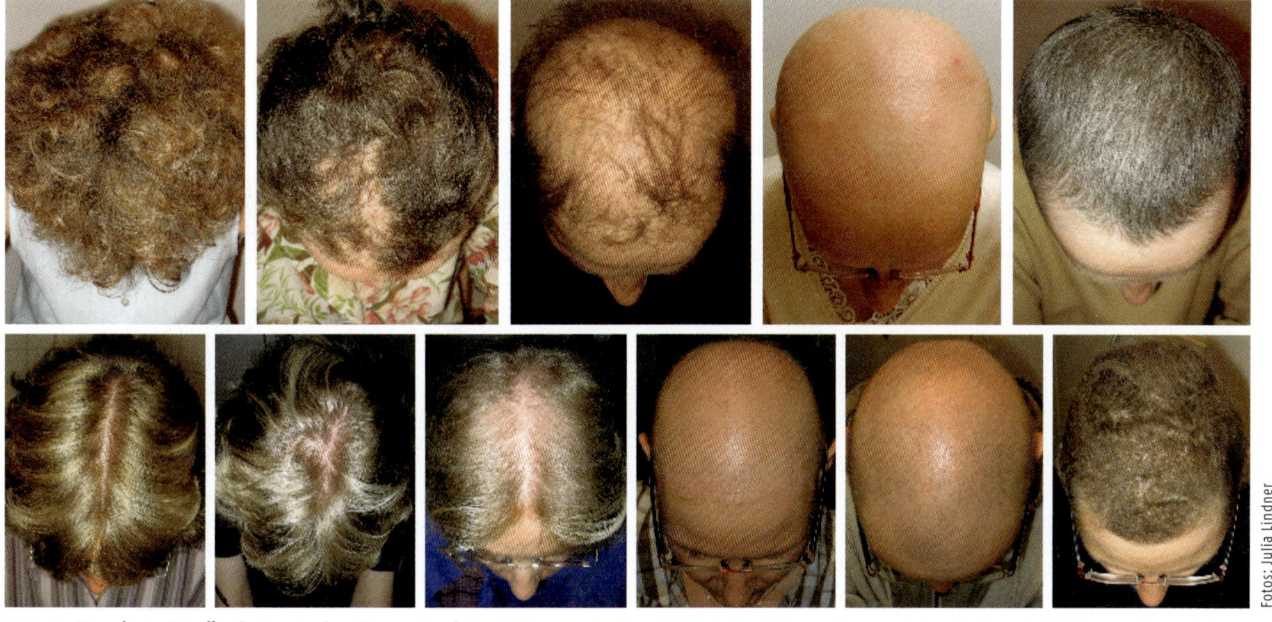

Fotos: Julia Lindner

Abb. 3: **Zu einer Veränderung der Haarstruktur** führen vor allem Zytostatika, Tamoxifen und Aromatase-Inhibitoren. Oben: Die Patientin hatte vor Beginn der zytostatischen Therapie lockiges bis krauses Haar (links), nach Ende der Chemotherapie wuchs das Haar zunächst glatt nach (rechts). Von links: vor der antineoplastischen Therapie, drei bzw. sechs Wochen nach Therapiebeginn, drei bzw. zehn Wochen nach Ende der Therapie.
Die untere Reihe zeigt eine Patientin, die ursprünglich glattes Haar (links) hatte und nach Chemotherapie krauses Haar mit starker Wirbelbildung. Das zweite Foto von links ist drei Wochen nach der antineoplastischen Therapie aufgenommen, das dritte nur drei Tage später. Dies zeigt, wie schnell der einmal eingesetzte Haarausfall verläuft. [Lindner J. 2013]

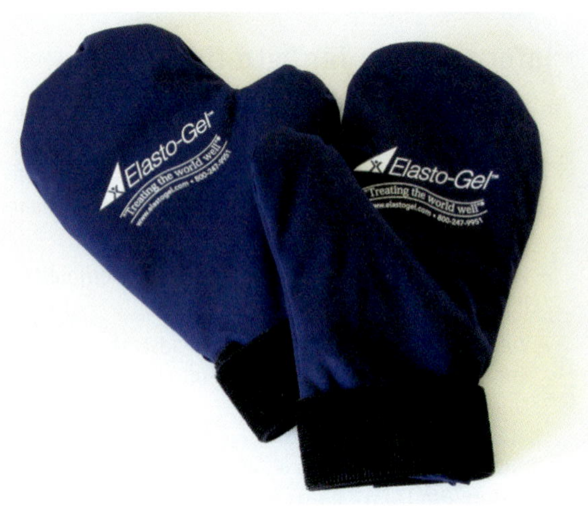

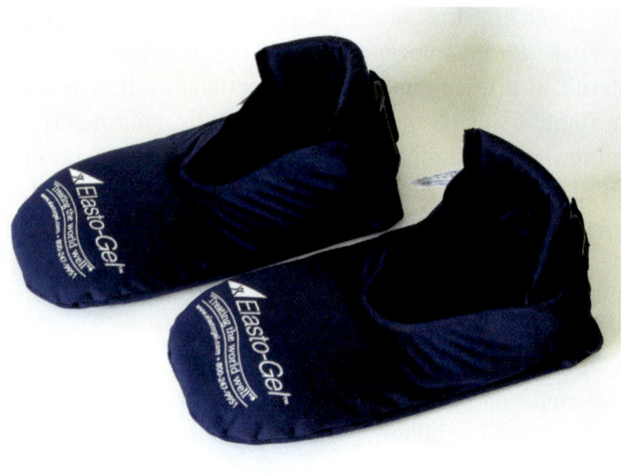

Abb. 4: **Hypothermie-Handschuhe** und Socken bestehen zum Beispiel aus einem Glycerin-basierten Hydrogel, das auch tiefgefroren noch geschmeidig ist. Sie werden für ca. zwölf Stunden in ein Tiefkühlfach bei -18 bis -30 °C gelegt und sollen 15 Minuten vor bis 15 Minuten nach der Behandlung angezogen werden. (hier: Elasto-Gel® Hypothermie Handschuh, www.velo-medizinprodukte.com)

in einer Verlangsamung des Nagelwachstums und einer vermehrten Brüchigkeit äußern. Des Weiteren können Querstreifen (Mees-Streifen) und Querfurchen (Beau-Reil-Furchen) in den Fingernägeln auftreten. Eine Verfärbung der Nägel (Hyperpigmentierung, weiße Färbung der Nagelplatte) ist ebenfalls möglich. Teilweise kommt es zu einer Ablösung der Nägel (Onycholyse). Nagelveränderungen unter zytotoxischen Therapien treten ein bis zwei Monate nach Therapiebeginn auf und heilen innerhalb weniger Monate nach Abschluss der Behandlung ab.

Am häufigsten treten Nagelveränderungen unter einer Therapie mit Taxanen (Docetaxel, Paclitaxel und nab-Paclitaxel) und EGFR-Inhibitoren auf. Charakteristisch für Taxan-basierte Chemotherapien sind Pigmentierungsstörungen, Splitterblutungen und Beau-Reil-Querfurchen. Ferner können Nagelbettentzündungen, Onycholysen sowie subunguale Hämatome beziehungsweise schmerzhafte hämorrhagische Abszesse auftreten. Unter einer Therapie mit zielgerichteten Substanzen, insbesondere unter EGFR- und MEK-Inhibitoren, werden vor allem Nagelgeschwüre oder pyogene Granulome registriert.

Allgemeine Prophylaxe von Nagelveränderungen

Finger- und Fußnägel sollten regelmäßig inspiziert werden, mechanische Belastungen z. B. durch übermäßige Maniküre, künstliche Nägel, Nägelkauen oder Entfernen der Nagelhaut sind zu vermeiden.

Das Tragen von Handschuhen bei der Hausarbeit oder das Tragen bequemer Schuhe helfen, die mechanische Belastung der Nägel gering zu halten.

Wasser, Reinigungsmittel und andere chemische Noxen sind zu meiden.

Besonderes Augenmerk ist auf die Nagelpflege legen. Die Nägel werden am besten gerade und nicht zu kurz geschnitten. Zur Pflege empfiehlt sich tägliches Eincremen des periungualen Gewebes mit Harnstoff-haltigen Externa.

Prophylaxe durch Kühlung

Neben den allgemeinen Maßnahmen ist zur Verhinderung Docetaxel-bedingter Nagelschäden die Applikation des Zytostatikums unter Kühlung hilfreich. So konnte in mehreren Studien gezeigt werden, dass das Tragen von Kühlsocken und Kühlhandschuhen während der Infusion den Nagel schützen kann (Abb. 4). Diese Socken und Handschuhe enthalten zum Beispiel ein Glycerin-basiertes Hydrogel, das seine Weichheit auch tiefgefroren behält. In der Praxis werden hierzu meist Kühlpads verwendet, die auf Hände und Füße gelegt werden. Kommt es trotz präventiver Maßnahmen zu ernsthaften Schäden der Nägel, werden diese entsprechend ihrer Symptomatik behandelt. So sollte etwa beim Auftreten von Nagelfalzentzündungen eine Kultur angelegt werden, damit der Erreger gezielt eliminiert werden kann. |

Literatur

[1] Nangia J et al. Effect of a scalp cooling device on alopecia in women undergoing chemotherapy for breast cancer: The SCALP randomized clinical trial. JAMA 2017;317(6):596-605, doi: 10.1001/jama.2016.20939

[2] Rugo HS et al. Association between use of a scalp cooling device and alopecia after chemotherapy for breast cancer. JAMA 2017;317(6):606-614, doi: 10.1001/jama.2016.21038

[3] Berger A et al. Principles and Practice of Palliative Care and Supportive Oncology. Springer Verlag 2012

[4] Supportive Therapie bei onkologischen PatientInnen. S3-Leitlinie des leitlinienprogrammes Onkologie, Stand April 2017, AWMF-Registernummer: 032/054OL

[5] Bitto F et al. Chemotherapieinduzierte Alopezie. Neue Strategien zur Prophylaxe. Im Focus Onkologie 2016;19:44-47

[6] Villasante A et al. Chemotherapy-induced alopecia. J Clin Investigat Dermatol 2014;2(2):1-8.

[7] Can G et al. Supportive care for chemotherapy induced alopecia: Challenges and solutions. Clin Res Infect Dis 2017;4(1):1048:1-5

[8] Lindner J. Chemotherapieinduzierte Alopezie: Untersuchungen zu Haarwachstum, Haardichte, Haardurchmesser, Haarform, Trichodynie und Hautzufriedenheit an Frauen mit Mammakarzinom unter antineoplastischer Therapie. Dissertation, Medizinische Fakultät Charité Universitätsmedizin Berlin 2013

[9] Robert C et al. Nail toxicities induced by systemic anticancer treatments. Lancet Oncol 2015;16:e181-e189

[10] Capriotti K et al. The risk of nail changes with taxane chemotherapy: a systematic review of the literature and meta-analysis. Br J Dermatol 2015;173(3):842-845, doi: 10.1111/bjd.13743

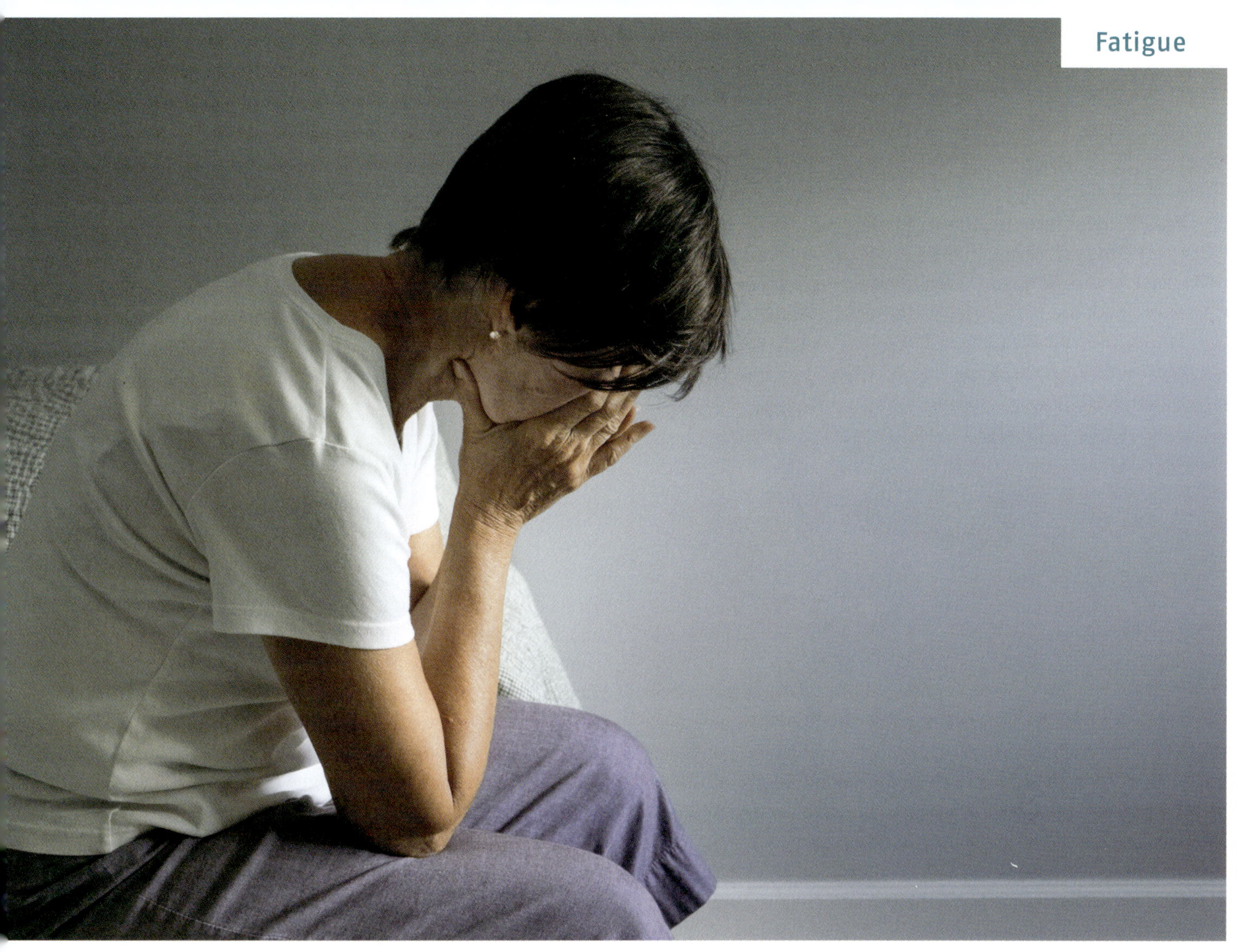

Das Problem Fatigue

Von Frank Gieseler und Dorothee Dartsch | **Bei etlichen Krebstherapeutika gehört die Fatigue oder Erschöpfung zu den in der Fachinformation unter „Allgemeine Erkrankungen“ aufgelisteten Nebenwirkungen. Zudem kann sie durch die Krebserkrankung selbst hervorgerufen werden, denn in manchen Fällen tritt sie auf, noch bevor die Krebserkrankung diagnostiziert ist und die Therapie begonnen hat [1]. Infolge der Verbesserungen der Krebstherapie in den letzten Jahrzehnten und durch die zunehmende Zahl von ehemaligen Patienten, die die Erkrankung und die Therapie langfristig überlebt haben („Cancer Survivors“) fällt darüber hinaus in der Versorgung eine neue, chronische Form der Fatigue auf. Sie ist als Langzeitfolge der Erkrankung und Therapie zu werten.**

„Ich bin ständig müde. Früher habe ich immer Sport gemacht und mich fit gefühlt, das ist jetzt überhaupt nicht mehr der Fall. Selbst bei leichten Belastungen bin ich schon wieder schlapp; sogar nach dem Duschen könnte ich mich gleich wieder ins Bett legen.“ So könnte sich ein von Fatigue geplagter Krebspatient in der Apotheke äußern, wenn er gefragt wird, wie es ihm aktuell geht. Die Fatigue wird von Krebspatienten als tiefgreifender, beständiger und schwerwiegender empfunden als andere Begleiterscheinungen der Krebserkrankung und -therapie. Patienten beschreiben sie als Ermattung, Lustlosigkeit, Abgeschlagenheit, Niedergeschlagenheit, Schwäche, Unwohlsein oder Unbehagen [1, 2]. Dauermedikationen, wie sie zur Therapie (z. B. Tyrosinkinasehemmer, aber auch andere „small molecules“) oder Rezidivprophylaxe (z. B. antihormonelle Therapie) gegeben werden, sind aus eigener Erfahrung besonders oft mit Fatigue verknüpft. Die Fatigue kann für den Patienten so belastend sein, dass die Therapie überdacht werden muss, weil der Therapiegewinn möglicherweise nicht mehr im richtigen Verhältnis zur eingeschränkten Lebensqualität steht. Das ist vor allem in der kurativen Situation kritisch, weil der Therapieerfolg auf dem Spiel stehen kann.

Foto: Burlingham – Fotolia.com

Besonders belastend: Chronisches Fatigue-Syndrom bei „Cancer Survivors"

Frau T., eine Juristin Anfang Fünfzig, die eine Verordnung über Levothyroxin einlöst, berichtet niedergeschlagen: „Nach zwei Stunden Aktenarbeit kann ich einfach nicht mehr. So kann ich meinen Beruf nicht ausüben. Selbst eine Pause hilft nur wenig oder gar nicht. Mein Arzt hat meine Blutwerte untersucht, aber da ist nichts, was ihm Sorge bereitet. Auch die Schilddrüsenwerte sind ganz normal, er kann überhaupt nichts finden." Im Gespräch stellt sich heraus, dass bei ihr mit Anfang Vierzig ein Mammakarzinom diagnostiziert und anschließend erfolgreich behandelt wurde, so dass sie schon seit sechs Jahren therapiefrei ist. Möglicherweise liegt bei ihr ein sogenanntes „Chronisches Fatigue-Syndrom" (CFS) vor. Daher sollte sie zur Diagnose an einen Spezialisten verwiesen werden. Weitere Informationen für ehemalige Patienten zu diesem Thema bieten z. B. auch die Landeskrebsgesellschaften an.

Infolge der verbesserten onkologischen Behandlungskonzepte nimmt die Anzahl der Langzeitüberlebenden nach Krebs stetig zu und wird nach den aktuellen Daten des Robert-Koch-Institutes in Deutschland auf über 2 Millionen Personen geschätzt [3]. Erst durch diese Erfolge der Medizin ist klar geworden, welche Langzeit-Spätschäden nach einer Therapie auftreten können. Während am Anfang einer Krebserkrankung die Behandlung des Tumors und das Sichern des Überlebens prominent im Vordergrund der medizinischen Bemühungen stehen, rücken die Spätfolgen nach der Therapie erst langsam in den Versorgungsfokus, obwohl sie die Lebensqualität der überlebenden Patienten erheblich einschränken können. Hinzu kommt nicht selten das Unverständnis des Umfelds, wie z. B. am Arbeitsplatz: „Warum kann die Kollegin nicht wieder voll eingesetzt werden? Die Krebserkrankung ist doch nun schon seit Jahren geheilt!"

Diese Problematik ist in der Krebsforschung erst vor Kurzem erkannt worden, und es gibt bisher nur wenige gute wissenschaftliche Untersuchungen zu den Langzeitfolgen und den möglichen Therapieansätzen nach einer Tumortherapie. Dies liegt u. a. daran, dass die Spätschäden vielfältig und variabel ausgeprägt sind. Sie richten sich nach der Tumorart, nach der erfolgten Behandlung, der Veranlagung und den Begleiterkrankungen des Überlebenden und seiner beruflichen oder anderweitigen Belastung. Manche Spätschäden können einem konkreten Organsystem zugeordnet werden und sind die Folge bestimmter Therapien. Hierzu gehört z. B. die Entwicklung einer Herzinsuffizienz nach der Gabe von Anthrazyklinen, Nierenschäden nach Ifosfamid oder Platinderivaten oder Hörschäden nach Platinderivaten. Das CFS dagegen ist eine komplexe Spätfolge, die keinem einzelnen Organsystem zuzuordnen ist und trotzdem die Lebensqualität der Krebs-Überlebenden erheblich einschränken kann.

! Wichtig: Eine sich bei einem geheilten Krebspatienten entwickelnde Fatigue kann auch ein Anzeichen für eine wiederkehrende Krebserkrankung sein (Rezidiv).

Was heißt eigentlich Fatigue?

Fatigue ist das französische Wort für Müdigkeit und beschreibt in unserem Sprachgebrauch und medizinischen Kontext einen Zustand chronischer Müdigkeit und Einschränkung der Leistungsfähigkeit, die durch eine an sich adäquate Ruhepause nicht angemessen gebessert wird. Die Definition gemäß der Leitlinie des National Comprehensive Cancer Network (NCCN) lautet: „Krebsbezogene Fatigue ist ein belastendes, anhaltendes, subjektives Gefühl der körperlichen, emotionalen und/oder kognitiven Müdigkeit und Erschöpfung, das mit der Krebserkrankung oder der Krebstherapie zusammenhängt, nicht im Verhältnis zur vorhergehenden Aktivität steht und die normalen Alltagstätigkeiten beeinträchtigt" [4]. Die ausgeprägte Erschöpfung verschlimmert sich bereits nach minimaler körperlicher oder geistiger Aktivität, Ruhe und Schlaf führen nur zu leichter Verbesserung, und die Symptome bestehen über Monate [5].

Während für die chronische Fatigue bei Langzeitüberlebenden einer Krebserkrankung über viele Jahre ganz unterschiedliche Begriffe für diesen Zustand verwendet wurden, u. a. auch Asthenie, veröffentlichten die Amerikanischen Nationalen Gesundheitsinstitute einschließlich NIH im Jahre 1994 eine Definition des CFS. Neben der „erstmals auftretenden, nicht anderweitig erklärbaren, persistierenden oder rezidivierenden chronischen Erschöpfung von mindestens 6-monatiger Dauer" umfasste die Beschreibung damals auch einen trockenen Hals, zervikale oder axilläre Lymphknotenschwellungen und Gelenkbeschwerden [6]. Dies ist ein Hinweis darauf, dass man eine chronische (Virus-)Infektion als Ursache annahm. Diese Vorstellung ist jedoch heute überholt. Im Jahr 2011 wurden Internationale Konsensuskriterien für das CFS veröffentlicht [7]. Ihnen zufolge besteht ein CFS, wenn – ohne die vormals gültige, die Patienten belastende 6-Monatsfrist – schon eine minimale Belastung zu einer ausgeprägten, schnell oder auch verzögert eintretenden körperlichen oder kognitiven Ermüdung führt und ggf. andere bestehende Symptome (z. B. Schmerz) verstärkt, wenn die Erholungszeit verlängert ist und wenn aufgrund der schnellen Ermüdbarkeit der vormals bestehende Aktivitätslevel nicht mehr erreicht wird. Zusätzlich muss mindestens ein neurologisches Symptom bestehen (neurokognitive Störung, Schmerz, Schlafstörung, sensorische oder motorische Beeinträchtigung), mindestens ein Symptom aus dem immunologischen, gastrointestinalen oder urogenitalen Bereich (wiederholte und anhaltende virale Infekte, Bauchweh, Harndrang, Geruchs- oder Chemikalienempfindlichkeit) sowie mindestens ein Symptom aus dem Bereich Energieproduktion/Ionenkanal-Transport (orthostatische Hypotonie, Dyspnoe, gestörte Wärmeregulation und -toleranz). Bei Kindern stehen Kopfschmerzen, kognitive Beeinträchtigungen und Schlafstörungen im Vordergrund.

Tab 1: **Ein krebsbezogenes CFS liegt wahrscheinlich vor, wenn ...**

... diese Symptome bestehen, ...	diese Erkrankungen aber nicht feststellbar sind.
– Müdigkeit, fehlende Energie und/oder ein unverhältnismäßig gesteigertes Ruhebedürfnis – Gefühl einer allgemeinen Schwäche oder Gliederschwere – Konzentrationsstörungen – Mangel an Motivation, den normalen Alltagsaktivitäten nachzukommen – Schlaflosigkeit oder übermäßiges Schlafbedürfnis – mangelnde Erholung durch Schlaf- und Ruhepausen – Gefühl, sich zu jeder Aktivität zwingen zu müssen – ausgeprägte emotionale Reaktionen auf die Erschöpfung (zum Beispiel Niedergeschlagenheit, Reizbarkeit, Frustration) – Schwierigkeiten, den Alltag zu bewältigen – Störungen der Merkfähigkeit – nach körperlicher Anstrengung mehrere Stunden andauerndes Unwohlsein *(n. Angaben der Deutschen Krebsgesellschaft)*	– akute und chronische Infektionen – affektive Störungen inkl. depressiver Episode – Schlafstörungen inkl. Schlaf-Apnoe-Syndrom – kardiovaskuläre Erkrankungen inkl. subakuter Endokarditis, Myokarditis, Herzinsuffizienz, oder auch einer Anämie – metabolische Erkrankungen inkl. Schilddrüsenunterfunktion oder Avitaminosen – Ernährungsdefizite (Kalorienzufuhr, Fluid- und Elektrolytstörungen) – endokrine Erkrankungen inkl. Morbus Addison, Morbus Cushing oder (unphysiologische bzw. therapiebedingte) Menopause – neurologische Störungen inkl. Schmerz – gastrointestinale, hepatische oder renale Erkrankungen – Lungenerkrankungen – Bindegewebserkrankungen inkl. Lupus oder rheumatoider Arthritis – Schwermetall- oder andere Vergiftungen – chronisch-allergische Reaktionen – Medikamenten- oder Drogenmissbrauch (auch Alkohol oder Schlafmittel) *(adaptiert und erweitert nach [11])*

Trotz zahlreicher Studien muss auch heute noch festgestellt werden, dass die Ursachen für das CFS ungeklärt und vermutlich heterogen sind [8], sie können sich überlappen und gegenseitig verstärken.
Diese Erklärungen zeigen, dass ein CFS nicht als eine definierte Krankheit aufgefasst wird, die evtl. mit ein und derselben Therapie für alle Patienten geheilt werden kann. Vielmehr beschreibt das CFS ein Syndrom. Abgesehen von der o.g. Definition des CFS sind mehrere andere Diagnosealgorithmen veröffentlicht worden, die nur teilweise übereinstimmen [9, 10]. Ihre Quintessenz lautet, dass ein CFS vorliegt, wenn eine unerträgliche und einschränkende Müdigkeit besteht, die durch eine adäquate Ruhepause nicht wesentlich gebessert wird und für die keine anderweitige Ursache oder Erkrankung gefunden werden kann – diese Definition wird auch von den Autoren vertreten. Zwar wurde die Diagnose „Chronisches Müdigkeitssyndrom, Erschöpfung bei schwerwiegender oder unheilbarer Erkrankung" als ICD G93.3 im ICD-10-GM aufgenommen. Das deckt aber nicht die vielen Patienten ab, die eigentlich von ihrer Krebserkrankung geheilt sind und trotzdem CFS haben. Hier sehen wir noch Handlungsbedarf in der Anerkennung dieses sowohl den Alltag, als auch das Berufsleben einschränkenden Syndroms.

Wie wird ein CFS diagnostiziert?

Weil die Fatigue ein so belastender, zugleich aber nicht als konkrete Erkrankung erkennbarer Zustand ist, fordert die NCCN-Leitlinie ein regelmäßiges systematisches Fatigue-Screening für Patienten aller Altersklassen [4].

! Tipp: Um herauszufinden, welche Arzneimittel wie häufig eine Fatigue als unerwünschte Wirkung haben können, eignet sich die Internetseite http://sideeffects.embl.de/ → side effects → fat-fel → Fatigue

Die obenstehenden Ausführungen zeigen, wie schwierig es ist, bei einem Patienten nach Krebserkrankung ein CFS zu diagnostizieren und ihm anschließend auch zu helfen. Neben der Anamnese, die die Symptome einer CFS erfasst, müssen alle Erkrankungen, die in der rechten Spalte der Tabelle 1 aufgezählt sind, ausgeschlossen werden, bevor man die Diagnose „krebsbezogenes CFS" stellen darf. Auch

Tab. 2: **Kennzeichen einer Depression nach ICD-10** [12]

Hauptsymptome:	Zusatzsymptome:
– gedrückte, depressive Stimmung – Interessensverlust – Freudlosigkeit – Antriebsmangel – erhöhte Ermüdbarkeit	– verminderte Konzentration und Aufmerksamkeit – vermindertes Selbstwertgefühl und Selbstvertrauen – Gefühle von Schuld und Wertlosigkeit – negative und pessimistische Zukunftsperspektiven – Suizidgedanken/-handlungen – Schlafstörungen – verminderter Appetit

unerwünschte Wirkungen von Arzneimitteln müssen als Ursache ausgeschlossen werden: Beispielsweise können manche Psychopharmaka, Antihypertensiva und Antiepileptika eine bestehende Fatigue oder eine Neigung dazu verstärken. Falls Alternativen ohne diese Nebenwirkung zur Verfügung stehen, sollten sie in Erwägung gezogen werden. Es gibt keine einzelne diagnostische Maßnahme, die ein CFS beweist – eben, weil es sich um einen Symptomenkomplex handelt, der nicht einer definierten organischen Ursache zugeordnet werden kann. Manche benutzen den Begriff lediglich als Zustandsbeschreibung ohne Anspruch einer spezifischen Erkrankungsdefinition. Diese Aussagen sollen nicht darüber hinwegtäuschen, dass ein CFS zu einer erheblichen Einschränkung der Lebensqualität führen kann und unbedingt ernst genommen werden muss, auch – oder gerade – wenn keine der aufgelisteten Erkrankungen diagnostiziert werden kann.

Besonders schwierig kann eine Abgrenzung gegenüber einer depressiven Episode sein. Wenn deren Haupt- und Zusatzsymptome (s. Tab. 2) vorliegen, sollten diese Patienten umgehend einer leitliniengerechten Therapie zugeführt werden.

Cancer Survivor mit Verdacht auf ein CFS – wie geht man vor?

Entscheidend ist zunächst die Differenzialdiagnose, nämlich die Frage, ob die beschriebenen Beschwerden tatsächlich ein CFS oder aber die Symptome einer zugrundeliegenden anderen Erkrankung sind, die ursächlich behandelt werden kann. Aus der Erfahrung der Fatigue-Sprechstunde am Universitätsklinikum in Lübeck ist dies bei etwa einem Drittel der ehemaligen Krebspatientinnen und -patienten der Fall, die sich in der Sprechstunde vorstellen. Hier kann und soll eine spezifische Therapie eingesetzt werden. Besonders häufig finden sich bei unseren Patienten eine chronische Anämie, Schilddrüsenunterfunktion oder pulmonale bzw. kardiale Einschränkungen. Diese können direkte oder indirekte Folgen der behandelten Krebserkrankung sein und häufig so gut behandelt werden, dass sich die Fatigue-Symptome deutlich bessern. Nicht selten sind auch Neuropathien als Folge einer Platin- oder Taxol-Therapie oder einer Bestrahlung nachzuweisen. Leider ist in diesen Fällen bisher kein guter therapeutischer Ansatz bekannt.

Nur in den Fällen, in denen keine andere zugrundeliegende Erkrankung nachgewiesen werden kann, ist die Diagnose „CFS" zu stellen. Die Therapie besteht dann in ganzheitlichen Ansätzen, die den Umgang mit den Symptomen erleichtern sollen. Diese beinhalten z. B. Lernstrategien, um mit der zur Verfügung stehenden Energie über den Tag auszukommen, oder um die Vorteile einer angepassten sportlichen Tätigkeit, Ernährung, Entspannungstechniken oder eines gesunden Schlafes zu erkennen. Die „Cochrane Database of Systematic Reviews" hat 2016 die zur Verfügung stehenden wissenschaftlichen Studien zu dieser Thematik zusammengetragen und systematisch untersucht. Aus den 14 verfügbaren randomisierten kontrollierten Studien mit insgesamt 2213 Teilnehmern und der für psychosoziale Interventionen nicht untypischen Heterogenität zwischen den untersuchten Maßnahmen sowie den Schwierigkeiten der Bias-Kontrolle (z. B. durch eine Verblindung) ergibt sich naturgemäß keine evidenzbasierte Bewertung. Immerhin konnte aber eine als klinisch relevant eingestufte moderate Verbesserung der mit der Fatigue verbundenen psychischen Belastungen und Ängste, sowie der Lebensqualität insgesamt nachgewiesen werden. Dies galt insbesondere für Patienten mit nicht so weit fortgeschrittenen Krebserkrankungen. Als Effekt der Schulungsprogramme war auch eine, wenn auch geringe Reduktion der Intensität der Fatigue und der Einschränkungen der täglichen Aktivitäten nachweisbar [13]. In der Schleswig-Holsteinischen und anderen Landeskrebsgesellschaften werden seit Jahren erfolgreich Kurse für Patienten

Maßnahmen gegen Fatigue

Allgemeine Strategien

- Fatigue-Tagebuch führen
- Rücksicht auf die Energiereserven nehmen
- Prioritäten setzen, realistische Erwartungen hegen
- Zeit lassen
- Aufgaben delegieren
- Aktivitäten auf die Tageszeiten legen, zu denen der Energielevel am höchsten ist
- Schlafpausen am Tag auf maximal eine Stunde begrenzen, um den Nachtschlaf nicht zu beeinträchtigen
- Strukturierte tägliche Routine
- Nur eine Aktivität zur gleichen Zeit ausführen
- Ablenkung suchen (Spiele, Musik, Lesen, Freunde treffen)
- Die derzeitige Situation annehmen, einen Sinn darin finden

Spezifische Interventionen

- Den individuell optimalen Level an Aktivität einhalten!
- Ein angemessenes Programm für Ausdauer- und Kraftsport beginnen (ggf. im Rahmen einer Reha-Behandlung) und beibehalten (z. B. Walking, Jogging, Schwimmen, Training mit leichten Gewichten). Falls kein CFS, sondern eine Fatigue bei definierter Erkrankung vorliegt, sollte dies in Absprache mit dem Onkologen erfolgen, weil möglicherweise einschränkende Risikofaktoren vorliegen können.
- Yoga
- Psychosoziale Interventionen (kognitive Verhaltenstherapie, Schulungen, Gesprächsgruppen, Schreiben)
- Ernährungsberatung
- Schlaffördernde Maßnahmen, Schlafhygiene

Pharmakotherapeutische Interventionen

- Leitliniengerechte Pharmakotherapie der zur Fatigue beitragenden Probleme (Schmerz, emotionaler Stress, Anämie)
- Optimierung der Therapie von Schlafstörungen, Ernährungsdefiziten, Komorbiditäten

Informationsquellen für Patienten

- Die blauen Ratgeber: Fatigue – chronische Müdigkeit bei Krebs. Stiftung Deutsche Krebshilfe, 2016. ISSN 0946-4816
- Deutsche Krebsgesellschaft: Basis-Informationen Krebs > Supportivtherapie > Tumor-assoziierte Fatigue (https://www.krebsgesellschaft.de/onko-internetportal/basis-informationen-krebs/nebenwirkungen-der-therapie/fatigue-bei-krebs.html, abgerufen 23.03.2017)
- Landeskrebsgesellschaften: Patientenratgeber, teils zum Bestellen, teils als Download

angeboten, die unter einem CFS leiden. In Deutschland wird dabei häufig auf „Fatigue individuell bewältigen – ein Selbstmanagementprogramm" (FIBS) zurückgegriffen [14]. In mehreren Treffen erfahren die Patienten dabei, welche Formen, Ursachen und Behandlungsmöglichkeiten der Fatigue es gibt und wie sie ihre Energiereserven optimieren können. Sie werden außerdem über die Bedeutung gesunden Schlafs, des Genusses, des bewussten Umgangs mit Gefühlen sowie die Möglichkeiten zur individuellen Alltagsgestaltung informiert.
Außerhalb solcher Programme können Patienten die in der aktuellen NCCN-Leitlinie gegebenen Empfehlungen zur Vermeidung oder Verminderung der Fatigue für Patienten während oder nach der Krebstherapie befolgen (s. Kasten).

Psychostimulanzien wohl keine Option

Basierend auf vielversprechenden – aber kleinen und unkontrollierten – Studien in den 80er- und 90er-Jahren zur Behandlung der Fatigue verschiedener Ursachen mit den Psychostimulanzien Methylphenidat und Modafinil wurden seit 2000 zahlreiche Studien hierzu auch bei Krebspatienten durchgeführt. Diese größeren und placebokontrollierten Studien verliefen negativ: die Psychostimulanzien waren Placebo nicht überlegen. Eine aktuelle Metaanalyse randomisierter kontrollierter Studien, in denen Methylphenidat oder Modafinil gegen Placebo oder Standardtherapie getestet und die bis 2014 veröffentlicht wurden, kommt zu dem Ergebnis, dass Methylphenidat die Ausprägung der Fatigue etwas verbessern konnte, dabei jedoch weder die Schlafqualität noch eine Depression noch die Lebensqualität insgesamt positiv beeinflusste. Dieser Schlussfolgerung lagen sieben Studien mit insgesamt gut 1500 Patienten zugrunde. Für Modafinil wurden drei Studien mit zusammen 920 Patienten identifiziert und ausgewertet. Für keine der vier untersuchten Dimensionen (Fatigue, Schlaf, Depression, Lebensqualität) war Modafinil signifikant überlegen gegenüber Placebo [15]. Angesichts der großen interindividuellen Unterschiede bei Patienten mit Krebs-bedingter Fatigue (Tumorentität, Krebstherapie, Fatigue-Schweregrad, Begleitmedikation etc.) sind widersprüchliche Ergebnisse einzelner Studien und große Standardabweichungen innerhalb der einzelnen Studien nicht überraschend. Vor diesem Hintergrund ist das Design einer kürzlich veröffentlichten sogenannten „N-of-1-Studie" interessant: Da die Patienten in mehreren Crossover-Zyklen abwechselnd mit Methylphenidat und Placebo behandelt wurden, diente jeder Einzelne als seine eigene Kontrolle. Die 43 Teilnehmer durchliefen zusammen insgesamt 86 solcher Zyklen. Das Ergebnis war negativ: im Schnitt konnte Methylphenidat die Fatigue nicht signifikant anders als Placebo beeinflussen. Zwar zeigten acht Patienten eine deutliche Verbesserung und ein Patient eine deutliche Verschlechterung der Fatigue unter Methylphenidat, es waren aber keine Charakteristika feststellbar, anhand derer das Ansprechen in die eine oder andere Richtung vorab zu erkennen wäre [16].
In einem Editorial zu einer der negativen Modafinil-Studien kommen die Autoren zu der Schlussfolgerung, dass Leitlinien, die Psychostimulanzien bei Krebs-bedingter Fatigue empfehlen, überarbeitet werden sollten: Psychostimulanzien können in Einzelfällen (evtl. bei Fatigue unter Opioidtherapie oder besonders stark ausgeprägter Fatigue) helfen, sollten dann aber nur innerhalb von Studien verwendet und ansonsten nicht allgemein empfohlen werden [17].

Zusammenfassung

Patienten mit einer aktiven Krebserkrankung während oder unmittelbar nach der Therapie sowie Patienten mit einem Rezidiv haben häufig Fatigue. Dabei kann es sich um ein Symptom der Krebserkrankung und/oder eine unerwünschte Wirkung der Therapie handeln.
Als Chronisches Fatigue-Syndrom (CFS) kann Fatigue Krebspatienten auch noch lange nach der Therapie belasten. Das CFS beschreibt ein komplexes Syndrom, das die Lebensqualität der ehemaligen Patienten erheblich einschränken kann. Vor der Diagnose eines CFS sollten konkrete organbezogene Spätschäden, wie sie nach einer Krebstherapie vorkommen können, sowie auch psychische und somatische Erkrankungen ausgeschlossen werden, die eine ähnliche Symptomatik hervorrufen können; hierzu gehört auch die Diagnose einer depressiven Episode. Diese Erkrankungen sollen soweit wie möglich ursächlich behandelt werden.
Ehemalige Krebspatienten mit Fatigue-Symptomen, bei denen keine der o.g. Erkrankungen feststellbar ist, haben ein CFS. Ihnen sollte ein symptomatisches ganzheitliches Behandlungskonzept angeboten werden. |

Literatur

[1] Wang XS & Woodruff JF: Cancer-related and treatment-related fatigue. Gynecol Oncol 2015;136(3):446-52

[2] Wang XS et al.: Prevalence and characteristics of moderate to severe fatigue: a multicenter study in cancer patients and survivors. Cancer 2014;120:425-32

[3] Bericht zum Krebsgeschehen in Deutschland 2016: Zentrum für Krebsregisterdaten im Robert Koch-Institut (Hrsg), Berlin; 2016. ISSN: 2511-5022

[4] NCCN Clinical Practice Guidelines in Oncology: Cancer-related Fatigue, Version 1.2019

[5] Friedberg F, Bateman L, Bested AC, Davenport T, Friedman K, Gurwitt A, Leonard L, Lapp C, Stevens S, Underhill R. ME/CFS: A primer for clinical practitioners: International Association for Chronic Fatigue Syndrome/Myalgic Encephalomyelitis. Chicago, USA; 2012.

[6] Fukuda K, Straus SE, Hickie I, Sharpe MC, Dobbins JG, Komaroff A. The chronic fatigue syndrome: a comprehensive approach to its definition and study. Annals of internal medicine. 1994;121(12):953-9.

[7] Carruthers BM et al.: Myalgic encephalomyelitis: International Consensus Criteria. J Intern Med. 2011;270(4):327-38

[8] RKI-Bericht zum Chronic Fatique Syndrome. Robert Koch-Institut 2015. http://www.rki.de/DE/Content/Gesundheitsmonitoring/Gesundheitsberichterstattung/GesundAZ/Content/C/Chron_Fatigue_Syndrom/Inhalt/CFS_Erkenntnisstand_2015.pdf?__blob=publicationFile [abgerufen 15.09.2019]

[9] Bower JE et al., Screening, Assessment and Management of Fatigue in Adult Survivors of Cancer: An American Society of ¬Clinical Oncology Clinical Practice Guideline Adaptation. Clin Oncol 2014;32:1840-1850

[10] Christley Y, Duffy T, Martin CR. A review of the definitional criteria for chronic fatigue syndrome. Journal of evaluation in clinical practice. 2012;18(1):25-31.

[11] De Meirleir K, McGregor N. Chronic fatigue syndrome guidelines. Journal of Chronic Fatigue Syndrome. 2003;11:1-6.

[12] F30-F39 Affektive Störungen. Systematisches Verzeichnis, Internationale statistische Klassifikation der Krankheiten und verwandter Gesundheitsprobleme. ICD-10-GM: Deutsches Institut für Medizinische Dokumentation und Information (DIMDI); 2017. p. F32.-Depressive Episode.

[13] Bennett S, Pigott A, Beller EM, Haines T, Meredith P, Delaney C. Educational interventions for the management of cancer-related fatigue in adults. Cochrane database of systematic reviews. 2016;11:1-78.

[14] de Vries U. Fatigue individuell bewältigen (FIBS): Schulungsmanual und Selbstmanagementprogramm für Menschen mit Krebs: Hans Huber, Bern, Schweiz; 2011.

[15] D Qu et al.: Psychotropic drugs for the management of cancer-related fatigue: a systematic review and meta-analysis. European Journal of Cancer Care 2016;25:970-979

[16] GK Mitchell et al.: The Effect of Methylphenidate on Fatigue in Advanced Cancer: An Aggregated N-of-1 Trial. J Pain Symptom Manage 2015;50:289-296

[17] KJ Ruddy et al.: Laying to Rest Psychostimulants for Cancer-Related Fatigue? J Clin Oncol. 2014 20;32(18):1865-7

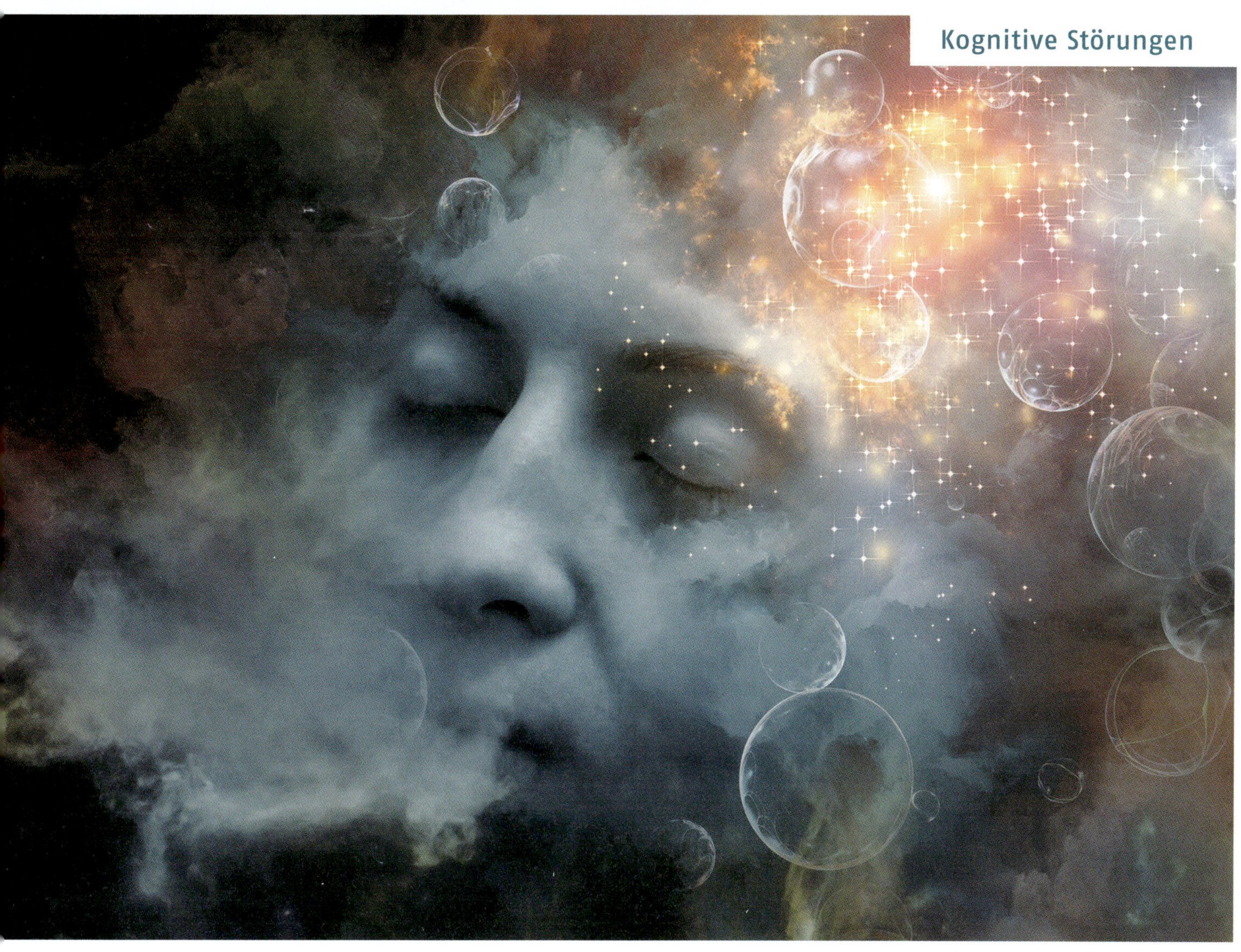

Foto: agsandrew – stock.adobe.com

Nebel im Kopf

Von Dorothee Dartsch | **Die Einschränkung der kognitiven Leistungsfähigkeit ist für die betroffenen Patienten bzw. Überlebenden einer Krebstherapie eines der am stärksten belastenden Symptome. Sie ist verbunden mit schlechterer Adhärenz, Alltagseinschränkungen in Bezug auf familiäre, gesellschaftliche und berufliche Funktionen und reduzierter Lebensqualität. Wegen des starken Einflusses einer psychischen Belastung auf die Selbstwahrnehmung der kognitiven Einschränkungen sind letztere oft schwer objektivierbar, was Diagnose und Entwicklung von Gegenmaßnahmen erschwert. Unter den wichtigsten Maßnahmen finden sich daher die adäquate Therapie von Schmerzen, Schlafstörungen, Fatigue und Depressionen. Für Hirntraining und pharmakotherapeutische Interventionen ist die Evidenz dagegen dünn.**

Kognitive Einschränkungen durch eine Krebserkrankung außerhalb des Zentralnervensystems und/oder durch die Krebstherapie – gibt es das überhaupt? Lange Zeit hielt man das nicht für möglich – wie sollten Tumoren außerhalb des Gehirns oder Zytostatika, die die Blut-Hirn-Schranke nicht überschreiten, die Kognition beeinflussen [1]? Dennoch klagen Betroffene über „Chemobrain" oder „Chemofog" und meinen damit Schwierigkeiten mit dem Gedächtnis, mit dem Lernen, der Aufmerksamkeit und Konzentrationsfähigkeit, mit exekutiven Funktionen und der Verarbeitungsgeschwindigkeit (s. Tab. 1) im Kontext einer Krebserkrankung. Beide Begriffe sind nicht glücklich gewählt, weil es nicht nur die Chemotherapie ist, die die kognitiven Einschränkungen verursacht. Im Englischen hat sich daher der Begriff ‚cancer-related cognitive impairment' (CRCI) etabliert.

Die Ausprägung ist, wie in dem geschilderten hypothetischen Fallbeispiel [1], meist mild oder moderat (weniger ausgeprägt als kognitive Einschränkungen zum Beispiel infolge neurodegenerativer Erkrankungen oder eines Schlaganfalls). Die Ergebnisse der Kognitionstests liegen typischerweise etwa 1,5 bis 2 Standardabweichungen unter den Ergebnissen vergleichbarer Personen ohne Krebserkrankung oder auch nach der Therapie etwa 1 bis 2 normative Standardabweichungen unter den Ergebnissen des Patienten vor der The-

Der Fall: Bei Frau P., einer 53-jährigen verheirateten Anwältin, die in einer Kanzlei angestellt ist, wird Brustkrebs diagnostiziert. Bei der Besprechung der anstehenden adjuvanten Chemotherapie erwähnt sie, dass sie über ein Phänomen namens „Chemobrain" gelesen habe, und sie äußert Befürchtungen über mögliche kognitive Beeinträchtigungen durch die Chemotherapie. Ihr Onkologe veranlasst eine neuropsychologische Evaluation, um den Ausgangswert vor Beginn der Therapie mit späteren Werten vergleichen zu können. In den Ergebnissen zeigen sich leichte Auffälligkeiten bei der Aufmerksamkeit und Verarbeitungsgeschwindigkeit, sie sind jedoch weniger ausgeprägt als die subjektive Selbsteinschätzung. Weitere Befunde sind moderate Unsicherheit und Angst vor der zukünftigen Entwicklung.

rapie [1]. Manchmal ist die Kognition aber auch stark betroffen. Die Einschränkungen können früh oder auch spät einsetzen. Selten nehmen sie einen progredienten Verlauf, wie etwa die Alzheimer-Demenz. In manchen Studien war die Kognition nur subjektiv, also „gefühlt", beeinträchtigt, nicht aber in objektiven Tests belegbar [1, 2]. Das heterogene Bild und die Beeinflussung der subjektiven Einschätzung durch anderweitige Faktoren erschweren die Diagnose und die Suche nach den konkreten Ursachen. Solche Faktoren sind beispielsweise die krankheitsbedingte emotionale Belastung bis hin zum posttraumatischen Stress [3], Depressionen [4], Schlafstörungen, Schmerzen oder Erschöpfung [1] (s. Abb. 1).

Die genauen Ursachen sind nach wie vor umstritten. Im Bestreben, die Diagnostik und den Umgang mit dem Phänomen „Chemobrain" zu vereinheitlichen, um Ursachenforschung und die Suche nach wirksamen Therapien zu ermöglichen, hat die International Cancer and Cognition Task Force (ICCTF) eine Reihe von Empfehlungen für die Ursachenforschung ausgesprochen [5, 6, 7]. Wichtig für die Beurteilung von Ausprägung und Veränderungen im Verlauf sind objektive Instrumente. Die für die Diagnostik z. B. der Alzheimer-Demenz üblichen Tests wie Mini-Mental State Examination (MMSE®) gelten als nicht sensitiv genug, um die subtilen Veränderungen der kognitiven Leistung zu detektieren. Bislang gibt es keinen verlässlichen „Schnelltest" für die krebsvermittelte kognitive Dysfunktion [8]. Die ICCTF empfiehlt eine Kombination der Testinstrumente Hopkins Verbal Learning Test-Revised (HVLT-R) für das episodische Gedächtnis sowie Trail Making Test (TMT) und Controlled Oral Word Association (COWA) für Aufmerksamkeit und exekutive Funktionen [7].

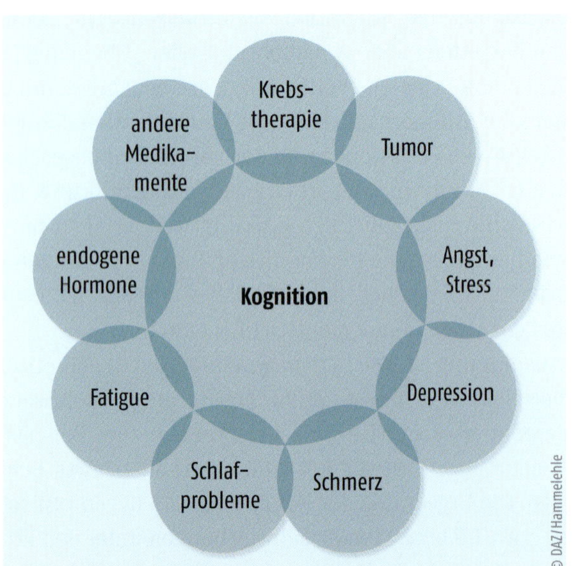

Abb. 1: Einflussfaktoren für die **kognitive Leistungsfähigkeit** bei Krebspatienten.

Besonders betroffen sind ...

Heute weiß man, dass etwa 30% der Krebspatienten bereits vor Therapiebeginn kognitive Störungen zeigen. Bis zu 75% weisen unter der Therapie eine Verschlechterung auf, und 30 bis zu 60% zeigen Kognitionseinbußen lange nach dem Ende der Therapie [2, 9] (s. Abb. 2).

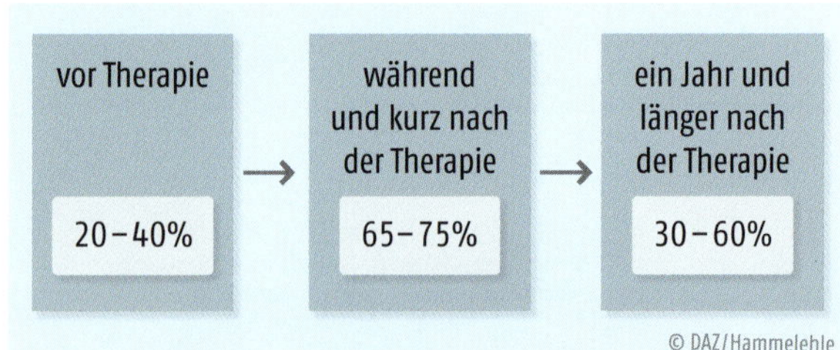

Abb. 2: **Kognitive Einschränkungen vor, während und nach einer Krebstherapie** [nach 2].

Die Einschränkungen können über Monate und Jahre bestehen bleiben und die Arbeitsfähigkeit und soziale Interaktionen der Betroffenen erheblich erschweren [1]. In einer Studie waren Lernen und Verarbeitungsgeschwindigkeit anhand objektiver Messinstrumente auch 20 Jahre nach Ende der Therapie noch eingeschränkt [10]. Zu den Nicht-ZNS-Tumoren, die mit dokumentierten Fällen von kognitiven Einbußen einhergehen, gehören Brust-, Ovarial-, Prostata-, Hoden-, Haut-, Darm- und Lungenkrebs, Kopf-Hals-Tumoren, Leukämie, Lymphome und das multiple Myelom [2].

Neben der Bestrahlung der Kopfregion scheint das beim Mammakarzinom häufig eingesetzte FAC-Schema (5-Fluorouracil, Doxorubicin, Cyclophosphamid) die Kognition stärker zu beeinträchtigen als andere Chemotherapien und vor allem mit Einbußen in den Bereichen Lernen, Gedächtnis, Aufmerksamkeit und Verarbeitungsgeschwindigkeit verbunden zu sein. Studien, in denen die kognitiven Einschränkungen mehrfach im Verlauf untersucht wurden, konnten eine gewisse Dosisabhängigkeit zeigen, da die kognitive Leistung nach jedem Zyklus abnahm [1]. Auch die Behandlung mit selektiven Estrogen-Rezeptor-Modulatoren (SERM) ist mit kognitiven Einschränkungen verbunden, allerdings ist die Studienlage hier noch dünner. Unter Tamoxifen verschlechtern sich Gedächtnis, Sprachflüssigkeit, räumliche Orientierung und Verarbeitungsgeschwindigkeit [11]. Aromatasehemmer sind vermutlich weniger schädlich, insofern ist die Datenlage dort einigermaßen widersprüchlich. Vermutlich haben sie jedoch ebenfalls einen negativen Einfluss [12], und die Effekte einer langjährigen Gabe sind noch unbekannt [1].

Die meisten Krebsneuerkrankungen treten im höheren Lebensalter jenseits der 65 auf, also in einem Lebensabschnitt, in dem die meisten ohnehin eine graduelle Abnahme der kognitiven Leistungsfähigkeit verzeichnen. In dieser Altersgruppe sind auch Demenz- und andere Erkrankungen häufiger anzutreffen, die entweder selbst mit kognitiven Einbußen einhergehen können, wie Hypertonie, Diabetes und Depression, oder die mit Medikamenten behandelt werden, die die Kognition beeinträchtigen können, z. B. Arzneimittel mit anticholinergen (Neben-)Wirkungen [13]. Wie für viele andere Indikationen gilt auch für kognitive Einschränkungen im Rahmen von Krebserkrankungen, dass geriatrische Patienten in den existierenden Studien unterrepräsentiert sind, was evidenzbasierte Empfehlungen nahezu unmöglich macht. Offene Fragen betreffen die Häufigkeit, mit der ältere Krebspatienten im Vergleich zu Senioren ohne Tumorerkrankung kognitive Einschränkungen erfahren bzw. wie sich solche Einschränkungen im Verlauf der Erkrankung entwickeln, welche biologischen Mechanismen beteiligt sind und wie sich die Einschränkungen verhindern bzw. behandeln lassen [14].

In einer Studie mit Brustkrebspatientinnen zeigte sich, dass sowohl das Alter als auch die vorherigen Ergebnisse kognitiver Tests einen Einfluss auf den Verlauf hatten: Ältere Patientinnen und solche mit geringer kognitiver Reserve hatten schlechtere Ergebnisse in der neuropsychologischen Testbatterie als jüngere Patientinnen oder solche mit größerer kognitiver Reserve. Sie zeigten darüber hinaus im Unterschied zu den anderen Gruppen kaum Erholung nach Abschluss der Therapie [15].

Bei Demenzpatienten, bei denen eine Krebserkrankung diagnostiziert wird, muss die Therapieentscheidung den Grad der Demenz, die erwartbare Lebensdauer und die Lebensqualität berücksichtigen. Diese Patienten werden häufig weniger intensiv behandelt als gleichaltrige Patienten ohne Demenz, und sie haben eine höhere Mortalität [16].

Tab. 1: **Rund um die Kognition** (modifiziert nach [2]).

Begriff	Erläuterung	Beschreibung aus Patientensicht
Kognition	beschreibt laut Lexikon der Psychologie die Gesamtheit aller Denk- und Wahrnehmungsvorgänge sowie die Ergebnisse dieser geistigen Leistung, also Wissen, Einstellungen, Überzeugungen und Erwartungen	
Gedächtnis	Leistung des Gehirns, die Umwelt- und Körperinformation aufnimmt, verarbeitet und speichert, sodass sie zu einem späteren Zeitpunkt wieder abgerufen, dem Kontext angepasst sowie auch zur Erzeugung neuer Information genutzt werden kann	vergesse Telefonnummern, Listen, Namen, Verabredungen; finde die passenden Worte nicht; weiß nicht mehr, wo ich Dinge abgelegt habe; andere sagen mir, ich sei vergesslich
Lernen	Erfahrungsbildung, mithilfe derer danach stattfindende Aktivitäten und die Bereitschaft und Fähigkeit beeinflusst werden, bestimmte seelische oder körperliche Leistungen zu erbringen	neue Informationen verstehe ich nicht so schnell; bin schnell überfordert; brauche lange, um Sachverhalte zu durchschauen; andere sagen: „das habe ich dir doch schon dreimal erklärt"
Aufmerksamkeit	1.) Fähigkeit, aus der Vielfalt der Sinneseindrücke einzelne Reize oder Reizaspekte auszuwählen und bevorzugt zu betrachten, während andere ausgeblendet werden, sodass geordnetes Handeln möglich wird; 2.) Ausmaß der allgemeinen Wahrnehmungsbereitschaft und Wachsamkeit, die darüber entscheidet, wie genau die Wahrnehmung und wie groß die Reaktionsbereitschaft auf bestimmte Reize sind (Konzentration)	kann mich nicht konzentrieren; Gedanken schweifen ab; Multitasking fällt schwerer als sonst; verliere schnell den Faden; andere sagen mir, ich sei zerstreut
exekutive Funktionen	geistige Mechanismen, die zum Beispiel das Setzen von Zielen, die Antizipation von Ereignissen, strategische Handlungsplanung, zielgerichtetes Beginnen, Koordinieren und Sequenzieren von Handlungen, Entscheidung für Prioritäten sowie Abbruch einer Aktivität und Übergang zu einer anderen ermöglichen	habe Schwierigkeiten, Dinge zu planen, zu organisieren, mehrere Tätigkeiten gleichzeitig oder auch nacheinander durchzuführen; Aufgaben werden nur halb fertig
Verarbeitungsgeschwindigkeit	Zeitspanne zwischen Erhalt einer Information und Verstehen bzw. Beginn der kognitiven Reaktion, die darüber bestimmt, wie schnell Schlüsse gefolgert und Probleme gelöst werden	brauche mehr Zeit, um neue Informationen aufzunehmen; gewohnte Tätigkeiten brauchen länger; ich denke langsamer; andere sagen, ich hätte eine lange Leitung

Der Fall: Nach der Tumorresektion erhält Frau P. vier Zyklen mit Doxorubicin und Cyclophosphamid sowie Paclitaxel wöchentlich für zwölf Wochen, anschließend eine lokoregionäre Bestrahlung. Während der Chemotherapie klagt Frau P. über eine zunehmende Fatigue und kognitive Störungen in Form von Gedächtnisstörungen, Problemen mit Multitasking und Konzentrationsschwierigkeiten, die sich negativ auf ihre täglichen Tätigkeiten auswirken. Beispielsweise vergesse sie gelegentlich, ihre Arzneimittel einzunehmen oder auch Rechnungen zu bezahlen. Nach der Chemotherapie wird eine endokrine Therapie begonnen. Darunter berichtet die Patientin von einer weiteren kognitiven Verschlechterung, die sie bei ihrer Arbeit behindert und den Bereichen Lernen und Gedächtnis zugeordnet wird. Serielle neuropsychologische Untersuchungen erfolgen nach der Chemotherapie und nach sechs Monaten der endokrinen Therapie. Die Ergebnisse zeigen eine Verschlechterung der Aufmerksamkeit, der Verarbeitungsgeschwindigkeit, des Lernens, des Gedächtnisses und der exekutiven Funktionen am Ende der Chemotherapie. Unter der endokrinen Therapie ist die kognitive Leistungsfähigkeit trotz der „gefühlten" Verschlechterung jedoch weitgehend stabil, Unsicherheit und Zukunftsangst bestehen allerdings weiterhin, ebenso wie eine leichte Depression.

Auch zielgerichtete Therapien mit monoklonalen Antikörpern oder Kinase-Inhibitoren, von denen man sich anfangs generell weniger unerwünschte Wirkungen versprach als von unspezifisch wirkenden Zytostatika, beeinträchtigen die Kognition. So zeigte sich in einer Studie, dass sich unter Behandlung mit den gegen VEGFR gerichteten Tyrosinkinase-Inhibitoren Sunitinib und Sorafenib besonders die Aspekte Lernen, Gedächtnis und exekutive Funktion verschlechterten [17, 18].

Was steckt dahinter?

Warum die kognitiven Leistungen bereits vor der Therapie beeinträchtigt sein können, ist noch nicht ganz klar. Postuliert wurde, dass Entzündungsreize des Tumors die Ausschüttung neurotoxischer proinflammatorischer Zytokine bewirken. Aber auch eine gemeinsame Grundlage für beide Erkrankungen – Krebs und Kognitionseinschränkung – ist denkbar, z.B. gestörte DNA-Reparaturmechanismen [1].
Manche Zytostatika haben nachweislich eine direkte Wirkung auf ZNS-Strukturen, weil sie entweder intrathekal angewendet werden oder die Blut-Hirn-Schranke zumindest in geringen Mengen passieren und dort direkt neurotoxisch wirken. So sind Methotrexat, Carmustin, Cisplatin, Cytarabin, Fluorouracil, Fludarabin und Thiotepa als Auslöser einer Leukenzephalopathie bekannt, also einer pathologischen Veränderung der weißen Hirnsubstanz [19].
Hinsichtlich der Beeinträchtigung der Kognition durch Wirkstoffe, die nicht ZNS-gängig sind, haben sich mehrere Hypothesen entwickelt [20]: Oxidativer Stress, der die DNA im Zellkern und in den Mitochondrien schädigt, könnte eine vorzeitige Alterung von Hirnstrukturen bewirken. Die Konzentration pro-inflammatorischer Zytokine (Interleukin-1, Interleukin-6, TNF-alpha) zeigte bei manchen Patienten eine Korrelation mit der kognitiven Einschränkung und könnte die Plastizität des ZNS auf epigenetischem Weg langanhaltend verändern. Zudem war unter der Gabe von Doxorubicin der TNF-alpha-Spiegel nicht nur peripher, sondern auch im ZNS erhöht, obwohl weder Doxorubicin noch seine Metaboliten die Blut-Hirn-Schranke passieren. In einem transgenen Mausmodell für Brustkrebs, das der Situation im Menschen etwas näher sein könnte, als klassische Tiermodelle, zeigte sich, dass Tiere mit Tumor bereits vor der Behandlung mit Methotrexat und 5-Fluorouracil langsamer lernten und in kognitiven Tests mehr Fehler machten als gesunde Mäuse. Nach der Behandlung war die Kognition von behandelten Tieren stärker beeinträchtigt als bei denen, die zur Kontrolle nur mit Kochsalzlösung behandelt worden waren. Am stärksten ausgeprägt war die Beeinträchtigung in den Tieren mit Tumor und Therapie. Während sowohl die Tumorigenese als auch die Tumortherapie zu strukturellen Veränderungen im Hippocampus und Frontallappen führten, die im MRT nachweisbar waren, war die adulte Neurogenese im Hippocampus nur durch die Chemotherapie vermindert und die Aktivität proinflammatorischer Zytokine nur durch die Anwesenheit des Tumors erhöht. Sowohl Unterdrückung der Neurogenese als auch Aktivierung der Zytokine waren quantitativ mit kognitiven Fehlleistungen assoziiert. Die Autoren folgern aus ihren Ergebnissen, dass sowohl Tumoren als auch Chemotherapien die Kognition beeinträchtigen, allerdings über unterschiedliche Mechanismen [21].
MRT-Untersuchungen an prämenopausalen Frauen mit Brustkrebs zeigten eine veränderte Struktur der weißen Hirnsubstanz drei bis vier Monate nach einer Chemotherapie mit oder ohne Hormontherapie und/oder Bestrahlung [22]. Diese Veränderungen waren mit einer Beeinträchtigung v.a. der Aufmerksamkeit, des Gedächtnisses und der Verarbeitungsgeschwindigkeit assoziiert. In einer Querschnittstudie mit denselben Probanden wurde drei bis vier Jahre später eine Erholung der weißen Substanz festgestellt [23]. Auch die graue Hirnsubstanz kann durch eine Chemotherapie – in dieser Studie waren es Doxorubicin und Paclitaxel – geschädigt werden, und auch hier gingen die Veränderungen mit Einbußen in der kognitiven Leistung einher, in erster Linie mit einer Verschlechterung der verbalen Flüssigkeit und des Kurzzeitgedächtnisses [24].
Für die Entwicklung einer kognitiven Dysfunktion im Zusammenhang mit Krebserkrankungen gibt es allem Anschein nach auch einen begünstigenden genetischen Hintergrund. Bestimmte Allele in den Apolipoprotein-E(ApoE)- und Catechol-O-Methyltransferase(COMT)-Genen sind mit erhöhtem Risiko verbunden [25, 26]. Das ApoE-Gen kodiert für das Apolipoprotein E. Es bindet Lipide und ist offenbar an der Beseitigung der Beta-Amyloid-Ablagerungen im Gehirn beteiligt. Das so genannte ε4-Allel erhöht das Risiko für eine Alzheimer-Erkrankung, besonders bei homozygoten Personen, sowie auch das Risiko für kognitive Einschränkungen bei Krebspatienten und -überlebenden. Nach einer Krebstherapie schnitten Personen mit mindestens einem ε4-Allel in den Bereichen visuelles Gedächtnis, räumliche Koordination und psychomotorische Funktionen signifikant schlechter ab

als vergleichbare Personen ohne dieses Allel. Keine Unterschiede zeigten sich hinsichtlich der Prävalenz von Depression, Angsterkrankungen oder Fatigue [25]. Das COMT-Gen kodiert die Catechol-O-Methyltransferase, die Dopamin abbaut, welches Lern- und Denkprozesse beeinflusst. Eine Punktmutation im Codon 158 dieses Gens führt zum Austausch von Valin durch Methionin in der Catechol-O-Methyltransferase. Menschen mit der Methionin-Variante haben in Tests für Aufmerksamkeit und exekutive Funktionen bessere Ergebnisse. Bei Brustkrebspatientinnen zeigte sich nach Abschluss der Therapie, dass diejenigen mit der Valin-Variante in Tests der Aufmerksamkeit, der verbalen Flüssigkeit und der motorischen Geschwindigkeit schlechter abschnitten als vergleichbare Patientinnen mit dem Methionin-codierenden Allel. Im Vergleich mit gesunden Trägerinnen der Valin-Variante schnitten die Krebspatientinnen im Bereich der Aufmerksamkeit schlechter ab [26].

Tab. 2: **Nichtmedikamentöse Maßnahmen gegen Kognitionseinbußen im Rahmen einer Krebstherapie** [2]

Intervention	Beschreibung
Psychoedukation	Realistische Darstellung der Situation: Das Risiko für kognitive Beschwerden ist vorhanden, trifft aber nicht alle Patienten und verschwindet mit der Zeit meistens wieder. In der Regel sind die Symptome lästig, aber nicht gravierend, und Patienten können selbst dazu beitragen, dass es bei milden Symptomen bleibt.
Verhaltenstherapie	Festlegung und Training von Strategien und Maßnahmen, die die kognitiven Einschränkungen kompensieren und den Betroffenen im Alltag unterstützen
kognitive Rehabilitation	Ursprünglich für Schlaganfall- und Hirntrauma-Patienten entwickelte Reha-Programme zur Wiedererlangung der kognitiven Leistungsfähigkeit sind inzwischen auch zugeschnitten auf Krebspatienten verfügbar.
körperliche Aktivität	Maßnahmen wie Yoga, Qigong oder Tai chi wirken sich in vermutlich vielschichtiger Weise (vielfältige Sinneseindrücke, Besserung von Fatigue, Depression, Anorexie u. a.) positiv auf die Kognition aus.
Gehirntraining	weit gefächerte, leicht zugängliche und kostengünstige Maßnahmen, oft in spielerischer Form, allerdings bislang ohne Nutzenbeleg für Alltagsfunktionen
Biofeedback	Erlernen der bewussten Beeinflussung vegetativer Funktionen, hier der Hirnaktivität; Effekt könnte durch positive Beeinflussung von Fatigue und Schlafstörungen zustande kommen oder unterstützt werden

Was ist zu tun?

Insgesamt sind nach aktuellem Kenntnisstand der Einsatz von verhaltenstherapeutisch eingeübten Kompensationsmaßnahmen, die kognitive Rehabilitation und körperliche Aktivität zur Verbesserung der Kognition empfehlenswert. Für Hirntraining und medikamentöse Therapien gibt es einzelne Studien, deren Methodik und Ergebnisse aber noch keine solide Evidenz darstellen [2]. Wichtige Hilfestellung für die Wahl der für den Patienten am besten geeigneten Maßnahme können Psychoonkologen leisten. Sie bieten oftmals auch selbst psychoedukative, Verhaltens- und Psychotherapien an. Eine kurze Beschreibung der nichtmedikamentösen Maßnahmen ist in Tabelle 2 dargestellt.

Ein strukturiertes Maßnahmenpaket bei kognitiver Dysfunktion im Rahmen von Krebserkrankungen ist in der aktuellen National-Comprehensive-Cancer-Network(NCCN)-Leitlinie „Survivorship" [8] zu finden.

Nach einer ersten Einschätzung, z. B. anhand von Fragen nach den in Tabelle 1 geschilderten Symptomen, sollte eine neuropsychologische Objektivierung der subjektiv empfundenen Kognitionseinbußen und psychoedukative Aufklärung erfolgen. Die Information über den zu erwartenden Verlauf und die Maßnahmen, mit denen der Patient seine kognitive Leistungsfähigkeit unterstützen kann, bedeuten für viele Patienten eine Entlastung. Die Aufklärungs- und Beratungsmaßnahmen sollten auch das Umfeld des Patienten einbeziehen. Zugleich sollten Patienten, die über kognitive Einschränkungen klagen, auf behandelbare Ursachen, wie Depression, emotionaler Stress, Angst- und Schlafstörungen Schmerz und Fatigue, untersucht werden. Auch an unerwünschte Wirkungen einer Medikation oder Alkoholkonsum sollte gedacht werden. An erster Stelle empfiehlt die Leitlinie nichtpharmakologische Interventionen (s. Tab. 2). Patienten lernen, welche Organisationsstrategien hilfreich sind, um den Alltag zu bewältigen. Dazu gehört die Verwendung von Notizbüchern und Kalendern, Erinnerungsfunktionen von Mobiltelefonen, die Aufbewahrung von z. B. Schlüsseln immer am selben Platz und die Erledigung kognitiv anspruchsvoller Aufgaben zu Tageszeiten, an denen die Aufmerksamkeit am höchsten ist. Auch Entspannungs- und Stressreduktions-Techniken sind oft hilfreich. Eine Verhaltenstherapie mit solchen Komponenten kann Verbesserungen in den Domänen exekutive Funktionen, Arbeitsgedächtnis, Aufmerksamkeit, Gedächtnis, Verarbeitungsgeschwindigkeit und räumliche Orientierung sowie eine Verbesserung der Lebensqualität erzielen. Auf Alkohol und andere Substanzen, die die Kognition oder den Schlaf beeinträchtigen, sollte verzichtet werden. Physische Aktivität, auch solche, die nicht körperlich anstrengend ist, kann die exekutiven Funktionen verbessern. Sowohl physisches als auch kognitives Training erhöhen die Neuroplastizität. Es wurde postuliert, dass

Der Fall: Aufgrund der neurokognitiven Defizite und der berichteten Probleme in den Alltagsfunktionen beginnt Frau P. nach dem ersten halben Jahr der endokrinen Therapie eine kognitive Rehabilitation. Diese umfasst Psychoedukation, im wesentlichen Aufklärung über die Symptome und Mechanismen der krebsbezogenen Kognitionsprobleme, das Erlernen von Kompensationsstrategien, z. B. das Erstellen von Wochenplänen und das Arbeiten mit Erinnerungs-Apps auf dem Mobiltelefon, und Übungen für zu Hause, einschließlich Computer-unterstütztem kognitivem Training der exekutiven Funktionen und des Gedächtnisses. Diese Maßnahme wird Frau P. zwölf Wochen lang in wöchentlichen einstündigen Sitzungen und täglichen Übungen am heimischen Computer à 20 – 30 Minuten absolvieren. Die Rehabilitation umfasst außerdem ein körperliches Trainingsprogramm, um Fatigue, Schlaf und Kognition zu verbessern.

Körperaktivität einen Reiz für die Neubildung von Neuronen setzt und das kognitive Training notwendig ist, um das Überleben und die Vernetzung dieser neuen Zellen im bestehenden Netzwerk zu gewährleisten. Eine Studie zum Neuro-Feedback zeigte eine Verbesserung der subjektiv eingeschätzten kognitiven Fähigkeiten. Beschäftigungstherapien, die auf die Verbesserung kognitiver Funktionen ausgerichtet sind, erzielen Verbesserungen in der verbalen Flüssigkeit, in Lernen, exekutiven und Rollen-Funktionen sowie Lebensqualität [8, 27, 28]. Psychotherapie kann zusätzlich dabei helfen, einen Weg zum Umgang mit der Erkrankung und den kognitiven Symptomen zu finden. Onkologische und Reha-Zentren bieten solche Maßnahmen zunehmend auch als Gesamtpaket in einer kognitiven Rehabilitation an.

Für eine Pharmakotherapie der kognitiven Einschränkungen im Zusammenhang mit Krebserkrankungen fehlt aktuell ein belastbares Datenfundament [1, 8, 27]. Psychostimulanzien wie Methylphenidat, Dexmethylphenidat und Modafinil haben in Studien ebenso wenig einen klaren Nutzen gezeigt wie Donepezil, Erythropoetin, Vitamin E und Gingko [20, 27]. Diese Substanzen sind insofern allenfalls für ausgewählte Patienten und dann am besten im Rahmen von Studien einzusetzen. In Tierexperimenten sind mit einigem Erfolg antioxidative Substanzen (2-Mercaptoethansulfonat, N-Acetylcystein, Melatonin), die Stimulation der Neurogenese mit Insulin-like Growth Factor-1, Fluoxetin oder Glucose und Glutamatrezeptor-Antagonisten wie Dextromethorphan und Memantin untersucht worden. Ob sich daraus Strategien für den Einsatz in der Humanmedizin entwickeln, bleibt abzuwarten [1]. |

Literatur:

[1] Wefel JS et al. Clinical Characteristics, Pathophysiology, and Management of Noncentral Nervous System Cancer-Related Cognitive Impairment in Adults. CA Cancer J Clin 2015;65(2):123-138

[2] Vannorsdall TD. Cognitive Changes Related to Cancer Therapy. Med Clin N Am 2017;101:1115-1134

[3] Hermelink K et al. Chemotherapy and Post-traumatic Stress in the Causation of Cognitive Dysfunction in Breast Cancer Patients. J Natl Cancer Inst 2017;109(10). doi: 10.1093/jnci/djx057

[4] Ganz PA et al. Cognitive complaints after breast cancer treatments: examining the relationship with neuropsychological test performance. J Natl Cancer Inst 2013;105(11):791-801

[5] Deprez S et al. International Cognition and Cancer Task Force Recommendations for Neuroimaging Methods in the Study of Cognitive Impairment in Non-CNS Cancer Patients. J Natl Cancer Inst 2018;110(3):223-231

[6] Winocur G et al. Chemotherapy and cognition: International cognition and cancer task force recommendations for harmonising preclinical research. Cancer Treat Rev 2018;69:72-83. doi: 10.1016/j.ctrv.2018.05.017

[7] Wefel JS et al. International Cognition and Cancer Task Force recommendations to harmonise studies of cognitive function in patients with cancer. Lancet Oncol 2011;12(7):703-8

[8] NCCN-Guideline „Survivorship", Version 2.2019 vom 05. Juni 2019, Abschnitt „Late Effects/ Long-term psychosocial and physical problems", Kapitel Cognitive Function

[9] Janelsins MC et al. Prevalence, mechanisms, and management of cancer-related cognitive impairment. Int Rev Psychiatry 2014;26(1):102-13

[10] Koppelmans V et al. Neuropsychological Performance in Survivors of Breast Cancer More Than 20 Years After Adjuvant Chemotherapy. J Clin Oncol 2012;30(10):1080-6

[11] Castellon SA et al. Neurocognitive performance in breast cancer survivors exposed to adjuvant chemotherapy and tamoxifen. J Clin Exp Neuropsychol 2004;26(7):955-69

[12] Berndt U et al. Memory and Spatial Cognition in Breast Cancer Patients Undergoing Adjuvant Endocrine Therapy. Breast Care (Basel) 2016;11(4):240-246

[13] Fox C et al. Effect of medications with anti-cholinergic properties on cognitive function, delirium, physical function and mortality: a systematic review. Age Ageing 2014;43(5):604-15

[14] Loh KP et al. Chemotherapy-related cognitive impairment in older patients with cancer. Geriatr Oncol 2016;7(4): 270–280

[15] Ahles TA et al. Longitudinal Assessment of Cognitive Changes Associated With Adjuvant Treatment for Breast Cancer: Impact of Age and Cognitive Reserve. J Clin Oncol 2010;28:4434-4440

[16] Vega JN et al. Cognitive Effects of Chemotherapy and Cancer-Related Treatments in Older Adults. Am J Geriatr Psychiatry 2017;25(12):1415-1426

[17] Van der Veldt AAM et al. Reversible cognitive disorders after sunitinib for advanced renal cell cancer in patients with preexisting arteriosclerotic leukoencephalopathy. Ann Oncol 2007;18:1747-1750

[18] Mulder SF et al. Impairment of cognitive functioning during Sunitinib or Sorafenib treatment in cancer patients: a cross sectional study. BMC Cancer 2014;14:219

[19] Filley CM et al. Toxic Leukoencephalopathy. N Engl J Med 2001;345:425-432

[20] Bompaire F et al. Troubles cognitifs chimio-induits ou „chemobrain": concept et état de l'art. Geriatr Psychol Neuropsychiatr Vieil 2017;15 (1):89-98

[21] Winocur G et al. Neurobiological Mechanisms of Chemotherapy-induced Cognitive Impairment in a Transgenic Model of Breast Cancer. Neuroscience 2018b;369:51-65

[22] Deprez S et al. Longitudinal Assessment of Chemotherapy-Induced Structural Changes in Cerebral White Matter and Its Correlation With Impaired Cognitive Functioning. J Clin Oncol 2012;30:274-281

[23] Billiet T et al. Recovery from chemotherapy-induced white matter changes in young breast cancer survivors? Brain Imaging Behav 2018;12(1):64-77

[24] Li X et al. Diminished gray matter density mediates chemotherapy dosage-related cognitive impairment in breast cancer patients. Sci Rep 2018;8(1):13801

[25] Ahles TA et al. The relationship of APOE genotype to neuropsychological performance in long-term cancer survivors treated with standard dose chemotherapy. Psychooncology 2003;12(6):612-9

[26] Small BJ et al. Catechol-O-methyltransferase genotype modulates cancer treatment-related cognitive deficits in breast cancer survivors. Cancer 2011;117(7):1369-76

[27] Chan RJ et al. Systematic review of pharmacologic and non-pharmacologic interventions to manage cognitive alterations after chemotherapy for breast cancer. Eur J Cancer 2015;51(4):437-50

[28] Karschnia P et al.: Pharmacologic management of cognitive impairment induced by cancer therapy. Lancet Oncol 2019; 20: e92–102

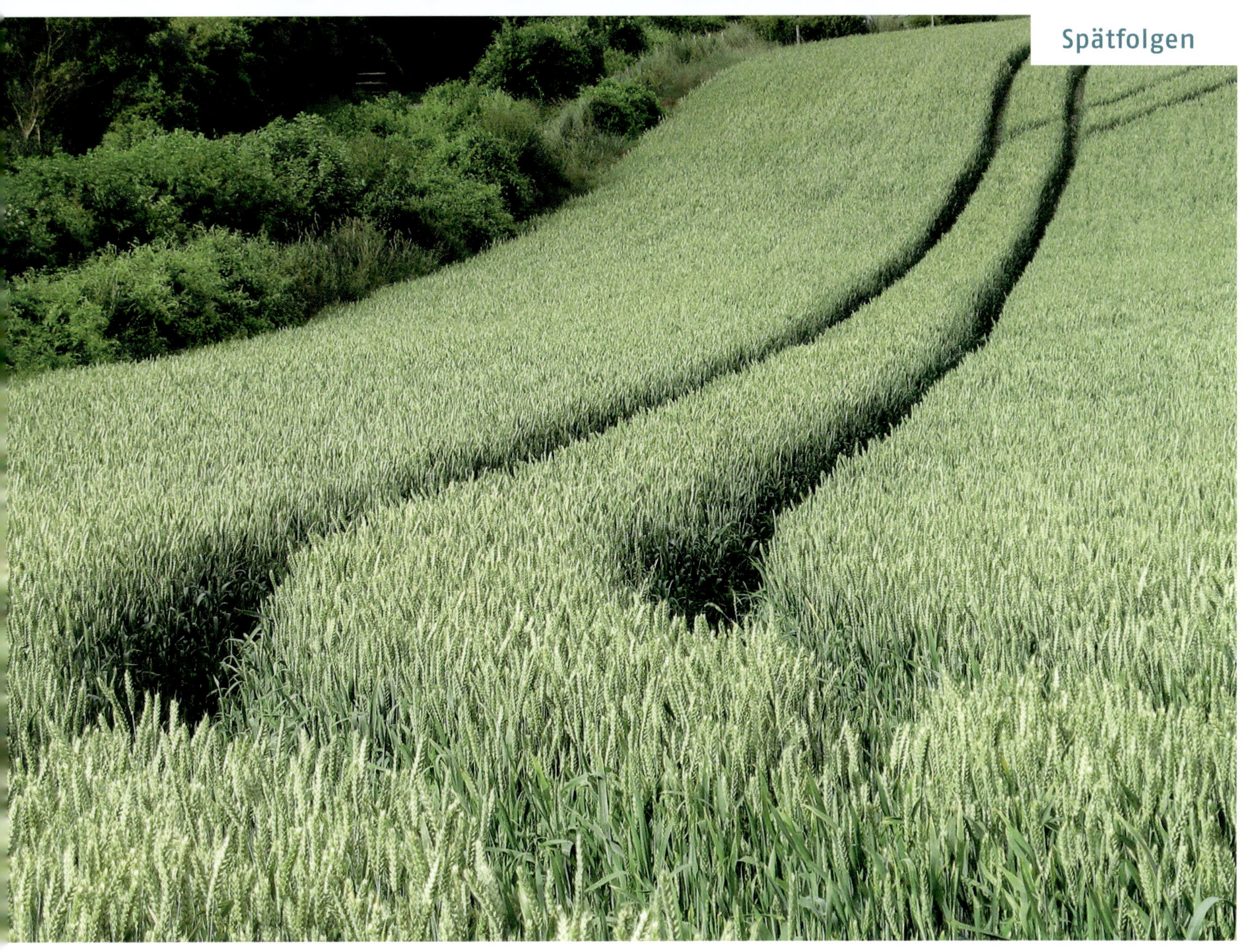

Der Krebs ist besiegt, aber hinterlässt Spuren

Von Dorothee Dartsch und Friedemann Honecker | **Die Zahl der Langzeitüberlebenden nach Krebs (cancer survivors) nimmt dank besserer Früherkennung und besseren Therapien immer weiter zu. Das Robert Koch-Institut schätzt, dass in Deutschland etwa vier Millionen Menschen leben, die in ihrem Leben bereits einmal an Krebs erkrankt sind [1]. Immer stärker rücken daher Langzeit- und Spätfolgen onkologischer Therapien in den Fokus, nicht zuletzt, da diese eine starke Einschränkung der Lebensqualität für die Patienten bedeuten können. Sie treten nicht bei allen, aber bei einigen Patienten auf und können im Lauf der Zeit besser oder auch schlechter werden. Auch in der Apotheke können Langzeitfolgen zum Gegenstand der Beratung und Versorgung von Patienten werden, die sich Antworten erhoffen auf Fragen wie „Hängt das mit der Krebstherapie zusammen?“ und „Was kann ich dagegen tun?“.**

Foto: WestPic – stock.adobe.com

Die Brustkrebstherapie wurde bei Frau T. vor über zehn Jahren beendet, die Angst vor Rückfällen ist weitgehend verschwunden, aber nun sind Atemnot und Husten aufgetreten – die Diagnose: Herzinsuffizienz. Vor mehr als zehn Jahren erhielt Herr G. eine Radiochemotherapie wegen eines Rektumkarzinoms, jetzt belasten ihn Erschöpfung, Angstattacken und Schlaflosigkeit. Durch Stammzelltransplantation konnte Frau B. vom Krebs geheilt werden, aber die Langzeitfolgen Unfruchtbarkeit und Fatigue bleiben ein Leben lang. Viele Jahre nach der OP und adjuvanten Chemotherapie wegen eines Speiseröhrentumors gibt es immer noch Tage, die für Herrn W. aus Fatigue, Übelkeit, generalisiertem Juckreiz und Hitzewallungen bestehen. Und ganz häufig fühlen sich die Patienten allein gelassen, denn der Onkologe ist nicht mehr zuständig, der Hausarzt überfordert, das Umfeld reagiert mit Unverständnis, der Krebs sei doch weg und die Therapie schon ewig her.

Die Definitionen für Spät- und Langzeitfolgen sind nicht einheitlich. Überwiegend werden Beschwerden durch den Tumor oder die Therapie, die unter der Therapie beginnen und Monate oder Jahre nach dem Therapieende immer noch bestehen, als Langzeitfolgen bezeichnet – und Beschwerden, die erst in einigem Abstand vom Ende der Krebstherapie neu auftreten, als Spätfolgen [2]. Eine Zuordnung, welche der typischen Beschwerden eher als Spät- und welche eher als Langzeitfolgen auftreten, zeigt der Kasten „Häufige Langzeit- und Spätfolgen einer Krebserkrankung bzw. -therapie". Es gibt aber auch Fälle, in denen beispielsweise eine Fatigue erst deutlich nach dem Therapieende auftritt, während die Osteoporose bereits unter der Therapie beginnt.

Besonders wichtig ist die Berücksichtigung der Langzeit- und Spätfolgen bei Kindern, die an Krebs erkranken und geheilt werden. Jedes Jahr wird durchschnittlich bei 2110 Kindern und Jugendlichen unter 18 Jahren eine Krebserkrankung neu diagnostiziert. Die kumulative Inzidenz eines Zweitmalignoms liegt in den 30 Jahren nach der Diagnose bei 6,6% [1]. Die Überlebenswahrscheinlichkeit ist in den letzten 30 Jahren dank besserer Diagnostik und durch multimodale Therapiekonzepte erfreulicherweise deutlich gestiegen: Anfang der 1980er lag die Wahrscheinlichkeit, fünf Jahre nach Diagnosestellung noch zu leben, bei 67%, heute bei 85%. Nach zehn Jahren beträgt sie 83%, nach 15 Jahren 82% [1]. Ein Drittel der Krebserkrankungen bei Kindern machen die Leukämien aus, ein Zehntel die Lymphome. Eine weitere große Diagnosegruppe sind mit einem Viertel aller Fälle die ZNS-Tumoren. Bei Kindern treten weitaus häufiger embryonale Tumoren wie Neuro-, Retino-, Nephro- und Medulloblastome sowie embryonale Rhabdomyosarkome oder Keimzelltumoren auf als die bei Erwachsenen typischen Karzinome. Zweitneoplasien sind zu knapp einem Viertel ZNS-Tumoren, gefolgt von Hauttumoren, Schilddrüsenkarzinomen und Brustkrebs bei jungen Frauen [1].

Die Befragung von knapp 7000 Langzeitüberlebenden zwischen fünf und 16 Jahren nach einer Brust-, Darm- oder Prostatakrebs-Diagnose in Deutschland im Rahmen der CAESAR-Studie zeigte im Vergleich mit fast 2000 Kontrollpersonen ohne Krebserkrankung in der Vorgeschichte, dass hinsichtlich der Lebensqualität insgesamt zwar keine statistisch signifikanten Unterschiede bestanden. Bei den Langzeitüberlebenden traten aber häufiger Beeinträchtigungen in ganz bestimmten Dimensionen der Lebensqualität auf, nämlich in der Leistungsfähigkeit in der Gesellschaft und am Arbeitsplatz (social and role functioning), im körperlichen und emotionalen Befinden (physical and emotional functioning) und im Bereich Gedächtnis und Konzentration (cognitive functioning). Besonders Symptome wie Schlafstörungen, Fatigue, Kurzatmigkeit, Obstipation oder Diarrhö wurden hier als Beeinträchtigungen genannt [3]. Sehr ähnliche Ergebnisse hatte zuvor eine Befragung von knapp 440 Überlebenden eines Kolonkarzinoms im Saarland [4].

Dementsprechend suchen Langzeitüberlebende einer Krebserkrankung häufiger medizinischen Rat. Eine niederländische Studie mit Brustkrebs-, Prostata- und Kolonkarzinompatienten zeigte, dass diese ihren Hausarzt häufiger konsultierten als vergleichbare Personen ohne Krebserkrankung, vor allem wegen akuter Probleme, wie z. B. Bauchschmerzen oder Fatigue, oder aber wegen Infektionen, z. B. der Harn- oder Atemwege. Wegen chronischer Erkrankungen oder psychosozialer Probleme suchten ehemalige Krebspatienten ihren Hausarzt nur geringfügig häufiger auf [5]. Die Versorgung von Krebsüberlebenden zeigt der Kasten „Nachsorge für ehemalige Krebspatienten".

Langzeit- und Spätfolgen, wie Fatigue, Schmerz, Neuropathie, Depression, Kognition, Herz-Kreislauf-Erkrankungen, Osteoporose und Fertilität werden in eigenen Kapiteln thematisiert. Die anderen Langzeit- und Spätfolgen werden im Folgenden erläutert. Diese wollen wir aufgrund der Bedeu-

Nachsorge für ehemalige Krebspatienten

- Vermeidung neu und wieder auftretender Krebserkrankungen
- Vermeidung anderer Spätfolgen
- Vorsorgeuntersuchungen in Bezug auf solche Folgen
- Untersuchung und gegebenenfalls Behandlung später psychosozialer und körperlicher Wirkungen
- Koordination der Versorgung
- Erstellung eines Versorgungsplans mit folgenden Informationen:
  erhaltene Behandlung, Information über die weitere Versorgung, mögliche Langzeitwirkungen, Aufgabenverteilung zwischen Hausärzten, Onkologen und anderen Fachärzten, gesunde Lebensführung

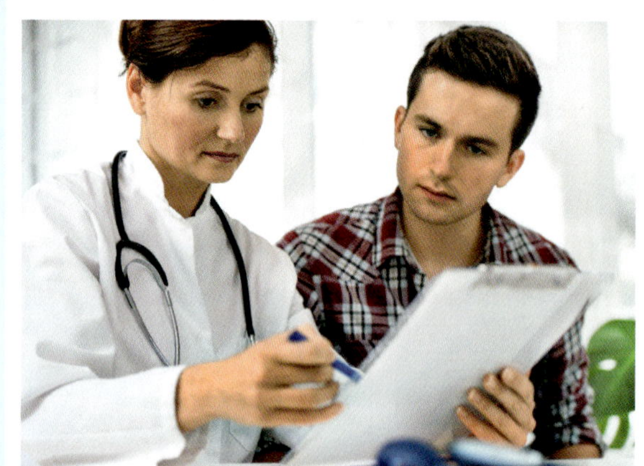

Foto: Alexander Raths – stock.adobe.com

Häufige Langzeit- und Spätfolgen

Langzeitfolgen
- Fatigue
- Schmerz
- Neuropathie
- Depression
- verminderte Kognition
- Immunschwäche (inkl. Impfungen)
- Schlafstörungen

Spätfolgen
- Herz-Kreislauf-Erkrankungen
- Osteoporose
- Menopause, Fertilitätsstörung
- Sekundärmalignome
- Nierenschädigung
- endokrine Dysfunktion der Schilddrüse, des Pankreas, der Nebennierenrinde
- Lymphödeme

tung teilweise nochmals aufnehmen, uns aber auch mit anderen Langzeit- und Spätfolgen befassen, wie Immunschwäche (inklusive Impfungen), Schlafstörungen, Sekundärmalignomen, Nierenschädigung, endokriner Dysfunktion außerhalb der Gonaden, Lymphödemen sowie speziellen Survivorship-Programmen.

Mit einer Patientengeschichte möchten wir für die gesundheitlichen Probleme von Krebsüberlebenden sensibilisieren (siehe Kasten „Der Fall"). Es geht um einen noch relativ jungen Hodentumorpatienten – und das ist nicht zufällig. Zum einen ist dies der häufigste bösartige Tumor bei jungen Männern zwischen 20 und 40 Jahren, zum anderen sind die Heilungsaussichten hier sehr gut und die Überlebenszeit entsprechend lang. Folglich sind Hodentumorpatienten (neben Patienten mit Morbus Hodgkin, einem Lymphom) die bezüglich Langzeitfolgen am besten untersuchte Population. Und nicht zuletzt sind die hier geschilderten Probleme der Folgeerscheinungen einer Tumortherapie exemplarisch für einige der wichtigsten Herausforderungen in diesem Bereich. Die Erkenntnisse dürfen also ohne Weiteres „pars pro toto" auch auf andere Situationen und Tumorentitäten übertragen werden.

Immer müde

Für die andauernde Müdigkeit und Erschöpfung, das verstärkte Ruhebedürfnis bei nicht als erholsam empfundenem Nachtschlaf und die Konzentrationsprobleme von Herrn K. gibt es einen Namen: tumorassoziierte Fatigue oder auch Chronisches Fatigue Syndrom (CFS).

Es ist inzwischen bekannt, dass die tumorassoziierte Fatigue zu jedem Zeitpunkt der Tumorerkrankung auftreten, selbstlimitierend sein oder über Jahre persistieren kann. Es besteht ein Teufelskreis aus verringerter Leistungsfähigkeit infolge Vermeidung von Anstrengungen, zunehmender Inaktivität, und dabei aber fehlender Regeneration in Ruhephasen, was in Hilflosigkeit und depressiver Stimmung münden kann. Ursachen und begünstigende Faktoren der tumorassoziierten Fatigue sind bislang nicht abschließend geklärt, allerdings gibt es eine Assoziation der Fatigue mit weiblichem Geschlecht, Familienstand geschieden sowie dem Vorliegen von Komorbiditäten. Es wird von komplexen und multikausalen Vorgängen ausgegangen und vermutet, dass es Menschen mit genetischer Disposition gibt. Auch somatische oder psychische Begleiterkrankungen oder Faktoren spielen eine Rolle. Pathophysiologisch werden heute u. a. folgende Modelle diskutiert: Dysregulation inflammatorischer Zytokine, Störung hypothalamischer Regelkreise, Veränderungen im serotonergen System des ZNS, Störung der zirkadianen Melatonin-Sekretion und des Schlaf-Wach-Rhythmus', Genpolymorphismen für Regulationsproteine der oxidativen Phosphorylierung, der Signaltransduktion in B-Zellen, der Expression proinflammatorischer Zytokine und des Katecholamin-Stoffwechsels [7]. Neuere Untersuchungen mittels funktioneller Neurobildgebung (fcMRI) ergeben eindeutige Hinweise auf physiologische, das heißt biologische Korrelate der Fatigue, in Form unterschiedlicher Verbindungen (connectivity) der Hirnareale, insbesondere zum frontalen Kortex [8].

Die letzten Jahre haben eine intensive Auseinandersetzung mit dieser speziellen Spätfolge gesehen. Langzeituntersuchungsergebnisse deuten inzwischen darauf hin, dass Patienten, die durch eine intensive Therapie von einer Krebserkrankung geheilt werden konnten, bedauerlicherweise

Der Fall

Herr K., 32 Jahre alt, leicht adipös und Zigarettenraucher, ist ein verheirateter Bankkaufmann, der vor drei Jahren einen Hodentumor hatte. Bei ausgedehnter Metastasierung in die Lymphknoten und Lunge sowie deutlich erhöhten Tumormarkern erhielt er nach operativer Entfernung des befallenen Hodens bei „intermediärer Risikosituation" eine Polychemotherapie mit vier PEB-Zyklen (Cisplatin, Etoposid, Bleomycin). Die Therapie war erfolgreich, sämtliche Tumorläsionen zeigten eine vollständige Rückbildung, und die Tumormarker hatten sich nach zwei Zyklen bereits normalisiert. Aufgrund der Komplettremission war keine operative Resttumorbergung erforderlich. Herrn K. wurde mitgeteilt, dass er eine ca. 90%ige Chance habe, dass die Erkrankung komplett geheilt sei.

Die Akuttoxizität der Chemotherapie war hoch, und er brauchte nach dem Ende der Therapie trotz bald eingeleiteter stationärer onkologischer Rehabilitation mit Fokus auf Besserung seiner körperlichen und psychischen Beschwerden, beruflicher Re-Integration und Konditionsaufbau fast ein halbes Jahr, bis er wieder voll arbeitsfähig war. Aktuell befindet er sich noch halbjährlich in Nachsorgekontrollen durch die onkologische Ambulanz der Uni-Klinik, an der er behandelt wurde. Hier hat man ihm auch einen sogenannten Survivorship-Care-Plan, also eine krankheitsspezifische Nachsorgeempfehlung ausgehändigt. Nachdem er aber beim Durchblättern der Broschüre den Eindruck hatte, dass hier fast nur auf etliche potenzielle Gesundheitsprobleme eingegangen wurde, hat er die Lektüre beiseitegelegt. In den Nachkontrollen war bisher alles in Ordnung, allerdings wurde ihm mehrfach mitgeteilt, dass seine Nierenwerte „nicht normal" seien, und er deshalb selbst mit nur gelegentlicher Einnahme von Arzneimitteln vorsichtig sein solle. Er wurde darauf verwiesen, vor Einnahme von Schmerz- oder Schlafmitteln (Herr K. leidet an wenig erholsamem Schlaf und liegt öfters nachts wegen störenden Kribbeldysästhesien wach) den Hausarzt zu konsultieren.

Im Privatleben hat sich auch einiges getan, Herr K. wurde vor etwas über einem Jahr erstmals Vater einer Tochter und plant derzeit den Bau eines Eigenheims, da die Wohnung aktuell zu klein wird. Immer wieder überlegt er, jetzt endlich mit dem Rauchen aufzuhören (in der Klinik und der anschließenden Reha war ihm das gelungen – aber dann kam der Alltag wieder), aber irgendwie fehlt ihm die richtige Motivation dafür, trotz eines latent schlechten Gewissens.

An bleibenden „Erinnerungen" an die Therapie verspürt Herr K. Konzentrationsprobleme, deren Ausprägung je nach Tagesform schwankt. Zudem fühlt er sich eigentlich permanent erschöpft, was angesichts seiner chronischen Schlafprobleme bei diskretem, vor allem nachts störendem Kribbeln und Taubheitsgefühl in den Fingerkuppen und Fußsohlen im Sinne einer leichtgradigen chronischen Polyneuropathie für ihn nicht verwunderlich ist.

wenig Aussichten auf eine psychische und physische Gesundheit haben, die mit der Normalbevölkerung vergleichbar ist. Eine Untersuchung unter Überlebenden eines M. Hodgkin zeigte folgenden erschreckenden Befund: Die Mortalität ist im Vergleich zur Allgemeinbevölkerung fünffach erhöht. Ein besonders hohes Risiko haben Krebsüberlebende mit einer tumorassoziierten Fatigue und ohne festen Lebenspartner. Die Haupttodesursachen sind Zweitneoplasien (siehe weiter unten) sowie Herz-Kreislauf-Erkrankungen [9].

Vergleichende Untersuchungen zwischen Krebsüberlebenden und der Allgemeinbevölkerung kommen über viele Tumorentitäten (Brustkrebs, Lymphdrüsenkrebs, akute Leukämie, Hodentumoren) hinweg zu dem Ergebnis, dass in ca. 30% aller Betroffenen eine tumorassoziierte Fatigue festzustellen ist. In der Allgemeinbevölkerung ist das Phänomen eines chronischen Erschöpfungszustandes ebenfalls bekannt (hier oft als Erschöpfungsdepression oder Burn-out bezeichnet), dieses betrifft jedoch nur ca. 10 bis 11%.

Der Langzeitverlauf einer tumorassoziierten Fatigue ist heterogen. Für Patienten mit Non-Hodgkin-Lymphomen wurde z.B. bei 30% der Überlebenden eine starke Fatigue gefunden, die sich im Verlauf eines Jahres bei 25% verschlechterte, bei 20% verbesserte und bei den restlichen Studienteilnehmern unverändert präsent blieb [10]. Bei Überlebenden einer Hodentumorerkrankung verdoppelte sich die Inzidenz an chronischer Erschöpfung im Verlauf von zehn Jahren nahezu, von 15% auf 27% [11]. Dies deutet darauf hin, dass eine Verschlechterung der Erschöpfungssymptomatik im Langzeitverlauf zumindest bei Hodentumor-Erkrankten leider keine Seltenheit ist.

Zurück zum Fall: Für Herrn K. kann es entlastend sein, zu wissen, dass seine ständige Erschöpfung eine häufige Folge der Krebserkrankung und -therapie und keine persönliche Schwäche ist. Bedauerlicherweise ist die tumorassoziierte Fatigue schwer behandelbar. Eine medikamentöse Therapie ist nicht etabliert, siehe auch Kapitel „Das Problem Fatigue", S. 85. Erfolgversprechend sind insbesondere Sport- und Bewegungsprogramme, z.B. eine medizinische Trainingstherapie. Eine weitere Möglichkeit besteht im Rahmen einer Verhaltenstherapie, um die verbliebenen Ressourcen optimal einsetzen zu können, möglicherweise im Rahmen eines „Selbstmanagementprogramms" für Betroffene, wie sie von Krebsgesellschaften angeboten werden. Es muss jedoch angemerkt werden, dass selbst unter Ausschöpfen dieser Maßnahmen häufig keine deutliche Besserung der tumorassoziierten Fatigue erzielt werden kann.

Nachts so oft wach

Wenn (ehemalige) Krebspatienten berichten, dass sie nicht einschlafen können, nachts lange wachliegen, lange vor dem Wecker aufwachen, tagsüber müde sind oder Schlafapnoe haben, sollte als Erstes nach behandelbaren oder modifizierbaren physischen und psychischen Ursachen geforscht werden, z.B. Depression, Angst, Schmerzen, Missempfindungen, Restless-Legs-Syndrom, Herz-Kreislauf-, Atemwegs- oder Stoffwechsel-Erkrankungen, Arzneimittel, Kaffee, um diese dann bestmöglich zu behandeln. Besteht die Schlafstörung weiterhin, sollte eine Beratung zur Schlafhygiene in Kombination mit Verhaltenstherapie und/oder Pharmakotherapie erfolgen.

Zurück zum Fall: Herr K. hat offenbar Durchschlafstörungen (auch) wegen seiner Polyneuropathie. Dagegen helfen möglicherweise allgemeine Maßnahmen wie körperliche Aktivität am Tag, aber nicht mehr ab dem späten Nachmittag, Nutzung einer hellen Tageslichtlampe gegen Mittag, in den Abendstunden und nachts Vermeidung hellen Lichts, z. B. aus Computerbildschirmen, Verzicht auf schwere Mahlzeiten und Flüssigkeit, insbesondere Coffein-haltige Getränke und Alkohol, ab drei Stunden vor dem Schlafengehen. Die Polyneuropathie bessert sich in manchen Fällen durch Bewegungstraining der Finger und Zehen und die Vermeidung von Kälte. Duloxetin, Amitriptylin (beide off-label), Gabapentin und Pregabalin können versuchsweise eingesetzt werden (cave: Nierenfunktion ist relevant für Duloxetin, Gabapentin und Pregabalin). Als Sedativa kommen z. B. Phytopharmaka, Zopiclon (niedrigdosiert, 3,75 mg, wegen der Nierenfunktion) oder Zolpidem infrage.

Ein Unglück kommt selten allein

Ein hohes Gesundheitsrisiko geht bei Langzeitüberlebenden von Sekundärmalignomen aus. So ist die (meist sehr aggressive) therapieassoziierte Leukämie (Myelodysplasie und Akute Myeloische Leukämie) eine bekannte Komplikation der konventionellen Radiochemotherapie des Hodgkin- und non-Hodgkin-Lymphoms, der akuten lymphoblastischen Leukämie, des Sarkoms sowie des Ovarial- und Hodenkarzinoms. Meist handelt es sich um hochaggressive sogenannte „akute Leukämien", sowohl akute myeloische (AML) als auch lymphatische Leukämien [12, 13]. Aber auch solide Tumoren machen einen großen Teil der Sekundärmalignome aus [14]. In der Regel treten behandlungsassoziierte Sekundärmalignome bei Hodentumor-Patienten erst spät – nicht selten weit über zehn Jahre – nach dem Primärtumor auf [15]. Das Risiko verbleibt dann für sicher drei bis vier Dekaden auf einem erhöhten Niveau [16, 17, 18, 19]. Neben der kombinierten Strahlen- und Chemotherapie sind ein junges Alter (unter 35 Jahre bei Therapie) sowie hohe Kumulativdosen von Cisplatin Risikofaktoren für ein solides Zweitmalignom [18, 20].

Aufgrund der lokalen Gewebeschäden werden strahlentherapieinduzierte Sekundärtumore vor allem innerhalb oder in der Nachbarschaft des bestrahlten Areals gefunden. So finden sich im Gefolge einer auf das Retroperitoneum gerichteten Strahlentherapie, wie sie bis in die 1990er-Jahre bei Hodentumorpatienten noch üblich war, statistisch gehäuft Tumoren des oberen und unteren Verdauungstraktes sowie von Harnblase und ableitenden Harnwegen [17 –19, 21 – 23].

Aber nicht nur eine Strahlentherapie kann bleibende Spuren im gesunden Gewebe hinterlassen, auch eine moderne Cisplatin-Etoposid-basierte Chemotherapie (wie Herr K. sie erhalten hat) ist mit einem um 40% erhöhten Risiko assoziiert, einen soliden Sekundärtumor oder eine Leukämie zu entwickeln [13, 24, 25]. Auch wenn die Dosen beider Zytostatika selbst bei vier Zyklen einer PEB-Therapie wie bei Herrn K. weit unter dem liegen, was z. B. im Rahmen sogenannter Hochdosis-Protokolle erreicht wird (was bei Etoposid eine Dosis von mehr als 2 g/m^2 bedeutet), gibt es keine „sichere" Dosis von Zytostatika. Vielmehr liegt eine kumulative Dosis-Erkrankungs-Beziehung vor. Im Gegensatz zu soliden Tumoren treten Chemotherapie-induzierte Leukämien üblicherweise bereits innerhalb der ersten zehn Jahre nach Therapieende der Hodentumor-Behandlung auf, und sie haben eine schlechte Prognose [26].

Im Rahmen von Cancer-Survivorship-Programmen wird dem Aspekt der erhöhten Rate an Zweitmalignomen bei Krebsüberlebenden zum einen durch dezidierte Vorschläge zur Krebsprävention bzw. -früherkennung, andererseits durch einen Fokus auf einen gesunden Lebensstil mit Vermeidung von entsprechenden Noxen wie Rauchen, Alkohol, Übergewicht und Bewegungsmangel als Krebsauslösern Rechnung getragen (siehe unten).

Zurück zum Fall: Dass die klassische Krebstherapie hinsichtlich der Sekundärmalignome ein zweischneidiges Schwert ist, ist lange bekannt – aber auch, dass insgesamt der Nutzen dennoch überwiegt. Herr K. hat ein erhöhtes Risiko, das lässt sich nicht ändern. Was er tun kann, um ihm zu begegnen, ist, regelmäßig zu den Kontrolluntersuchungen zu gehen, sich rechtzeitig an den Arzt zu wenden, wenn „neue" Beschwerden auftreten, und weitere krebsauslösende Ursachen, wie Rauchen, Alkohol und Übergewicht, wenn irgend möglich zu vermeiden. Ein Bewegungsprogramm ist also in mehr als einer Hinsicht empfehlenswert.

Wer soll wogegen geimpft werden?

Impfungen bei (ehemaligen) Krebspatienten stellen eine Herausforderung dar. In aktiv oder durch die Therapie noch immunsupprimierten Patienten ist einerseits in manchen Fällen keine ausreichende Immunreaktion auszulösen, die zu schützenden Titern führt. Dies gilt insbesondere während einer Immunglobulin-Substitution direkt nach Stammzelltransplantation oder kurzfristig nach der Gabe von z. B. Rituximab, Abatacept und Cyclophosphamid, die B- bzw. T-Zellen unterdrücken. Andererseits sind Impfungen mit aktiven Lebendimpfstoffen (Impfung gegen Masern, Mumps und Röteln [MMR], aktive Impfung gegen das Varicella-Zoster-Virus [VZV]) wegen des Erkrankungsrisikos und des Risikos der weiteren Verbreitung und Ansteckung Dritter bei diesen Patienten (und oft auch bei ihren Kontaktpersonen) kontraindiziert. Daher sollten bei eingeschränkter Immunantwort wenn möglich inaktivierte Impfstoffe (z. B. Influenza) oder solche mit reinen oder konjugierten Antigenen (z. B. Pneumokokken), Bestandteilen oder Toxinen von Bakterien (z. B. Diphtherie-Tetanus-Pertussis) oder gentechnisch hergestellten rekombinanten Antigenen (z. B. Hepatitis B) verwendet werden. Grundsätzlich werden die Standard-Dosierungen und -Intervalle empfohlen [6, 27]. Spezielle Empfehlungen gelten für Patienten nach Stammzelltransplantationen, Patienten mit (funktioneller) Asplenie sowie Patienten nach einer Therapie mit monoklonalen Antikörpern, Kinase-Inhibitoren oder Immuncheckpoint-Blockern. Eine detaillierte und aktuelle Übersicht zu diesem Thema findet sich in der Impfleitlinie der Arbeitsgemeinschaft Infektionen in der Hämatologie und Onkologie (AIGHO) [28].

Solange das Risiko eines geschwächten Immunsystems besteht, sollten Krebspatienten auch hinsichtlich der Vermeidung von Infektionen durch Haustiere, auf Reisen und bei der Gartenarbeit beraten werden. Hierzu gehören Maßnahmen wie Händewaschen mit Seife unter fließendem Wasser oder Schutzkleidung (Handschuhe, Mundschutz).

Zurück zum Fall: Herr K. sollte in den von der STIKO empfohlenen Intervallen gegen Influenza und (sofern kein Schutz durch frühere Impfungen besteht) Pneumokokken (zunächst PCV-13, fünf bis sechs Wochen später gefolgt von PPSV-23), *Haemophilus influenzae* B, Varizella zoster (cave: nur Totimpfstoff verwenden!) sowie Diphtherie/Tetanus/Pertussis geimpft werden. Eine Impfung gegen Hepatitis A kann in Erwägung gezogen werden, sie ist allerdings vor allem für Patienten wichtig, die mit vielen Transfusionen rechnen müssen. Die Tochter von Herrn K. darf mit Lebendimpfstoffen (MMR, VZV) geimpft werden, wenn ihr Vater als ausreichend immunkompetent eingestuft ist, von einer Impfung gegen Rotaviren im Umfeld von Krebspatienten wird allerdings abgeraten [27 – 29].

Das geht an die Nieren

Hodentumor-Patienten sind auch eine intensiv untersuchte Patientengruppe, was die negativen Auswirkungen einer Chemotherapie auf die Nierenfunktion angeht. Neben nephrotoxischen Effekten von Bleomycin, einem der drei Medikamente im PEB-Protokoll, ist es vor allem das Cisplatin, das hier eine Hauptrolle spielt. Die durch Cisplatin ausgeübte Nephrotoxizität ist dosis- und intervallabhängig: Hohe Einzeldosen sind toxischer als Regime mit „gesplitteter" Cisplatin-Gesamtdosis, und es ist nachgewiesen, dass die Erholung der Nierenfunktion nach Applikation von fünf oder mehr PEB-Zyklen im Vergleich zu drei Zyklen deutlich eingeschränkt ist [30].

Eine Nierenschädigung kann sich unter Therapie durch ein akutes Nierenversagen und eine tubuläre Dysfunktion mit Elektrolyt- und Phosphat-Verlust und insbesondere Hypomagnesiämie äußern. Aber auch als Langzeitfolge ist Niereninsuffizienz nicht selten ein Problem: Bei etwa 20 bis 30% der Patienten sind nach Cisplatin-haltiger Chemotherapie langfristig Nierenschädigungen mit bleibender Erhöhung des Serumkreatinins und/oder Mikroalbuminurie nachweisbar [31]. Bei einzelnen Patienten manifestiert sich die Nierenschädigung mit einem Abfall der glomerulären Filtrationsleistung auf < 30 ml/Minute und wird zu einem echten klinischen Problem. Insbesondere in Kombination mit den nach Cisplatin ebenfalls gehäuft beobachteten kardiovaskulären und metabolischen Beeinträchtigungen kann die Nephrotoxizität die Gesundheit nachhaltig beeinträchtigen [31, 32]. Während es für die Akutphase der Behandlung, insbesondere mit Cisplatin, eine Reihe von Empfehlungen zur Vermeidung einer Nephrotoxizität gibt, sind die Möglichkeiten der Behandlung einer bereits eingetretenen chronischen Nierenschädigung limitiert. In der Krebsnachsorge beschränken sich die Empfehlungen in erster Linie auf eine weitestgehende Vermeidung nephrotoxischer Substanzen, wie nichtsteroidale Antiphlogistika, Antiinfektiva, Immunsuppressiva sowie Röntgenkontrastmittel. Hier kommt einer entsprechenden Beratung durch den Apotheker eine wichtige Rolle zu. Problematisch sind in der Selbstmedikation nicht nur Schmerzmittel – auch pflanzliche und andere Naturprodukte können nephrotoxisch sein. Fallberichte, bei denen ein Kausalzusammenhang wahrscheinlich ist, gibt es z.B. für Bienen-Pollen und -Propolis, Crataegus-, Juniperus-, Ephedra-, Artemisia-, Glycyrrhiza-Arten bzw. -Präparate, Kreatin-, Taurin- und Lysin-haltige Nahrungsmittel und Supplemente und Vitamin C. Auch die Schwermetalle Quecksilber, Blei und Arsen, die als Verunreinigungen in Naturprodukten vorkommen können, sind nephrotoxisch [33].

Zurück zum Fall: Sollte Herr K. den Wunsch nach pflanzlichen Schlafmitteln äußern, sind Baldrian, Melisse, Passionsblume und Lavendel hinsichtlich der Nierenfunktion vermutlich unproblematisch. Diphenhydramin als rezeptfreies Schlafmittel soll bei Niereninsuffizienz niedriger dosiert werden. Unter den Analgetika ist Paracetamol das Mittel der Wahl bei chronischer Niereninsuffizienz, jedoch sollte es nicht länger oder höher dosiert als nötig eingenommen werden, und in der Zeit sollte Herr K. auch konsequent auf Alkohol verzichten. Von Pseudoephedrin-haltigen Erkältungsmitteln ist abzuraten, vor allem bei schwerer Niereninsuffizienz und/oder Hypertonie.

Endokrine Dysfunktionen

Keimzellen sind als sich schnell teilende Zellen häufig das ungewollte Ziel zytotoxischer Therapien. Aber auch andere endokrine Störungen, z.B. der Schilddrüse, des Pankreas oder der Nebennierenrinde, sind nicht selten. Oft treten sie erst Monate oder Jahre nach der Behandlung auf. Die stärksten Risikofaktoren sind eine Strahlentherapie, die zentrale endokrine Organe erfasst (Hypothalamus/Hypophyse, Schilddrüse und Gonaden) und eine Therapie mit Alkylanzien. Aber auch zielgerichtete Wirkstoffe – einige Tyrosinkinase-Hemmer und Immunmodulatoren, die teils über lange Zeiträume gegeben werden – können dauerhafte hormonelle Störungen verursachen [34]. Eine Übersicht hierüber gibt Tabelle 1.

In der Stammzell- und Knochenmarktransplantation wird das körpereigene Knochenmark von Patienten mit z.B. Leukämien oder multiplem Myelom durch eine aggressive Radio- oder Chemotherapie zerstört, bevor der Patient gesunde Stamm- oder Knochenmarkzellen erhält. In einer Studie an Überlebenden einer Stammzelltransplantation im Kindesalter wurden als unerwünschte endokrine Spätfolgen dieser Therapie ein Mangel an Wachstumshormon (17,4%), Unfruchtbarkeit (52,6 bei Frauen vs. 24,1% bei Männern), Hypothyreose (25,2%), Adipositas (3,9%), Diabetes mellitus Typ 2 (2,2%), gestörte Glucose-Toleranz (2,8%) und Dyslipidämie (18,5%) gefunden. Insgesamt tra-

Tab. 1: Chemotherapien mit unerwünschten Spätfolgen auf endokrine Systeme [34, 35]

Wirkstoffgruppe	Wirkstoffe	Endokrine Störungen
Alkylanzien	Busulfan, Carmustin, Chlorambucil, Cyclophosphamid, Dacarbazin, Ifosfamid, Lomustin, Melphalan, Procarbazin, Temozolomid, Thiotepa	Leydigzell-Dysfunktion (meist subklinisch)
Platin-Derivate	Carboplatin, Cisplatin	Vorzeitige Menopause, Unfruchtbarkeit beim Mann, Adipositas, Dyslipidämie, metabolisches Syndrom
Tyrosinkinase-Inhibitoren	Imatinib, Sorafenib, Sunitinib	vermindertes Längenwachstum, Hypothyreose
Immunmodulator	Interferon	Autoimmun-Thyreoiditis
Immuncheckpoint-Inhibitoren	Ipilimumab, Nivolumab, Pembrolizumab	Autoimmunerkrankungen der Hypophyse und Schilddrüse, Mangel an Wachstumshormon, LH/FSH, TSH, ACTH
Hormontherapie	Antiandrogene	Metabolisches Syndrom, vor allem Dyslipidämie, Insulin-Resistenz
Glucocorticoide	Dexamethason, Prednison (langfristige Gabe)	Adipositas, verringerte Knochendichte
andere	Retinsäure, Hedgehog-Pathway Inhibitoren	Knochendysplasie, Kleinwüchsigkeit

ten endokrine Störungen am häufigsten nach Ganzkörperbestrahlung auf (87%), etwas seltener unter Busulfan (78%) und am geringsten unter Fludarabin in Kombination mit weniger intensiver Ganzkörperbestrahlung (52%) [36].

Zurück zum Fall: Im Rahmen der Nachsorge von Hodentumorpatienten wird eine regelmäßige Erhebung des Hormonstatus empfohlen (jährliche Bestimmung von Testosteron, luteinisierendes Hormon [LH] und follikelstimulierendes Hormon [FSH]). Herr K. hat Glück, er hat zwar erhöhte Werte von LH und FSH als Anzeichen für eine aktivierte Hormonachse bei nur noch einem verbliebenen Hoden, es zeigen sich bei ihm aber noch (tief-)normale Testosteron-Werte, und auch klinisch ergeben sich keine Anhaltspunkte für einen Testosteron-Mangel. Ein solcher kann neben sexuellen Funktionsstörungen auch weitere negative Effekte, unter anderem auf das Herz-Kreislauf-System, die Entwicklung eines metabolischen Syndroms sowie die Knochengesundheit haben. Ob ein klinisch manifester Testosteron-Mangel in dieser Population medikamentös korrigiert werden sollte, wird derzeit noch kontrovers diskutiert und in Studien untersucht. Eine europäische Expertenkonferenz hat sich im Fall eines Patienten mit wiederholt zu niedrigen Testosteron-Werten und klinischen Symptomen des Hormonmangels dafür ausgesprochen, dem Betroffenen eine drei- bis sechsmonatige Testphase einer Testosteron-Substitution anzubieten [37].

Wer sorgt sich um meine Sorgen?

Die zunehmende Anzahl an Krebsüberlebenden hat in den letzten Jahren erfreulicherweise zu einer intensiven Beschäftigung mit der besonderen Lebenssituation und den besonderen Bedürfnissen dieser Population geführt. Dies findet unter anderem Niederschlag in dezidierten Cancer-Survivorship-Programmen, die teilweise von einzelnen Kliniken oder Institutionen, andererseits von nationalen gemeinnützigen Vereinigungen wie Krebsgesellschaften oder Stiftungen getragen werden. Die kürzlich erstellte deutsche S3-Leitlinie zu Keimzelltumoren des Hodens [39] formuliert es wie folgt: „Survivorship-Programme sollen einerseits Rezidiven und physischen Langzeittoxizitäten frühzeitig entgegenwirken, aber auch den psychosozialen Problemen und spezifischen Unterstützungsbedürfnissen nach der Hodentumorerkrankung angepasst an die individuelle Lebenssituation begegnen."

In diesem Zusammenhang belegt eine noch recht aktuelle Studie von 2012, dass mindestens 25% der Langzeitüberlebenden nach Hodentumor sich nicht ausreichend unterstützt fühlen [40]. Probleme betreffen insbesondere die folgenden Bereiche: finanzielle Angelegenheiten, subjektive Körperwahrnehmung, psychische Belastung, Rezidivangst und nicht zuletzt der schwierige Umgang mit dem Faktum, selbst ein Überlebender einer Krebserkrankung zu sein. Wichtige Bestandteile eines Survivorship-Programms sind deshalb

Lymphödeme

Lymphödeme entstehen, wenn sich Lymphflüssigkeit im interstitiellen Raum sammelt, was zu Schwellungen der Gliedmaßen, aber auch des Halses, des Körperstamms oder der Genitalien führt, je nachdem, wo die Abflussstörung besteht. Sie sind eine häufige Folge der Krebstherapie, meistens der Bestrahlung oder Lymphknotenresektion in der Achselhöhle bei Brustkrebs, und entstehen meist auf der Seite des Tumors bzw. der Therapie. Der Schweregrad reicht von leichten Schwellungen und Rötungen mit Schweregefühl der betroffenen Gliedmaßen bis hin zu extremen, die Bewegung einschränkenden und stark belastenden Schwellungen mit Hautveränderungen, die häufig chronifizieren. Entzündungen und Infektionen können dann Komplikationen darstellen. Schnelle Therapie ist daher wichtig. Sie umfasst Kompressionsbandagen, Lymphdrainage, Hautpflege bei Trockenheit und Schuppenbildung sowie Physiotherapie zum Erhalt und zur Verbesserung der Beweglichkeit [6]. Pharmakotherapie wird nicht empfohlen. Diuretika schaffen in der Regel keine Abhilfe, weil sie die Flüssigkeit im Gewebe nicht in die Gefäße zurück verlagern können, sondern eher noch zu Volumenmangel und Kreislaufproblemen führen. Im Fall einer Infektion sind natürlich Antibiotika angezeigt, bei schwerer Cellulitis, Lymphangitis oder Sepsis auch als i.v.-Therapie [38].

Zurück zum Fall: Herr K. wurde von einem weit fortgeschrittenen Tumor geheilt, der noch vor etwas mehr als einer Generation ziemlich sicher tödlich verlaufen wäre. Andererseits ist der Preis, den er für diesen Erfolg zahlen muss, nicht unerheblich. Auch wenn er ein weitgehend normales Leben mit Beruf, Familie und den typischen Sorgen und Zielen eines Mittdreißigers führt, ist er täglich mit den gesundheitlichen Folgen der Tumordiagnose und -therapie konfrontiert. Auch wenn seine verdrängende Haltung hinsichtlich seiner Gesundheit verständlich ist – schließlich gibt es für ihn gerade Wichtigeres als das, was er überstanden hat, denn der Blick muss für ihn nach vorne gehen –, so kann eine entsprechende Unterstützung ihm sicher helfen, seine Gesundheit möglichst gut zu erhalten, wenn nicht gar, die Beschwerden zu lindern. Wichtig sind ein Hausarzt und eine Stammapotheke als Ansprechpartner in Gesundheitsfragen, die ihn z. B. bei der Tabakentwöhnung unterstützen und im Bedarfsfall auf die optimale Auswahl, Dosierung und Einnahme von Arzneimitteln achten, falls er akut erkrankt. Als junger und bis zur Diagnose gesunder Mann hat Herr K. wahrscheinlich noch gar keine Unterstützung in dieser Richtung. Essenziell ist auch eine strukturierte Nachsorge, idealerweise verbunden mit einem „Survivorship-Care-Plan" (Beispiel s. in [41]), um den Weg zu einer optimierten Gesundheitsfürsorge zu ebnen.

neben der medizinischen Betreuung auch Angebote für psychoonkologische Betreuung, Sozialberatung, Musik- oder Kunsttherapie, aber auch Bewegungs- und Achtsamkeitsübungen wie Yoga oder andere Bewegungsangebote. Ebenso sind Nicotin- und Alkoholentwöhnung sowie Ernährungsberatung und weitere allgemeine Informationen zu einem gesunden Lebensstil integrale Inhalte dieser Programme.

Literatur

[1] Barnes B et al. Bericht zum Krebsgeschehen in Deutschland. Zentrum für Krebsregisterdaten im Robert Koch-Institut, 2016. ISBN: 978-3-89606-279-276, DOI 10.17886/rkipubl-2016-014

[2] DKG: Langzeitüberleben nach Krebs: Wie lange ist ein Krebspatient ein Krebspatient? https://www.krebsgesellschaft.de/onko-internet-portal/basis-informationen-krebs/leben-mit-krebs/alltag-mit-krebs/langzeitueberleben-nach-krebs-wie-lange-ist-ein-k.html, Zugriff 7. Februar 2019

[3] Arndt V et al. Quality of life in long-term and very long-term cancer survivors versus population controls in Germany. Acta Oncologica 56:2,190-197

[4] Jansen L et al. Health-Related Quality of Life During the 10 Years After Diagnosis of Colorectal Cancer: A Population-Based Study. J Clin Oncol 2011;29:3263-3269

[5] Heins MJ et al. For which health problems do cancer survivors visit their General Practitioner? Eur J Cancer 2013;49;211-218

[6] NCCN Guideline "Survivorship" 2018.2

[7] Horneber et al. Tumor-assoziierte Fatigue, Dtsch Ärztebl Int 2012;109(9):161-172

[8] Hampson JP et al. Altered resting brain connectivity in persistent cancer related fatigue. Neuroimage Clin 2015;8:305-313

[9] Kiserud CE et al. Mortality is persistently increased in Hodgkin's lymphoma survivors. Eur J Cancer 2010;46(9):1632-1639

[10] Oerlemans S et al. A high level of fatigue among long-term survivors of non-Hodgkin's lymphoma: results from the longitudinal population-based PROFILES registry in the south of the Netherlands. Haematologica 2013;98(3):479-486

[11] Sprauten M et al. Chronic fatigue in 812 testicular cancer survivors during long-term follow-up: increasing prevalence and risk factors. Ann Oncol 2015;26(10):2133-2140

[12] Bhatia S: Therapy-related myelodysplasia and acute myeloid leukemia. Semin Oncol 2013;40(6), doi:10.1053/j.seminoncol.2013.09.013

[13] Howard R et al. Risk of leukemia among survivors of testicular cancer: a population-based study of 42,722 patients. Ann Epidemiol 2008;18(5):416-421

[14] Travis LB et al. Therapy-associated Solid Tumors. Acta Oncologica 2002;41(4):323-333

[15] Haugnes HS et al. Long-term and late effects of germ cell testicular cancer treatment and implications for follow-up. J Clin Oncol 2012;30(30):3752-3763

[16] Hemminki K et al. Second cancers after testicular cancer diagnosed after 1980 in Sweden. Ann Oncol 2010;21(7):1546-1551

[17] Richiardi L et al. Second malignancies among survivors of germ-cell testicular cancer: a pooled analysis between 13 cancer registries. Int J Cancer 2007;120(3):623-631

[18] Travis LB et al. Second cancers among 40,576 testicular cancer patients: focus on long-term survivors. J Natl Cancer Inst 2005;97(18):1354-1365

[19] van den Belt-Dusebout AW et al. Treatment-specific risks of second malignancies and cardiovascular disease in 5-year survivors of testicular cancer. J Clin Oncol 2007;25(28):4370-4378

[20] Fung C et al. Second malignant neoplasms in testicular cancer survivors. J Natl Compr Canc Netw 2012;10(4):545-556

[21] Bokemeyer C et al. Treatment of testicular cancer and the development of secondary malignancies. J Clin Oncol 1995;13(1):283-292

[22] Horwich A et al. Second cancer risk and mortality in men treated with radiotherapy for stage I seminoma. Br J Cancer 2014;110(1):256-263

[23] Wanderas EH et al. Risk of subsequent non-germ cell cancer after treatment of germ cell cancer in 2006 Norwegian male patients. Eur J Cancer 1997;33(2):253-262

[24] Fung C et al. Solid tumors after chemotherapy or surgery for testicular nonseminoma: a population-based study. J Clin Oncol 2013;31(30):3807-3814

[25] Groot HJ et al. Risk of Solid Cancer After Treatment of Testicular Germ Cell Cancer in the Platinum Era. J Clin Oncol 2018;36(24):2504-2513

[26] Nichols CR et al. Secondary leukemia associated with a conventional dose of etoposide: review of serial germ cell tumor protocols. J Natl Cancer Inst 1993;85(1):36-40

[27] Niehues T et al. Impfen bei Immundefizienz. Anwendungshinweise zu den von der Ständigen Impfkommission empfohlenen Impfungen (I) Grundlagenpapier. Bundesgesundheitsbl 2017;60:674-684

[28] Rieger CT et al. Anti-infective vaccination strategies in patients with hematologic malignancies or solid tumors—Guideline of the Infectious Diseases Working Party (AGIHO) of the German Society for Hematology and Medical Oncology (DGHO). Annals of Oncology 2018;29(6):1354-1365

[29] RKI: Gürtelrose (Herpes zoster): Antworten auf häufig gestellte Fragen zu Erkrankung und Impfung. www.rki.de/SharedDocs/FAQ/Herpes_zoster/FAQ-Liste.html?nn=2375548, Zugriff 13. Februar 2019

[30] Lauritsen J et al. Renal impairment and late toxicity in germ-cell cancer survivors. Ann Oncol 2015;26(1):173-178

[31] Fossa SD et al. Long-term renal function after treatment for malignant germ-cell tumours. Ann Oncol 2002;13(2):222-228

[32] Bosl GJ et al. Increased plasma renin and aldosterone in patients treated with cisplatin-based chemotherapy for metastatic germ-cell tumors. J Clin Oncol 1986;4(11):1684-1689

[33] Nauffal M et al. Nephrotoxicity of Natural Products. Blood Purif 2016;41:123-129

[34] Chemaitilly W et al. Childhood Cancer Treatments and Associated Endocrine Late Effects: A Concise Guide for the Pediatric Endocrinologist. Horm Res Paediatr 2018: 1-9;doi: 10.1159/000493943

[35] Chueh HW et al. Metabolic syndrome induced by anticancer treatment in childhood cancer survivors. Ann Pediatr Endocrinol Metab 2017;22(2):82-89

[36] Shalitin S et al. Endocrine and Metabolic Disturbances in Survivors of Hematopoietic Stem Cell Transplantation in Childhood and Adolescence. Horm Res Paediatr 2018;89(2):108-121

[37] Honecker F et al. ESMO Consensus Conference on testicular germ cell cancer: diagnosis, treatment and follow-up. Ann Oncol 2018;29(8):1658-1686, suppl. data, Section 3

[38] PDQ® Supportive and Palliative Care Editorial Board. PDQ Lymphedema. Bethesda, MD. National Cancer Institute. Stand 17. Juli 2015, verfügbar unter www.cancer.gov/about-cancer/treatment/side-effects/lymphedema/lymphedema-hp-pdq. Zugriff 14. Februar 2019, PMID: 26389244

[39] Diagnostik, Therapie und Nachsorge der Keimzelltumoren des Hodens. S3-Leitlinie, 2018

[40] Bender JL et al. Testicular cancer survivors' supportive care needs and use of online support: a cross-sectional survey. Support Care Cancer 2012;20(11):2737-2746

[41] Honecker F et al. ESMO Consensus Conference on testicular germ cell cancer: diagnosis, treatment and follow-up. Ann Oncol 2018;29(8):1658-1686, suppl. Table S5. Suggested survivorship care plan

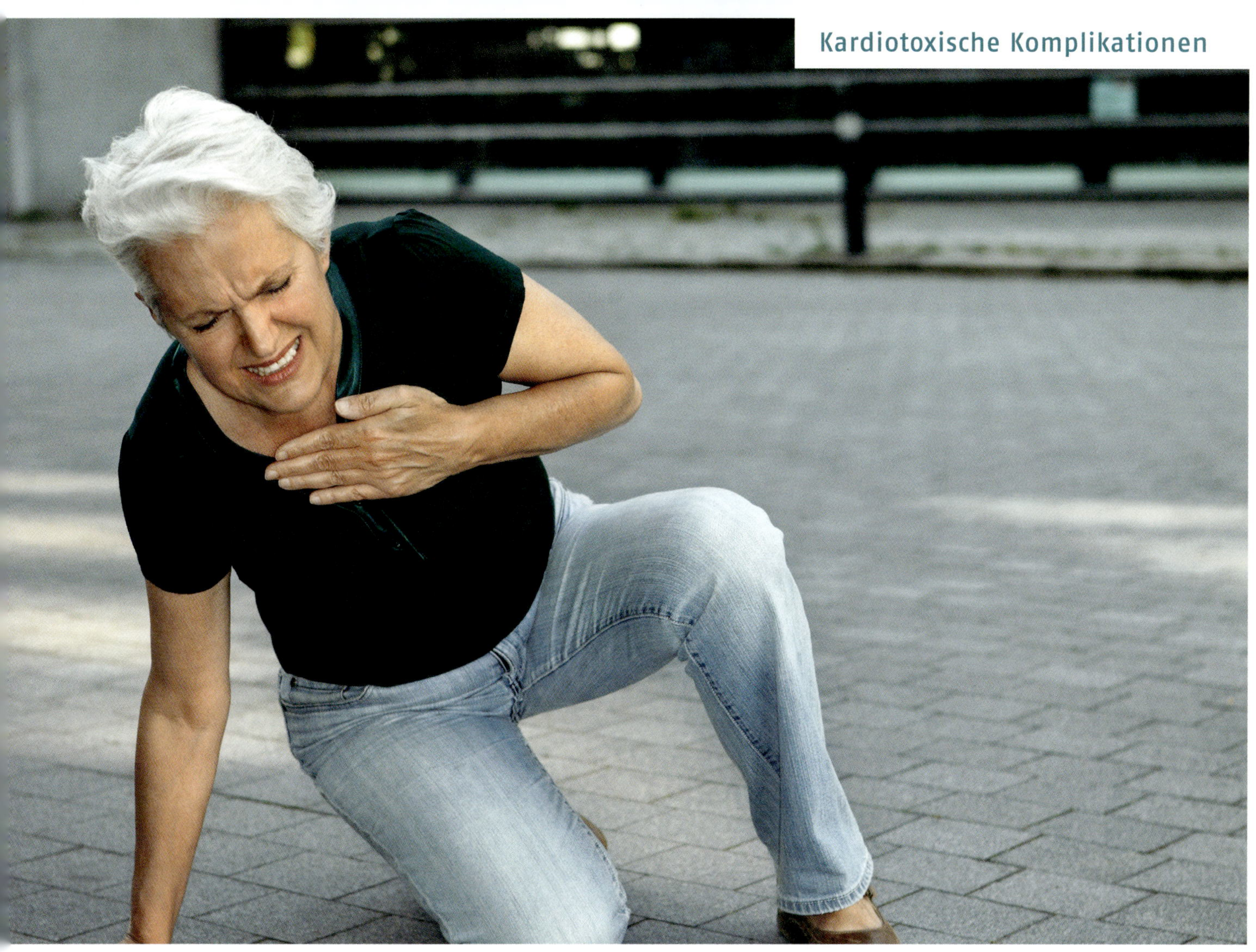

Foto: Robert Kneschke – stock.adobe.com

Kardiotoxische Komplikationen

Von Dorothee Dartsch | **Dass Menschen heute nach einer Krebsdiagnose länger leben als noch vor zwanzig Jahren, ist ein großer Fortschritt. Zugleich erhöht die längere Lebensspanne aber auch das Risiko dafür, dass weitere chronische Erkrankungen hinzukommen. Das sind oft Herzerkrankungen, die ohnehin häufig sind und durch manche Krebstherapien noch verstärkt werden können. In solchen Fällen muss bei Therapieentscheidungen abgewogen werden, ob der Nutzen bezüglich der einen Erkrankung ein erhöhtes Risiko bezüglich der anderen rechtfertigt.**

Die Fortschritte in der Krebstherapie haben die Überlebensrate deutlich verbessert. In Deutschland überleben nach einer Krebsdiagnose und -therapie derzeit rund 56% der Betroffenen die ersten fünf Jahre. Dieser Wert lag vor dem Jahr 2000 noch bei rund 48%. Die stärkste Erhöhung der Überlebensrate konnte beim Kolonkarzinom erzielt werden (von 49 auf 65%), die besten Raten werden derzeit in Deutschland für das Prostatakarzinom erzielt, gefolgt vom Brustkrebs (91 bzw. 85%) [1]. Mit der verlängerten Überlebenszeit einerseits, sowie andererseits der Zunahme kardiovaskulärer Erkrankungen per se, und den kardiovaskulären Nebenwirkungen etlicher etablierter und neuer onkologischer Wirkstoffe rücken dabei zunehmend Herz-Kreislauf-Erkrankungen in den Fokus der Versorgung onkologischer Patienten. Sie werfen Fragen der Risikobewertung, der Prävention, des Monitorings und der Therapie auf. Dies ist nicht nur bei älteren Menschen relevant, sondern gerade auch bei denjenigen zu beachten, die eine Krebserkrankung im Kindesalter überlebt und im Schnitt danach ein 15-fach erhöhtes Lebenszeitrisiko für linksventrikuläre Funktionseinschränkungen und Herzinsuffizienz haben [15].

Ein Positionspapier der European Society of Cardiology (ESC) „Cancer treatments and cardiovascular toxicity“ [21] und eine darauf beruhende Pocket-Version der Deutschen Gesellschaft für Kardiologie (DGK) „Kardiovaskuläre Komplikationen onkologischer Therapien“ [4] geben Anhaltspunkte, welche kardiovaskulären Aspekte in der Krebstherapie zu berücksichtigen sind.

Kardiotoxizität hat verschiedene Gesichter

Anthracycline fallen einem beim Thema „kardiotoxische Krebstherapeutika" meist zuerst ein, aber auch unter den HER2-Rezeptorblockern (z.B. Trastuzumab), den Antimetaboliten, den Alkylanzien, den Tyrosinkinase-Hemmern, Angiogenese-Hemmern und Immunmodulatoren sind Wirkstoffe, die sich negativ auf die Herz- und/oder Gefäßfunktion auswirken können. Dass auch zielgerichtete Wirkstoffe kardiotoxisch sein können, mag zunächst verwundern, lässt sich aber dadurch erklären, dass die betreffenden Rezeptoren und Signalwege natürlich nicht nur pathologische, sondern auch physiologische Funktionen haben, manche davon im Myokard oder Endothel.

Die kardiotoxischen Arzneistoffe lassen sich in zwei Gruppen untergliedern (s. Tab. 1). Das Spektrum der kardiovaskulären Neben- und Folgewirkungen umfasst linksventrikuläre Dysfunktion, Herzinsuffizienz, Koronarerkrankungen und Herzinfarkt, Arrhythmien, arterielle und pulmonale Hypertonie, periphere arterielle Verschlusskrankheit und Schlaganfall. Im weiteren Sinne gehören auch Wirkungen auf das Gerinnungssystem mit ihren Folgekomplikationen dazu, die das Thema der nächsten Folge dieser Reihe sein werden.

Die wohl häufigste Form der Kardiotoxizität sind linksventrikuläre Funktionsstörungen und Herzinsuffizienz. Die Häufigkeit, mit der verschiedene Onkologika solche Komplikationen verursachen, ist in Abbildung 1 dargestellt.

Tab. 1: **Zwei Typen kardiotoxischer Arzneistoffe** [12, 5, 9]

Typ 1	Typ 2
Anthracycline, Mitoxantron	Tyrosinkinase-Hemmer, VEGF-gerichtete Wirkstoffe, HER2-gerichtete Wirkstoffe
Kardiotoxizität	
meistens irreversibel	meistens reversibel
Wirkmechanismus	
Einwirkung auf die Myozyten selbst: Oxidative Schädigung von – kontraktilen Elementen – Mitochondrien – Membranlipiden Zelltod	Schädigung der Gefäße, dadurch – arterielle Hypertonie – mikrovaskuläre Veränderungen – Herzinsuffizienz reversible Schädigung der Myozyten ohne bioptische Auffälligkeit
Dosisabhängigkeit der Kardiotoxizität	
Schädigung abhängig von der kumulativen (Lebenszeit-)Dosis	Schädigung ggf. abhängig von der Einzeldosis, aber nicht von der kumulativen Dosis

Fallbeispiel: Bei Frau T., 67-jährige frühere Rechtspflegerin, wird Brustkrebs in fortgeschrittenem und metastasiertem Stadium entdeckt. Axilläre Lymphknoten sind befallen, der Tumor ist positiv für alle relevanten Rezeptoren (HER2, ER, PR).
Frau T. ist bislang asymptomatisch und ohne Vorerkrankungen. Bei der Routine-Voruntersuchung wird ein auffälliges Herzgeräusch, im EKG eine linksventrikuläre Hypertrophie, im Ultraschall eine Aortenklappenstenose festgestellt. Die Herzfunktion ist jedoch gut; die linksventrikuläre Ejektionsfraktion (LVEF) liegt bei 65%.
Als **Therapie der Wahl** für den metastasierten HER2-positiven Brustkrebs empfiehlt die AG Gynäkologische Onkologie 2017 eindeutig eine Kombination aus Trastuzumab (Herceptin®), Pertuzumab (Perjeta®) und Docetaxel (Taxotere®). Wegen des kardiotoxischen Potenzials von HER2-gerichteten Wirkstoffen und Taxanen stellen sich aber folgende Fragen:

1. Ist diese Therapie für eine Patientin, die zwar asymptomatische, aber dennoch klar erkennbare kardiale Erkrankungen aufweist, anwendbar? Oder muss eine weniger wirksame, aber nicht kardiotoxische Therapie gewählt werden?
2. Müssen kardiologische Maßnahmen (Diagnostik und/oder Therapie) ergriffen werden, falls die Entscheidung zugunsten der Erstlinientherapie fällt?

Herzinsuffizienz

Die Herzinsuffizienz kann nach Anthracyclin-Therapie akut, früh oder spät auftreten und ist reversibel, sofern sie rechtzeitig erkannt und behandelt wird. Bleibt sie lange unerkannt, ist sie dagegen schwer behandelbar. Auch wenn die Inzidenz einer Anthracyclin-induzierten Kardiotoxizität im ersten Jahr nach der Therapie am höchsten zu sein scheint [2], ist daher eine lebenslange kardiologische Nachsorge nötig. Da das Risiko dosisabhängig ist, muss bei der Therapie darauf geachtet werden, dass die kumulative Höchstdosis nicht überschritten wird (s. Tab. 2). Auch das Therapieschema beeinflusst die Kardiotoxizität, denn kontinuierliche Infusionen über 48 bis 96 Stunden haben ein geringeres Risiko [20]; das gilt ebenso für eine liposomale Formulierung [18].

Tab. 2: **Kumulative Höchstdosen von Anthracyclinen.**

Arzneistoff	kumulative Höchstdosis
Daunorubicin	800 mg/m²
Doxorubicin	360 mg/m²
Epirubicin	720 mg/m²
Idarubicin	150 mg/m²
Mitoxantron	160 mg/m²

Praxisfrage: Wie viel Idarubicin darf ein Patient noch bekommen, wenn er zuvor mit 120 mg/m² Doxorubicin (kumulativ) behandelt wurde?

Antwort: Der Patient hat 33,3% seiner kumulativen Anthracyclin-Höchstdosis in Form von Doxorubicin erhalten (120 mg/m² von 360 mg/m²) und kann nun noch 66,6% der Höchstdosis eines anderen Anthracyclins erhalten. Für Idarubicin wären das 100 mg/m².

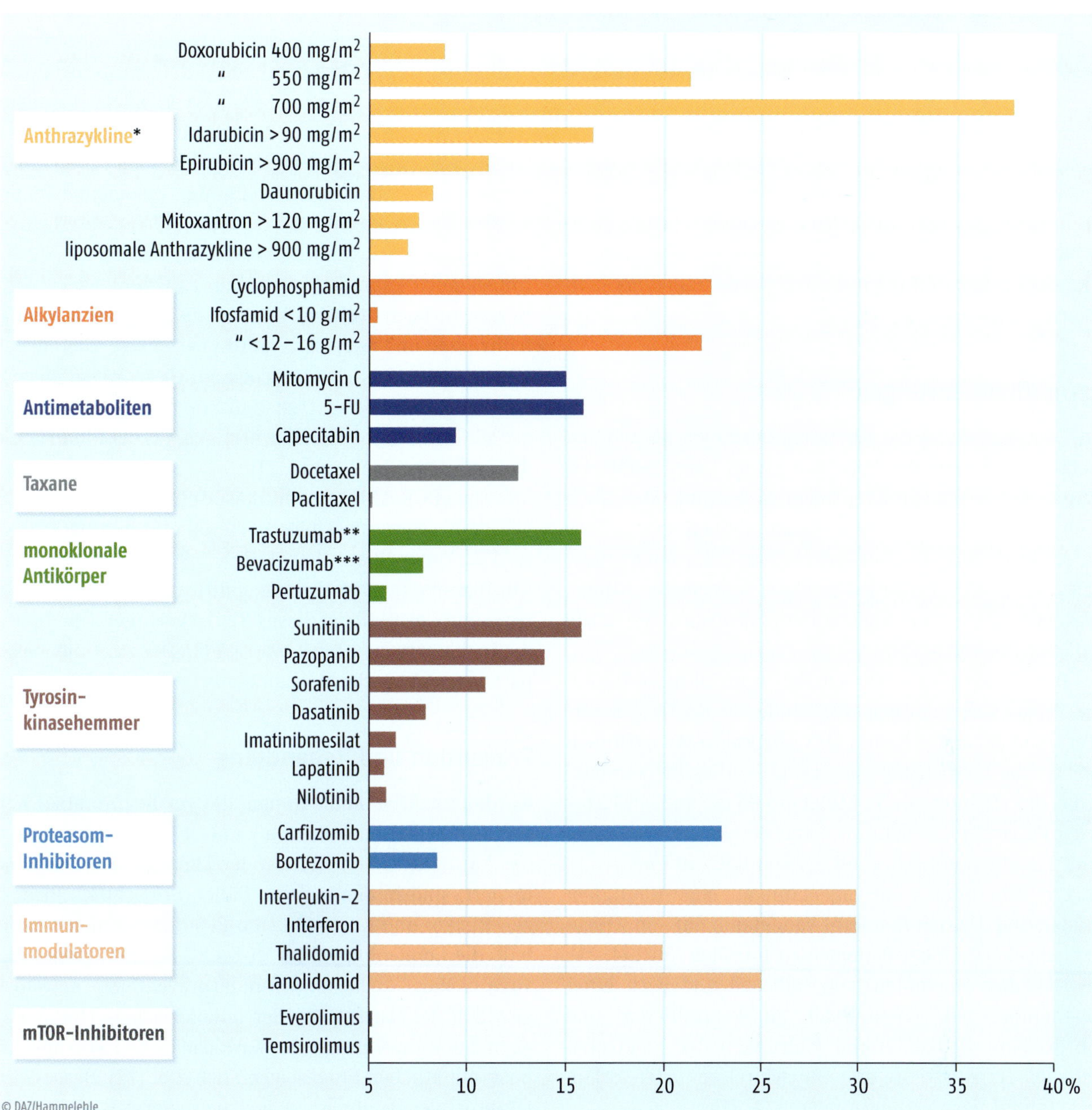

Abb. 1: **Inzidenz von linksventrikulären Funktionsstörungen und Herzinsuffizienz** bei verschiedenen onkologischen Therapien, nach [4, 21].
* jeweils kumulative Dosis; ** in Kombination mit Anthracyclinen und Cyclophosphamid; *** in Kombination mit Anthracyclinen

Unter Cyclophosphamid oder HER2-gerichteten Wirkstoffen (Trastuzumab(-Emtansin), Pertuzumab, Lapatinib) tritt eine Herzinsuffizienz eher akut auf. VEGF-Inhibitoren (Bevacizumab, Ramucirumab, Axitinib, Sunitinib, Pazopanib, Afatinib, Sorafenib, Dasatinib, Vandetanib) können eine arterielle Hypertonie (s. u.) und dadurch indirekt eine Herzinsuffizienz verursachen. Bei den zielgerichteten Wirkstoffen sind die Herz-Kreislauf-Wirkungen durch Behandlungspausierung und/oder eine Herzinsuffizienz-Therapie meist reversibel (s. Tab. 1). Erste Hinweise liegen vor, dass auch BCR-ABL-Tyrosinkinase-Inhibitoren (Imatinib, Nilotinib, Ponatinib) Kardiomyozyten schädigen können, wobei noch nicht abschließend geklärt ist, ob es sich dabei um eine Folge der ABL-Inhibition oder um Off-target-Wirkungen durch fehlende Spezifität und Inhibition anderer Kinasen handelt [4, 7].

Koronare Herzkrankheit

Die zweite wichtige Form der krebstherapeutisch bedingten oder verstärkten Herzerkrankung ist die Koronare Herzkrankheit (KHK). Auslöser sind vor allem Antimetaboliten mit Fluoropyrimidin-Struktur (5-FU, Capecitabin, Gemcitabin), die eine Endothelschädigung und Gefäßspasmen verursachen können. Bei ca. 18% der Patienten entwickelt sich durch die verminderte Koronardurchblutung eine manifeste, bei 7 bis 10% eine stille Myokardischämie, also eine Minderdurchblutung des Herzmuskels. Sie kann zu Arrhythmien und zum Herzinfarkt führen. Auch hier sind eine vorherige Bestrahlung des Herzraumes und vorbestehende kardiovaskuläre Erkrankungen wichtige Risikofaktoren.

Seltener werden Koronarerkrankungen durch Wirkstoffe ausgelöst, die die Blutgerinnung fördern und darüber eine arterielle Thrombose verursachen können (Risiko ca. 2%). Dies sind Cisplatin und VEGF-Inhibitoren. Der präventive Einsatz von Thrombozytenaggregationshemmern und Antikoagulanzien ist in Phasen der Thrombozytopenie unter Chemotherapie nur eingeschränkt oder gar nicht möglich. Sind Koronarspasmen aufgetreten, sollte der auslösende Wirkstoff möglichst nicht mehr eingesetzt werden. Stattdessen kann eine Behandlung mit Nitraten oder Calciumkanalblockern erwogen werden [4, 21].

Herzrhythmusstörungen

An dritter Stelle sind die Rhythmusstörungen zu nennen. Ungefähr ein Viertel der Patienten bringt bereits eine Arrhythmie mit, wenn die Krebstherapie beginnt. Aber auch die onkologischen Wirkstoffe selbst können ein breites Spektrum von Arrhythmien verursachen – darunter Bradykardie, AV-Block, Leitungsstörungen allgemein, Sinus-, supraventrikuläre und ventrikuläre Tachykardien sowie plötzlicher Herztod [4, 21].

Unter den Onkologika, vor allem den Tyrosinkinase-Inhibitoren, finden sich außerdem Wirkstoffe, die die QT-Zeit verlängern und daher das Risiko für ventrikuläre Arrhythmien erhöhen. Am deutlichsten ausgeprägt ist dies für Vandetanib, das das QT-Intervall im Mittel um 36 ms und bei 12 bis 15% der Patienten um mehr als 60 ms verlängert, sodass bei 2% der Patienten ein QTc-Intervall von über 500 ms resultiert. Torsaden treten unter Vandetanib mit einer Häufigkeit von < 0,3% auf. Übertroffen wird Vandetanib nur von Arsentrioxid, das bei 2,5% der Patienten zu Torsaden führt [4, 21].

Es wird daher empfohlen, vor, während und nach einer Krebstherapie das QT-Intervall zu kontrollieren und beeinflussbare Risikofaktoren (Störungen des Elektrolythaushaltes, Hypothyreose und klinisch relevante QT-verlängernde Interaktionen) zu minimieren [4, 21].

Herzklappenerkrankungen sind unter einer Chemotherapie nicht zu erwarten, sondern nur, wenn (auch) eine Bestrahlung erfolgt [4, 21].

Die Gefäße im Visier

Einige onkologische Wirkstoffe können eine Hypertonie neu auftreten lassen oder eine bestehende destabilisieren. Besonders hoch ist das Risiko bei VEGF-Inhibitoren. Vermutlich führt die VEGF-Blockade zu einem Minderangebot von Stickstoffmonoxid (NO) sowie einer Aktivierung des Endothelin-Signalwegs und nachfolgend zu erhöhtem Gefäßwiderstand und erhöhtem Blutdruck [11].

Die Blutdruckziele sind für Krebspatienten dieselben wie für die Allgemeinbevölkerung: im Allgemeinen < 140/90 mmHg, bei Diabetikern < 140/85 mmHg und bei Proteinurie < 130 mmHg systolisch [13]. Um diese Werte zu erreichen, gelten auch bei Krebspatienten je nach Differenzialdiagnose ACE-Hemmer, Angiotensin-Rezeptorblocker und Betablocker als Mittel der ersten Wahl, zusätzlich auch Dihydropyridin-Calciumkanalblocker (Amlodipin, Felodipin). Gegen die Calciumkanalblocker Verapamil und Diltiazem spricht ihre ausgeprägte Interaktionsfreudigkeit, vor allem hinsichtlich CYP3A4, über das z. B. alle Tyrosinkinase-Hemmer, Taxane, Irinotecan, Tamoxifen, Vincristin, aber auch Aprepitant, Ondansetron, Dexamethason und einige Opioide metabolisiert werden. Diuretika sollten wegen des Risikos der Elektrolytentgleisung zurückhaltend verwendet werden.

Unbehandelt kann die Hypertonie zu Folgeschäden wie der Herzinsuffizienz führen. Um dies zu vermeiden, wird eine frühzeitige und aggressive antihypertensive Therapie empfohlen. Lässt sich der Blutdruck auf diese Weise nicht kontrollieren, sollte eine Dosisreduktion oder Unterbrechung der VEGF-Inhibitor-Therapie erfolgen, bis der Blutdruck wieder im Zielbereich liegt [4, 21].

Manche BCR-ABL-Tyrosinkinase-Inhibitoren verursachen eine teils schwere periphere arterielle Verschlusskrankheit (pAVK). Unter Nilotinib tritt diese 2,8-mal und unter Ponatinib 10,6-mal pro 100 Patientenjahre auf. Bei Imatinib, Bosutinib und Dasatinib ist dieses Risiko geringer. Hier betragen die Inzidenzraten 0,1, 0,4 bzw. 1,1 [3]. Der zugrundeliegende pathophysiologische Mechanismus ist noch unbekannt.

Prävention und Behandlung

Kardioprotektive Maßnahmen, die vor Beginn einer Krebstherapie beginnen sollten, also noch bevor klar ist, ob sich das kardiotoxische Potenzial der Therapie überhaupt manifestiert, sind in den meisten Fällen hinsichtlich ihrer Nutzen-Risiko- und Kosten-Nutzen-Relationen umstritten, weshalb die Empfehlungen im DGK-ESC-Positionspapier [4, 21] vage bleiben. Auch die Sekundärprävention – sowohl hinsichtlich des Aussetzens der onkologischen Therapien als auch des Weiterführens der kardiologischen Therapien – ist noch mit etlichen Fragezeichen behaftet [17]. Besonders eklatant ist der Datenmangel bedauerlicherweise in der Gruppe der Kinder und jungen Erwachsenen, für die der Erhalt der Herzgesundheit besonders wichtig ist.

Zu den am besten als nützlich belegten und daher unumstrittenen Maßnahmen gehören die adäquate Behandlung vorbestehender kardiovaskulärer Erkrankungen mit Inhibitoren des Renin-Angiotensin-Systems und Betablockern (ggf. auch Statinen), die gemeinsame Behandlung des Patienten durch Onkologen und Kardiologen sowie die sorgfältige Nutzen-Risiko-Abwägung: Gibt es therapeutisch gleichwertige Optionen, sollte diejenige mit dem geringsten kardiovaskulären Risiko gewählt werden. Ist die therapeutisch überlegene, evtl. sogar kurative Strategie mit kardiovaskulärem Risiko verbunden, wird sie in den meisten Fällen unter entsprechendem Monitoring eingesetzt. Sollten sich tatsächlich kardiovaskuläre unerwünschte Wirkungen manifestieren, muss die Dosis reduziert, die Therapie ausgesetzt oder ggf. ganz auf eine therapeutische Alternative ausgewichen werden. Die Behandlung einer den Patienten akut bedrohenden Erkrankung hat „Vorfahrt“ gegenüber einer stabilen chronischen Erkrankung.

Tab. 3: **Kardiotoxische Risiken** bestimmter onkologischer Therapien bei Patienten mit vorbestehender Herz-Kreislauf-Erkrankung (HKE) oder anderen Risikofaktoren [4, 9, 21].

Onkologischer Patient	besonders riskante Arzneistoffe			mögliche Auswirkungen von Onkologika generell			
	Anthracycline	HER2-Inhibitoren	VEGF-Inhibitoren	Entstehung einer KHK	QT-Verlängerung	arterielle Hypertonie	pAVK
vorbestehende Herz-Kreislauf-Erkrankung							
Herzinsuffizienz	X		X				
asymptomatische LV Funktionsstörungen (LVEF < 50% oder hohe NT-proBNP-Werte)	X	X			X		
Hinweise auf KHK (vorheriger Myokardinfarkt, Angina, PCI oder CABG, Myokardischämie)	X		X	X	X		
mittelschwere oder schwere Klappenerkrankung mit zunehmender LVH oder LV Funktionsbeeinträchtigung	X	X	X		X		
hypertensive Herzkrankheit mit LV Hypertrophie	X	X			X	X	
hypertrophe/dilatative/restriktive Kardiomyopathie	X		X				
kardiale Sarkoidose mit Myokard-Beteiligung	X						
relevante Arrhythmien (z. B. AF, ventrikuläre Tachyarrhythmien)	X			X			
arterielle Hypertonie	X	X		X		X	X
Geschlecht und Alter							
weibliches Geschlecht	X				X		
> 50 Jahre bei Trastuzumab; > 65 Jahre bei Anthracyclinen	X	X		X	X	X	X
Kinder und Jugendliche	X	X		X			
Familienanamnese mit HKE im Alter < 50 Jahre				X	X		
Andere Komorbiditäten							
Diabetes mellitus				X		X	X
Hypercholesterolämie				X			X
Niereninsuffizienz	X				X	X	
Schilddrüsenerkrankungen					X		
Störungen des Elektrolyt-Haushalts					X		
Therapie-assoziierte Faktoren							
vorherige Anthracyclin-Gabe		X	X	X			
Kombination mit Alkylanzien, Taxanen, Immunmodulatoren oder zielgerichteten Therapien	X						
(vorherige) Bestrahlung des Thorax oder Mediastinums	X	X		X			
kumulative Dosierung	X						
Lebensstil							
Rauchen				X		X	X
starker Alkoholkonsum		X		X		X	X
Adipositas				X		X	X
körperlich inaktiver Lebensstil				X		X	X

AF = Vorhofflimmern; CABG = Koronararterien-Bypass; LV = linksventrikulär; LVEF = LV Ejektionsfraktion; LVH = LV Hypertrophie; PCI = perkutane Koronarintervention

Nichtmedikamentöse präventive Maßnahmen, die dem Patienten dringend ans Herz gelegt werden sollten, sind Nichtrauchen, gesunde Ernährung, regelmäßiger Ausdauersport und Gewichtskontrolle bzw. -reduktion.

Krebspatienten, die kardiotoxische onkologische Therapien erhalten und Risikofaktoren für die Ausprägung der Kardiotoxizität aufweisen (s. Tab. 3), was z.B. an der dafür verordneten Medikation erkennbar ist, sollten darauf angesprochen werden, dass die Überwachung ihrer Herz-Kreislauf-Gesundheit durch eine kardiologische Mitbetreuung wichtig ist.

Die bildgebende Diagnostik unterliegt einer stetigen Weiterentwicklung. Für die Verlaufsbeurteilung sollte das einmal gewählte Diagnoseverfahren beibehalten werden, möglichst auf denselben Geräten.

Auch neue Biomarker werden immer wieder beschrieben. Ihre Verwendung als Basis für Therapieentscheidungen setzt jedoch voraus, dass sie nachweislich eine hohe Spezifität besitzen (was z.B. für NT-proBNP der Fall ist), weil andernfalls ein ungerechtfertigter Abbruch der onkologischen Therapie resultiert [17]. Bislang werden v.a. Troponin I und NT-proBNP eingesetzt, um über die Gabe von ACE-Hemmern am Beginn der onkologischen Therapie zu entscheiden [4, 21]. Eine dezidierte Beschreibung der empfohlenen Monitoringmaßnahmen sowie der daraus abzuleitenden Interventionen enthält die Literatur [6].

In manchen Fällen sind spezifische Präventionsmaßnahmen möglich, um das kardiovaskuläre Risiko zu vermindern. Je ausgeprägter das kardiotoxische Risiko ist, desto eher sind Maßnahmen zur Risikoreduktion etabliert. Bereits erwähnt wurde die Möglichkeit, Anthracycline in liposomaler Formulierung oder als zweitägige kontinuierliche Infusion zu verabreichen und die kumulativen Maximaldosen nicht zu überschreiten. Im Vergleich mit klassischem Doxorubicin beträgt unter liposomalem Doxorubicin (Caelyx®) das Risiko für klinisch manifeste Kardiotoxizität nur 18% und für subklinische Kardiotoxizität 31% [16]; die Antitumorwirkung ist dabei nicht beeinträchtigt. N-Acetylcystein und Amifostin haben in klinischen Studien überwiegend keinen protektiven Effekt gezeigt. Die Datenlage zur Kardioprotektion durch Statine ist widersprüchlich [14, 19].

Der antioxidativ wirkende Metallchelator Dexrazoxan (Cardioxane®, Cyrdanax®) ist zur Prävention bei Doxorubicin- und Epirubicin-haltigen Brustkrebstherapien zugelassen, wenn die kumulative Dosis bereits 300 mg/m² (D.) bzw. 540 mg/m² (E.) erreicht hat. (Der Einsatz bei Patienten unter 18 Jahren und bei anderen Tumorentitäten erfolgt off label.) Dexrazoxan senkt das Risiko für klinisch manifeste Kardiotoxizität durch Doxo- und Epirubicin auf 21% und das Risiko für subklinische Kardiotoxizität auf 33% [16].

Der Einsatz von ACE-Hemmern und Betablockern (vorzugsweise Carvedilol) ist vorteilhaft, spätestens wenn das Troponin I ansteigt oder die linksventrikuläre Ejektionsfraktion sinkt, möglicherweise aber auch schon a priori [14]. Auch unter einer Therapie mit Trastuzumab sollten ACE-Hemmer oder (als zweite Wahl) Betablocker eingesetzt werden, wenn die linksventrikuläre Ejektionsfraktion (LVEF) um 10% unter den Ausgangswert oder unter 45% gesunken ist [4, 21].

Fallbeispiel: Obwohl das Mammakarzinom bei Frau T. bereits in einem fortgeschrittenen, nicht mehr heilbaren Stadium angekommen ist, bietet die vorgeschlagene Erstlinientherapie mit Trastuzumab, Pertuzumab und Docetaxel gegenüber den Alternativen einen so deutlichen Überlebensvorteil, dass sie bei ihr angewandt wird. Die neu diagnostizierte, aber klinisch bisher nicht auffällige Herzerkrankung rechtfertigt noch keine kardiologische Intervention, sondern nur die regelmäßige kardiologische Überwachung.

Nach zwei Monaten entwickelt Frau T. jedoch ein beidseitiges Lungenödem, ihre LVEF ist auf 45% gesunken, und sie hat 13 kg Körpergewicht verloren. Daraufhin wird ihr eine Transkatheter-Aortenklappe implantiert (Transcatheter Aortic Valve Implantation, TAVI) und eine leitliniengerechte Herzinsuffizienztherapie mit Enalapril und Carvedilol begonnen. Die Patientin kann die Chemotherapie unter Erreichen einer Remission plangemäß bis zum Ende durchführen und wird danach auf eine Hormontherapie umgestellt. Unter fortgesetzter Therapie der Herzinsuffizienz bessert sich ihr funktioneller Status erheblich, und sie erlangt wieder den asymptomatischen Status [10].

Tab. 4: Verringerung der **Chemotherapie-induzierten Kardiotoxizität** – Strategien gemäß [4, 8]

Allgemeine kardioprotektive Maßnahmen
Erkennung und Behandlung kardiovaskulärer Risikofaktoren Behandlung von Komorbiditäten (KHK, Herzinsuffizienz, pAVK, Hypertonie) bei QTc-Verlängerung und Torsade de pointes: – Meidung QT-verlängernder Medikamente – Korrektur abweichender Elektrolytwerte (cave Erbrechen, Diarrhö!) Bestrahlung des Herzens minimieren
Bei Therapie mit Anthracyclinen oder Mitoxantron
Kumulative Dosis limitieren Anderes Darreichungssystem (liposomales Doxorubicin) oder Dauerinfusionen Gabe von – Dexrazoxan – ACE-Hemmern oder AT-Rezeptor-Blockern – Betablockern – Statinen (?) aerobe körperliche Aktivität
Bei Therapie mit Trastuzumab
Gabe von – ACE-Hemmern – Betablockern aerobe körperliche Aktivität

Literatur

[1] Allemani C et al. Global surveillance of cancer survival 1995–2009: analysis of individual data for 25 676 887 patients from 279 population-based registries in 67 countries (CONCORD-2). Lancet 2015;385:977–1010

[2] Cardinale D et al. Early detection of anthracycline cardiotoxicity and improvement with heart failure therapy. Circulation 2015;131(22):1981–8

[3] Chai-Adisaksopha C et al. Major arterial events in patients with chronic myeloid leukemia treated with tyrosine kinase inhibitors: a meta-analysis. Leuk Lymphoma 2016;57(6):1300-10

[4] Deutsche Gesellschaft für Kardiologie – Herz-und Kreislaufforschung e.V. (DGK). ESC Pocket Guidelines. Kardiovaskuläre Komplikationen onkologischer Therapien, Version 2016. Börm Bruckmeier Verlag, Grünwald 2017

[5] Ewer MS et al. Cardiotoxicity of anticancer treatments. Nature Rev Cardiol 2015;12:547–558

[6] Finet JE. Management of Heart Failure in Cancer Patients and Cancer Survivors. Heart Fail Clin 2017;13(2):253-288

[7] Hasinoff BB et al. The Myocyte-Damaging Effects of the BCR-ABL1-Targeted Tyrosine Kinase Inhibitors Increase with Potency and Decrease with Specificity. Cardiovasc Toxicol 2017;17(3):297-306

[8] Hahn VS et al. Cancer therapy-induced cardiotoxicity: basic mechanisms and potential cardioprotective therapies. J Am Heart Assoc 2014;3(2):e000665

[9] Jain D et al. Cardiac Complications of Cancer Therapy: Pathophysiology, Identification, Prevention, Treatment, and Future Directions. Curr Cardiol Rep 2017;19:36

[10] Landes U. Severe aortic stenosis in metastatic breast cancer patient - Clinical case. ESC-Kongress 2016, Session: Double jeopardy: difficult cases in cardio-oncology

[11] Lankhorst S et al. Etiology of angiogenesis inhibition-related hypertension. Curr Opin Pharmacol 2015;21:7–13

[12] Maack C. Which drugs are cardiotoxic and why? ESC-Kongress Barcelona 2014, Session: Cardio-oncology in practice

[13] Mancia G et al. 2013 ESH/ESC Guidelines for the management of arterial hypertension. Eur Heart J 2013;34:2159–2219

[14] McGowan JV et al. Anthracycline Chemotherapy and Cardiotoxicity. Cardiovasc Drugs Ther 2017;31(1):63-75

[15] Oeffinger KC et al. Chronic health conditions in adult survivors of childhood cancer. N Engl J Med 2006;355(15):1572–82

[16] Smith LA et al. Cardiotoxicity of anthracycline agents for the treatment of cancer: Systematic review and meta-analysis of randomised controlled trials. BMC Cancer 2010;10:337

[17] Swiger KJ et al. Cardiomyopathic Toxicity From Chemotherapy: Is There an Opportunity for Preemptive Intervention? Curr Treat Options Cardiovasc Med 2017;19:20

[18] van Dalen EC et al. Different anthracycline derivates for reducing cardiotoxicity in cancer patients. Cochrane Database System Rev 2010;5:Art. No. CD005006

[19] van Dalen EC, et al. Cardioprotective interventions for cancer patients receiving anthracyclines. Cochrane Database Syst Rev 2011;6:Art. No. CD003917

[20] van Dalen EC et al. Different dosage schedules for reducing cardiotoxicity in people with cancer receiving anthracycline chemotherapy. Cochrane Database System Rev 2016;3:Art. No. CD005008

[21] Zamorano JL et al. 2016 ESC Position Paper on cancer treatments and cardiovascular toxicity. Eur Heart J 2016;37(36):2768–2801

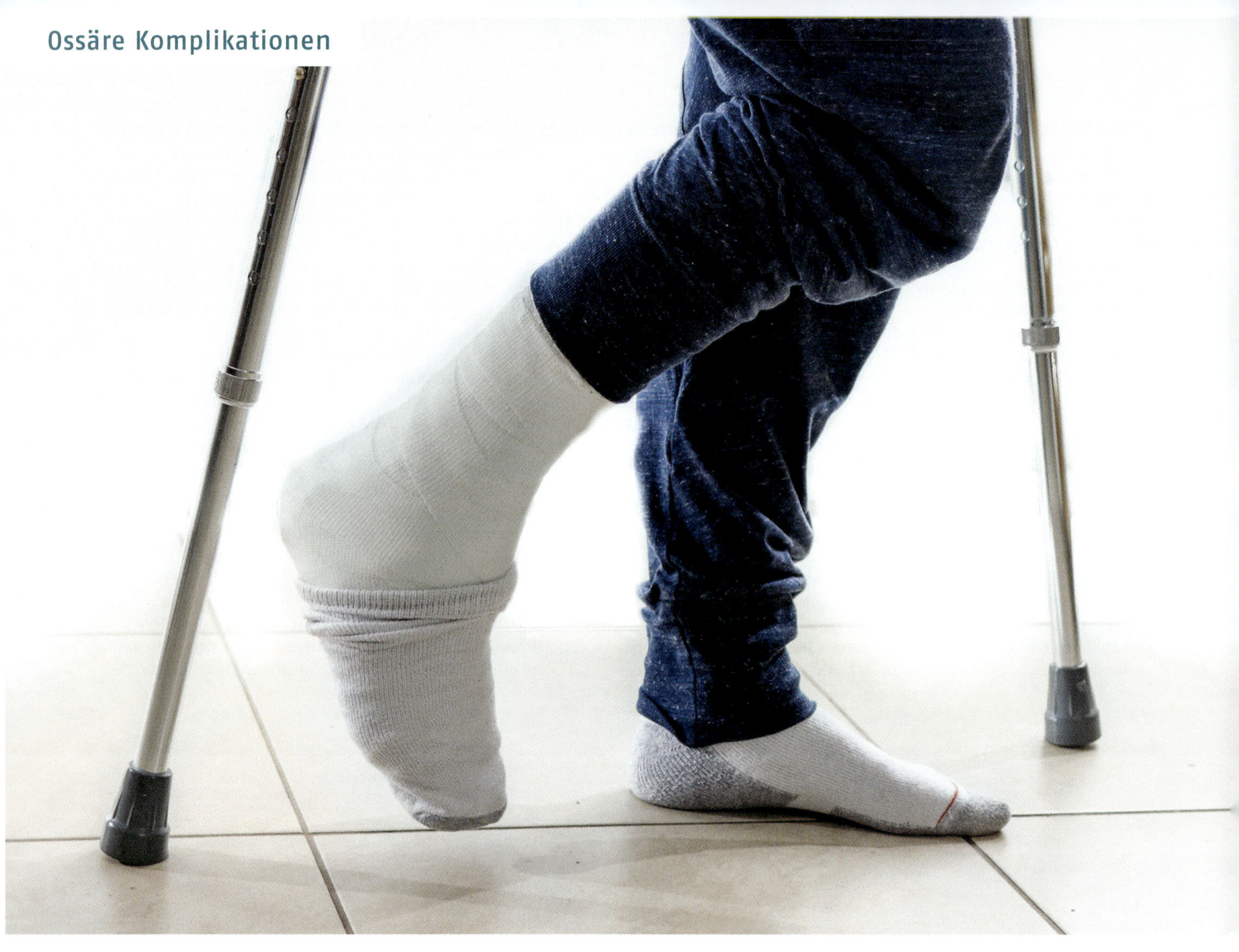

Ossäre Komplikationen

Von Friedemann Honecker und Dorothee Dartsch | **Krebspatienten haben ein erhöhtes Risiko für Osteoporose. Besonders bei Langzeit-Überlebenden kann der Knochenabbau durch die normalen altersbedingten Veränderungen des Knochenstoffwechsels verstärkt werden. Osteoporose erhöht das Risiko für Frakturen, die wiederum die Morbidität und Mortalität erhöhen. Das Risiko weiterer Knochenbrüche ist mehr als verdoppelt. Hinzu kommen spinale Kompressionssyndrome, Knochenschmerzen und Störungen des Calciumstoffwechsels. Knochenmetastasen können eine weitere Komplikation sein. Antiresorptive Medikamente (Bisphosphonate und Denosumab), die präventiv und therapeutisch eingesetzt werden, sind gut wirksam gegen Osteoporose, allerdings nur bei hoher Adhärenz. Damit die Adhärenz nicht unter den besonderen Einnahmemodalitäten oder den zahlreichen Nebenwirkungen leidet, ist eine umfassende Aufklärung des Patienten wichtig.**

Knochen unterliegen einem stetigen Auf-, Ab- und Umbau, der durch zahlreiche Hormone und Wachstumsfaktoren reguliert wird. Osteoblasten bewirken den Knochenaufbau, Osteoklasten den Knochenabbau. Die Regulation erfolgt einerseits durch die mechanische Belastung der Knochen, andererseits durch nichtmechanische Faktoren, zu denen u. a. die Hormone der Nebenschilddrüse, Parathormon und Calcitonin, und Sexualhormone, v. a. Estradiol, zählen [1]. Eine zentrale Schaltstelle für regulative Signale ist der sogenannte Receptor Activator of NFκB (RANK) mit seinem Liganden RANKL. Wird die Bindung von RANKL an RANK begünstigt, nimmt der Knochenabbau zu; wird die Bindung herabgesetzt, überwiegt der Knochenaufbau (Abb. 1). Die Balance zwischen den nichtmechanischen Regulatoren kann sowohl durch Tumoren als auch durch Krebstherapien gestört werden. Auch die Arzneistoffe, die die Abnahme der Knochendichte bremsen oder umkehren, wirken über die genannten Faktoren.

Osteoporose und Frakturrisiko durch die Krebstherapie

Manche Krebstherapien (s. Tab. 1) bewirken eine gegenüber der altersbedingten Osteoporose bis zu zehnfach beschleunigte Abnahme der Knochendichte und -festigkeit und in der Folge ein erhöhtes Risiko für Frakturen und andere skeletal-related events (SRE: Ermüdungsbrüche, Rückenmarkkompression, notfallmäßig erforderliche Operation oder Bestrahlung). Besonders stark ausgeprägt ist dies bei medikamentösen, chirurgischen oder radiologischen Therapien mit antiestrogener oder antiandrogener Wirkung sowie unter der Gabe von Glucocorticoiden [2]. So haben Brustkrebspatientinnen und Prostatakarzinompatienten, die ihre Erkrankung um mehr als fünf Jahre überleben, ein 1,3-fach bzw. 2,5-fach erhöhtes Risiko für eine Osteoporose [3].

Fallbeispiel: Frau L., 61 Jahre, ER-positives Mammakarzinom, erhält eine Estrogen-Entzugstherapie und löst in der Apotheke das erste Folgerezept für Anastrozol 1 mg ein. Sie hat die Medikation bislang ganz gut vertragen, erinnert sich aber aus dem Gespräch mit dem Onkologen, dass von der Nebenwirkung „Osteoporose" die Rede war. Es sei dazu auch noch eine Untersuchung geplant. Da ihre Mutter starke Osteoporose-Beschwerden hatte, ist sie besorgt und fragt nach den Zusammenhängen und Behandlungsmöglichkeiten.

Tab. 1: **Krebstherapien, die eine Abnahme der Knochendichte bewirken können** (Beispiele) [2, 4].

Therapie	Indikation (Beispiel)
Androgen-Entzug, chirurgisch oder medikamentös (Antiandrogene (?), LHRH-Agonisten oder -Antagonisten)	Prostatakarzinom
Estrogen-Entzug, chirurgisch oder medikamentös (Aromatasehemmer)	Mammakarzinom
Alkylanzien wie Cyclophosphamid	Mammakarzinom, (Non-)Hodgkin-Lymphom, ALL
Glucocorticoide/Ciclosporin	Stammzelltransplantation
Methotrexat/Ifosfamid	Osteosarkom
Bestrahlung der Keimdrüsen oder der neuroendokrinen Achse	diverse Tumoren

Je ausgeprägter eine vorbestehende Osteoporose ist, wenn die Krebserkrankung auftritt, desto größer ist das Risiko, dass es unter der Therapie zu osteoporotischen Frakturen kommt [5, 6]. Auch ein Vitamin-D-Mangel erhöht das Risiko erheblich [7]. Das Osteoporose-Risiko bei Krebspatienten ergibt sich aus der Kombination der Erkrankungs- und Therapiebedingten sowie der vom betreffenden Patienten bereits „mitgebrachten" Risikofaktoren (Tab. 2).

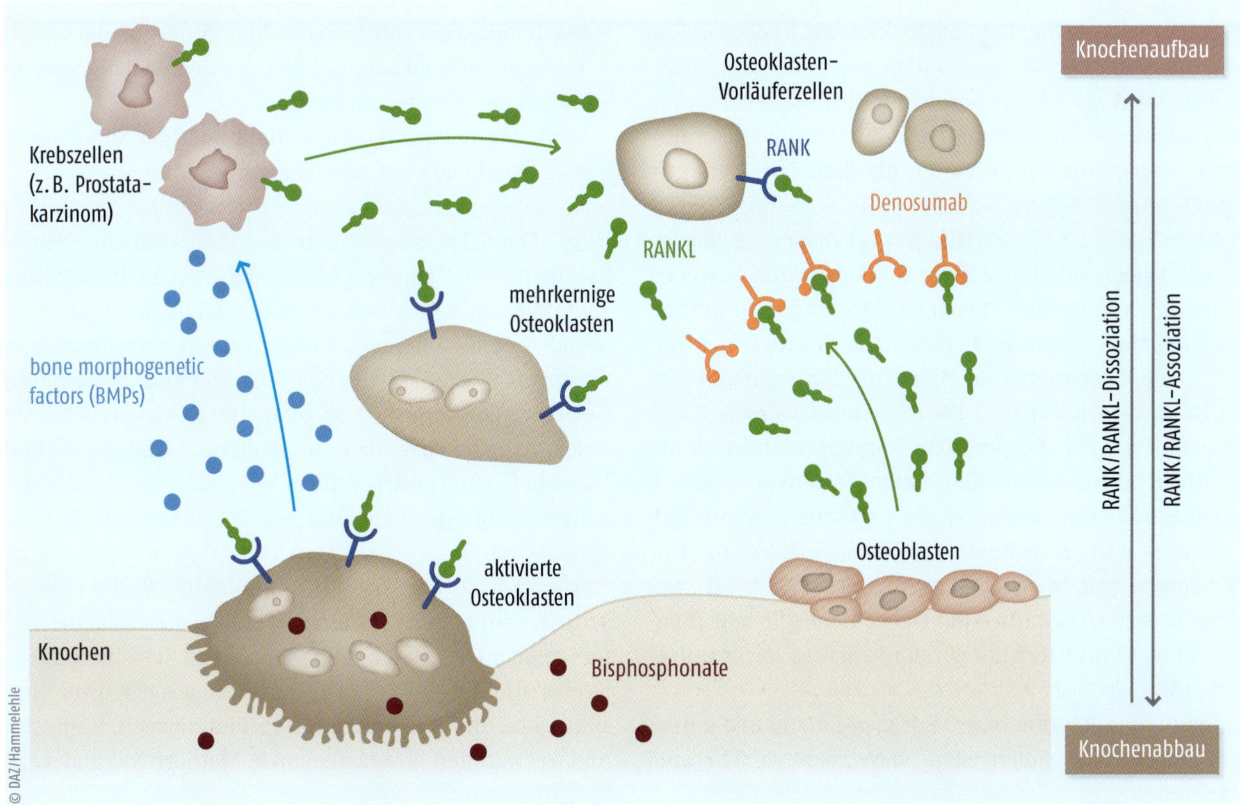

Abb. 1: Knochenaufbau und -abbau (nach [4, 27]). Interaktionen zwischen Osteoblasten, Osteoklasten und Krebszellen.

Tab. 2: **Risikofaktoren einer Tumortherapie-assoziierten Osteoporose** [8].

Therapie-bedingte Risikofaktoren	Vorbestehende allgemeine Risikofaktoren
– Therapie-bedingte frühe Menopause – Androgen-Entzug beim Prostatakarzinom – Estrogen-Suppression beim Mammakarzinom – längerfristige Steroid-Therapie – Tumor-assoziierte Kachexie mit Verlust von Muskelsubstanz	– niedriger T-Score (< -1,5) – höheres Lebensalter – weibliches Geschlecht – Rauchen und COPD – längerfristige Immobilisierung – Ernährungsfaktoren: Untergewicht (BMI < 20), Malnutrition, Malabsorption, Zöliakie – positive Familienanamnese für Osteoporose, Femurfraktur – Komorbiditäten: Herzinsuffizienz, Diabetes mellitus, Hyperthyreose, Hyperparathyreoidismus, Depression, Cushing-Syndrom, Epilepsie, chronisch entzündliche Erkrankungen, Magenresektion, Hypogonadismus (beim Mann) – Arzneimittel: systemische Glucocorticoide, PPI (langfristig), Antidepressiva, Antiepileptika – Sturzneigung oder Stürze in der Anamnese – prävalente Ermüdungsbrüche

Fallbeispiel: Gemäß den Empfehlungen sowohl der Leitlinie „Supportivtherapie" [8] als auch der Leitlinie „Mammakarzinom" [14] veranlasst der Onkologe bei Frau L. eine Knochendichtemessung. Deren Ergebnis lässt den Einsatz einer antiresorptiven Therapie (mit Bisphosphonaten oder Denosumab) ratsam erscheinen.

Empfohlene Diagnostik

Eine Osteoporose wird mittels Knochendichtemessung an der Lendenwirbelsäule und/oder am Oberschenkelhals festgestellt. Als Messverfahren sollte die DXA (Dual-Energy-X-Ray-Absorptiometry) verwendet werden, da auf ihr alle größeren Therapiestudien basieren [9]. Daneben geben auch quantitative CT-Untersuchungen Aufschluss über die Knochendichte. Ist der Knochenmineralgehalt gemäß DXA mindestens 2,5 Standardabweichungen (< -2,5) geringer als bei einer 20 bis 29 Jahre alten Frau und können keine anderen Störungen des Knochenstoffwechsels (z. B. eine Osteomalazie) identifiziert werden, liegt nach aktuellen Kriterien eine Osteoporose vor [10]. Die so ermittelte Abweichung der Knochendichte wird als T-Score bezeichnet (bei männlichen Patienten bilden 20- bis 29-jährige Männer das Referenzkollektiv). Wird zum Vergleich ein gleichaltriges Kollektiv angelegt, ergibt sich der Z-Score.

Zur Vorhersage des Frakturrisikos bei Osteoporose werden neben der Knochendichte weitere Risikofaktoren bewertet und zum FRAX-Score zusammengesetzt, der das 10-Jahres-Risiko für „Major Fractures" (hüftnahe Frakturen, klinische Wirbelkörperfrakturen, Humerusfrakturen und Unterarmfrakturen) abschätzt: Berücksichtigt werden Alter, Geschlecht, Gewicht, Körpergröße, vorausgegangene Frakturen, Hüftfraktur eines Elternteils, Rauchen, Alkohol, Corticoid-Einnahme, Rheumatoide Arthritis, sekundäre Osteoporose und Knochenmineraldichte [11, 12]. Der FRAX-Score wurde kürzlich extern validiert und mit zwei weiteren Scores (QFracture und Garvan) verglichen. Demnach wird das Frakturrisiko durch die Scores leicht unterschätzt [13].

Patienten unter Estrogen- bzw. Androgen-Entzug und einem T-Score unter -1,5 sollen eine antiresorptive Therapie erhalten [8].

Strategien zur Vermeidung und Behandlung

Die Empfehlungen zur Prävention und Therapie der Osteoporose bei Krebspatienten in der Leitlinie Supportivtherapie [8] basieren auf den Empfehlungen des Dachverbandes Osteologie (DVO) von 2014 [10], gehen allerdings aufgrund neuerer Studien mancherorts darüber hinaus. Der DVO hat 2017 die Aktualisierung seiner Leitlinie zur Osteoporose begonnen, sodass auch hier mit Änderungen einiger Empfehlungen zu rechnen ist. Die Maßnahmen zielen auf die Prävention des Knochenverlusts, die Vermeidung der ersten Fraktur und die Reduktion von Folgefrakturen.

Den genannten Risikofaktoren entsprechend gelten als sinnvolle nichtmedikamentöse Vorbeugungsmaßnahmen:

- regelmäßige körperliche Aktivität mit Erhalt der Mobilität,
- Verzicht auf Rauchen und übermäßigen Alkoholkonsum,
- Halten des Normalgewichtes,
- Vermeidung hoch dosierter und unnötiger Supplemente,
- eine Ernährung mit ausreichend Calcium.

Diese Maßnahmen sollten beibehalten werden, wenn eine medikamentöse Therapie notwendig wird. In dieser Situation sollte die Indikation von knochenschädlichen und sturzfördernden Medikamenten, die der Patient einnimmt, kritisch überprüft werden. Zur Behandlung der Osteoporose werden Calcium und Vitamin D_3 in adäquater Dosis (täglich 1 - 1,5 g Calcium, möglichst über die Nahrung, und 800 - 1000 IE Vitamin D_3) und antiresorptive Wirkstoffe eingesetzt. Hierzu zählen Bisphosphonate und der RANKL-Antikörper Denosumab (Abb. 1).

Obwohl Folsäuremangel als Risikofaktor für die Osteoporose anerkannt ist, wird eine Supplementierung bei Krebspatienten nicht empfohlen. Zum einen ist ein Nutzen bei Krebspatienten nicht belegt, zum anderen würde die Folsäuregabe die Wirkung von 5-Fluorouracil, Capecitabin und Verwandten einerseits sowie Methotrexat andererseits beeinflussen.

Schutz der Knochensubstanz mit Bisphosphonaten

Bisphosphonate imitieren Pyrophosphat, das im Plasma und der extrazellulären Matrix der meisten Gewebe vorhanden ist und die Bildung sowie das Wachstum von Kristallisationskernen unterbindet. Die Mineralisierung der extrazellulären Matrix im Knochen ist eng an das molare Verhältnis von Phosphat und Pyrophosphat geknüpft: Je mehr Pyrophosphat vorhanden ist, desto geringer ist die Mineralisierung (zitiert in [15]). Wie Pyrophosphat binden auch Bisphosphonate an Hydroxyapatit-Kristalle und haben daher eine sehr hohe Affinität für die mineralische Knochensubstanz, insbesondere an den Stellen, an denen ein aktiver Knochenumbau stattfindet. Aufgrund der starken Bindung stellt die Knochensubstanz ein extrem tiefes Kompartiment für die Bisphosphonate dar: Im Gegensatz zu ungebundenen Bisphosphonat-Molekülen, die mit einer initialen Halbwertszeit von wenigen Stunden über die Nieren eliminiert werden, beträgt die Halbwertszeit für gebundene Moleküle geschätzt zehn und mehr Jahre.
Die Bisphosphonate der ersten Generation (Etidronat und Clodronat) sind relativ schwache Inhibitoren der Osteoklasten. Sie werden von diesen Fresszellen aufgenommen und wirken zytotoxisch, weil sie in ATP eingebaut werden.
Bisphosphonate der neueren Generationen enthalten als gemeinsames Merkmal Stickstoff und haben eine deutlich stärkere inhibierende Wirkung auf die Osteoklasten: Gegenüber Etidronat ist Pamidronat 100-fach, Alendronat 500-fach, Ibandronat 1000-fach, Risedronat 2000-fach und Zoledronsäure 10.000-fach stärker wirksam. Sie alle werden in den Osteoklasten nicht in ATP eingebaut, sondern hemmen die Farnesyl-Pyrophosphat-Synthase. Dadurch ist die posttranslationale Modifikation bestimmter Proteine, die in Osteoklasten für zentrale Prozesse der Resorption und des Überlebens benötigt werden, beeinträchtigt. Die Folge ist eine vermehrte Apoptose der Osteoklasten.
Zudem wirken Bisphosphonate dem Zelltod von Osteoblasten und Osteozyten entgegen [16, 17].

UAW von Bisphosphonaten

Die unerwünschten Wirkungen der Bisphosphonate können als Klasseneffekt eingestuft werden und hängen tedenziell von der Art der Anwendung ab (Tab. 3):

- Bei oraler Anwendung dominieren Diarrhö, Dyspepsie, Übelkeit und Ösophagitis, vermutlich wegen lokal hoher Konzentrationen.
- Dagegen treten Nierenfunktionsstörungen, die Kiefer-Osteonekrose sowie Akutreaktionen eher bei intravenöser Gabe auf, vermutlich wegen der höheren Plasmaspiegel-Maxima [17].

Die Überwachung der Nierenfunktion wird empfohlen, und eine Anpassung der Dosis ist notwendig für Clodronat und Ibandronat. Pamidronat und Zoledronsäure sind bei einer Creatinin-Clearance unter 30 bzw. 35 ml/min kontraindiziert oder nur bei lebensbedrohlicher Hyperkalzämie einzusetzen.

Nutzen der Bisphosphonate

Der klinische Wert der Bisphosphonate – insbesondere Ibandronat und Zoledronsäure – besteht in

- dem Aufhalten (oder der Umkehr) des Knochendichteverlustes unter Estrogen- bzw. Androgen-Entzugstherapie,
- der Reduktion von Knochenmetastasen und
- der Verlängerung des Überlebens.

Sie sollen über den gesamten Zeitraum einer Therapie mit antihormonellen Wirkstoffen eingesetzt werden. Danach soll die Indikation für eine Fortsetzung der Osteoporosetherapie geprüft werden. Wenn das allgemeine Risiko niedrig ist und die antihormonelle Therapie das Hauptrisiko war, kann die Nutzen-Risiko-Bewertung gegen eine Fortsetzung sprechen [8].
Bezüglich der Karzinome ohne Knochenmetastasen sind die Ergebnisse für Patientinnen mit Mammakarzinom, die zusätzlich zu einer Estrogen-Entzugstherapie Zoledronsäure erhalten hatten, am interessantesten: Die ABCSG-12-Studie hat gezeigt, dass dadurch das Auftreten einer Krankheitsprogression um 3,2 Prozentpunkte reduziert werden kann (relative Risikoreduktion 35%) – ein zwar geringer, statistisch aber signifikanter Vorteil [18]. Der Effekt war auch nach verlängerter Nachbeobachtungszeit noch nachweisbar [19]. Ein ähnlicher Effekt wurde in der ZO-FAST-Studie beobachtet [20]. Hingegen konnte in der großen AZURE-Studie (BIG 01/04) nur bei Frauen mit mindestens fünfjährigem Postmenopausen-Status ein positiver Effekt von Zoledronsäure auf das krankheitsfreie Überleben nachgewiesen werden. In allen Subgruppen zeigte sich aber eine geringere Inzidenz von Knochenmetastasen im Beobachtungszeitraum [21].
Weder Zoledronsäure noch andere Bisphosphonate sind allerdings zur Prävention von Knochenmetastasen oder zur Verbesserung der Ergebnisse einer Estrogen-Entzugstherapie beim Mammakarzinom zugelassen. Laut ESMO-Guidelines kann der „prophylaktische“ Einsatz von Bisphosphonaten bei Frauen mit niedrigen Estrogenspiegeln (wegen Estrogen-Entzugstherapie oder postmenopausalem Status) krebsspezifisch aufgrund des beobachteten verbesserten krankheitsfreien Überlebens diskutiert werden [22].
Für das hormonsensitive Prostatakarzinom zeigte die vor Kurzem publizierte STAMPEDE-Studie, dass eine aktive antitumoröse Therapie der alleinigen Gabe eines Bisphosphonats signifikant überlegen ist: Zusätzlich zum Androgen-Entzug erhielten die Patienten Docetaxel, Abirateronacetat oder Zoledronsäure. Während sowohl Docetaxel als auch Abirateronacetat eine eindrucksvolle Verlängerung des Gesamtüberlebens und der Zeit bis zum Therapieversagen sowie eine verringerte Rate von „skeletal-related events“ (SRE) erreichten, brachte Zoledronsäure weder hinsichtlich des Gesamtüberlebens noch hinsichtlich des ersten Auftretens eines SRE einen Vorteil [24, 25]. Die STAMPEDE-Studie bewirkte einen Paradigmenwechsel in der Therapie von Patienten mit hormonsensitivem Prostatakarzinom.
Hinsichtlich ihrer Wirksamkeit können Bisphosphonate als gleichwertig gelten – jedenfalls nach heutiger Evidenzlage

und solange es nicht mehr Studien gibt, die die Wirkstoffe direkt vergleichen. Bei der Auswahl des Bisphosphonats sollten der Zulassungsstatus, das Nebenwirkungsprofil und insbesondere auch die Adhärenz und Patientenpräferenz hinsichtlich der Anwendung (oral vs. parenteral; täglich vs. wöchentlich vs. monatlich vs. jährlich) berücksichtigt werden.

Fallbeispiel: Aufgrund der Indikationsstellung wird Frau L. Ibandronat verordnet: 150 mg p.o einmal monatlich. In der Beratung wird sie besonders über die Einnahmemodalitäten aufgeklärt: Einnahme morgens nach einer mindestens sechsstündigen Nahrungskarenz mit viel Wasser und aufrechtem Oberkörper. Nach der Einnahme in aufrechter Haltung bleiben und erst eine Stunde später essen und trinken sowie andere Medikamente einnehmen. Gründe für diese Vorschriften sind,
- die Resorption sicherzustellen und
- eine Schädigung der Speiseröhre zu vermeiden.

Zudem erhält Frau L. den Rat, einen Zahnarzt aufzusuchen, bevor sie die Ibandronat-Therapie beginnt, um eine mögliche Kiefernekrose zu verhindern. Diese Komplikation tritt zwar selten auf, ist aber schwerwiegend [26].

Denosumab: Antikörper gegen den RANK-Liganden

Denosumab ist ein humaner monoklonaler Antikörper, der den membranständigen wie den löslichen RANK-Liganden (RANKL) spezifisch und sehr affin bindet und auf diese Weise die Bindung von RANKL an RANK verhindert. Dies vermindert die Entstehung, die Funktion und das Überleben von Osteoklasten und hemmt folglich die Knochenresorption, sodass die Balance in Richtung des Knochenaufbaus verschoben wird. Denosumab wird mit einer Halbwertszeit von ca. 26 Tagen vom Retikuloendothelialen System abgebaut [27]. Als Therapieoption bei primärer Osteoporose entwickelt, erhält bzw. steigert auch Denosumab die Knochendichte und reduziert Frakturen bei Frauen und Männern unter antihormonellen Therapien [8]. Auch in großen Studien, z. B. der ABCSG-18-Studie, waren die Effekte deutlich erkennbar, so z. B. eine Halbierung der Frakturrate [19]. Anders als bei den Bisphosphonaten setzt die Wirkung von Denosumab schnell ein und klingt nach Beendigung der Therapie schnell wieder ab [27].

Da der klinische Wert der Bisphosphonate bereits anerkannt war, als Denosumab entwickelt wurde, gab es keine placebokontrollierten Studien. In den vergleichenden Studien von Denosumab gegen eines der Bisphosphonate erwies sich Denosumab als ähnlich gut oder besser: In vier Studien lag das Relative Risiko zwischen 0,48 und 0,88, jedoch umfasste das 95%-Konfidenzintervall gerade bei den beiden Studien

Tab. 3: **Zugelassene Indikationen, Dosierungen und Nebenwirkungen von Bisphosphonaten und Denosumab** (nach [8, 16] und Fachinformationen).

Arzneistoff	Indikation*	Dosierung	Kritische Nebenwirkungen
Clodronat i.v.	– TIH	1500 mg/d	betrifft alle Bisphosphonate (Klasseneffekte): – Erosion der Speiseröhre – Hypokalzämie – Vorhofflimmern – atypische Fraktur des Oberschenkels – Muskel- und Knochenschmerzen – Kiefer-Osteonekrose – Nephrotoxizität (nicht bei p.o. Gabe) – Akutphase-Reaktion (nur N-haltige Bisphosphonate)
Clodronat p.o.	– TIH, Osteolyse	1600 mg/d bzw. 1040 mg/d (neue Galenik)	
Ibandronat i.v.	– TIH – SRE-Prävention bei Mamma-Ca und KM – Osteoporose	2 – 4 mg/d 6 mg/3 – 4 Wochen 3 mg/3 Monate	
Ibandronat p.o.	– SRE-Prävention bei Mamma-Ca und KM – Osteoporose	50 mg/d 150 mg/4 Wochen	
Pamidronat i.v.	– TIH, Osteolyse bei Mamma-Ca mit KM, MM, SRE-Prävention, M. Paget	generell: 90 mg/3 – 4 Wochen	
Zoledronsäure i.v.	– TIH – SRE-Prävention – Osteoporose	4 mg als Einzeldosis 4 mg/3 – 4 Wochen mit tgl. p.o. 500 mg Calcium u. 400 IE Vitamin D 5 mg/12 Monate	
Denosumab s.c.	– SRE- und Osteoporose-Prävention bei Prostata-Ca – SRE-Prävention	60 mg/6 Monate 120 mg/4 Wochen mit tgl. p.o. 500 mg Calcium u. 400 IE Vitamin D	– Hypokalzämie – Muskel- und Knochenschmerzen – Kiefer-Osteonekrose – Atemwegserkrankungen – Diarrhö

* Ca: Karzinom; KM: Knochenmetastasen; MM: Multiples Myelom; SRE: Skelett-bezogene Ereignisse; TIH: Tumor-induzierte Hyperkalzämie

mit niedrigem RR die „1", bei den beiden anderen endete es kurz darunter [28 – 31].
Bei Patienten mit kastrationsresistentem Prostatakarzinom ohne Knochenmetastasen verlängerte Denosumab die Zeit bis zum Auftreten von Knochenmetastasen statistisch signifikant um etwa vier Monate, es verlängerte allerdings die Überlebenszeit nicht [23]. Denosumab (Xgeva®) ist nur bei Patienten mit Knochenmetastasen zugelassen, ein Einsatz bei Patienten ohne Metastasen erfolgt off label (Tab. 3).
Andere zugelassene Therapeutika für die primäre Osteoporose sind bei Krebspatienten aus folgenden Gründen eher nicht einsetzbar:

- Raloxifen ist beim Mann kontraindiziert, bei der Frau ist die Kombination mit Aromatasehemmern nicht sinnvoll,
- Teriparatid ist bei malignen Skeletterkrankungen oder Knochenmetastasen kontraindiziert,
- 1α-OH-Vitamin D (Colecalciferol) ist wegen des hohen Hyperkalzämie-Risikos besonderen Situationen vorbehalten.

Fallbeispiel: Nach sechsmonatiger Therapie mit Ibandronat wird eine Umstellung erforderlich, weil Frau L. über starke gastrointestinale Beschwerden und Sodbrennen klagt. Zunächst wird Zoledronsäure 5 mg i.v. (Wiederholung geplant alle 12 Monate) eingesetzt. Weil sich darunter die Nierenfunktion verschlechtert, erfolgt ein Wechsel auf Denosumab 60 mg s.c. (Wiederholung geplant alle 6 Monate).

Benefit nur bei guter Adhärenz

Eine langfristige, konstant hohe Adhärenz ist zum Knochenerhalt notwendig. Eine geringere als 80%ige Adhärenz führte zu niedrigerer Knochendichte und höherem Frakturrisiko als bei Patienten mit besserer Adhärenz. Bei den Letzteren war die Wahrscheinlichkeit einer Fraktur während eines Jahres um etwa 20%, während zwei Jahren sogar um fast 30% reduziert ([32 – 34], zitiert in [2]).
Für eine mangelnde Adhärenz gibt es etliche Gründe. Beabsichtigte Non-Adhärenz, die nur mittels Beratung verbessert werden kann, entsteht z. B. dadurch, dass Patienten stark auf die Krebstherapie fokussiert sind und die Osteoporosetherapie als nachrangig ansehen. Oft kennen solche Patienten weder die Häufigkeit noch die schwerwiegenden Konsequenzen von Skelett-bezogenen Ereignissen und setzen die antiresorptive Therapie z. B. nach der Besserung der Knochenschmerzen ab. Auch (aufgetretene oder befürchtete) unerwünschte Wirkungen können zu absichtlicher Non-Adhärenz führen. Die Aufklärung über präventive Maßnahmen oder den vorübergehenden Charakter mancher Nebenwirkungen (z. B. der Akutphase-Reaktion) kann hiergegen helfen [35].
Bei der oralen Anwendung der Bisphosphonate sind Schluckbeschwerden und die erforderliche Nüchtern-Einnahme Gründe für eine eher unbeabsichtigte Non-Adhärenz. Hier kann ein Wechsel auf ein parenterales Präparat helfen.

Bone Morphogenetic Factors (BMPs) und ihre Wirkungen

BMP2 unterdrückt das Wachstum von Nierenzellkarzinomzellen, begünstigt aber die Entstehung von Brustkrebs-Tumorstammzellen.
BMP4 unterdrückt die Metastasierung von Brustkrebszellen (Mausmodell), hemmt die Immunsuppression.
BMP6 fördert die Zellmigration durch Induktion von Matrix-Metalloproteinasen.
BMP7, -9 und -10 verstärken die Angiogenese.

Vor diesem Hintergrund zeigt sich bei Betrachtung der tatsächlichen Adhärenzdaten dringender Handlungsbedarf: Eine Auswertung von Versichertendaten in Deutschland ergab 2006, dass eine orale Bisphosphonat-Therapie im Mittel 112 Tage durchgeführt wurde; nach drei Monaten hatten 44%, nach sechs Monaten 64% die Therapie abgebrochen. Therapieabbrüche unter i.v.-Therapie sind deutlich seltener – nach sechs Monaten waren dort noch 90% der Patienten persistent (zitiert in [17]).

Fallbeispiel: Ein Jahr später werden bei Frau L. Knochenmetastasen diagnostiziert. Nun stellt sich die Frage, ob eine Fortsetzung der Therapie mit Denosumab sinnvoll ist.

Wechselwirkungen zwischen Krebszellen und Knochenzellen

Krebszellen und Knochenzellen treten in Knochenmetastasen in eine komplexe Interaktion, deren molekulare Komponenten therapeutische Zielstrukturen darstellen können (wie RANKL). Dieser Zusammenhang ist schon seit über 100 Jahren bekannt, als der englische Chirurg Stephen Paget den Begriff von „seed and soil" (etwa „Saatgut und Nährboden") verwendete, um die besondere Beziehung von Krebszellen und Knochen(mark)zellen zu beschreiben. Eine wichtige Rolle spielen sogenannte Bone Morphogenetic Factors (BMPs), die zur TGF-β-Superfamilie gehören (s. Kasten).
So stimulieren z. B. Prostatakarzinomzellen mittels RANKL die Transformation von Osteoblasten zu Osteoklasten. In einem sich selbst verstärkenden Wechselspiel produzieren Osteoklasten daraufhin vermehrt BMPs, die das Tumorwachstum wiederum anheizen können (Abb. 1). Ein weiterer Mechanismus bei der Bildung von Knochenmetastasen ist die Aktivierung von Tumor-assoziierten Makrophagen durch BMPs. Diese unterdrücken mittels IL-10 eine lokale Immunantwort gegen Tumorzellen. Ein anderer, sowohl bei der Metastasierung als auch beim Zellüberleben relevanter Signalweg ist die CXCL12-CXCR4-Achse aus dem Chemokin CXCL12 und seinem Rezeptor CXCR4 [36, 37].
Knochenmetastasen sind der dritthäufigste Metastasierungsort bei soliden Tumoren, wobei ca. 40% in der Wirbel-

Tab. 4: **Wahrscheinlichkeit der Knochenbeteiligung** bei verschiedenen Tumorerkrankungen und mittlere Überlebenszeiten im fortgeschrittenem Stadium [8].

Tumorerkankung	Wahrscheinlichkeit ossärer Manifestationen	Mittlere Überlebenszeiten
Multiples Myelom	70–90%	24–36 Monate
Prostatakarzinom	65–75%	36–48 Monate
Mammakarzinom	65–75%	24–36 Monate
Blasenkarzinom	30–40%	14–20 Monate
nicht-kleinzelliges Lungenkarzinom	30–40%	7–12 Monate
Schilddrüsenkarzinom	20–25%	30–40 Monate
Nierenkarzinom	20–25%	12–18 Monate

säule auftreten. Am häufigsten ist die Lendenwirbelsäule betroffen, gefolgt von der Brust- und der Halswirbelsäule. Zu den ossären Manifestationen gehören außerdem die ossären Läsionen durch das Multiple Myelom und primäre Knochentumoren. Sie können z.B. in Form einer Rückenmarkkompression eine akute Bedrohung für den Patienten darstellen (siehe Kapitel „Onkologische Notfälle“, S. 17), weshalb die adäquate Therapie rasch gefunden werden muss. Insbesondere Schilddrüsen-, Lungen-, Mamma-, Nieren- und Prostatakarzinome bilden Knochenmetastasen, und auch das Multiple Myelom zeigt fast ausnahmslos eine Knochenbeteiligung (s. Tab. 4).

Supportivtherapie gemäß Leitlinie

Bei tumorbedingten Knochenschmerzen, Hyperkalzämie und Skelett-bezogenen Ereignissen (SRE) muss das therapeutische Vorgehen die Dringlichkeit einer Maßnahme (z.B. Notfall-OP oder notfallmäßige Radiatio) und das Therapieziel berücksichtigen. Eine interdisziplinäre Beurteilung sollte je nach Einzelfall durch einen Operateur, Radioonkologen, internistischen Onkologen sowie ggf. Nuklearmediziner und weitere onkologisch tätige Fachärzte erfolgen. Eine alleinige konservative Therapie (z.B. systemische Tumortherapie, Radiotherapie, Radionuklidtherapie, Bisphosphonate/Denosumab) wird in der aktuellen Leitlinie zur Supportivtherapie [8] nur bei stabilen ossären Manifestationen empfohlen. In anderen Fällen muss ein chirurgischer Eingriff erwogen werden. Das Spektrum der Interventionsmöglichkeiten umfasst zudem die medikamentöse Schmerztherapie. Operation und Bestrahlung können häufig sehr gute Resultate erzielen. Da sie in der öffentlichen Apotheke aber keine Bedeutung haben, soll hier nur auf die medikamentöse palliative Therapie von ossären Manifestationen eingegangen werden.
Vorrangig ist laut Leitlinie zunächst eine konsequente und effektive Schmerztherapie. An zweiter Stelle steht eine möglichst effektive antitumoröse Therapie (abhängig von Entität und Vorbehandlung) mittels Zytostatika, Hormontherapie sowie zielgerichteten oder immunmodulierenden Substanzen, wie u.a. die o.g. STAMPEDE-Studie beim Prostatakarzinom gezeigt hat. Aufschluss hierüber geben die aktuellen Leitlinien zur Therapie der einzelnen Tumorentitäten.
Auch antiresorptive Wirkstoffe haben eine große Bedeutung: „Durch die Therapie mit Bisphosphonaten/Denosumab bei ossären Manifestationen kann das Auftreten von SRE verzögert oder verhindert werden“; das Relative Risiko für SRE sinkt auf 0,83 (95%-KI: 0,78 – 0,88) [8]. Der Nutzen von Zoledronsäure beim Multiplen Myelom ist mit einem Evidenzlevel von 1a gut belegt [38]. Denosumab ist in dieser Indikation seit April 2018 durch die EMA zugelassen. Beim Mamma- und kastrationsresistenten Prostatakarzinom stehen Bisphosphonate oder Denosumab als gut belegte Therapien zur Verfügung, nur das optimale Timing und die Dauer sind noch nicht klar etabliert [39]. Für andere solide Tumoren beträgt der Evidenzlevel aufgrund weniger belastbarer Studiendaten 1b bis 2b [8].
Hinsichtlich einer Schmerzreduktion durch die antiresorptiven Substanzen ist die Studienlage widersprüchlich. Vereinzelte Studien weisen auf eine bessere Wirksamkeit von Denosumab bei Tumorpatienten mit Knochenmetastasen hin [30], die derzeitige Evidenzlage reicht aber für eine generelle Bevorzugung von Denosumab nicht aus [8]. Nach einem Jahr der Bisphosphonat-Therapie bei Knochenmetastasen sollte nach aktueller Studienlage eine Deeskalation erfolgen, also z.B. Zoledronsäure statt alle 4 Wochen nur noch alle 12 Wochen gegeben werden [40 – 42]. Für Denosumab liegen bisher keine entsprechenden Ergebnisse aus Studien vor, hier bleiben die Daten der noch laufenden Nicht-Unterlegenheitsstudie an 1380 geplanten Patienten abzuwarten (REDUSE-Studie). Der Nutzen der Therapie muss in jedem Fall gegen das erhöhte Risiko für Nierenfunktionsstörungen und Übelkeit abgewogen werden [43].

Fallbeispiel: Frau L. sollte die Therapie mit Denosumab so lange in intensivierter Form (Dosierung bei Knochenmetastasen: 120 mg s.c. alle 4 Wochen) fortsetzen, wie sie sie gut verträgt, denn dadurch wird das Risiko für SRE verringert. Zugleich ist auf eine adäquate Schmerz- und Antitumortherapie zu achten, damit die Lebensqualität von Frau L. möglichst lange möglichst hoch bleibt.

Fazit: Gegen Osteoporose und Knochenmetastasen stehen mit Bisphosphonaten und Denosumab aktive therapeutische Substanzen bereit. Während bei der Osteoporoseprophylaxe vor allem eine gute Adhärenz eine Herausforderung darstellt, erfolgt die Therapie von Knochenmetastasen mit einem multimodalen und interdisziplinären Ansatz, bei welchem die medikamentöse Behandlung nur einen von vielen Faktoren darstellt. |

Literatur

[1] WSS Jee. Principles in bone physiology. J Musculoskel Neuron Interact 2000;1(1):11-13

[2] TA Guise. Bone Loss and Fracture Risk Associated with Cancer Therapy. Oncologist 2006;11:1121-1131

[3] NF Khan et al. Long-term health outcomes in a British cohort of breast, colorectal and prostate cancer survivors: a database study. Br J Cancer 2011;105(Suppl 1):S29-37

[4] MB Lustberg et al. Bone Health in Adult Cancer Survivorship. J Clin Oncol 2012;30:3665-3674

[5] R Eastell et al. Effect of Anastrozole on Bone Mineral Density: 5-Year Results From the Anastrozole, Tamoxifen, Alone or in Combination Trial 18233230. Clin Oncol 2008;26:1051-1058

[6] YH Shao et al. Fracture after androgen deprivation therapy among men with a high baseline risk of skeletal complications. BJU Int 2013;111(5):745-752

[7] ST Servitja et al. Skeletal adverse effects with aromatase inhibitors in early breast cancer: evidence to date and clinical guidance. Ther Adv Med Oncol 2015;7(5):291-296

[8] S3-Leitlinie „Supportive Therapie bei onkologischen PatientInnen", April 2017

[9] E Baum et al. Primäre Osteoporose – leitliniengerechte Diagnostik und Therapie. Dtsch Ärztebl CME Kompakt 2009;1(1)

[10] DVO-Leitlinie „Prophylaxe, Diagnostik und Therapie der Osteoporose bei Männern ab dem 60. Lebensjahr und bei postmenopausalen Frauen", 2014 (aktuell in Überarbeitung; Erscheinen war für 12/2017 geplant, zum Zeitpunkt der Manuskripterstellung im Januar 2018 ist es jedoch noch nicht erfolgt)

[11] JA Kanis et al. FRAX and the assessment of fracture probability in men and women from the UK. Osteoporos Int 2008;19(4):385-97

[12] World Health Organization Collaborating Center for Metabolic Bone Diseases. FRAX® WHO Fracture Risk Assessment Tool. 2011. www.shef.ac.uk/FRAX/tool.jsp [Zugriff 05.01.2018]

[13] N Dagan et al. External validation and comparison of three prediction tools for risk of osteoporotic fractures using data from population based electronic health records: retrospective cohort study. BMJ 2017;356:i6755

[14] S3-Leitlinie für die Früherkennung, Diagnostik, Therapie und Nachsorge des Mammakarzinoms. AWMF-Reg.-Nr. 032-045OL. November 2017

[15] WN Addison et al. Pyrophosphate Inhibits Mineralization of Osteoblast Cultures by Binding to Mineral, Up-regulating Osteopontin, and Inhibiting Alkaline Phosphatase Activity. JBC 2007;282(21):15872-15883

[16] MT Drake et al. Bisphosphonates: Mechanism of Action and Role in Clinical Practice. Mayo Clin Proc 2008;83(9):1032-1045

[17] M Aapro et al. Optimizing Clinical Benefits of Bisphosphonates in Cancer Patients with Bone Metastases. Oncologist 2010;15:1147-1158

[18] M Gnant et al. Endocrine therapy plus zoledronic acid in premenopausal breast cancer. N Engl J Med 2009;360(7):679-91

[19] M Gnant et al. Adjuvant denosumab in breast cancer (ABCSG-18): a multicentre, randomised, double-blind, placebo-controlled trial. Lancet 2015;386(9992):433-43

[20] R Coleman et al. Zoledronic acid (zoledronate) for postmenopausal women with early breast cancer receiving adjuvant letrozole (ZO-FAST study): final 60-month results. Ann Oncol 2013;24(2):398-405

[21] R Coleman et al. Adjuvant zoledronic acid in patients with early breast cancer: final efficacy analysis of the AZURE (BIG 01/04) randomised open-label phase 3 trial. Lancet Oncol 2014;15(9):997-1006

[22] E Senkus et al. Primary breast cancer: ESMO Clinical Practice Guidelines for diagnosis, treatment and follow-up. Ann Oncol 2015;26(Suppl 5):v8-30

[23] MR Smith et al. Denosumab and bone-metastasis-free survival in men with castration-resistant prostate cancer: results of a phase 3, randomised, placebo-controlled trial. Lancet 2012;379(9810):39-46

[24] ND James et al. Addition of docetaxel, zoledronic acid, or both to first-line long-term hormone therapy in prostate cancer (STAMPEDE): survival results from an adaptive, multiarm, multistage, platform randomised controlled trial. Lancet 2016;387(10024):1163-77

[25] ND James et al. Abiraterone for Prostate Cancer Not Previously Treated with Hormone Therapy. N Engl J Med 2017;377(4):338-351

[26] NH Beth-Tasdogan et al. Interventions for managing medication-related osteonecrosis of the jaw. Cochrane Database of Systematic Reviews 2017, Issue 10. Art. No. CD012432

[27] DA Hanley et al. Denosumab: mechanism of action and clinical out¬comes. Int J Clin Pract 2012;66(12):1139-46

[28] AGG Lipton et al. Extended efficacy and safety of denosumab in breast cancer patients with bone metastases not receiving prior bisphosphonate therapy. Clin Cancer Res 2008;14(20):6690-6696

[29] AT Stopeck et al. Denosumab compared with zoledronic acid for the treatment of bone metastases in patients with advanced breast cancer: a randomized, double-blind study. J Clin Oncol 2010;28(35):5132-5139

[30] K Fizazi et al. Randomized phase II trial of denosumab in patients with bone metastases from prostate cancer, breast cancer, or other neoplasms after intravenous bisphosphonates. J Clin Oncol 2009;27(10):1564-1571

[31] K Fizazi et al. Denosumab versus zoledronic acid for treatment of bone metastases in men with castration-resistant prostate cancer: a randomised, double-blind study. Lancet 2011;377(9768):813-822

[32] JJ Caro et al. The impact of compliance with osteoporosis therapy on fracture rates in actual practice. Osteoporos Int 2004;15(12):1003-8

[33] ES Siris et al. Adherence to bisphosphonate therapy and fracture rates in osteoporotic women: relationship to vertebral and nonvertebral fractures from 2 US claims databases. Mayo Clin Proc 2006;81(8):1013-22

[34] A Höer et al. Influence on persistence and adherence with oral bisphosphonates on fracture rates in osteoporosis. Patient Prefer Adherence 2009;3:25-30

[35] DB Talreja. Importance of antiresorptive therapies for patients with bone metastases from solid tumors. Cancer Management Res 2012;4:287-297

[36] DH Bach et al. The Dual Role of Bone Morphogenetic Proteins in Cancer. Mol Ther Oncolytics 2017;24(8):1-13

[37] AS Gdowski et al. Current concepts in bone metastasis, contemporary therapeutic strategies and ongoing clinical trials. J Exp Clin Cancer Res 2017;36(1):108

[38] R Mhaskar et al. Bisphosphonates in multiple myeloma: an updated network metaanalysis. Cochrane Database of Systematic Reviews 2017, Issue 12. Art. No. CD003188

[39] NHF Wong et al. Bisphosphonates and other bone agents for breast cancer. Cochrane Database of Systematic Reviews 2012, Issue 2. Art. No. CD003474

[40] DM Amadori et al. Efficacy and safety of 12-weekly versus 4-weekly zoledronic acid for prolonged treatment of patients with bone metastases from breast cancer (ZOOM): a phase 3, open-label, randomised, non-inferiority trial. Lancet Oncol 2013;14(7):663-670

[41] GNA Hortobagyi et al. Efficacy and safety of continued zoledronic acid every 4 weeks versus every 12 weeks in women with bone metastases from breast cancer: Results of the OPTIMIZE-2 trial. J Clin Oncol 2014;32:5s(suppl; abstr LBA9500)

[42] ALR Himelstein et al. CALGB 70604 (Alliance): A randomized phase III study of standard dosing vs. longer interval dosing of zoledronic acid in metastatic cancer. J Clin Oncol 2015;33(suppl; abstr 9501)

[43] S Macherey et al. Bisphosphonates for advanced prostate cancer. Cochrane Database of Systematic Reviews 2017, Issue 12. Art. No. CD006250

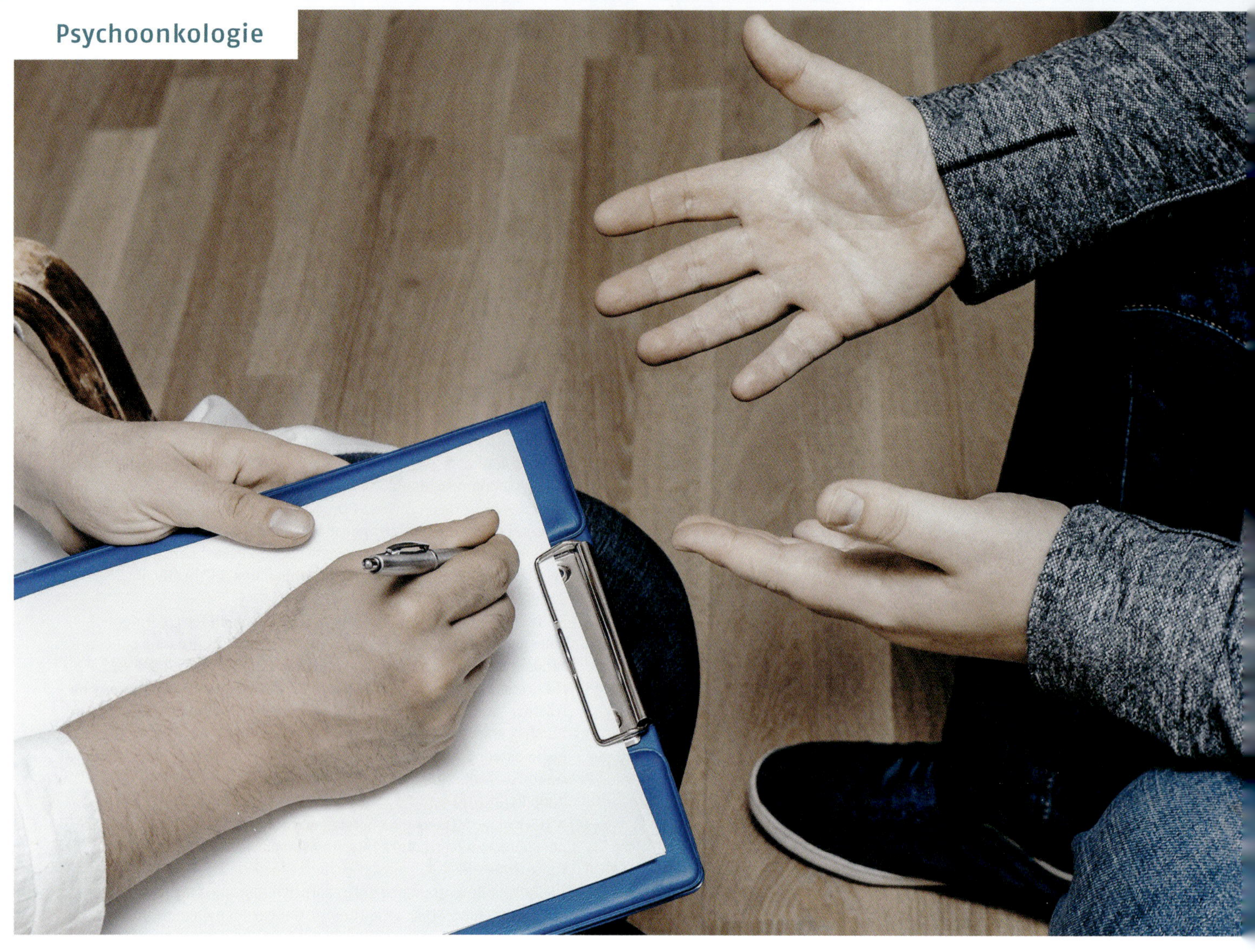

Foto: DedMityay – stock.adobe.com

Psychoonkologie

Von Kerstin Bornemann und Dorothee Dartsch | **Tumorpatienten sind per se psychisch nicht kränker als die Normalbevölkerung. Manchmal können jedoch Angst und Traurigkeit ein so starkes Ausmaß annehmen, dass daraus eine Krankheit wird. Aufgrund von (post-)traumatischen Belastungsstörungen können sich Depressionen, Angst- oder Anpassungsstörungen sowie die Abhängigkeit von Tabak, Alkohol oder Medikamenten entwickeln. Dabei können Faktoren wie Schmerzen, starke körperliche Beschwerden, Fatigue oder andere psychische Probleme das Auftreten von psychischen Beschwerden begünstigen. Um diesen möglichen Problemen rechtzeitig zu begegnen, sollten Patienten ab der Diagnosestellung „Krebs" die Möglichkeit der psychoonkologischen Unterstützung bekommen.**

Möglichkeit der psychoonkologischen Begleitung

Menschen mit einer Tumorerkrankung müssen besondere Belastungen bewältigen. Sie reagieren darauf sehr unterschiedlich, von Abwehrverhalten über Aggressivität und Traurigkeit bis Zurückgezogenheit. Einer Studie zufolge leiden knapp ein Viertel der Patienten mit gastrointestinalen Tumoren und 40% der Patienten mit Brustkrebs unter seelischen Belastungen, eine weitere Studie kommt sogar auf 52% bei Krebspatienten mit verschiedenen häufigen Tumorentitäten [10, 18]. Auch die NCCN-Leitlinie „Distress Management" geht von einem Anteil betroffener Patienten zwischen 20 und über 50% aus [21].

Um die oft unterschiedlichen Verhaltensweisen von Patienten zu verstehen, kann es helfen, die unterschiedlichen Phasen des Krankheitsverlaufs zu betrachten (s. Tab. 1).

Oftmals setzt im Umfeld des Patienten ein unguter Kreislauf ein: Der Betroffene möchte seiner Familie oder Freunden nicht zur Last fallen, insbesondere sobald auch die Hilfs- oder Pflegebedürftigkeit zunimmt. Familie und Freunde wiederum wollen den Betroffenen schonen und vermeiden das direkte Gespräch über die Erkrankung, die totgeschwiegen wird, aber dennoch ständig präsent ist. In den meisten Fällen ist eine große Erleichterung auf allen Seiten zu ver-

spüren, wenn es gelingt, den Wissensstand über Erkrankung und Befinden auf einen gemeinsamen Nenner zu bringen, und eine offene Kommunikation über die Dinge herzustellen, die schwierig und oft schwer ertragbar sind.
Wie ein Mensch mit diesen einzelnen Phasen umgeht, hängt von seiner Resilienz ab, also der Fähigkeit, wieder gesund zu werden bzw. trotz und mit der Krankheit das eigene Leben zu gestalten. Für diese aktive Bewältigung gibt es vielfältige Bezeichnungen: kämpferische Einstellung, Lebenswille, aktive Mitarbeit an erforderlichen Therapiemaßnahmen, intensiveres Leben im Jetzt, gesünderes Leben usw.
Wissenschaftliche Studien weisen deutlich darauf hin: Ein aktives Bewältigungsverhalten (auch „Coping" genannt) bzw. verminderte seelische Belastung ist – ob aufgrund biologischer Zusammenhänge oder wegen einer besseren Adhärenz gegenüber der onkologischen Therapie und Nachsorge – mit besseren Überlebenschancen verknüpft [4, 7, 16]. Patienten und Angehörige können daher von psychoonkologischen Maßnahmen profitieren, denn sie zielen darauf ab, die Krankheitsverarbeitung zu unterstützen, die psychische Befindlichkeit sowie Begleit- und Folgeprobleme der medizinischen Diagnostik oder Therapie zu verbessern, soziale Ressourcen zu stärken, Teilhabe zu ermöglichen und damit die Lebensqualität der Patienten und ihrer Angehörigen zu erhöhen [22].

Die Apotheke als Partner im Netzwerk

Im Zuge der zunehmenden Oralisierung der Tumortherapie ist zu erwarten, dass die Kontakte in der Apotheke mit Krebspatienten und Angehörigen noch intensiviert werden: Im Gegensatz zur intravenösen Zytostatika-Therapie, bei der die Patientenberatung vermutlich vermehrt in den herstellenden oder beliefernden Apotheken stattfindet, lösen die Patienten die Rezepte für ihre Oralia eher in ihrer Stammapotheke ein. Die Apotheke ist daher eine wichtige Anlaufstelle und Partner im Netzwerk des Tumorpatienten; daher sollte sie nicht nur die Adressen von Selbsthilfegruppen, Physiotherapeuten mit Lymphdrainage, Friseuren mit Perückenberatung, ambulanten und stationären Hospiz- und Palliativdiensten usw. parat haben, sondern auch Anlaufstellen für die wohnortnahe psychoonkologische Beratung nennen können (Adressen und Informationsquellen s. u.).
Untersuchungen zeigen, dass psychische Belastungen bei der onkologischen Routineversorgung nicht ausreichend sensitiv erkannt und einer angemessenen Behandlung zugeführt werden [13, 23]. In einer Studie mit radiotherapeutisch behandelten Patienten wurde bei 22% eine kritische psychische Belastung diagnostiziert, aber nur ein Viertel dieser Patienten sprach diese Belastung von sich aus an [14]. Mögliche Gründe dafür sind Verleugnung, Scham oder die Annahme, „tapfer sein zu müssen". Die Patienten werden von den behandelnden Ärzten daher nicht automatisch über Möglichkeiten der psychoonkologischen Unterstützung informiert, insbesondere wenn sie psychisch unauffällig erscheinen. Da die Erfassung der psychosozialen Belastung und der individuellen psychoonkologischen Behandlungsbedürftigkeit so früh wie möglich und dann wiederholt im Krankheitsverlauf erfolgen sollte (gemäß psychoonkologischer Leitlinie [22]), sollten auch wir die Krebspatienten in der Apotheke auf das Angebot hinweisen.

Was erwartet die Patienten in der psychoonkologischen Beratung?

Die Psychoonkologie oder psychosoziale Onkologie hat sich erst im Laufe der letzten Jahre als eigenes interdisziplinäres und multiprofessionelles Forschungs- und Betätigungsfeld entwickelt. Sie befasst sich mit dem Erleben und Verhalten sowie den sozialen Ressourcen von Krebspatienten im Zusammenhang mit ihrer Krebserkrankung und -behandlung. Zentrale Aufgaben sind die patientenorientierte und bedarfsgerechte Information über die Erkrankung, psychosoziale Beratung, psychoonkologische Diagnostik und psychoonkologische Behandlung zur Unterstützung der Krankheitsverarbeitung und Verbesserung psychischer, sozialer sowie funktionaler Folgeprobleme [19]. Dabei schließt die Psychoonkologie nicht nur die Patienten, sondern auch die Angehörigen und das soziale Umfeld mit ein, das auf so eine schwere Erkrankung nicht gefasst war und ebenfalls Unterstützung benötigen kann

Tab. 1: **Phasen des Verlaufs von Krebserkrankungen mit möglichen psychischen Folgen** (nach [2]).

Phase	Mögliche psychische Beeinträchtigungen
Verdachtsdiagnose, dann bestätigte Diagnose „Krebs"	„Schock", Belastungsreaktionen mit ängstlich-depressiver Symptomatik, Traumatisierung
frühe medizinische Behandlung	Ängste bezüglich der Behandlung mit ihren Nebenwirkungen, Traurigkeit, Depression, Angst vor Kontrollverlust, Hilf- und Hoffnungslosigkeit, Ärger, Wut, Schuld- und Bedrohtheitsgefühle
Rehabilitation und Erholung*	Depression, Angst, Verzweiflung und zuweilen Suizidalität
Rezidiv, Fortschreiten der Erkrankung	Schock, Verzweiflung und Traumatisierung wie bei der Diagnose, durch die nun definitiv limitierte Prognose oft noch stärker ausgeprägt
terminal-palliative Phase	Auseinandersetzung mit dem unvermeidbaren Sterben-Müssen

* häufig mit Einschränkungen im privaten oder beruflichen Bereich

[15]. In der psychoonkologischen Versorgung der Patienten arbeiten Ärzte unterschiedlicher Fachgebiete, Psychologische Psychotherapeuten, Psychologen, Sozialarbeiter, Pädagogen, Vertreter der Künstlerischen Therapien, Pflegende, Physiotherapeuten, Ergotherapeuten und Seelsorger der verschiedenen Religionsgemeinschaften zusammen [22].
Grundsätzlich kommt in der Psychoonkologie der Kommunikation eine besondere Bedeutung zu: Zur Aufgabe des Psychoonkologen gehört es, kommunikative Barrieren und Sprachlosigkeit zwischen Patient und Umfeld zu überwinden, speziell auch zu den Ärzten. Ebenso helfen sie den Betroffenen, sich konstruktiv mit ihrer Erkrankung auseinanderzusetzen und Wissen darüber zu erwerben [19]. Dafür ist es wichtig, dass der Psychoonkologe die Ängste des Patienten versteht, um diese durch gezielte Maßnahmen auf ein „gesundes Maß" zu reduzieren. In einem diagnostischen Gespräch, das aufgrund eines Screenings (s. u.) oder auf Patientenwunsch zustande kommt, werden Behandlungsbedürftigkeit und Behandlungsbereitschaft des Patienten ausgelotet [2, 19]. Hierbei gilt es, die Wechselbeziehungen zwischen der Krebserkrankung, den therapeutischen und unerwünschten Wirkungen der onkologischen Pharmakotherapie und der psychischen Situation differenziert zu analysieren.
In Abhängigkeit vom Ausmaß der festgestellten psychischen Belastung reicht das Interventionsspektrum des Psychoonkologen vom einmaligen Gespräch, in dem die Betroffenen ein aktiv zuhörendes Gegenüber finden und die Information vermittelt bekommen, die sie brauchen, um Krankheit und Behandlung besser zu verstehen, über verschiedene psychotherapeutische Einzel- und/oder Gruppeninterventionen (z. B. in Form von Stressbewältigungs-, Entspannungs- und imaginativen Techniken oder expressiv-künstlerische Therapien) bis zur Veranlassung einer leitliniengerechten psychiatrischen und ggf. medikamentösen Behandlung (z. B. bei manifester Depression, Angststörung oder Suizidalität) [22].

Psychoonkologische Interventionen (nach [12])

- Verhaltenstherapie: zielt auf die Identifizierung nachteiliger Verhaltensmuster und den Ersatz durch besser angepasstes Verhalten
- Kognitive Therapie: zielt auf Erkennung und Veränderung demoralisierender Denkmuster, um negative Emotionen zu reduzieren
- Kognitive Verhaltenstherapie: zielt auf Erkennung und Veränderung nachteiliger Denk- und Verhaltensmuster
- Psychoedukation: Vermittlung von Information, um das krankheitsbezogene Wissen zu erhöhen und Unsicherheit zu beseitigen
- Imaginative Verfahren: strukturierte Anleitung zur Nutzung mentaler Bilder, um Entspannung zu erleichtern
- Musiktherapie: Einsatz von Musik, um Entspannung, positive Erinnerung oder emotionale Ausdrucksfähigkeit zu verbessern
- Problemlösende Therapie: zielt auf die Entwicklung, Anwendung und Bewertung von Lösungen zu identifizierten Problemen
- Entspannungstraining/Stress-Management: Einsatz von z. B. Meditation, Progressiver Muskelentspannung, Imagination oder Atemübungen
- Supportiv-expressive Gruppentherapie: Reduktion negativer Gefühle und Verbesserung der psychischen Adaptation durch Stimulation des Ausdrucks von Gefühlen in einer Gruppe

Adressen

- Krebsinformationsdienst: www.krebsinformationsdienst.de/wegweiser/adressen/psychoonkologen.php
- Deutsche Arbeitsgemeinschaft für Psychosoziale Onkologie e.V.: www.dapo-ev.de
- Arbeitsgemeinschaft für Psychoonkologie in der Deutschen Krebsgesellschaft e.V. (PSO): https://pso-ag.org/de/index.php
- Krebsgesellschaften der Länder: www.krebsgesellschaft.de/landeskrebsgesellschaften.html
- Anregung und Unterstützung von Selbsthilfegruppen: www.nakos.de

Wer profitiert von der psychoonkologischen Therapie?

Nicht jeder Krebspatient benötigt diese Hilfe. Entscheidend ist, ob ausreichend stabile eigene Krisen- und Bewältigungsressourcen und auch gute soziale Unterstützung in der Familie oder im Freundeskreis vorhanden sind oder nicht. Allen Betroffenen aber sollte ein Screening angeboten werden [1, 21, 22], um diejenigen Tumorpatienten zu identifizieren, die ein psychoonkologisches Behandlungsangebot benötigen. Diese Forderung findet sich auch im Nationalen Krebsplan der Bundesregierung [20], der die Versorgung von Krebspatienten verbessern soll. Im „Handlungsfeld 2: Weiterentwicklung der onkologischen Versorgungsstrukturen und der Qualitätssicherung" wird auch die psychoonkologische Versorgung berücksichtigt:

- Ziel 9: Alle Krebspatienten erhalten bei Bedarf eine angemessene psychoonkologische Versorgung:
  - 9.1 Verbesserung der Erkennung psychosozialen Unterstützungsbedarfs sowie behandlungsbedürftiger psychischer Störungen bei Krebspatienten und Angehörigen
  - 9.2 Sicherstellung der notwendigen psychoonkologischen Versorgung im stationären und ambulanten Bereich

Für das Screening werden überwiegend Fragebögen eingesetzt (z. B. das Distress-Thermometer [17, 24] oder die „Hospital Anxiety and Depression Scale" in der deutschen Fassung [11]). Ein frühzeitiger Behandlungsbeginn gilt als Präventionsmaßnahme gegen eine Chronifizierung der psychischen Belastungen und ihrer Folgen.

Tab. 2: **Kurz-, mittel- und langfristige Effektstärken verschiedener psychoonkologischer Therapien** gemäß einer Metaanalyse [8]. Der Effekt auf die emotionale Belastung, Angst, Depression oder Lebensqualität (QoL) wurde direkt nach der Therapie, ≤ 6 Monate später und > 6 Monate später gemessen.

Verfahren	Studien und Patienten (n)	Effekt: Signifikanz und Stärke		
		kurzfristig	mittelfristig	langfristig
Einzelpsychotherapie	55 Stud., 6820 Pat.	signifikant, mittel	anhaltend, wenngleich abgeschwächt	
Gruppenpsychotherapie	42 Stud., 5428 Pat.	signifikant, klein bis mittel	anhaltend, wenngleich abgeschwächt	
Paarpsychotherapie	10 Stud., 1115 Pat.	signifikant, klein	kein signifikanter Effekt	
Entspannungstherapie	46 Stud., 3159 Pat.	signifikant, klein bis mittel	in zwei Studien: signifikant, groß in den anderen Studien: kein signifikanter Effekt	
Psychoedukation	19 Stud., 3857 Pat.	signifikant, klein	signifikant, klein	kein signifikanter Effekt (außer QoL)
Information	23 Stud., 2556 Pat.	kein signifikanter Effekt	kein signifikanter Effekt	
andere Interventionen	12 Stud., 1458 Pat.	keine Metaanalyse möglich, da Maßnahmen zu heterogen (Kunst-, Musiktherapie, Energieerhaltungstraining, komplexe Pflegemaßnahmen)		

Das Distress-Thermometer und den dazugehörigen Fragebogen finden Sie z.B. in der Broschüre „Screeningverfahren in der Psychoonkologie" der Deutschen Krebsgesellschaft unter der folgenden URL: https://www.dapo-ev.de/wp-content/uploads/2017/04/pso_broschuere2.pdf.

Was nützt die psychoonkologische Therapie?

Schon vor rund zehn Jahren trug eine der ersten größeren systematischen Analysen zum Nutzen der Psychoonkologie Studiendaten zur Wirkung auf Angst und Depression zusammen und kam zu dem Ergebnis, dass ihre verschiedenen Interventionsstrategien effektiv sind [12]. Systematische Übersichtsarbeiten und Metaanalysen kämpfen auf diesem Gebiet naturgemäß mit der Heterogenität der Interventionen und der Subjektivität der Endpunktmessung. Zudem sind die Fallzahlen in vielen veröffentlichten Studien klein, was einen Publikationsbias bedeuten kann [5, 8, 9].

Viele Studien ergaben, dass psychoonkologische Interventionen das Coping verbessern können, indem die Patienten das Gefühl zurückgewinnen, ihr Leben trotz der Erkrankung selbst beeinflussen zu können. Angst und Verzweiflung werden dadurch abgebaut, die Lebensqualität steigt [3]. Ein großer Nutzen konnte insbesondere dann gezeigt werden, wenn nur solche Patienten eingeschlossen wurden, bei denen ein vorheriges Screening den Bedarf für die Intervention gezeigt hatte (psychoonkologische Therapie gezielt statt „mit der Gießkanne verteilt"). Bei ihnen hielt der Effekt auch länger an [8]. Eine Übersicht über die groben Effektstärken verschiedener psychoonkologischer Interventionen aus einer umfangreichen Metaanalyse gibt Tabelle 2.

Der positive Effekt der Musiktherapie auf Angst, Schmerzen, Fatigue, die Lebensqualität und sogar objektive klinische Parameter wie Herz- und Atemfrequenz sowie Blutdruck konnte kürzlich durch einen Cochrane Review bestätigt werden [6].

Wer darf psychoonkologische Leistungen anbieten?

Ein Psychoonkologe benötigt – zusätzlich zu seinem Grundberuf (Arzt, Psychologe, Seelsorger, Sozialarbeiter usw.) und einer einjährigen Tätigkeit, die ihm Erfahrung mit Krebspatienten vermittelt – eine zusätzliche Fort- bzw. Weiterbildung in der Psychoonkologie. Die Deutsche Krebsgesellschaft hat in den letzten Jahren dazu Leitlinien aufgestellt. Anerkannte Institute vergeben nach erfolgreichem Abschluss ein Zertifikat, das zum Angebot psychoonkologischer Dienstleistungen berechtigt. Als Psychoonkologen im engeren Sinne können nur Ärzte oder Psychologen mit einer staatlich anerkannten Psychotherapieausbildung und erlangter Approbation therapeutisch tätig werden. Andere Berufsgruppen üben ihre Tätigkeit als psychoonkologische Berater (psychosoziale Onkologie) aus.

Wie bekommen Patienten Zugang zu psychoonkologischer Unterstützung?

Grundsätzlich ist zwischen ambulanten und stationären Möglichkeiten zu unterscheiden. Im stationären Bereich ist zunächst entscheidend, wo der Patient operiert und behandelt wurde: In Akutkrankenhäusern ist ein psychoonkologischer Dienst noch eher die (lobenswerte) Ausnahme. In Kliniken mit großen onkologischen Abteilungen bzw. in Anbindung an große onkologische Zentren gibt es in der Regel gute Möglichkeiten einer psychoonkologischen Begleitung, denn die zertifizierten Zentren müssen einen bestimmten Stellenschlüssel an Psychoonkologen nachweisen. Eine sehr gute psychoonkologische Versorgung besteht im Allgemeinen in Rehakliniken. Im stationären Bereich (Akut- und Rehakliniken) sowie in Krebsberatungsstellen ist die Beratung kostenfrei bzw. mit den allgemeinen Behandlungskosten abgedeckt.

Im ambulanten Bereich sollte man zunächst über die behandelnden Onkologen eruieren, wohin die Patienten sich wenden können. Manche Onkologen haben einen Psychoonkologen in der Praxis. Andere verweisen an ambulante Psychotherapeuten. Nicht alle haben jedoch eine psychoonkologische Ausbildung, und Tumorpatienten sind aus zeitorganisatorischen Gründen nicht unbedingt die bevorzugte Klientel: Bei approbierten Psychotherapeuten (nur diese können Gespräche zulasten der Krankenkassen abrechnen!) gibt es mitunter lange Wartezeiten, und die Abrechnungsmodalitäten machen v. a. die Langzeittherapieplätze finanziell attraktiv. Viele der durch Diagnosestellung oder Therapiewechsel belasteten Patienten brauchen die Unterstützung aber zeitnah, und einem Großteil würde eine Kurzzeitintervention von ein bis fünf Sitzungen ausreichen. Manche Psychoonkologen (die nicht die psychotherapeutische Approbation haben) bieten mangels Alternativen für diesen Zweck auch Sitzungen auf Eigenrechnung der Patienten an. Adressen für psychoonkologische Psychotherapeuten bekommt man über den Krebsinformationsdienst. Immer eine Anlaufstelle (wenn auch aufgrund räumlicher Entfernungen evtl. nur telefonisch) sind auch die Krebsgesellschaften der Bundesländer. Und den Austausch mit anderen Betroffenen kann eine Selbsthilfegruppe bieten. |

Literatur

[1] Anderson BL et al. Screening, Assessment, and Care of Anxiety and Depressive Symptoms in Adults With Cancer: An American Society of Clinical Oncology Guideline Adaptation. J Clin Oncol 2014;32:1605-1619

[2] Angenendt G, Schütze-Kreilkamp U, Tschuschke V. Praxis Psycho-¬onkologie: Psychoedukation, Beratung und Therapie. 2. Auflage, Haug-Verlag 2010

[3] Archer S et al. The effect of creative psychological interventions on psychological outcomes for adult cancer patients: a systematic review of randomised controlled trials. Psychooncology 2015;24(1):1-10

[4] Bortolato B et al. Depression in cancer: The many biobehavioral path-¬ways driving tumor progression. Cancer Treat Rev 2017;52:58-70

[5] Bradt J et al. Dance/movement therapy for improving psychological and physical outcomes in cancer patients. Cochrane Database Syst Rev 2015;(1): Art. No. CD007103

[6] Bradt J et al. Music interventions for improving psychological and physical outcomes in cancer patients. Cochrane Database Syst Rev 2016;(8): Art. No. CD006911

[7] Chen AM et al. Effect of psychosocial distress on outcome for head and neck cancer patients undergoing radiation. Laryngoscope; Epub 17.7.2017

[8] Faller H et al. Effects of Psycho-Oncologic Interventions on Emotional Distress and Quality of Life in Adult Patients With Cancer: Systematic Review and Meta-Analysis. Clin Oncol 2013;31:782-793

[9] Galway K et al. Psychosocial interventions to improve quality of life and emotional wellbeing for recently diagnosed cancer patients. Cochrane Database Syst Rev 2012;(11): Art. No. CD007064 (überprüft 2016)

[10] Herschbach P et al. Psychological problems of cancer patients: a cancer distress screening with a cancer-specific questionnaire. Br J Cancer 2004;91:504-511

[11] Herrmann C et al. Psychologic screening of patients of a cardiologic acute care clinic with the German version of the Hospital Anxiety and Depression Scale. Psychother Psychosomatik Med Psychol 1991;41(2):83-92

[12] Jacobsen PB et al. Psychosocial Interventions for Anxiety and Depression in Adult Cancer Patients: Achievements and Challenges. CA Cancer J Clin 2008;58:214-230

[13] Keller M et al. Recognition of distress and psychiatric morbidity in cancer patients: a multi-method approach. Ann Oncol 2004;15:1243-1249

[14] Kirchheiner K et al. Physical and psychosocial support requirements of 1,500 patients starting radiotherapy. Strahlenther Onkol 2013;189(5):424-429

[15] Lambert S et al. Trajectories of mental and physical functioning among spouse caregivers of cancer survivors over the first five years following the diagnosis. Patient Educ Couns 2017;100(6):1213-1221

[16] Lutgendorf SK et al. Biobehavioral Factors and Cancer Progression: Physiological Pathways and Mechanisms. Psychosom Med 2011;73(9):724-730

[17] Mehnert A et al. Die deutsche Version des NCCN Distress-Thermometers. Z Psych Psychol Psychother 2006;54(3):213-223

[18] Mehnert A et al. One in two cancer patients is significantly distressed: Prevalence and indicators of distress. Psychooncology; Epub 31.5.2017

[19] Mehnert A, Koch U (Hrsg). Handbuch Psychoonkologie. hogrefe Verlag, 2016

[20] Nationaler Krebsplan; www.bundesgesundheitsministerium.de/themen/praevention/nationaler-krebsplan.html

[21] NCCN-Guideline „Distress Management", Version 3.2019, Mai 2019

[22] S3-Leitlinie „Psychoonkologische Diagnostik, Beratung und Behandlung von erwachsenen Krebspatienten", 2014; AWMF-Reg.-Nr. 032-051OL

[23] Singer S et al. Effects of stepped psychooncological care on referral to psychosocial services and emotional well-being in cancer patients: A cluster-randomized phase III trial. Psychooncology; Epub 30.6.2017

[24] Herschbach P, Weis J (Hrsg). Screeningverfahren in der Psychoonkologie. Deutsche Krebsgesellschaft, 2008

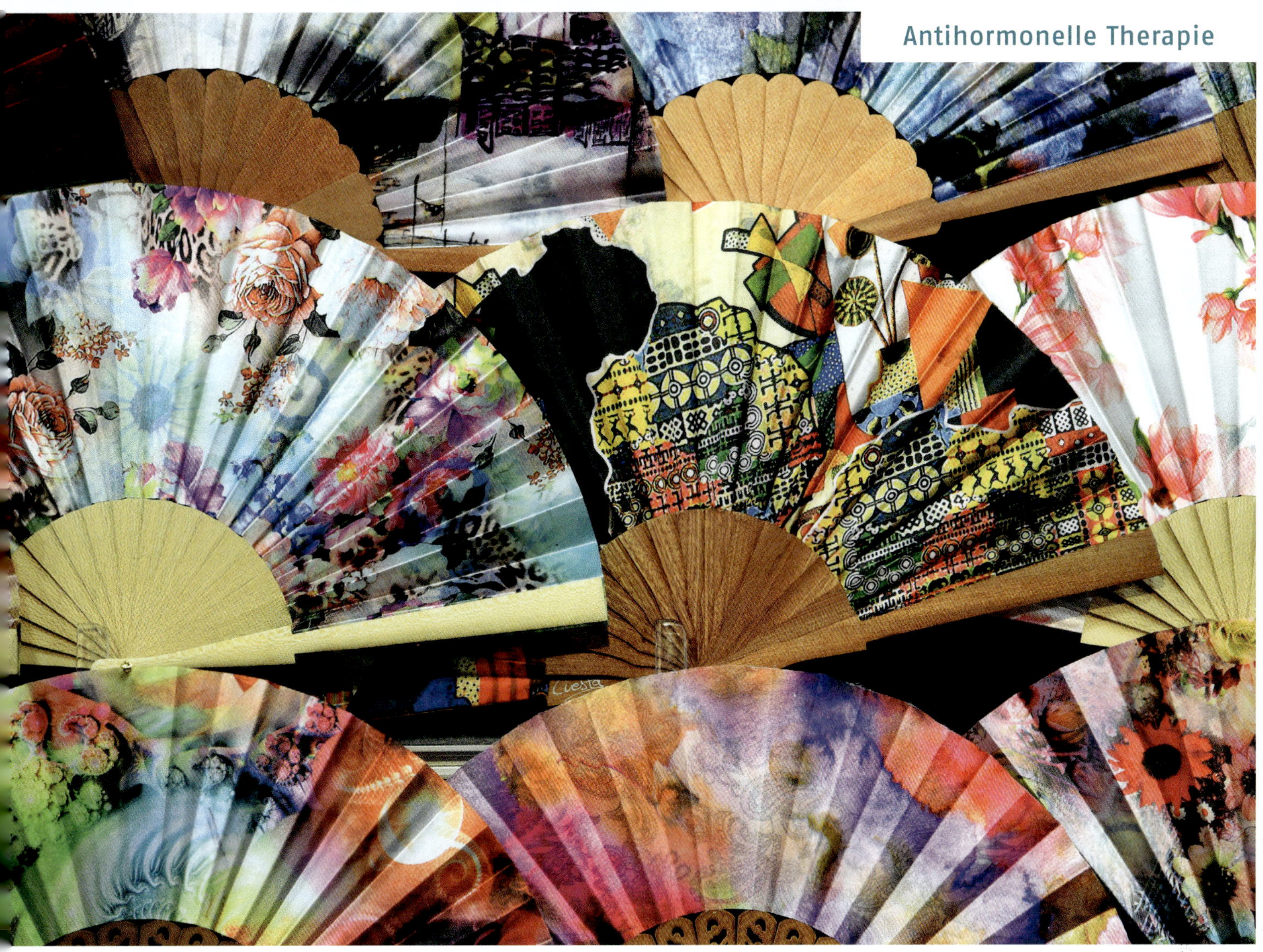

Nebenwirkungsmanagement bei antihormoneller Therapie

Von Petra Jungmayr | **Das Wachstum einiger Tumorarten wird wesentlich durch Hormone beeinflusst. Demzufolge ist die antihormonelle Therapie eine tragende Säule der Krebstherapie, insbesondere bei der Behandlung von Mamma- und Prostatakarzinomen. Da endokrine Therapien mit unerwünschten Wirkungen einhergehen und sich in der Regel über einen langen Zeitraum erstrecken, ist der Behandlungserfolg maßgeblich durch mangelnde Adhärenz gefährdet. Hier können die Beratung über Therapieziele und das Aufzeigen von Maßnahmen zur Linderung unerwünschter Begleiterscheinungen einen wichtigen Beitrag zur Unterstützung der Compliance leisten.**

Die Unterdrückung der körpereigenen Hormonbildung oder auch die Gabe von Hormonen ist bei einigen Tumorentitäten ein fester Bestandteil der Behandlung (s. Tab. 1). Hormontherapien, genauer gesagt antihormonelle Therapien, sind die Domäne des adjuvanten Mammakarzinoms und des fortgeschrittenen Prostatakarzinoms.

Endokrine Therapie des Mammakarzinoms

Rund 75% aller Mammakarzinome sind endokrin sensitiv und sollten – nach operativer Entfernung, Strahlen- und gegebenenfalls Chemotherapie – antihormonell behandelt werden. Endokrine Therapien beim Mammakarzinom erfolgen meist in kurativer Intention, sie werden aber auch in fortgeschrittenen Stadien durchgeführt. Die Auswahl der hormonell aktiven Wirkstoffe richtet sich unter anderem nach dem Menopausenstatus und dem Stadium der Erkrankung (s. Abb. 1).

- **Prämenopausal:** Tamoxifen während fünf Jahren und eventuell Ausschalten der Ovarialfunktion mit z. B. GnRH (Gonadotropin-Releasing-Hormon)-Analoga.

- **Postmenopausal** (adjuvante endokrine Therapie): Für die adjuvante endokrine Systemtherapie der postmenopausalen Patientin stehen Tamoxifen und Aromatase-Hemmer zur Verfügung. Bei Hochrisikopatientinnen wird die adjuvante Therapie mit einem Aromatase-Inhibitor empfohlen, entweder als Monotherapie oder als sequenzielle Therapie mit Wechsel zu Tamoxifen. Postmenopausalen Patientinnen kann die erweiterte Therapie mit einem Aromatase-Hemmer nach fünf Jahren Tamoxifen angeboten werden; zwei zusätzliche Jahre scheinen auszureichen.
- **Endokrine Therapie im fortgeschrittenen Stadium:** Therapie der Wahl bei der prämenopausalen Patientin ist die Ausschaltung der Ovarialfunktion (GnRH-Analoga, Ovarektomie oder – selten – die Radiomenolyse) in Kombination mit Tamoxifen. Eine Alternative zu Tamoxifen bei endokrin vorbehandelten Patientinnen oder beim Auftreten belastender Nebenwirkungen ist eine antihormonelle Therapie mit dem Estrogenrezeptor-Antagonist Fulvestrant. Therapie der Wahl bei der postmenopausalen Patientin sind steroidale oder nichtsteroidale Aromatase-Hemmer; Tamoxifen oder Fulvestrant sind die Alternativen. Ferner können antihormonell wirksame Substanzen mit dem TOR-Inhibitor Everolimus oder einem CDK4/6-Inhibitor kombiniert werden.

Tab. 1: **Hormontherapien bei Krebs**

Tumorentität	Wirkstoffe (Auswahl)
Brustkrebs	Aromatase-Hemmer, Tamoxifen, GnRH-Analoga
Prostata-karzinom	GnRH-Analoga, GnRH-Antagonisten, nichtsteroidale Antiandrogene, neue Androgenrezeptor-Antagonisten, CYP-17-Inhibitoren, Gestagene
Ovarialkarzinom	antihormonelle Therapie nur noch bei weit fortgeschrittener Erkrankung eine Option
Endometrium-karzinom	Gestagene
Schilddrüsen-karzinom	Thyroxin-Ersatz bei Thyreoidektomie nach Schilddrüsenkarzinom
neuroendokrine Neoplasien	Octreotid (synthetisches Analogon des Release-Inhibiting-Hormons Somatostatin)
Karzinoide	Lanreotid (synthetisches Analogon des Release-Inhibiting-Hormons Somatostatin)

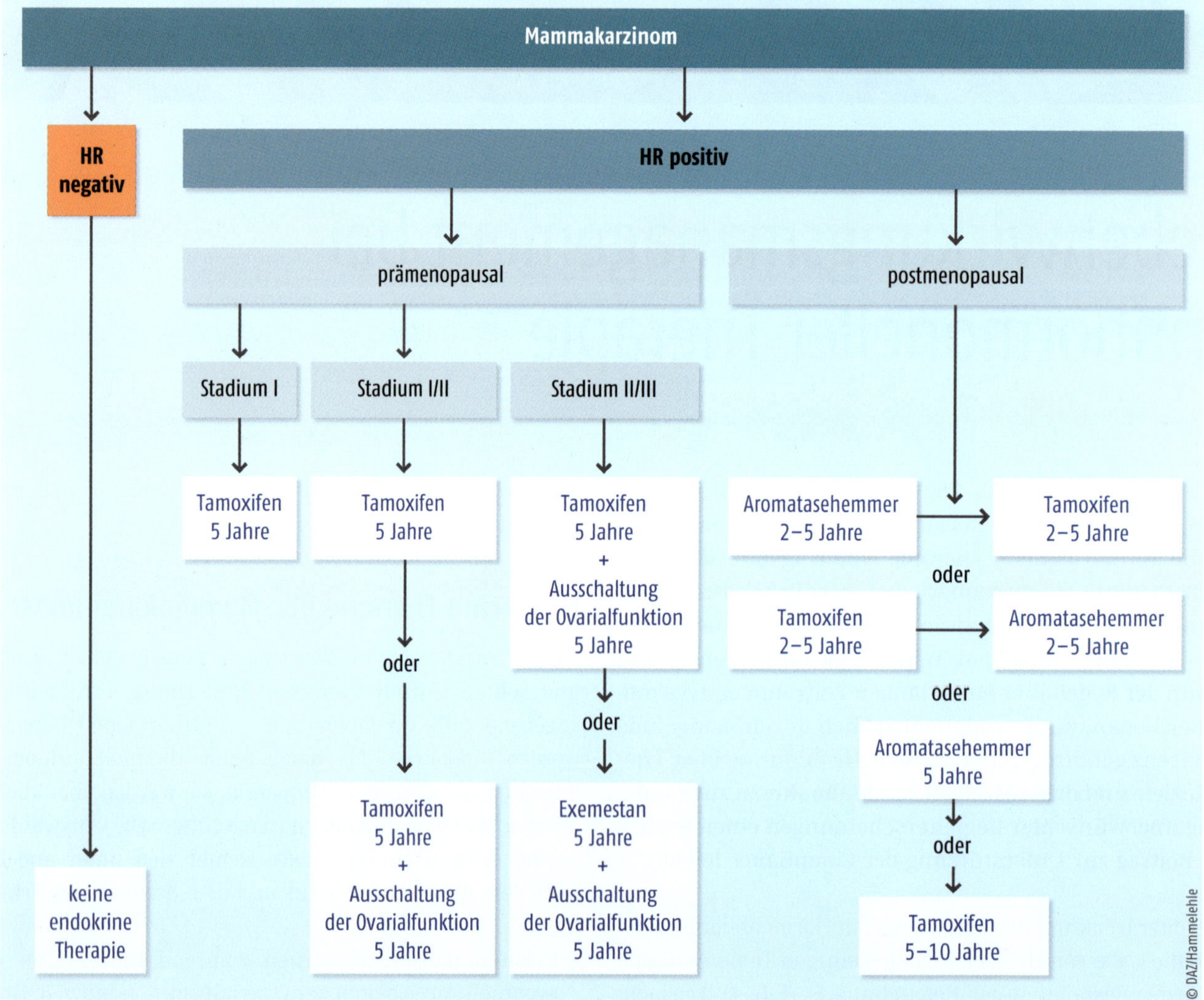

Abb. 1: Algorithmus der **endokrinen adjuvanten Therapie des Mammakarzinoms** (HR = Hormonrezeptor) [Quelle: Onkopedia]

Adhärenz verringert Mortalität

Adjuvante endokrine Therapien mit Tamoxifen und Aromatase-Hemmern reduzieren signifikant die Wahrscheinlichkeit eines Rezidivs um relativ rund 40% und die Wahrscheinlichkeit des Versterbens um relativ rund 30%. Diese günstigen Effekte der endokrinen Therapie werden allerdings nur bei ausreichender Adhärenz realisiert. Aber nur etwa die Hälfte der betroffenen Frauen führt eine Behandlung während der empfohlenen Zeit durch. Daher ist es wichtig, die Patientinnen von der Notwendigkeit der Therapie zu überzeugen. Nebenwirkungen müssen frühzeitig angesprochen werden, und prophylaktische Maßnahmen sollten bereits bei Therapiebeginn eingeleitet werden. Bei schweren Nebenwirkungen, die die Therapieadhärenz gefährden, kann bei postmenopausalen Patientinnen der Wechsel von einem Aromatase-Hemmer auf Tamoxifen und umgekehrt oder zwischen den Aromatase-Hemmern erwogen werden.

Nebenwirkungen lindern, Adhärenz verbessern

Die Adhärenz wird in der adjuvanten Situation wesentlich durch unerwünschte Begleiterscheinungen (s. Tab. 2) bestimmt. Unter den zahlreichen Nebenwirkungen, die unter einer antihormonellen Therapie auftreten können, sind für die Patientin Arthralgien, Hitzewallungen, Osteoporose, vaginale Beschwerden, Alopezie und kognitive Einschränkungen besonders belastend.

Arthralgien. Bei knapp der Hälfte aller Patientinnen unter einer Therapie mit Aromatase-Hemmern (seltener unter Tamoxifen) treten Arthralgien auf; etwa ein Viertel der Betroffenen bricht daher die Therapie ab. Am häufigsten sind Handgelenke, Hände und Knie betroffen. Die Beschwerden setzen ein bis zwei Monate nach Therapiebeginn ein und erreichen nach sechs Monaten ihren Höhepunkt, um dann wieder abzuflachen. Die zugrunde liegenden Ursachen sind nicht bekannt. Lebensstilveränderungen wie leichte körperliche Aktivität, Gewichtsreduktion bei Übergewicht, Physio-

Tab. 2: **Häufige Nebenwirkungen unter einer antihormonellen Therapie des Mammakarzinoms**

Wirkstoff-Gruppe Wirkstoffe (Beispiele)	Wirkweise	Nebenwirkungen (Auswahl)
Aromatasehemmer (Anastrozol, Letrozol, Exemestan)	Sie hemmen das Enzym Aromatase, das Androgene in Estrogene umwandelt. In der Postmenopause entstehen Estrogene durch Aromatase-Einwirkung primär in den peripheren Geweben. Durch die Hemmung der Aromatase wird bei Frauen in der Postmenopause die extraovarielle Estrogen-Synthese ausgeschaltet.	Gastrointestinale Beschwerden, Hitzewallungen, Schmerzen, periphere Ödeme und allgemeine Schwäche. Besonders belastend sind Arthralgien, Arthrose, Myalgien und eine Verminderung der Knochendichte bis hin zur Osteoporose mit erhöhtem Frakturrisiko.
selektiver Estrogenrezeptor-Modulator (Tamoxifen)	Tamoxifen hemmt kompetitiv die Bindung von Estrogenen an zytoplasmatische Hormonrezeptoren und verhindert so die Expression Estrogen-regulierter Gene.	Häufige, subjektiv belastende Nebenwirkungen sind leichte Übelkeit, Flüssigkeitsretention und Hitzewallungen. Kritische, schwere Nebenwirkungen sind venöse Thromboembolien, Veränderung der Endometriumschleimhaut bis zur Entstehung eines Endometriumkarzinoms und Reduktion der Knochendichte bei prämenopausalen Patientinnen. Bei postmenopausalen Patientinnen steigert Tamoxifen die Knochendichte.
Antiestrogen (Fulvestrant)	Fulvestrant ist ein Estrogen-Rezeptor-Antagonist ohne partiell agonistische Wirkung. Der Rezeptor-Antagonist-Komplex wird zudem beschleunigt abgebaut, was zu einer vollständigen Estrogen-Rezeptor-Downregulation führt.	allgemeine Schwäche, Übelkeit, Hitzewallungen, Schmerzen, periphere Ödeme
GnRH-Analoga (Goserelin)	Goserelin ist ein GnRH-Agonist. Seine Gabe führt zu einer Down-Regulation der GnRH-Rezeptoren in der Hypophyse. In der Folge stellen die Keimdrüsen die Produktion der Sexualhormone ein.	häufige, subjektiv belastende Nebenwirkungen sind Schwitzen, eine trockene Vaginalschleimhaut, Veränderung der Libido und Stimmungsschwankungen

Tipps für die Brustkrebs-Patientin

- ! Adhärenz stärken! Bei der Abgabe eines entsprechenden Wirkstoffs Hintergrund und Benefit einer antihormonellen Therapie darlegen. Auf Nebenwirkungen ansprechen, da diese teilweise gelindert werden können.
- ! Bei durch Aromatasehemmer-induzierten Arthralgien das Medikament nicht morgens, sondern abends vor dem Schlafengehen einnehmen. Hinweis, dass im Verlauf einiger Monate die Beschwerden zuerst zu- und dann wieder abnehmen.
- ! Lebensstilveränderungen wie leichte körperliche Aktivität, Gewichtsreduktion bei Übergewicht, Physiotherapie, Verzicht auf Nicotin und nur moderater Alkoholkonsum können die Arthralgien unter Aromatase-Hemmern lindern.
- ! Durch Sport, körperliche Aktivität und eine gesunde Ernährung mit viel Calcium und Vitamin D kann das unter einer antihormonellen Therapie erhöhte Osteoporoserisiko verringert werden.
- ! Liegen vaginale oder sexuelle Beschwerden vor, kann auch auf die Internetseite der amerikanischen Krebsgesellschaft verwiesen werden, die ausführlich und offen sexuelle Probleme unter einer Krebstherapie anspricht (Webcode: P8XM7. Diesen Code einfach unter www.deutsche-apotheker-zeitung.de in die Suchfunktion eingeben.).

therapie, Verzicht auf Nicotin und nur moderater Alkoholkonsum können die Beschwerden lindern. Kurzfristig kann die Einnahme eines NSAR erfolgen (nach dem Step-down-Prinzip mit initial hoher Startdosis und anschließender Reduktion), von einer Dauertherapie ist abzuraten. Im Einzelfall kann eine siebentägige niedrig dosierte orale Prednisolon-Gabe indiziert sein. Positive Effekte werden auch unter Akupunktur verzeichnet. Die Einnahme von Duloxetin kann die Stärke der Gelenkschmerzen ebenfalls verringern. Ob niedrige Vitamin-D-Spiegel mit einem erhöhten Arthralgierisiko assoziiert sind, ist umstritten. Auf dem diesjährigen Amerikanischen Krebskongress wurde eine Studie vorgestellt, der zufolge die Einnahme von Omega-3-Fettsäuren bei adipösen Patientinnen die Arthralgie unter Aromatase-Hemmern lindert. Ergebnisse aus komplementärmedizinischen Untersuchungen weisen auf einen positiven Effekt von Bromelain hin. Bei anhaltenden Schmerzen kann bei einigen Patientinnen der Wechsel auf einen anderen Aromatase-Hemmer oder auf Tamoxifen hilfreich sein.

Hitzewallungen. Auch hier können Änderungen des Lebensstils und das Einschränken des Nicotin-, Alkohol- und Coffeinkonsums sowie der Verzicht auf scharfe Speisen die Beschwerden lindern. Das gilt auch für sportliche Aktivitäten und autogenes Training. Hochdosierter Salbeiextrakt kann die Schweißbildung vermindern. In einzelnen Fällen kann die Einnahme von Venlafaxin indiziert sein.

Alopezie. Bei bis zu 25% der Patientinnen unter einer Therapie mit Aromatase-Hemmern kann eine leichtere Alopezie auftreten. Diese kann in den meisten Fällen mit Änderung der Frisur kaschiert werden.

Vaginale Atrophie. Vaginale Atrophien und Dyspareunia sind belastende Begleiterscheinungen einer antihormonellen Therapie, die eher selten thematisiert werden. Zur Linderung topischer Beschwerden kommen unter anderem feuchthaltende Cremes und Vaginalovula in Betracht. Auf Slipeinlagen und synthetische Wäsche sollte verzichtet werden.

Knochengesundheit. Aromatase-Inhibitoren führen zu einem erhöhten Knochenverlust, und unabhängig von der Knochendichte besteht ein erhöhtes Frakturrisiko. Daher sollte bei allen Patientinnen das Frakturrisiko vor Therapiebeginn beurteilt werden. Ferner sollte den Frauen regelmäßige körperliche Aktivität und eine ausreichende Aufnahme von Calcium und Vitamin D nahegelegt werden (tägliche Gesamtzufuhr 1000 mg Calcium und 800 IE bis 1000 IE Vitamin D). Aktuellen Daten zufolge kann zur Prävention von Knochenverlust eine halbjährliche Denosumab- oder jährliche Zoledronat-Gabe empfohlen werden. Zoledronat ist indiziert, wenn die Rezidivprophylaxe im Vordergrund steht, und Denosumab, wenn hauptsächlich ein erhöhtes Frakturrisiko besteht.

Endokrine Therapie beim Prostatakarzinom

Im Gegensatz zum Mammakarzinom, bei dem antihormonelle Therapien frühzeitig in der Adjuvans und meist mit kurativer Intention eingesetzt werden, spielt die endokrine Behandlung vorwiegend beim fortgeschrittenen, in der Regel nicht mehr heilbaren Prostatakarzinom eine Rolle. Durch die Androgendeprivation werden Bildung und Wirksamkeit von Testosteron verringert und Wachstumssignale für Tumorzellen ausgeschaltet. Dies funktioniert allerdings nur für einen begrenzten Zeitraum – in der Regel einige Jahre lang – und das fortgeschrittene Prostatakarzinom wird früher oder später kastrationsresistent. Das Vorgehen einer antihormonellen Therapie ist Abbildung 2 zu entnehmen.

Nebenwirkungen lindern, Lebensqualität erhöhen

Nebenwirkungen, die bei Patienten mit fortgeschrittenem Prostatakarzinom auftreten, können mehrere Ursachen haben: den chirurgischen Eingriff, die Strahlen- und Chemotherapie sowie die antihormonelle Behandlung. Mit den erwünschten Wirkungen der Androgen-Deprivation gehen zahlreiche unerwünschte Begleiterscheinungen einher (s. Tab. 3). Häufig sind Hitzewallungen, Gynäkomastie und Brustschmerz, Libidoverlust, erektile Dysfunktion, Verminderung der körperlichen Leistungsfähigkeit, Müdigkeit, metabolische Veränderungen mit Zunahme des Körperfetts und verminderter Glucosetoleranz, Osteoporose und Anämie. In der Apotheke werden vermutlich folgende Nebenwirkungen am häufigsten angesprochen:

Hitzewallungen. Sie treten bei einem Großteil der Patienten unter einer hormonablativen Therapie auf und können den

Tab. 3: **Häufige Nebenwirkungen unter einer antihormonellen Therapie des Prostatakarzinoms**

Wirkstoff-Gruppe Wirkstoffe (Beispiel)	**Wirkweise**	**sehr häufige und häufige Nebenwirkungen**
GnRH-Analogon (Leuprorelin)	Die kontinuierliche Applikation des Gonadotropin-Releasing-Hormons führt zu einem initialen Anstieg von LH und FSH mit anschließender Down-Regulation der GnRH-Rezeptoren in der Hypophyse. Die Sekretion der Gonadotropine sistiert innerhalb von zwei bis drei Wochen, die Keimdrüsen stellen die Produktion der Sexualhormone ein und deren Konzentration sinkt auf das Niveau einer Kastration.	Hitzewallungen, Ekchymose, Erythem, Müdigkeit, Brennen und Parästhesie an der Injektionsstelle, Nasopharyngitis, Übelkeit, Diarrhö, Gastroenteritis/Colitis, Pruritus, Nachtschweiß, Arthralgie, Myalgie, Rigor, Schwäche, Miktionsbeschwerden, Druckempfindlichkeit der Brust, Hodenatrophie, Hodenschmerzen, Unfruchtbarkeit, Brusthypertrophie, erektile Dysfunktion, reduzierte Penisgröße, hämatologische Veränderungen, Anämie, Erhöhung der Creatinin-Phosphokinase im Blut, Verlängerung der Gerinnungszeit
GnRH-Antagonist (Degarelix)	Degarelix antagonisiert die Wirkung von GnRH. Dadurch wird die Sekretion von LH und FSH aus dem Hypophysenvorderlappen gehemmt und als Folge davon bei Männern die Bildung von Testosteron inhibiert.	Hitzewallungen, Brennen an der Injektionsstelle, Anämie, Gewichtszunahme, Schlaflosigkeit, Schwindelgefühl, Kopfschmerzen, Diarrhö, Übelkeit, erhöhte Lebertransaminasen, Hyperhidrose Hautausschlag, Skelettmuskelschmerzen und -beschwerden, Gynäkomastie, testikuläre Atrophie, erektile Dysfunktion, Schüttelfrost, Pyrexie, Müdigkeit
nichtsteroidale Antiandrogene (Bicalutamid)	Bicalutamid hebt die Wirkung von Testosteron und 5α-Dihydrotestosteron durch kompetitiven Antagonismus an Androgen-Rezeptoren auf. Dadurch wird die androgene Stimulation auf die Prostata bzw. die Prostatakarzinomzelle gehemmt.	Spannungsgefühl der Brust, Gynäkomastie, Asthenie, Ausschlag, erektile Dysfunktion, Thoraxschmerzen, Ödeme, Schwindel, Schläfrigkeit, gastrointestinale Beschwerden, Hepatotoxizität, Gelbsucht, Hypertransaminasämie, Cholestase, Alopezie, Hirsutismus/Nachwachsen von Haaren, trockene Haut, Pruritus, Appetitlosigkeit, Hämaturie, Anämie, verminderte Libido, Depression, Hitzewallungen, Gewichtszunahme
neue Androgenrezeptor-Antagonisten (Enzalutamid)	Das nichtsteroidale Antiandrogen Enzalutamid hebt die Wirkung von Testosteron und 5α-Dihydrotestosteron durch kompetitiven Antagonismus an Androgen-Rezeptoren auf. Dadurch wird die androgene Stimulation auf die Prostata bzw. auf die Prostatakarzinomzelle gehemmt.	Asthenie, Fatigue, Kopfschmerzen, Hitzewallungen, Hypertonie, Angst, Gedächtnisstörung, Amnesie, Aufmerksamkeitsstörung, Restless-Legs-Syndrom, Gynäkomastie, trockene Haut, Juckreiz, Frakturen, Stürze
CYP-17-Inhibitoren (Abirateron)	Abirateron inhibiert selektiv das Enzym 17α-Hydroxylase/$C_{17,20}$-Lyase (CYP17). Dieses Enzym wird in Hoden, Nebennieren und Prostata-Tumorgewebe exprimiert und ist für die Androgen-Biosynthese erforderlich. Abirateron senkt den Spiegel von Serum-Testosteron und anderen Androgenen auf Konzentrationen, die geringer sind als die, die durch die alleinige Gabe von GnRH-Agonisten oder eine Orchiektomie erreicht werden.	Harnwegsinfektion, Hypokaliämie, Hypertonie, Diarrhö, erhöhte Alaninaminotransferase und/oder erhöhte Aspartataminotransferase, periphere Ödeme, Sepsis, Hypertriglyceridämie, Herzinsuffizienz, Angina pectoris, Vorhofflimmern, Tachykardie, Dyspepsie, Hautausschlag, Hämaturie, Frakturen
Gestagen (Cyproteronacetat)	Cyproteron weist gestagene, antiandrogene und antigonadotrope Wirkungen auf.	reversible Hemmung der Spermatogenese, verminderte Libido, erektile Dysfunktion, Magenbeschwerden, Übelkeit, Kopfschmerzen, Kurzatmigkeit, Gewichtsveränderungen, Müdigkeit, Hitzewallungen, Schweißausbrüche, hepatotoxische Reaktionen, Gynäkomastie, depressive Verstimmung, vorübergehende Unruhe, Antriebsminderung

Betroffenen extrem belasten. Zur Linderung dieser Beschwerden werden unter anderem Cyproteron, Antidepressiva (Venlafaxin), Clonidin oder Gabapentin - teilweise im Off-Label-Use - eingesetzt.

Gynäkomastie und Brustschmerz. Diese Beschwerden treten ebenfalls sehr häufig auf und führen bei einem Teil der Patienten zu einem Therapieabbruch. Therapiemaßnahmen sind eine prophylaktische Bestrahlung, die Mastektomie oder die Verordnung von Tamoxifen (Off-Label-Use).

Osteoporose. Insbesondere bei Langzeitanwendung von GnRH-Analoga besteht ein hohes Osteoporoserisiko und damit verbunden ein erhöhtes Frakturrisiko. Neben körperlicher Aktivität wird die Einnahme von Calcium und Vitamin D empfohlen (tägliche Gesamtzufuhr 1000 mg Calcium und 800 IE bis 1000 IE Vitamin D); liegt bereits eine Osteoporose vor, können Bisphosphonate oder Denusomab gegeben werden.

Metabolische Veränderungen. Über den durch die Kastration verursachten Hypogonadismus kommt es zu Veränderungen des Metabolismus, einer Reduktion der Muskelmasse, Gewichtszunahme, Lipidstoffwechselstörungen, Insulinresistenz, Hyperglykämie und möglicherweise zu einer erhöhten Inzidenz kardiovaskulärer Erkrankungen. Patienten

Tipps für den Prostatakarzinom-Patienten

! Sport und die Reduktion von Kaffee- und Alkoholgenuss können Hitzewallungen lindern. Kleidung aus natürlichen Fasern, die nach dem „Zwiebelprinzip" getragen wird, ist zu bevorzugen. Das Bereithalten bzw. die Auflage von Kältepads sowie lauwarme Bäder oder Duschen können Abhilfe schaffen. Kleinere Studien weisen auf einen günstigen Effekt einer Akupunktur hin. Und: Oft gewöhnt sich der Körper nach einiger Zeit an den Hormonentzug.

! Körperliche Aktivität, Sport und eine gesunde Ernährung beugen dem Muskelschwund und der Zunahme des Körperfetts vor. Darüber hinaus haben körperliche Betätigung und eine ausgewogene Ernährung einen günstigen Einfluss auf metabolische Veränderungen, Osteoporose, Fatigue und Lebensqualität.

! Der Abnahme kognitiver Fähigkeiten kann durch Gehirntraining und körperliche Aktivität vorgebeugt werden.

! Liegen Fragen zu sexuellen Problemen vor, kann auch auf die Internetseite der amerikanischen Krebsgesellschaft verwiesen werden (Webcode: E3XT4 auf www.deutsche-apotheker-zeitung.de in die Suchfunktion eingeben).

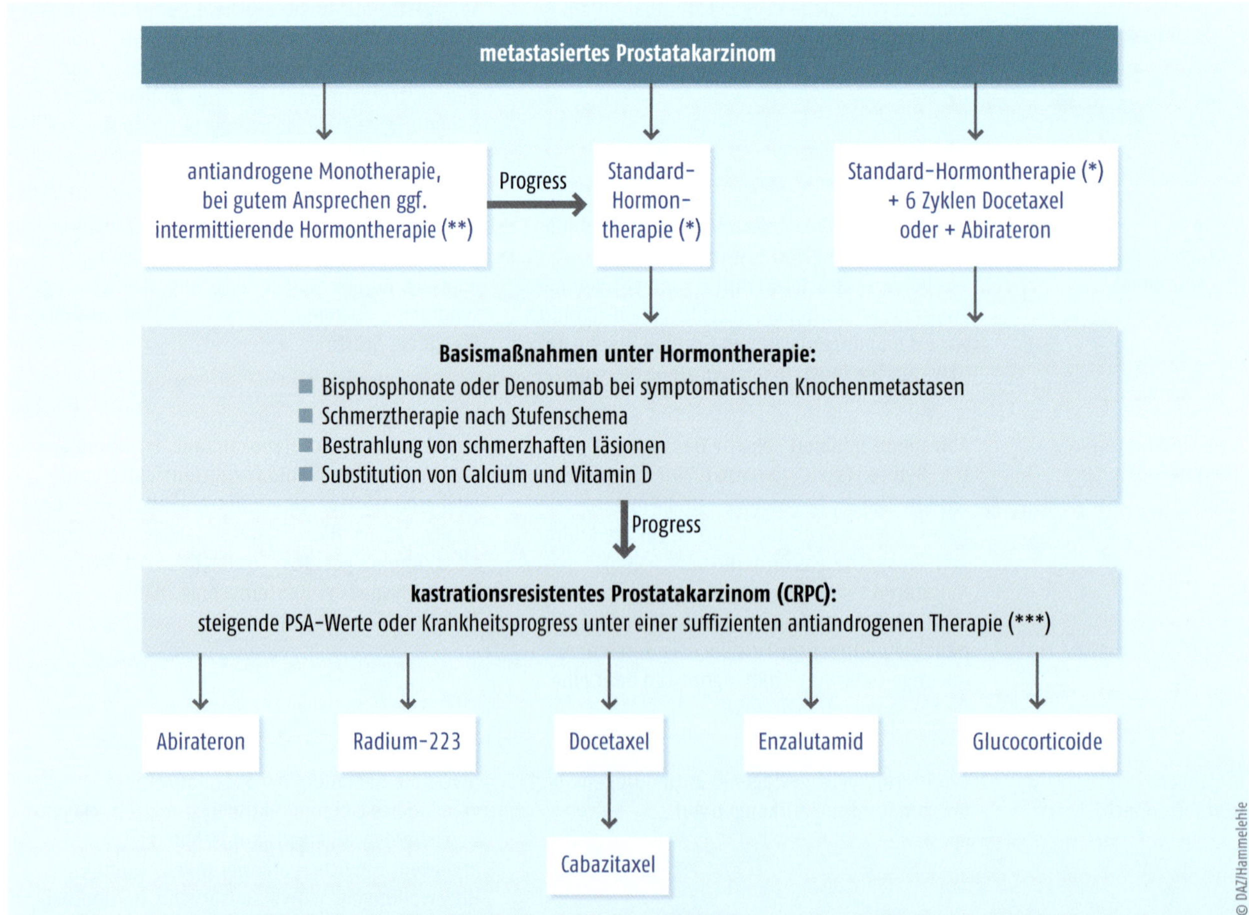

Abb. 2: **Therapiealgorithmus des fortgeschrittenen Prostatakarzinoms** [Quelle: www.urologielehrbuch.de/prostatakarzinom_09.html]

* Optionen sind die Orchiektomie, GnRH-Analoga oder GnRH-Antagonisten, ** erfolgt in Abhängigkeit des PSA-Wertes, *** Die Reihenfolge der Sequenztherapie bei CRPC ist nicht definiert.

unter Androgendeprivation sollten daher als Risikogruppe für kardiovaskuläre Erkrankungen und Diabetes mellitus behandelt werden. Körperliche Aktivität, Sport und gegebenenfalls eine Umstellung der Ernährung können der Fettzunahme und dem Muskelabbau vorbeugen.

Anämie. Die maximale Androgenblockade führt bei rund 10% der Patienten zu einer verminderten Erythrozytenbildung. Damit verbunden sind Leistungsverlust und Schwächezustände sowie die Abnahme der Lebensqualität. Therapieoptionen sind Transfusionen oder – nur unter strenger Indikation – die Gabe Erythropoese-stimulierender Substanzen. |

Literatur

Bae K et al. Acupuncture for aromatase inhibitor-induced arthralgia: A systematic review. Integr Cancer Ther 2015;14(6):496-502

Berger DP, Engelhardt R, Mertelsmann R. Das rote Buch. Hämatologische und internistische Onkologie. ecomed Medizin; Heidelberg 5. Auflage 2014

Crew KD et al. Randomized, blinded, sham-controlled trial of acupuncture for the management of aromatase inhibitor-associated joint symptoms in women with early-stage breast cancer. J Clin Oncol 2010;28:1154-1160

Diagnostik und Therapie von Patientinnen mit primärem und metastasiertem Brustkrebs. Herausgegeben von der Kommission Mamma der Arbeitsgemeinschaft Gynäkologische Onkologie e. V. in der Deutschen Gesellschaft für Gynäkologie und Geburtshilfe e. V. sowie in der Deutschen Krebsgesellschaft e. V. W. Zuckschwerdt Verlag GmbH München 2018

Dieterich A et al. Nebenwirkungsmanagement beim hormonrezeptor-positiven Mammakarzinom. gynäkologische praxis 2018;43:1–9

Frisk J et al. How long do the effects of acupuncture on hot flashes persist in cancer patients? Support Care Cancer 2014;22(5):1409-1415

Gnant M et al. Adjuvant denosumab in breast cancer (ABCSG-18): a multicentre, randomised, double-blind, placebo-controlled trial. Lancet 2015;386:1353-1361

Gnant M et al. SABCS 2017: 2 Years of extended Anastrozole therapy proved as effective as 5 years in hormone receptor-positive breast cancer. SABCS. 2017;Abstr GS3-01

Henry L et al. Randomized, multicenter, placebo-controlled clinical trial of Duloxetine versus placebo for aromatase inhibitor–associated arthralgias in early-stage breast cancer: SWOG S1202. J Clin Oncol 2018;1;36(4):326-332

Hirsch LM et al. Acupuncture for hot flashes in men treated with androgen deprivation therapy. Can J Urol 2015;22(4):7938-7941

Irwin ML et al. Randomized exercise trial of aromatase inhibitor-induced arthralgia in breast cancer survivors. J Clin Oncol 2015;33:1104-1111

Niravath P. Aromatase inhibitor-induced arthralgia: a review. Ann Oncol. 2013 Jun;24(6):1443-1449

Rachner TD et al. Bone health during endocrine therapy for cancer. Lancet Diabetes Endocrinol. 2018 Mar 20. pii: S2213-8587(18)30047-0. doi: 10.1016/S2213-8587(18)30047-0

Shen S et al. Omega-3 fatty acid use for obese breast cancer patients with aromatase inhibitor-related arthralgia (SWOG S0927). J Clin Oncol 36, 2018 (suppl; abstr 10000)

Shipley WU et al. Radiation with or without antiandrogen therapy in recurrent prostate cancer. New England Journal of Medicine 2017,376:417-428

Wagner S. Komplementärmedizinische Begleitung des Aromatase-Inhibitor-induzierten Arthralgie-Syndroms (AIA) mit Bromelain – Eine NATUM-unterstützte Beobachtungsstudie. Senologie – Zeitschrift für Mammadiagnostik und -therapie 2015;12:A145

Wagner S. Management des Aromatasehemmer-induzierten Arthralgie-syndroms (AIA). Journal Onkologie 4/2016.

Interdisziplinäre S3-Leitlinie "Früherkennung, Diagnose und Therapie der verschiedenen Stadien des Prostatakarzinoms". Version 5.0 - April 2019

Interdisziplinäre S3-Leitlinie "Früherkennung, Diagnostik, Therapie und Nachsorge des Mammakarzinoms. Version 4.2 - August 2019

www.cancer.org/content/cancer/en/treatment/treatments-and-side-effects/physical-side-effects/fertility-and-sexual-side-effects/sexuality-for-women-with-cancer/problems.html

http://www.cancer.org/treatment/treatments-and-side-effects/physical-side-effects/fertility-and-sexual-side-effects/sexuality-for-men-with-cancer/sex-problems.html

Empfehlungen des Mammazentrums Hamburg MVZ GbR: https://www.senolog.de/category/empfehlungen/

Leitlinienprogramm der DGHO: https://www.onkopedia.com/de/onkopedia/guidelines

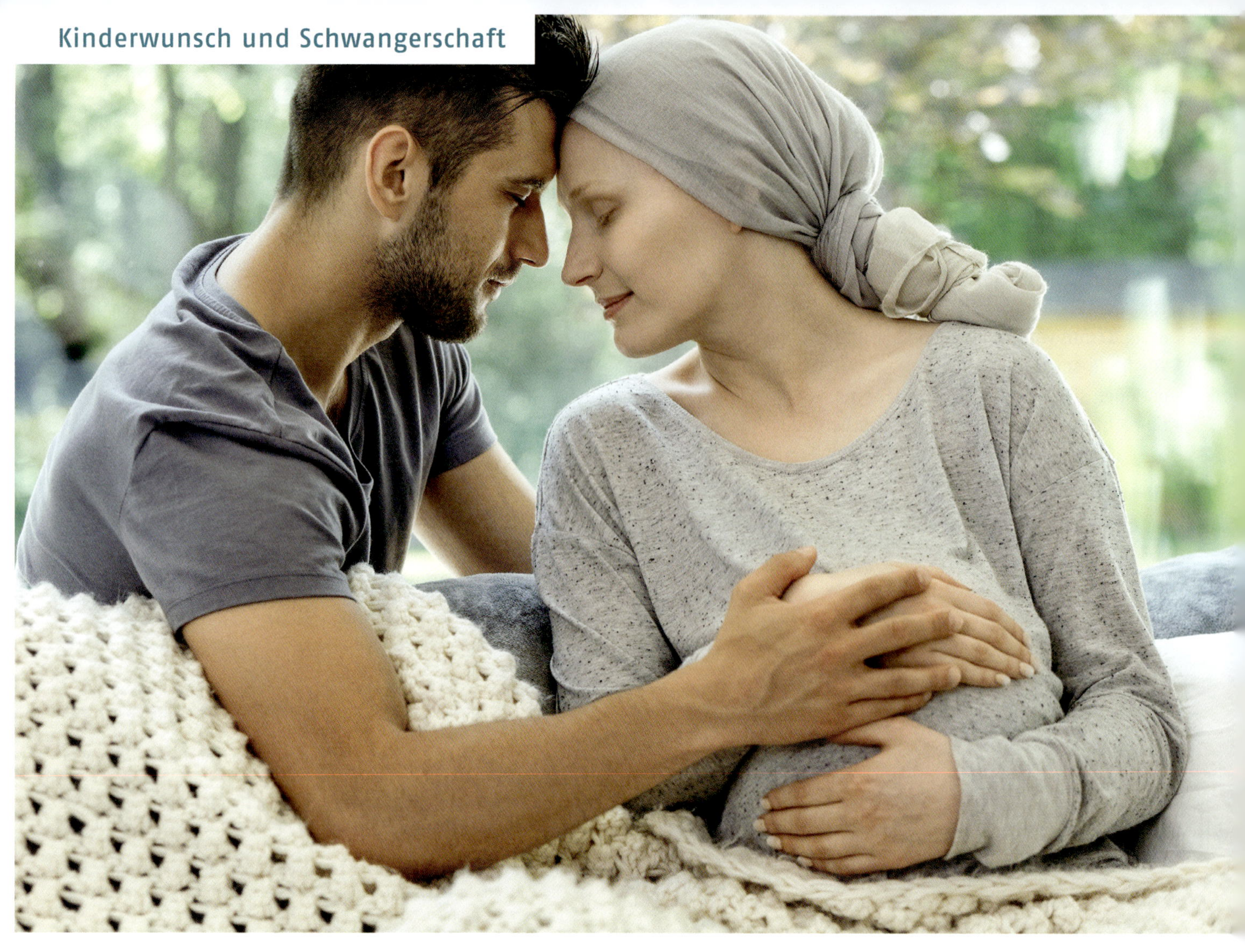

Foto: Photographee.eu – stock.adobe.com

Kinderwunsch, Schwangerschaft und die Diagnose Krebs

Von Petra Jungmayr | **Etwa im Verlauf jeder tausendsten Schwangerschaft wird eine Krebserkrankung festgestellt. In vielen Fällen kann die Therapie so gestaltet werden, dass sie weder für die Mutter noch für das Kind mit negativen Folgen verbunden ist. Tritt ein Malignom vor einer Schwangerschaft auf, können fertilitätserhaltende Maßnahmen ergriffen werden. Das gilt auch für Krebserkrankungen bei Männern.**

In den vergangenen Jahrzehnten ist die Zahl schwangerer Krebspatientinnen kontinuierlich gestiegen. Dies ist vornehmlich der Tatsache geschuldet, dass der Zeitpunkt einer Schwangerschaft zunehmend in ein höheres Alter verschoben wird und Tumorerkrankungen per se im Alter ansteigen. Zur Häufigkeit Schwangerschaft-assoziierter Krebserkrankungen liegen keine genauen Angaben vor, man schätzt, dass etwa jedes tausendste Karzinom bei einer schwangeren Frau diagnostiziert wird. Die in der Literatur aufgeführten Inzidenzraten sind sehr unterschiedlich, was unter anderem an der Definition eines Schwangerschafts-assoziierten Malignoms liegt. Die aktuelle Literatur definiert ein Schwangerschafts-assoziiertes Karzinom (pregnancy-associated cancer = PAC) als ein Karzinom, das während der Schwangerschaft oder innerhalb der ersten zwölf Monate nach der Entbindung diagnostiziert wird. Folgt man dieser Definition, so liegt die Inzidenz eines Schwangerschafts-assoziierten Karzinoms bei ungefähr 70 – 140/100.000; nur auf die Zeit der Schwangerschaft bezogen sind dies 17 – 25/100.000 Krebserkrankungen. Die häufigsten Schwangerschafts-assoziierten Tumore sind Melanome, Zervixkarzinome und Brustkrebs, gefolgt von Lymphomen und Leukämien.

Eine Schwangerschaft beeinträchtigt den Verlauf einer Tumorerkrankung nicht und eine Krebserkrankung ist per se kein Risiko für das ungeborene Kind. Allerdings werden Krebssymptome bei gynäkologischen Tumoren oftmals für Schwangerschaftsbeschwerden gehalten, so dass die Diagnosestellung mitunter erst verzögert erfolgt. Für die meisten Tumorerkrankungen gilt, dass Schwangere trotz Therapie ein gesundes Kind zur Welt bringen, und ein Schwangerschaftsabbruch in der Regel nicht nötig ist. Ausnahmen sind sehr aggressiv fortschreitende Erkrankungen, die eine sofortige Therapie der werdenden Mutter erfordern.

Auswirkungen auf das Kind

Mögliche Auswirkungen einer Schwangerschafts-assoziierten Chemotherapie auf das Kind sind noch nicht ausreichend untersucht. Bekannt sind kurzzeitige Folgen wie eine frühzeitige Geburt und ein geringes Geburtsgewicht. So sind Platin-basierte Chemotherapien mit einem geringen Geburtsgewicht assoziiert und Taxan-haltige Therapien mit vermehrten Einweisungen in eine neonatologische Intensivstation. Insgesamt betrachtet, scheint eine Tumorbehandlung während der Schwangerschaft die Entwicklung des Kindes in den ersten Lebensjahren nicht ungünstig zu beeinflussen. Über längerfristige Auswirkungen auf die neurokognitive Entwicklung, auf die Häufigkeit und Schwere von Herzerkrankungen sowie auf die Fertilität des heranwachsenden Kindes ist bislang sehr wenig bekannt. Zu möglichen Folgen einer Strahlentherapie sowie einer zielgerichteten oder endokrinen Behandlung gibt es ebenfalls nur wenige Daten.

Vorgehen bei Schwangerschafts-assoziierten Karzinomen

- Eine chirurgische Entfernung des Tumors kann zu jedem Zeitpunkt der Schwangerschaft erfolgen (Ausnahmen sind Krebserkrankungen der Gebärmutter).
- Eine Chemotherapie im ersten Trimenon ist aufgrund eines erhöhten Risikos kongenitaler Schäden kontraindiziert. Eine Chemotherapie kann in der Regel ab dem zweiten Trimenon durchgeführt werden; die Auswahl einzusetzender Zytostatika ist allerdings begrenzt.
- Neuere zielgerichtete Substanzen sollten nicht oder nur in Einzelfällen (Rituximab, Imatinib) eingesetzt werden.
- Eine Strahlentherapie sollte vermieden werden; bestehen keine anderen Alternativen, können schwangere Krebspatientinnen im ersten Trimenon radiotherapeutisch behandelt werden.
- Während der Schwangerschaft sollte keine antihormonelle Behandlung erfolgen.
- Eine vorzeitige Entbindung sollte vermieden werden.

Schwangerschaft verschlechtert Prognose nicht

Erkrankt eine Frau während der Schwangerschaft an Krebs, wirkt sich dies nicht negativ auf ihre Überlebenschancen aus. So konnte in einer großen retrospektiven Kohortenstudie gezeigt werden, dass sich die Gesamtüberlebensraten

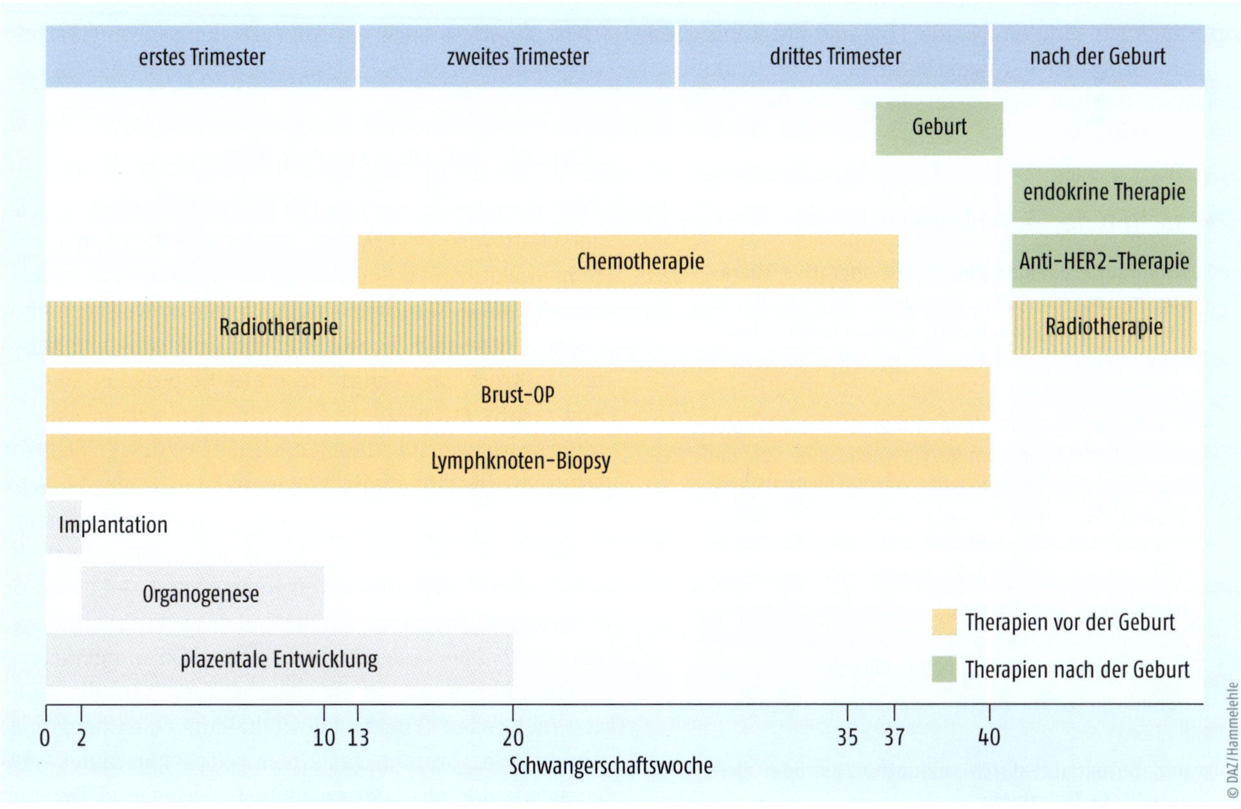

Abb. 1: **Therapeutische Optionen beim Mammakarzinom** während der Schwangerschaft und nach der Geburt.

von Frauen mit einem Schwangerschafts-assoziierten Mammakarzinom nicht von denen anderer Brustkrebspatientinnen unterscheiden. Diese Aussage gilt unabhängig vom Rezeptorstatus.

Therapie des Mammakarzinoms

Ein Mammakarzinom kann grundsätzlich auch während der Schwangerschaft behandelt werden. Dabei orientieren sich Diagnostik und Therapie an den Richtlinien für junge Nicht-Schwangere. Zur Markierung im Rahmen der Sentinelbiopsie – also der Biopsie der im direkten Tumorumfeld identifizierten Wächterlymphknoten – wird ausschließlich Technetium verwendet. Ein Befall dieser Lymphknoten ist Grundlage für die Entscheidung, ob Lymphknoten großflächig entfernt werden müssen. Die operative Entfernung des Mammakarzinoms ist zu jedem Zeitpunkt der Schwangerschaft möglich. Eine Chemotherapie ist ab dem zweiten Trimenon ohne Nachteile für Mutter und Kind durchführbar. Zum einen ist die sensible Organogenese dann abgeschlossen, zum anderen ist die Plazenta eine Barriere für einige wenige Fremdstoffe. Am häufigsten werden Anthracyclin-haltige Therapien (bevorzugt Epirubicin aufgrund seiner geringeren Placentapassage) eingesetzt, teilweise auch Taxane (bevorzugt Paclitaxel aufgrund seiner im Vergleich mit Docetaxel geringeren Hämatotoxizität). Ein empfohlenes Regime besteht aus der dreiwöchigen Gabe von Epirubicin und Cyclophosphamid, gefolgt von einer wöchentlichen Paclitaxel-Applikation. Inwieweit zielgerichtete Therapien auch für Schwangere geeignet sind, ist derzeit noch unklar. Trastuzumab, Bevacizumab, Lapatinib, Pertuzumab und Everolimus sollten nicht eingesetzt werden. Das gilt auch für eine endokrine Therapie mit Tamoxifen. Eine Strahlentherapie der Brust sollte nach Möglichkeit auf die Zeit nach der Entbindung verschoben werden. Bei dringender Indikation kann sie im ersten Trimenon bis zum frühen zweiten Trimenon durchgeführt werden (s. Abb. 1). Die Entbindung sollte erst bei ausreichender kindlicher Reife erfolgen. Eine vorzeitige Beendigung der Schwangerschaft verbessert den Erkrankungsverlauf der Mutter nicht. Nach Möglichkeit sollte vaginal entbunden werden, vor allem, wenn nach der Geburt ein weiterer Chemotherapiezyklus geplant ist. Zwischen Chemotherapie und Geburt sollten drei Wochen liegen. Muss eine systemische Therapie nach der Entbindung fortgeführt werden, kann Stillen kontraindiziert sein.

Ursachen der Gonadotoxizität

- **Schädigung der Gonaden durch operative Therapie.** Je nach Radikalität der operativen Maßnahmen kommt es bei gynäkologisch onkologischen Erkrankungen durch komplette oder teilweise Entfernung des Uterus und/oder der Ovarien zur Sterilität.
- **Schädigung der Gonaden durch Chemotherapie.** Diese ist abhängig vom Wirkmechanismus, von der Dosierung, der Therapiedauer, der Applikationsform, der Begleitbehandlung wie einer simultanen Radiotherapie oder einer Gonaden-destruierenden Operation, von dem Alter und der individuellen Disposition.
- **Schädigung der Gonaden durch Radiotherapie.** Strahlenschäden sind unter anderem abhängig vom Alter der Frau zum Zeitpunkt der Exposition.
- **Gonadotoxizität durch endokrine Therapien.** (s. Text)
- **Gonadotoxizität durch Immuntherapie oder zielgerichtete Therapien.**

Therapie des Melanoms

Die steigende Inzidenz von Melanomen bei Schwangeren ist wiederum dem Alter, aber auch Umwelteinflüssen geschuldet; letzteres zeigt sich besonders deutlich an den hohen Erkrankungszahlen in Australien. Die chirurgische Entfernung des Melanoms sollte nicht verschoben werden und erfolgt nach demselben Vorgehen wie bei nicht schwangeren Frauen. Eine Sentinelbiopsie mit Technetium ist möglich. Liegt bereits ein metastasiertes Melanom vor, kann die Gabe von Interferon erwogen werden. Neue Substanzen wie die BRAF-Inhibitoren Vemurafenib und Dabrafenib sollten nicht eingesetzt werden, da fetale Schäden nicht auszuschließen sind (FDA-Einstufung Risikokategorie D). Auch der Wirkmechanismus von Immuntherapien mit Ipilimumab sowie mit den PD-1-Antikörpern Nivolumab und Pembrolizumab schließt negative Einflüsse auf fetale Zellen nicht aus. Daher sollten auch diese Substanzen nicht während einer Schwangerschaft verwendet werden. Besteht im fortgeschrittenen Krankheitsstadium die Notwendigkeit einer unmittelbaren Therapie, muss auch ein Abbruch der Schwangerschaft erwogen werden.

Therapie des Zervixkarzinoms

Zervixkarzinome werden häufig im Rahmen der Schwangerschaftsvorsorge erkannt; meist handelt es sich um Tumore in einem frühen Stadium (FIGO-Stadium) I. Zervikale intraepitheliale Neoplasien (CIN-Läsionen) weisen eine hohe Regressionswahrscheinlichkeit auf und werden daher meist nur mikroskopisch mithilfe eines Kolposkops kontrolliert und – falls erforderlich – nach der Geburt therapiert. Bei mikroinvasiven Karzinomen wird bis zur 14. Schwangerschaftswoche eine Konisation empfohlen, ab der 14. Schwangerschaftswoche erfolgen engmaschige kolposkopische Kontrollen; eine Therapie wird erst nach der Geburt durchgeführt. Bei makroinvasiven Karzinomen steht bis zur 16. Schwangerschaftswoche das Wohl der Schwangeren im Vordergrund. Dies bedeutet meist einen Schwangerschaftsabbruch und eine anschließende Therapie. Wird die Diagnose erst im zweiten Trimenon gestellt, kann eine Chemotherapie durchgeführt werden. Bei einem sehr selten in der Schwangerschaft diagnostizierten metastasierten und weit fortgeschrittenen Zervixkarzinom werden meist ein Schwanger-

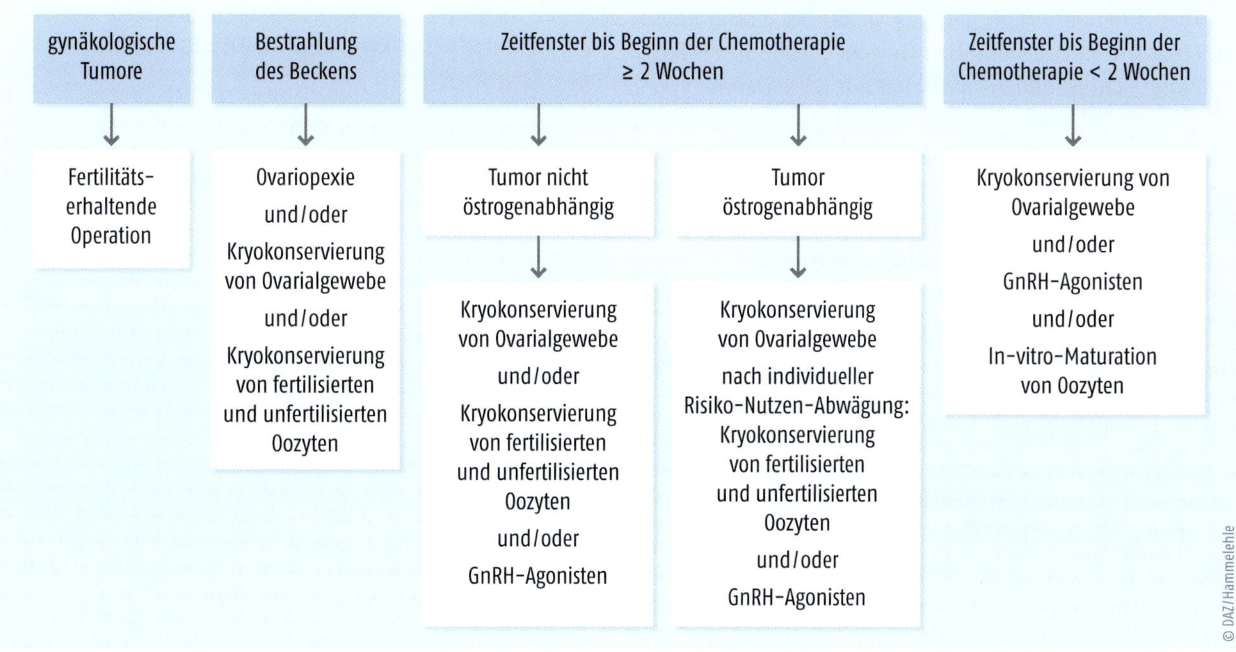

Abb. 2: **Fertilitätsprotektive Maßnahmen** für Frauen.

schaftsabbruch (falls möglich) und eine Cisplatin-haltige Radiochemotherapie empfohlen.

Kinderwunsch nach Krebs

Tritt ein Tumor im reproduktionsfähigen Alter auf – was allein in Deutschland bei rund 15.000 jungen Erwachsenen der Fall ist – stellt sich vor Einleiten einer Therapie die Frage nach dem Fertilitätserhalt und möglichen gonadotoxischen Folgen einer Behandlung. Der Fertilitätserhalt ist für die meisten jungen Erwachsenen, die an einem Tumorleiden erkrankt sind, von großer Bedeutung, sodass ein späterer Kinderwunsch unbedingt in die Therapieentscheidung einbezogen werden muss. Ob eine Krebsbehandlung die Reproduktionsfähigkeit beeinträchtigt, hängt von mehreren Parametern ab, so von der Lokalisation des Tumors, der Therapieart (Operation, Bestrahlung, Chemotherapie, Immuntherapie und bei Frauen der endokrinen Therapie) und der Behandlungsdauer. Fragen des Fertilitätserhalts stellen sich vor allem bei gynäkologischen Tumoren (Ovarial-, Gebärmutter- und Brustkrebs), bei Hoden- und Prostatakarzinomen sowie bei Leukämien und Lymphomen, Gehirntumoren und Darmkrebs.

Fertiprotekt

Das 2006 gegründete Netzwerk Fertiprotekt ist ein Zusammenschluss von Zentren aus Deutschland, Österreich und der Schweiz, das Betroffene vor und nach einer Chemo- oder Strahlentherapie über Möglichkeiten zur Fertilitätsprotektion berät. Das Netzwerk umfasst derzeit rund 100 universitäre sowie nicht-universitäre Zentren. Die häufigsten Beratungen erfolgen aufgrund einer Brustkrebserkrankung oder aufgrund eines Lymphoms, aber auch Patienten mit Autoimmunerkrankungen können sich an die Beratungsstelle wenden. Die Daten aller im Netzwerk beratenen und behandelten Patienten werden pseudonymisiert zentral erfasst und ermöglichen so eine Überprüfung der Behandlungsqualität.
Kontakt: https://fertiprotekt.com

Fertilitätsprotektive Maßnahmen

Fertilitätserhaltende Maßnahmen beim Mann sind die Kryokonservierung von Spermien oder Hodengewebe. Bei Frauen können befruchtete oder unbefruchtete Ovarzellen sowie Eierstockgewebe eingefroren werden. Ferner können Eierstöcke vor einer Bestrahlung des Beckens oder Bauchraums aus dem Bestrahlungsfeld verlegt werden, um die Ovarzellen zu schützen („Transposition") (Abb. 2).

- **Kryokonservierung von Spermien.** Das Einfrieren von Spermien ist seit Langem etabliert. Gegebenenfalls kann es sinnvoll sein, mehrfach Spermien zu gewinnen, da die Spermien durch den Einfriervorgang und das spätere Auftauen rund die Hälfte ihrer Vitalität verlieren. Bei der Realisierung des Kinderwunsches erfolgt in der Regel eine künstliche Befruchtung mithilfe einer In-vitro-Fertilisation, seltener durch eine intrauterine Insemination.
- **Einfrieren von Hodengewebe.** Sollten im Ejakulat keine Spermien vorhanden sein, kann Hodengewebe entnommen werden, um auf diesem Weg Spermien zu gewinnen. Diese werden mit dem gewonnenen Hodengewebe eingefroren. Bei Kinderwunsch werden die aus dem Hodengewebe nach dem Auftauen gewonnenen Spermien für eine künstliche Befruchtung mittels der intrazytoplasmatischen Spermieninjektion eingesetzt.
- **Einfrieren von Ovarzellen und Eierstockgewebe.** Nach ovarieller Stimulation lassen sich fertilisierte oder nicht befruchtete Ovarzellen einfrieren. Eierstockgewebe kann

vor einer Chemotherapie oder Bestrahlung entnommen und eingefroren werden. Die Gewebeentnahme erfolgt durch eine Schlüsselloch-Operation mit Bauchhöhlenspiegelung unter Narkose. Nach der Krebstherapie kann dieses Gewebe erfolgreich wieder eingepflanzt werden. Allerdings besteht bei Vorliegen eines Ovarialkarzinoms die Gefahr einer Re-Transplantation von Tumorzellen und wird bei dieser Tumorentität nicht empfohlen.
- **Applikation von GnRH-Agonisten** während der Chemotherapie („ruhig stellen der Ovarien").
- **Verlegen von Eierstöcken** („Transposition"), dann Rücktransplantation

Bestrahlungen im Beckenbereich sind unter anderem bei Gebärmutterhalskrebs, Hodgkin-Lymphom, Non-Hodgkin-Lymphom oder Sarkomen erforderlich. Bei Bedarf können die Eierstöcke vor der Bestrahlung durch eine Operation an eine andere Stelle der Bauchhöhle verlegt werden. Durch dieses Verfahren werden die Erhaltung der Hormonproduktion und die Möglichkeit einer Schwangerschaft nach Abschluss der onkologischen Therapie angestrebt.
Eine Finanzierung der Fertilitätsprotektion sieht das Sozialgesetzbuch V (= zentrales Regelwerk des Solidarsystems) mehrheitlich nicht vor. Die finanzielle Belastung liegt für junge Frauen bei Beträgen zwischen 3500 und 4300 Euro und für junge Männer bei ca. 500 Euro. Darüber hinaus entstehen für Frauen und Männer jährliche Folgekosten für die Lagerung von Zellen oder Gewebe in Höhe von ca. 300 Euro.

Informationen für Patienten und Angehörige

- Die Blauen Ratgeber Nr. 49 „Kinderwunsch und Krebs"; https://www.krebshilfe.de/fileadmin/Downloads/PDFs/Blaue_Ratgeber/049_0046.pdf
- Fertiprotekt; https://fertiprotekt.com
- Broschüre „Krebserkrankung und Kinderwunsch" (Firma Ferring AG); https://www.kinderwunsch-centrum-muenchen.de/uploads/images/PJ8BViLJpZ-3qRPqBa7YU1Q/krebserkrankung_u_kinderwunsch_umschlag_und_broschuere.pdf

Schwanger nach Brustkrebs

Die Tumorentität, bei der sich immer häufiger die Frage nach einem Fertilitätserhalt stellt, ist Brustkrebs. Bei der Erstdiagnose eines Mammakarzinoms sind knapp 7% der Frauen jünger als 40 Jahre, 20% jünger als 45 Jahre und somit auch nach Abschluss der Therapie noch in einem gebärfähigen Alter. Die systemische Therapie bei Frauen im fertilen Alter umfasst bei Hormonrezeptor-positiven Tumoren eine antihormonelle Therapie mit Tamoxifen (ev. GnRH-Analoga in Kombination mit Tamoxifen oder mit einem Aromatase-Hemmer) und/oder eine Chemotherapie. Sowohl endokrine wie zytotoxische Therapien sind mit negativen Auswirkungen auf die Fertilität assoziiert. Daher raten Fachgesellschaften zu einer Beratung über Fertilitätsmaßnahmen vor Therapiebeginn. Eine Schwangerschaft nach Behandlung eines Mammakarzinoms ist retrospektiven Beobachtungsstudien zufolge weder mit einer Verschlechterung der Prognose der Brustkrebserkrankung der Mutter noch mit negativen Auswirkungen für das Kind verbunden. Von einer Schwangerschaft nach einer Brustkrebserkrankung wird daher nicht abgeraten.

Schwanger nach zytotoxischer Therapie

Junge Frauen sind häufiger an aggressiven Subtypen eines Mammakarzinoms erkrankt und weisen schlechtere prognostische Kriterien als ältere Patientinnen auf; zudem tritt bei ihnen häufiger ein Triple-negatives Karzinom auf, das durch Fehlen einer Östrogen- und Progesteron-Rezeptor-Expression und das Fehlen einer Überexpression/Amplifikation von HER2/neu charakterisiert ist. Daher wird bei jungen Frauen meist eine Chemotherapie durchgeführt. Unter den gängigen Anthracyclin- und Taxan-basierten Regimen kommt es oft zu einer passageren Chemotherapie-induzierten Amenorrhö, die bei jüngeren Frauen selten, bei über 30-jährigen häufiger persistent wird. Negative Prädiktoren für eine Amenorrhö sind zunehmendes Alter, die Dauer der Chemotherapie und ein erhöhter Body Mass Index (BMI). Die regionale Strahlentherapie beim Mammakarzinom ist nicht mit einer Verringerung der Fertilität verbunden.

Schwanger bei endokriner Therapie

Tritt bei einer Frau vor der Menopause ein Hormonrezeptor-positives Mammakarzinom auf, wird nach der chirurgischen Entfernung des Tumors und gegebenenfalls Radio- und Chemotherapie eine mehrjährige antihormonelle Therapie eingeleitet. Hierfür kommen Tamoxifen und die ovarielle funktionelle Suppression mit einem GnRH-Agonisten (ev. GnRH-Agonisten und Aromatase-Inhibitoren) in Betracht. Zur Gonadotoxizität einer endokrinen Therapie beim Mammakarzinom liegen begrenzte und inkonsistente Daten vor, die sich ausschließlich auf Tamoxifen beziehen. Einige Studien zeigen eine Assoziation einer Tamoxifen-Einnahme mit einem unregelmäßigen Zyklus oder einer Amenorrhö, andere berichten über keinen Effekt. Möglicherweise ist der Einfluss von Tamoxifen auf den Zyklus altersabhängig und wirkt sich eher bei älteren Patientinnen aus. Derzeit wird die gonadotoxische Eigenschaft von Tamoxifen als sehr gering erachtet. Zu möglichen Effekten von Aromatase-Hemmern in Kombination mit GnRH-Agonisten liegen keine Daten vor. Eine gonadotoxische Wirkung ist nicht wahrscheinlich.
Das Problem einer prämenopausalen endokrinen Therapie liegt also nicht in den möglicherweise gonadotoxischen Wirkungen von Tamoxifen, sondern in der Dauer der Therapie. Durch eine mehrjährige Behandlung wird eine gewünschte Schwangerschaft in eine Lebensphase mit eingeschränkter oder erloschener ovarieller Reserve verschoben. Nicht selten

lehnen daher jüngere Frauen eine mehrjährige Tamoxifen-Therapie ab, da sie ihren Kinderwunsch höher werten als den Benefit einer endokrinen Therapie. Um die zwei Ziele, nämlich den Kinderwunsch und den Benefit einer antihormonellen Therapie, zu vereinbaren, gibt es zwei Wege, die im Einzelfall diskutiert werden müssen: Das Einleiten fertilitätsprotektiver Maßnahmen wie Kryokonservierung von fertilisierten und/oder unfertilisierten Oozyten bzw. Ovargewebe oder die Verschiebung oder Unterbrechung einer endokrinen Therapie. Die prospektive POSITIVE-Studie (Pregnancy Outcome and Safety of Interrupting Therapy for women with endocrine responsIVE cancer) untersucht derzeit mögliche Risiken, die mit der Unterbrechung einer endokrinen Therapie für die Verwirklichung des Kinderwunsches einhergehen. |

Literatur

Amant, F et al.: Pediatric outcome after maternal cancer diagnosed during pregnancy. N Engl J Med 2015;373:1824-1834.

Balcerek M et al. Perspektive Fertilität. Indikation und Durchführung fertilitätsprotektiver Maßnahmen bei onkologischen und nicht-onkologischen Erkrankungen. Kiel: Schmidt und Klaunig, 2016. http://fertiprotekt.com/fachbuch.

Berger, Engelhardt, Mertelsmann: Das Rote Buch. Hämatologie und internistische Onkologie. 5. Aufl. eccomed Medizin 2014.

Carneiro MM. Motherhood after breast cancer: can we balance fertility preservation and cancer treatment? A narrative review of the literature. JBRA Assist Reprod. 2018 Jun 22. doi: 10.5935/1518-0557.20180032.

De Haan J et al. Oncological management and obstetric and neonatal outcomes for women diagnosed with cancer during pregnancy: a 20-year international cohort study of 1170 patients. Lancet Oncology 2018;3:337-346.

De Simone V et al. Pregnancy after breast cancer: hope after the storm. Minerva Ginecol. 2017 Dec;69(6):597-607. doi: 10.23736/S0026-4784.17.04113-2.

Esposito S et al. Chemotherapy against cancer during pregnancy: A systematic review on neonatal outcomes. Medicine (Baltimore) 2016;95(38):e4899.

Fertilitätserhaltung bei onkologischen Therapien. AWMF-Registernummer 015/082 Leitlinienklasse S2k; Stand September 2017 Version 1.0.

Javaid I et al. Association of the timing of pregnancy with survival in women with breast cancer. JAMA Oncol.2017;3(5):659-665.

Lambertini M et al. Cancer and fertility preservation: international recommendations from an expert meeting. BMC medicine 2016;14:1.

Loibl S. et al. Breast cancer diagnosed during pregnancy. Adapting recent advances in breast cancer care for pregnant patients. JAMA Oncol.2015;1(8):1145-1153.

Mossa B et al.. Ovarian transposition in young women and fertility sparing. Eur.Rev.Med.Pharmacol.Sci. 2015;19:3418-25.

Partridge A et al. POSITIVE (IBCSG 48-14/BIG 8-13/A221405): Evaluating outcomes after interrupting endocrine therapy (ET) for women with endocrine responsive (ER+) early breast cancer (BC) who desire pregnancy. J Clin Oncol 2018;36 (suppl; abstr TPS596).

Schneider, LA. Treatment of melanoma during pregnancy. Hautarzt 2017:68(2):103-110.

Vandenbroucke T et al. Effects of cancer treatment during pregnancy on fetal and child development. Lancet. Child & Adolescent Health 2017;1(4):302-310. DOI:https://doi.org/10.1016/S2352-4642(17)30091-3.

Gesundheitspolitische Schriftenreihe der DGHO Band 11 (2017). Vom Krebs geheilt, aber nicht gesund. Keine Hoffnung auf eigene Kinder.

http://www.cancerinpregnancy.org/ (Abruf am 10.08.2018).

S3-Leitlinie „Diagnostik, Therapie und Nachsorge der Patientin mit Zervixkarzinom“, Version 1.0, Sept 2014.

Empfehlungen der Arbeitsgemeinschaft Gynäkologische Onkologie: Brustkrebs: Spezielle Situationen, Version 2017.1D

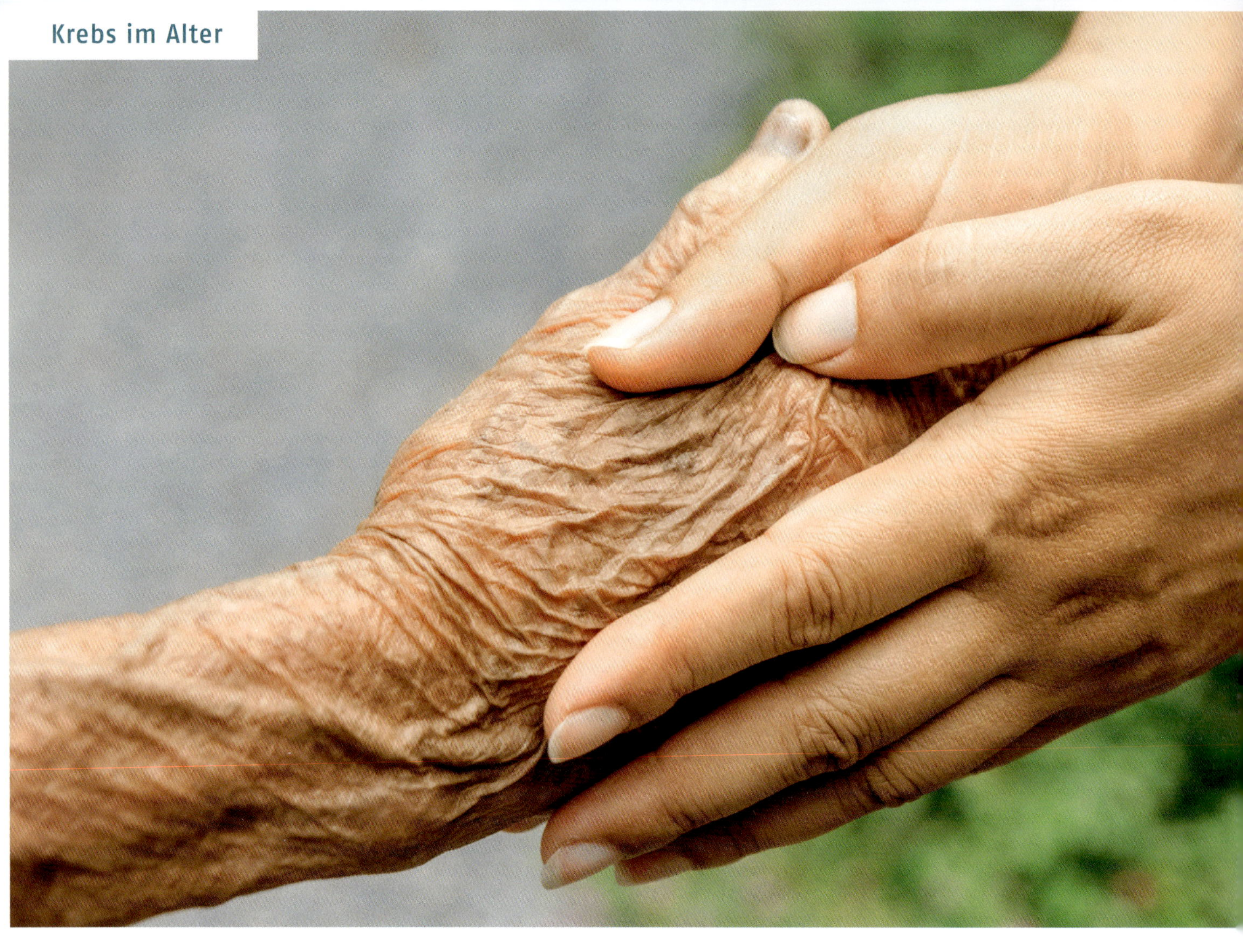

Krebs im Alter – jeder Fall ein Einzelfall

Von Dorothee Dartsch und Friedemann Honecker | **Menschen über 65 Jahre erkranken elfmal so häufig an Krebs wie jüngere Menschen [1]. Aufgrund der Zunahme dieser Altersgruppe wird es immer relevanter, für diese Patienten eine Therapiestrategie zu finden, die bei tolerablen Nebenwirkungen die optimale Antitumorwirkung erzielt. Gleichzeitig ist diese Altersgruppe „besonders", weil sie eine besonders hohe Variabilität aufweist. Zwischen der oft reduzierten Robustheit und Widerstandskraft der Patienten einerseits und der Sorge vor einer besonderen Empfindlichkeit gegenüber einer Krebstherapie andererseits gilt es, sowohl Über- als auch Untertherapie zu vermeiden.**

Gerne würde man die Therapieentscheidungen entlang von evidenzbasierten Leitlinien treffen. Die altersphysiologischen Veränderungen, Komorbiditäten und die damit verbundene Komedikation bedeuten, dass Therapieempfehlungen aus Leitlinien, die auf Daten jüngerer Patienten basieren, nur bedingt übertragbar sind [2]. Es bräuchte also spezielle Leitlinien zu den verschiedenen Tumorentitäten für geriatrische Patienten. Eine solche Leitlinie bietet das National Comprehensive Cancer Network (NCCN) an [3] (frei zugänglich, Registrierung erforderlich). Da Senioren in klinischen Studien aber lange Zeit unterrepräsentiert waren und auch nur langsam „aufholen", ist die Datenlage für Leitlinien dünn. Insofern stellt sich die Frage nach aussagekräftigen patientenseitigen Parametern als Basis für eine Therapieentscheidung, die weder übermäßig belastend, noch übertrieben vorsichtig ist – also möglichst von Beginn an optimal.

Therapieentscheidende Kriterien

Nicht das kalendarische Alter allein, sondern etliche Faktoren, die die Fitness des Patienten beschreiben, bestimmen, welche Wirkstoffe einsetzbar sind und wie intensiv die Krebstherapie sein darf. Das geriatrische Assessment (GA) ist mittlerweile ein anerkannter Ansatz, diese Faktoren zu erheben und miteinander zu einem Gesamtbild zu verknüpfen. Es wird empfohlen, dass geriatrische Krebspatienten vor Therapiebeginn ein solches Assessment oder zumindest

Foto: chaiyon021 – stock.adobe.com

Fallbeispiel: Ein 87-jähriger Patient mit kastrationsresistentem Prostatakarzinom wird vom Urologen an den Onkologen zur weiteren Therapie überwiesen. Unter einer antihormonellen Therapie mit dem LHRH-Analogon Leuprorelin ist es nun zum Progress von Lymphknotenmetastasen im Becken sowie zu einer lokalen Progression gekommen (Blaseninfiltration), was schließlich zum Vollbild einer akuten postrenalen Niereninsuffizienz führte. Inzwischen erfolgte eine lokale De-Obstruktion durch den Urologen (Blasenspiegelung, Wiedereröffnen der Uretermündungen in die Blase, Einlage eines Doppel-J-Katheters auf der rechten Seite). Nun stellt sich die Frage nach einer adäquaten Krebstherapie.

ein Screening (s. u.) erhalten sollten. Manche Aspekte lassen sich sogar in der Apotheke einschätzen.

Das geriatrische Assessment ist ein in der Geriatrie bereits gut etabliertes Instrument, das die geriatrische Onkologie übernommen hat. Zu einem umfassenden geriatrischen Assessment gehören die Erfassung des Allgemeinzustands, der Komorbiditäten und der Begleitmedikation, der Selbständigkeit in der Lebensführung, der Kognition und weiterer Faktoren (siehe Tabelle 1).

Wichtig für Therapieentscheidungen in der Onkologie ist zudem die Einschätzung der Belastbarkeit des Patienten. In diesem Zusammenhang kommt dem Konzept der „Gebrechlichkeit“, im Englischen als frailty bezeichnet, eine besondere Bedeutung zu. Fried et al. [4] definierten Gebrechlichkeit bei älteren Individuen über eingeschränkte körperliche Leistungsfähigkeit sowie über einen progredienten körperlichen Verfall (wasting). Eine Vorstufe der Gebrechlichkeit wird mit dem Begriff der „Verletzlichkeit“ (vulnerability) umschrieben. Hier geht es darum, Kriterien zu finden, die eine mangelnde Kompensationsfähigkeit eines Individuums bei Einwirkung von Stressoren (z. B. einer Krebstherapie) definieren. In der Geriatrie werden insbesondere den geriatrischen Syndromen Beachtung geschenkt. Hierzu zählen

- Stürze,
- Demenz/Delir,
- Depression und
- Mangelernährung.

Neben körperlichen Faktoren umfasst dieses erweiterte Konzept auch funktionale und psychosoziale Faktoren, die die Widerstandskraft und Belastbarkeit negativ beeinflussen können [5]. Problematisch ist allerdings, dass unterschiedliche Definitionen der Gebrechlichkeit existieren, die zu verschiedenen Beurteilungen und verschiedenen Therapieentscheidungen führen können. Eine Übersichtsarbeit über 20 Studien zur Prävalenz der Gebrechlichkeit bei älteren Tumorpatienten hat dargelegt, dass im Schnitt 42% der untersuchten älteren Tumorpatienten als gebrechlich eingestuft wurden. Das Konfidenzintervall um diesen Median war allerdings enorm: 6% bis 86% [6]. Dies bedeutet, dass derzeit in der Onkologie die Frage, welcher Patient gebrechlich ist, nicht eindeutig beantwortet werden kann – von der klinisch noch relevanteren Frage, welche Einschränkungen und Defizite in besonderem Maße relevant hinsichtlich klinischer Endpunkte wie Toxizität, Therapiedurchführbarkeit und Mortalität sind, einmal ganz abgesehen.

Gebrechliche Patienten erkennen

Ein geriatrisches Assessment bedeutet einen erheblichen zeitlichen Aufwand und kann im klinischen Alltag nicht für jeden einzelnen Patienten durchgeführt werden. Daher wird zunehmend ein verkürztes und daher weniger aufwendiges Screening-Instrument propagiert, das in einem ersten Schritt diejenigen Patienten identifiziert, die in einem vollen geriatrischen Assessment höchstwahrscheinlich keine Einschränkungen aufweisen werden. Eine Übersichtsarbeit zum Vergleich eines geriatrischen Assessments mit einem Screening kam zu dem Ergebnis, dass anhand eines geriatrischen Assessments 68% der Untersuchten als gebrechlich eingestuft wurden, wiederum mit einem sehr weiten Konfidenzintervall von 28 bis 94% [7]. Das Screening wies im selben Kollektiv etwas weniger, nämlich 49% der Patienten, als vulnerabel aus, was bereits eine geringere Sensitivität des Screenings nahelegt. Die Autoren kamen zu dem Schluss, dass vier von zehn Patienten, die einem Screening zufolge als „fit“ eingestuft wurden, von einem geriatrischen Assessment als „gebrechlich“ eingeschätzt würden.

Tab. 1: **Elemente eines geriatrischen Assessments**

Dimension	Beispiele
Allgemeinzustand	– Karnofsky-Status – ECOG-Status (Skala mit sechs Stufen zur Bewertung des Aktivitätsstatus)
Selbstständigkeit	– Index zu Aktivitäten des täglichen Lebens (ADL) – Index der instrumentellen Aktivitäten des täglichen Lebens (IADL)
Begleiterkrankungen	– Charlson Komorbiditätsindex (CCI) – Cumulative Illness Rating Scale (CIRS) Geriatrie
Mobilität	– Zeitdauer für Aufstehen und Gehen (Timed-up-and-go-Test) – Geh-Geschwindigkeit (Gait Speed)
Kognition	– Mini-Mental-Status-Test (MMST) – Uhren-Zeichnen-Test
psychische Verfassung	– Geriatric Depression Scale (GDS) – Hospital Anxiety and Depression Score (HADS)
Ernährung	– Body Mass Index (BMI) – Mini-Nutritional-Assessment
Polymedikation	– Erfassung und Evaluation bestehender Medikation – Drug-Burden-Index – STOPP/START-Kriterien – Forta-Liste – Medication-Appropriateness-Index

Obwohl diese Instrumente also nicht perfekt sind, sind sie doch besser als nichts und erlauben z. B. eine bessere Risikoabschätzung für das Auftreten von schwerwiegenden Nebenwirkungen unter einer Chemotherapie [8] bzw. die Anpassung der Chemotherapie [9]. Daher finden Empfehlungen zum Einsatz eines Screenings nach und nach Eingang in klinische Algorithmen. Sowohl die Internationale Gesellschaft für Geriatrische Onkologie (SIOG) als auch die European Organisation for Research and Treatment of Cancer (EORTC) empfehlen beispielsweise den G-8-Screening-Fragebogen zur Stratifizierung von geriatrischen Patienten mit Prostatakarzinom. Bei Patienten mit Einschränkungen ist zunächst zu prüfen, ob diese durch eine geriatrische Intervention reversibel sind, oder nicht [10]. Das G-8-Screening ist in Tabelle 2 zu finden. Ganz aktuell empfiehlt die ASCO-Leitlinie zum Assessment der Vulnerabilität älterer Patienten mit Krebstherapie die Durchführung eines GA mit mindestens den Aspekten Funktion (anhand des IADL), Begleiterkrankungen, Stürze, Depression, Kognition und Ernährung, da die Aussagekraft dieser Faktoren hinreichend gut belegt ist [11].

Begleiterkrankungen als Kontraindikation

Zusätzlich zum Tumor bestehende Erkrankungen können Kontraindikationen für manche Wirkstoffe (aber auch für Strahlentherapie oder chirurgische Resektion) darstellen. So sind etliche Krebstherapeutika bei Herzerkrankungen wegen Kardiotoxizität nicht geeignet. Eine Herzerkrankung lag aber in einer Studie bei fast allen älteren Krebspatienten vor [12]. Man muss also mit Erkrankungen rechnen und gegebenenfalls ein engmaschiges Monitoring implementieren. Auf Platz 2 lagen in dieser Studie rheumatische, auf Platz 3 endokrine Erkrankungen. Sie waren bei 65 bzw. 47% der Patienten prävalent. Danach folgten gastrointestinale, psychische, neurologische, respiratorische und hämatologische Erkrankungen, alle jeweils mit einer Prävalenz von über 30%.

Absolute Kontraindikationen sind angesichts der Schwere und Therapiebedürftigkeit einer Krebserkrankung selten, relative Kontraindikationen werden wegen des Nebenwirkungspotenzials jedoch häufig ausgesprochen. Grund ist die zu befürchtende Verschlechterung der Erkrankungen durch die möglichen Nebenwirkungen. Erkrankungen der Niere oder

Tab. 2: **Fragebogen zum G-8-Screening.** Liegt die Gesamtsumme der erreichten Punkte ≤ 14 Punkte (Cut-Off) gilt es als auffälliges Screening.

	Frage	mögliche Antworten	Score
A	Hat die Nahrungsaufnahme in den letzten drei Monaten aufgrund von Appetitverlust, Verdauungsproblemen, Kau- oder Schluckproblemen abgenommen?	0: schwere Einschränkung der Nahrungsaufnahme 1: mäßige Einschränkung der Nahrungsaufnahme 2: normale Nahrungsaufnahme	
B	Gewichtsverlust in den letzten drei Monaten?	0: Gewichtsverlust > 3 kg 1: unbekannt 2: Gewichtsverlust zwischen 1 und 3 kg 3: kein Gewichtsverlust	
C	Mobilität	0: Bett oder Stuhl 1: kann aus Bett/Stuhl aufstehen, aber geht nicht raus 2: geht raus	
E	neuropsychologische Probleme	0: schwere Demenz oder Depression 1: milde Demenz oder Depression 2: keine psychologischen Probleme	
F	Body Mass Index (Gewicht in kg/Größe in m^2)	0: BMI < 19 1: BMI 19 bis < 21 2: BMI 21 bis < 23 3: BMI ≥ 23	
H	nimmt mehr als drei Medikamente/Tag ein	0: ja 1: nein	
P	Verglichen mit Gleichaltrigen, wie schätzt der Patient seinen Zustand ein?	0: nicht so gut 0,5: weiß nicht 1: gleich gut 2: besser	
	Alter	0: > 85 1: 80 bis 85 2: < 80	
	Gesamtsumme der erreichten Punkte (0 bis 17)		

Zurück zum Fall: Der Patient hat als Nebendiagnosen die folgenden Erkrankungen bzw. Eingriffe:

- chronische, kompensierte Niereninsuffizienz, am ehesten postrenaler Genese nach Obstruktion
- koronare, hypertensive und valvuläre Herzkrankheit, perkutane transluminale Koronarangioplastie (PTCA) und Stent-Implantation der rechten Koronararterie, 2000, Aortenklappenersatz 2013 (Aortenstenose), Karotis-Thrombendarteriektomie linksseitig 2015
- periphere arterielle Verschlusskrankheit, perkutane transluminale Angioplastie der Arteria fibularis 1997

Das geriatrische Assessment ergab keine gravierenden Einschränkungen bei der Bewertung der Selbstständigkeit im täglichen Leben (ADL oder IADL), die Mobilität war gut, Kognition (orientierend) ebenfalls, und es lag keine Mangelernährung vor.

Leber schränken die Therapie zusätzlich dann ein, wenn Eliminationswege der Onkologika betroffen sind und die zu erwartende Kumulation keine sichere Dosierung zulässt. In diesem Zusammenhang sei kurz daran erinnert, dass gerade im Alter auch bei Niereninsuffizienz oft normale Serumcreatinin-Werte vorliegen. Eine Abschätzung der glomerulären Filtrationsrate bzw. Creatinin-Clearance ist unumgänglich. Eine Abnahme der Sehfähigkeit, die bei gut einem Viertel der geriatrischen Krebspatienten zu erwarten ist [12], erschwert das Lesen von Medikationsplänen und Einnahmehinweisen sowie das Entnehmen von Tabletten aus ihren Primärpackmitteln. Letzteres ist auch bei motorischen Einschränkungen der Hände, z. B. durch Gicht, rheumatische Veränderungen oder nachlassende Muskelkraft, häufig schwierig. Demenzerkrankungen wie Alzheimer, wovon etwa ein Zehntel der geriatrischen Krebspatienten betroffen ist [12], machen gegebenenfalls zusätzliche Erinnerungshilfen notwendig, um die hohe Adhärenz überhaupt zu ermöglichen, die für eine erfolgreiche Krebstherapie notwendig ist. Kritisch sind auch die bereits erwähnten geriatrischen Syndrome, die bei Krebspatienten statistisch signifikant häufiger zu finden sind als bei Menschen ohne Krebserkrankung [13]: Die Analyse der Diagnosedaten von 12.480 Patienten zeigte, dass 60,3% der 2349 Krebspatienten, aber nur 53,2% der mehr als 10.000 Personen ohne Krebs eines oder mehrere der geriatrischen Syndrome aufwiesen – vor allem Hörverluste, Harninkontinenz, Stürze, Depression und Osteoporose. Dabei waren bei Patienten mit Lungentumoren Störungen des Seh- und Hörvermögens sowie Probleme mit dem Essen, bei Patienten mit Prostatakarzinom Inkontinenz und Stürze, beim Zervixkarzinom oder uterinen Tumoren Stürze und Osteoporose und bei Patienten mit Darmkrebs Depression und Osteoporose vorherrschend. Zusammenhänge mit den etablierten Therapiestrategien sind denkbar, andere Einflussfaktoren aber nicht ausgeschlossen.

Nicht immer sind die Begleiterkrankungen schon am Beginn der Behandlung erkennbar – manchmal manifestieren sie sich erst unter der Krebstherapie und erfordern dann unter Umständen eine Therapieanpassung. Die Apotheke ist nicht nur hinsichtlich der Einnahmehilfen für sensorisch, motorisch oder kognitiv eingeschränkte Patienten gefragt, sondern auch in Hinblick auf die Weitergabe der Informationen über Begleiterkrankungen des Patienten an seinen behandelnden Onkologen. Diese Informationen sind die Voraussetzung für die Wahl des optimalen Wirkstoffs und der angemessenen Dosierung, stehen aber nicht immer in vollem Umfang zur Verfügung.

Begleitmedikation und onkologische Therapie in Einklang bringen

Die Begleiterkrankungen bringen in aller Regel auch eine Begleitmedikation mit sich, die bei der Auswahl der Krebstherapie ebenfalls berücksichtigt werden muss. Eine Polymedikation besteht häufig schon vor Ansetzen der Onkologika und bedeutet ein erhöhtes Nebenwirkungsrisiko infolge von Interaktionen oder Einnahmefehlern. In der bereits erwähnten Studie zu den Begleiterkrankungen [12] nahmen 41% der Patienten zwischen fünf und neun sowie 43% zehn oder mehr Arzneimittel ein. Erwartungsgemäß lagen kardiovaskuläre Wirkstoffe (vor allem Lipidsenker, Diuretika, Gerinnungshemmer, aber auch Betablocker, ACE-Hemmer/Sartane, Calciumkanal-Blocker, Antiarrhythmika, Digoxin) ganz vorn, gefolgt von gastrointestinalen (Antiemetika, Protonenpumpenhemmer, H_2-Antagonisten, Laxanzien, Antidiarrhoika, Spasmolytika), endokrinologischen (Antidiabetika, Schilddrüsenhormone, Thyreostatika) und analgetischen (nichtsteroidale Antiphlogistika [NSAID], Paracetamol, Opioide, Mittel gegen neuropathische Schmerzen, Lokalanästhetika) Therapeutika (s. Abb. 1).

Polymedikation bei Krebspatienten bedeutet in vielen Fällen auch ein schlechteres Ergebnis der Krebstherapie [14, 15] – was nicht verwundert, weil die Therapien mit Komorbidität und Vulnerabilität einhergehen [12]. Einerseits wird auf Therapien

Zurück zum Fall: Für den Patienten sind zwei Therapieoptionen in der engeren Wahl: Enzalutamid (Xtandi®) zusätzlich zur Leuprorelin-Therapie oder Abirateron (Zytiga®). Bei Abirateron wird obligat eine Begleittherapie mit Prednison durchgeführt. Die Entscheidung fällt für Enzalutamid, um die potenziell unter Glucocorticoiden auftretende Flüssigkeitseinlagerung zu vermeiden, die für den Patienten mit seiner eingeschränkten Nierenfunktion und der valvulären Herzerkrankung, die mit Herzinsuffizienz verbunden sein kann, von Nachteil wäre. Außerdem wird beim Einsatz von Abirateron bei Patienten mit kardiovaskulären Vorerkrankungen zur Vorsicht geraten. Bei Enzalutamid findet sich ebenfalls ein Warnhinweis, aber nur für Myokardinfarkt, instabile Angina pectoris, Herzinsuffizienz NYHA III oder IV, Bradykardie oder unkontrollierbare Hypertonie, und das auch vorerst nur wegen Datenmangel. Zusätzlich wird zur Osteoporose-Prophylaxe bei bereits länger andauernder antihormoneller Therapie Denosumab (Prolia® 60 mg) angesetzt, nachdem klinisch mangelnde Mundhygiene und vorbestehende Zahnwurzel- und Kieferprobleme ausgeschlossen werden konnten.

verzichtet, die sowohl wirksamer als auch belastender sind: So wird bei Krebspatienten mit Polymedikation häufiger auf eine chirurgische Resektion verzichtet oder eine weniger intensive systemische Krebstherapie gewählt. Andererseits kommt es bei Patienten unter Polymedikation häufiger zu Komplikationen wie postoperatives Delir, verlängerte Verweildauer im Krankenhaus, Toxizität Grad 3/4, Beeinträchtigung der Konstitution und Einschränkung der Alltagsfähigkeiten, Sturzneigung, verringerte Überlebensdauer, und höhere Gesamtsterblichkeit.

Potenzielle Wechselwirkungen sind bei komplexen Pharmakotherapien an der Tagesordnung, sie lassen sich in der Regel auch nicht völlig vermeiden. In einer Übersichtsarbeit [16] wurden mehr als zehn Studien mit sehr verschiedenen Patientenkollektiven verglichen, die die Prävalenz von Wechselwirkungen in den Medikationen onkologischer Patienten erfasst hatten. Die Häufigkeit von Interaktionen lag hier zwischen 18 und 77%, im Mittel bei 43%. Beispiele für als relevant eingestufte Interaktionen mit Wirkstoffen der Krebs- und Supportivtherapie enthält Tabelle 3.

Welche Interaktionen man findet und wie ihr Schweregrad beurteilt wird, hängt auch von dem zur Überprüfung verwendeten Kompendium ab. In einer vergleichenden Anwendung von Lexi-Interact® und Micromedex® auf die Medikationen eines Patientenkollektivs [16] zeigte sich gute Übereinstimmung bei der durchschnittlichen Zahl an gefundenen Interaktionen (2,2 pro Patient) und der Zahl der Patienten mit mindestens einer potenziellen Interaktion (61 bzw. 69%).

Zurück zum Fall: Die Medikation besteht aus:

- Amlodipin 10 mg 1-0-0
- ASS 100 mg 1-0-0
- Pantoprazol 40 mg 1-0-0
- Rosuvastatin 20 mg 1-0-0
- Allopurinol 300 mg ½-0-0
- Torasemid 10 mg (bei Bedarf) (Knöchelödeme)
- Doxazosin ret 8 mg 1-0-0
- Leuprorelin 11,25 mg i.m. (Depotimplantat, dreimonatlich)

Diese Kombination ist nicht frei von potenziellen Interaktionen (überprüft mit MMI Pharmindex Plus 2018), wird aber bislang ohne Probleme vertragen. Für den Fall, dass sich am Gesamtzustand des Patienten etwas ändert, ist auf den Blutdruck, die Blutungsneigung (Zahnfleischbluten, Hämatomneigung) und den Magnesium-Spiegel zu achten, denn an diesen Parametern könnten sich die Interaktionen manifestieren. Doxazosin ist in der EU-Version der Priscus-Liste als PIM eingestuft, stattdessen werden ACE-Hemmer empfohlen. Hier fiel die Wahl möglicherweise dennoch bewusst auf Doxazosin, weil ACE-Hemmer in Kombination mit Allopurinol zu einer Hypersensitivitätsreaktion und Neutropenie führen können.

Neu hinzu kommen Enzalutamid und Denusomab. Enzalutamid ist ein starker Enzyminduktor (vor allem CYP3A4), mit der bestehenden Medikation sind aber keine Probleme zu erwarten. Denusomab ist ebenfalls unkritisch.

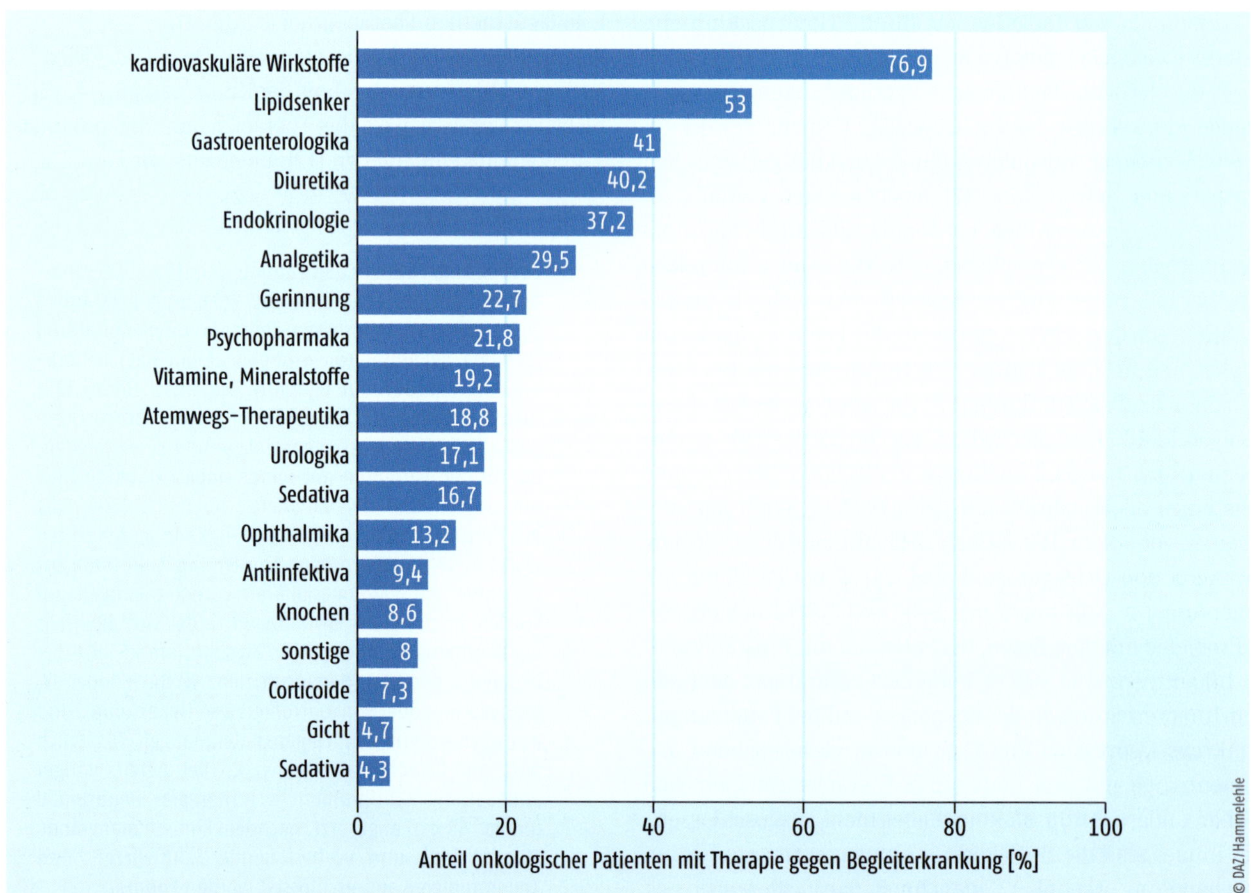

Abb. 1: **Hitliste der bei Krebspatienten** zu erwartenden Rx-Verordnungen für Begleiterkrankungen [12]

Tab. 3: **Beispiele für klinisch relevante Interaktionen** bei onkologischen Patienten [16, 17]

beteiligte Wirkstoffe bzw. Gruppen		Auswirkung
Krebs-/Supportivtherapie	**Begleittherapie**	
Antiemetika (z. B. MCP)	Antipsychotika (z. B. Haloperidol)	Antiemetika-Konzentration ↑, Risiko für extrapyramidale Symptome
Antiemetika (z. B. Ondansetron)	Antidepressiva, Antipsychotika	Serotonin-Syndrom
Abirateron	Betablocker, Opioide, Clopidogrel	Konzentration der Betablocker und Opioide ↑, Wirkung der Thrombozytenaggregationshemmer ↓
Glucocorticoide	NSAID	gastrointestinale Ulzeration
Pemetrexed, Methotrexat (MTX), Carboplatin	NSAID, Protonenpumpenhemmer, Sulfonamide	Chemotherapie-Konzentration ↑, Risiko für Toxizität
Mercaptopurin, Cyclophosphamid	Allopurinol	Knochenmarksuppression
Vincristin, Cyclophosphamid	Azole	Chemotherapie-Konzentration ↑, Risiko für Toxizität
Capecitabin, Gemcitabin, Tamoxifen, Etoposid, Platinderivate, 5-FU, Cyclophosphamid, Paclitaxel	Vitamin-K-Antagonisten	Blutungsrisiko ↑
Glucocorticoide	Antihypertensiva	antihypertensive Wirkung ↓
Bortezomib	Makrolide	Chemotherapie-Konzentration ↑, Risiko für Toxizität
Doxorubicin, Vincristin	HIV-Proteaseinhibitoren	Chemotherapie-Konzentration ↑, Risiko für Toxizität
Cyclophosphamid	HIV-Proteaseinhibitoren	Cyclophosphamid-Wirkung ↓
Cyclophosphamid	Thiazid	Knochenmarksuppression
Cisplatin	Schleifendiuretika	Ototoxizität
Doxorubicin, Carboplatin	Fluorchinolone	Antibiose ↓
Tamoxifen	Fluoxetin, Paroxetin	Tamoxifen-Wirkung ↓

Unterschiede bestanden aber in der Einstufung: Lexi-Interact® klassifizierte 82% der Interaktionen als schwerwiegend und 18% als kontraindiziert, Micromedex® stufte nur 0,6% als kontraindiziert und die restlichen 99,4% als schwerwiegend ein (Interaktionen mit geringerem Schweregrad waren hier nicht berücksichtigt). Interaktionen mit Phytopharmaka identifizierte in diesem Patientenkollektiv nur Lexi-Interact®. In Zweifelsfällen kann es daher ratsam sein, mehrere Interaktions-Kompendien heranzuziehen.

Auch im Bereich der geriatrischen Onkologie gibt es etliche Untersuchungen zum Einsatz potenziell inadäquater Medikamente (PIM; z.B. [14, 18]). In der Regel wird es die nicht-onkologische Therapie sein, in der solche Wirkstoffe zu finden sind und für die sich Optimierungspotenzial ergibt. Onkologika finden sich in den wenigsten PIM-Listen, denn ihre Indikation ist in aller Regel zwingend, und Alternativen richten sich nach den Leitlinien. Die aktuelle Leitlinie des National Comprehensive Cancer Network (NCCN) enthält eine Liste von in der Onkologie gebräuchlichen Arzneimitteln, die im Alter bedenklich sind mitsamt einer Erklärung der potenziellen Risiken und Alternativvorschlägen [3].
An der Tatsache, dass das Vorliegen mehrerer Erkrankungen oft mit Komplikationen und einer verkürzten Lebensdauer verbunden ist, können wir nichts ändern. Wir können aber gemeinsam mit Onkologen, Geriatern und Hausärzten dafür sorgen, dass die Arzneimittel bestmöglich aufeinander abgestimmt sind, indem eine vollständige Arzneimittelanamnese durchgeführt wird, Arzneimittel ohne zwingende Indikation abgesetzt und schädliche Interaktionen vermieden werden. Des Weiteren sollten die Dosierung an den individuellen Bedarf angepasst und geeignete Maßnahmen ergriffen werden, um Nebenwirkungen frühzeitig erkennen zu können.

Risiko-Scores zum Erfassen von Nebenwirkungen

Neben dem geriatrischen Assessment können auch Skalen zur Einstufung des Toxizitätsrisikos verwendet werden, um die Therapiefähigkeit eines Krebspatienten abzuschätzen. Hierfür haben sich vor allem zwei Scoring-Instrumente etabliert.
Der **CRASH-Score** (Chemotherapy Risk Assessment Scale for High-Age Patients) ist in Tabelle 4 dargestellt. Er wurde 2012 von Extermann et al. [19] vorgestellt, die in einem Kollektiv an Patienten mit schwerwiegenden Nebenwirkungen prüften, welche denkbaren Risikofaktoren tatsächlich bei den Patienten mit Nebenwirkungen häufiger vertreten waren als bei Pa-

Tab. 4: **CRASH-Score** (Chemotherapy Risk Assessment Scale for High-Age Patients) [19]

hämatologische Toxizität	**nicht-hämatologische Toxizität**
Risikoindex der Chemotherapie z. B. Capecitabin 2 g oder FOLFIRI = 0 Punkte z. B. Capecitabin 2,5 g oder XELOX = 1 Punkt z. B. CHOP +/- Rituximab oder CMF = 2 Punkte	
diastolischer Blutdruck ≤ 72 mmHg = 0 Punkte > 72 mmHg = 1 Punkt	Komorbidität (ECOG PS) 0 = 0 Punkte 1 – 2 = 1 Punkt 3 – 4 = 2 Punkte
Funktion (IADL) ≥ 26 = 0 Punkte < 26 = 1 Punkt	Kognition (MMSE) ≥ 30 = 0 Punkte < 30 = 2 Punkte
Laktatdehydrogenase (LDH)-Wert < 460 = 0 Punkte ≥ 460 = 2 Punkte	Ernährung (Mini Nutritional Assessment, MNA) ≥ 28 = 0 Punkte < 28 = 2 Punkte
hämatologischer Score: Summe der Punkte für die vier o. g. Parameter 0 bis 1: Risiko gering 2 bis 3: Risiko gering-intermediär 4 bis 5: Risiko intermediär-hoch > 5: Risiko hoch	nicht-hämatologischer Score: Summe der Punkte für die vier o. g. Parameter 0 bis 2: Risiko gering 3 bis 4: Risiko gering-intermediär 5 bis 6: Risiko intermediär-hoch > 6: Risiko hoch
Gesamt-Score: Summe der Punkte für alle sieben oben genannten Parameter (Risikoindex der Chemotherapie wird nur einmal gezählt) 0 bis 3: Risiko gering 4 bis 6: Risiko gering-intermediär 7 bis 9: Risiko intermediär-hoch > 9: Risiko hoch	

tienten, die ihre Therapie gut vertrugen. Mit ihm lassen sich in zwei getrennten Schritten die Risiken für hämatologische und nichthämatologische Toxizität bestimmen. Ein Online-Rechner findet sich unter www.moffitt.org/eforms/crashscoreform/. Geben Sie in die Suchfunktion bei DAZ.online unter www.deutsche-apotheker-zeitung.de den Webcode D7DN8 ein und Sie gelangen direkt zum Online-Rechner. Für die Verwendung ist es nötig, den Risiko-Score für die Toxizität des Therapieregimes zu bestimmen, der Werte zwischen 0 und 2 annehmen kann. Dieser Score richtet sich nach der Häufigkeit des Auftretens von hämatologischer Toxizität Grad 4 und nichthämatologischer Toxizität Grad 3 oder 4 in klinischen Studien. Die Einstufung einiger Beispiel-Schemata findet sich in der frei zugänglichen Veröffentlichung von Extermann et al. [19] sowie auch im genannten Online-Rechner.

Der **CARG-Chemotoxicity-Score** (CARG: Cancer and Aging Research Group) basiert auf den Ergebnissen einer Studie mit 500 Patienten, in der prädiktive Faktoren für die Toxizität einer Krebstherapie bei älteren Patienten untersucht wurden [20]. Sie zeigte eine Korrelation von bestimmten soziodemografischen, tumor- und therapiebezogenen Variablen, Laborwerten (Hämoglobin, Creatinin-Clearance) und Aspekten eines geriatrischen Assessments (Funktion, Komorbidität, Kognition, Psyche, soziale Aktivität, Hilfebedarf und Ernährungszustand) mit dem Auftreten schwerwiegender Nebenwirkungen. Diese Faktoren fließen daher in den Score ein. Die Bewertung der Kriterien mit Punkten ist in Tabelle 5 dargestellt. Ein Online-Rechner für diesen Score findet sich unter www.mycarg.org/Chemo_Toxicity_Calculator. Geben Sie in die Suchfunktion bei DAZ.online unter www.deutsche-apotheker-zeitung.de den Webcode A7VV7 ein und Sie gelangen direkt zum Online-Rechner. In einer kleinen Studie mit 46 Patienten, die Docetaxel erhielten, konnte die Korrelation zwischen dem Score und dem Auftreten von Grad-3- oder Grad-4-Toxizität belegt werden [21].

Herausforderung auch für Pflegende

Die Betreuung Älterer und Hochbetagter ist für Pflegende und pflegende Angehörige eine extreme Herausforderung. Da dank angepasster und zunehmend auch oral applizierbarer Tumortherapien viele Krebspatienten ambulant betreut werden können, werden gerade die Belastungen pflegender Angehöriger oft verkannt [22]. Abhängigkeiten bei den Verrichtungen des täglichen Lebens, wie Medikamenten-

Tab. 5: **CARG-Chemotoxicity-Score** (CARG: Cancer-and-Aging-Research-Group) [20]

Kriterium	**Score**
Alter: ≥ 72 Jahre	2
Tumorlokalisation: gastrointestinal oder gynäkologisch oder urologisch	2
Chemotherapie-Intensität: Standarddosierung	2
Schema: Poly-Chemotherapie	2
Hämoglobin: < 11 g/dl (bei Männern) bzw. < 10 g/dl (bei Frauen)	3
Creatinin-Clearance (nach Jelliffe, Berücksichtigung des Idealgewichtes): < 34 ml/Minute	3
Hörvermögen: schwerhörig oder taub	2
Stürze im vorangegangenen halben Jahr: einen oder mehr	3
instrumentelle Aktivitäten (IADL), Einnahme von Medikamenten: nur mit Hilfe	1
Mobilität: eingeschränkte Gehstrecke	2
soziale Aktivität: aufgrund körperlicher oder emotionaler Umstände eingeschränkt	1
Gesamt-Score: Einschätzung des Toxizitätsrisikos 0 bis 5 6 bis 9 10 bis 19	 gering mittel hoch

Zurück zum Fall: Der Patient leidet immer wieder an einem Mundsoor, insbesondere bei vorangegangenen Erkältungen, welchen er mit kurzfristiger Einnahme von Fluconazol-Tabletten behandelt. Er fragt nun in der Apotheke, ob er denn Fluconazol auch unter der neuen Krebstherapie wieder einnehmen dürfe, wenn der Mundsoor wieder auftreten sollte, er habe noch ein paar Tabletten zu Hause.
Der Apotheker berät ihn dahingehend, dass dies unproblematisch sei, solange das EKG, das der Onkologe demnächst unter der Therapie aufzeichnen will, normal sei (keine verlängerte QT_C-Zeit unter der antiandrogenen Therapie). Sollte hingegen die QT_C-Zeit verlängert sein, dann könnte das Fluconazol additiv wirken, was auch schon bei nur kurzzeitiger Anwendung problematisch sein könne. Kritisch sind QT_C-Zeiten ab 500 msec. Schließlich empfiehlt der Apotheker auch, regelmäßig eine Elektrolyt-Kontrolle durchführen zu lassen, was der Onkologe sicher alle paar Wochen ohnehin mache.
Alternativ könne der Patient bei Mundsoor auch topisch Nystatin einsetzen. In jedem Fall solle er auf eine gute Mundhygiene achten.
Beim nächsten Besuch berichtet der Patient, das EKG sei unverändert. Fluconazol kann somit grünes Licht als Bedarfsmedikation erhalten.

einnahme, An- und Auskleiden, Toilettengang oder Körperpflege, eine erhöhte Inzidenz von Inkontinenz und Stürzen sowie ein erhöhtes Risiko für ein Delir (nicht zuletzt als unerwünschte Wirkung einer onkologischen Therapie), lassen Pflegenden und pflegenden Angehörigen eine zentrale Rolle bei der Betreuung dieser Patientengruppe zukommen. Dies erfordert bei den Pflegeberufen wie auch bei den anderen Berufsgruppen eine entsprechende Qualifikation sowohl im Bereich onkologischer als auch geriatrischer Pflege [23]. Bei der Mitversorgung älterer Tumorpatienten durch pflegende Angehörige ist es essenziell, das Therapiekonzept von Beginn an mit diesen abzustimmen und einen Aktionsplan mit Angaben von Anlaufstellen bei eventuell auftretenden Notfällen (siehe auch Kapitel „Onkologische Notfälle", S. 17) oder Versorgungsproblemen zu erarbeiten.

Fazit

Die teilweise gewaltigen Fortschritte in der onkologischen Diagnostik und Therapie der letzten Jahre sind bei Älteren und Hochbetagten noch nicht in dem selben Umfang angekommen wie bei jüngeren Menschen [24]. Neben dem fehlenden Ausschöpfen sinnvoller Behandlungen bei teilweise bestehendem „therapeutischem Nihilismus" sind andererseits auch Übertherapien nicht selten, was zu vermeidbarer Morbidität und Mortalität führt. Die geriatrische Onkologie setzt sich deshalb dafür ein, dass die individuellen Bedürfnisse älterer und hochbetagter Menschen stärker in der klinischen Routine berücksichtigt werden. Eine gute Zusammenarbeit bei der interdisziplinären Betreuung älterer Tumorpatienten durch Onkologen, Geriater, Apotheker, Pflegekräfte, Physiotherapeuten und Sozialarbeiter, idealerweise in spezialisierten Teams mit Fokus auf Krebs im Alter, ist dabei ein Garant für bestmöglichen Behandlungserfolg. |

Literatur

[1] Yancik R. Cancer Burden in the Aged An Epidemiologic and Demographic Overview. Cancer 1997;80:1273–1283
[2] Battisti N et al. Assessment of the External Validity of the National Comprehensive Cancer Network and European Society for Medical Oncology Guidelines for Non-Small-Cell Lung Cancer in a Population of Patients Aged 80 Years and Older. Clin Lung Cancer 2017;18(5):460-471
[3] Older Adult Oncology. Leitlinie des National Comprehensive Cancer Network (NCCN), Version 1.2019, www.nccn.org/professionals/physician_gls/pdf/senior.pdf, Abruf 16. September 2019
[4] Fried L.P. et al. Frailty in older adults: evidence for a phenotype. J Gerontol A Biol Sci Med Sci 2001;56(3):M146-156
[5] Morley JE et al. Frailty consensus: a call to action. J Am Med Dir Assoc 2013;14(6):392-7
[6] Handforth C et al. The prevalence and outcomes of frailty in older cancer patients: a systematic review. Ann Oncol 2015;26(6):1091-1101
[7] Hamaker ME et al. Frailty screening methods for predicting outcome of a comprehensive geriatric assessment in elderly patients with cancer: a systematic review. Lancet Oncol 2012;13(10):e437-444
[8] Decoster L et al. Relevance of Geriatric Assessment in Older Patients With Colorectal Cancer. Clin Colorectal Cancer 2017;16(3):e221-e229
[9] Schulkes KJ et al. Relevance of a Geriatric Assessment for Elderly Patients With Lung Cancer-A Systematic Review. Clin Lung Cancer 2016;17(5):341-349.e3
[10] Droz JP et al. Management of prostate cancer in older patients: updated recommendations of a working group of the International Society of Geriatric Oncology. Lancet Oncol 2014;15(9):e404-414
[11] Mohile SG et al. Practical Assessment and Management of Vulnerabilities in Older Patients Receiving Chemotherapy: ASCO Guideline for Geriatric Oncology. J Clin Oncol 2018;1;36(22):2326-2347
[12] Nightingale G et al. Evaluation of a pharmacist-led medication assessment used to identify prevalence of and associations with polypharmacy and potentially inappropriate medication use among ambulatory senior adults with cancer. J Clin Oncol 2015;33(13):1453-9
[13] Mohile SG et al. Association of cancer with geriatric syndromes in older Medicare beneficiaries. J Clin Oncol 2011;29(11):1458-1464
[14] Sharma M et al. Polypharmacy and potentially inappropriate medication use in geriatric oncology. J Geriatr Oncol 2016;7(5):346-353
[15] Nightingale G et al. The Impact of Polypharmacy on Patient Outcomes in Older Adults With Cancer. Cancer J 2017;23(4):211-218
[16] Nightingale G et al. The prevalence of major drug-drug interactions in older adults with cancer and the role of clinical decision support software. J Geriatr Oncol 2018;9(5):526-533
[17] Lund JL et al. Potential Medication-Related Problems in Older Breast, Colon, and Lung Cancer Patients in the United States. Cancer Epidemiol Biomarkers Prev 2018;27(1):41-49
[18] Whitman AM et al. A Comprehensive Look at Polypharmacy and Medication Screening Tools for the Older Cancer Patient. Oncologist 2016;21(6):723-730
[19] Extermann M et al. Predicting the risk of chemotherapy toxicity in older patients: the Chemotherapy Risk Assessment Scale for High-Age Patients (CRASH) score. Cancer 2012;118(13):3377-3386
[20] Hurria A et al. Predicting Chemotherapy Toxicity in Older Adults With Cancer: A Prospective Multicenter Study. J Clin Oncol 2011;29(25):3457-3465
[21] Alibhai SM et al. A comparison of the CARG tool, the VES-13, and oncologist judgment in predicting grade 3+ toxicities in men undergoing chemotherapy for metastatic prostate cancer. J Geriatr Oncol 2017;8(1):31-36
[22] Wolff JL et al. A National Profile of Family and Unpaid Caregivers Who Assist Older Adults with Health Care Activities. JAMA Intern Med 2016;176(3):372-379
[23] Bond SM et al. The Evolution of Ger-Oncology Nursing. Semin Oncol Nurs 2016;32(1):3-15
[24] Quaglia A et al. The Cancer Survival Gap Between Elderly and Middle-Aged Patients in Europe Is Widening. Eur J Cancer 2009;45(6):1006-1016

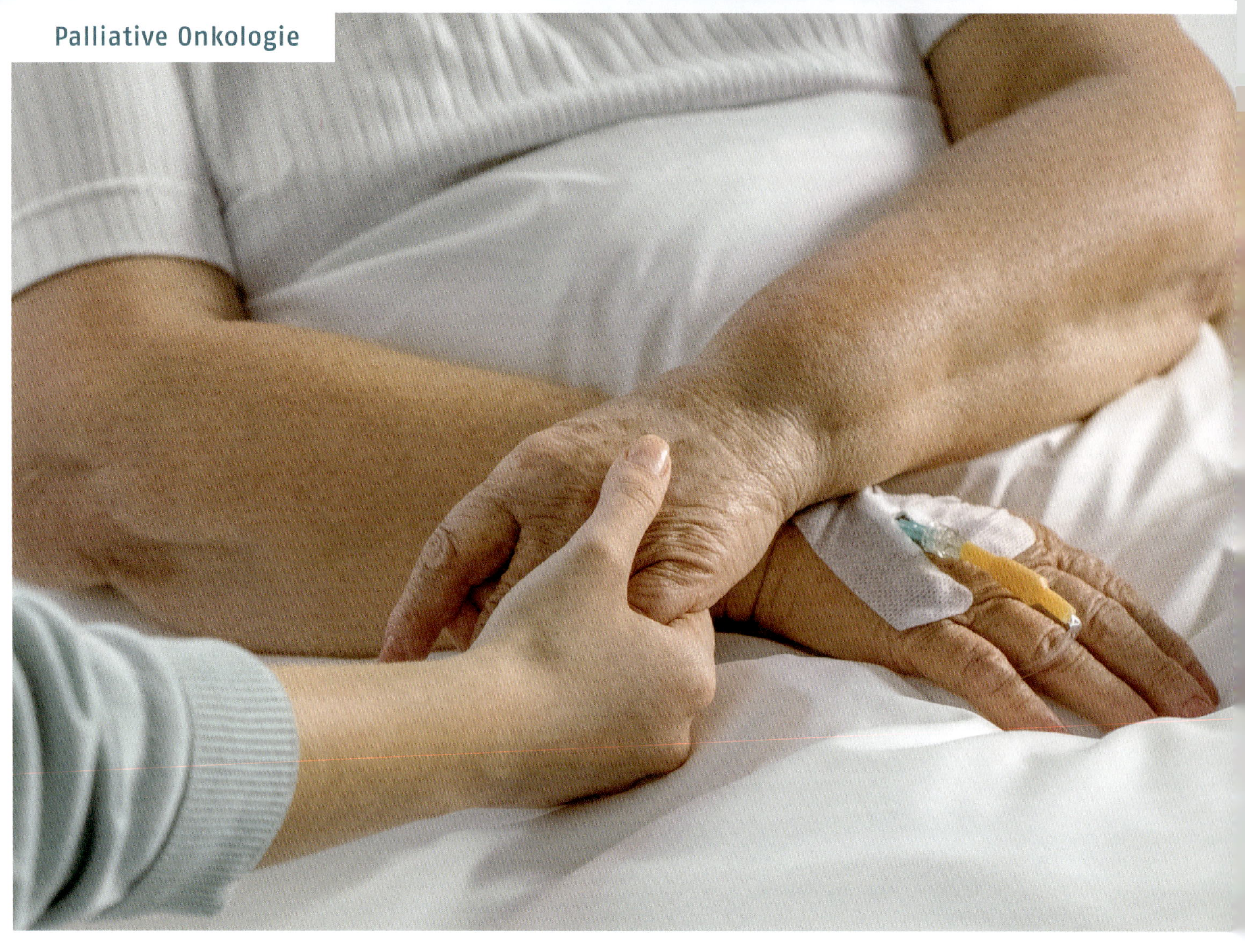

Wenn das Leben zu Ende geht

Von Petra Jungmayr | **Die meisten nicht heilbaren Krebserkrankungen erstrecken sich über einen längeren Zeitraum, der Monate bis Jahre betragen kann. Im Verlauf seines Tumorleidens wird der Patient medikamentöse Unterstützung erhalten, sodass sich zwischen ihm, seinen Angehörigen und seinem Apotheker ein Vertrauensverhältnis entwickeln kann, bei dem ganz unterschiedliche Fragen zur Sprache kommen. Diese können Symptome und deren Linderung sowie die pflegerische und medizinische Versorgung betreffen, aber auch Unsicherheit hinsichtlich einer möglichen Über- oder Unterversorgung widerspiegeln. Von pharmazeutischer Seite her können fachspezifisches Wissen und Können, Information und Beratung sowie Empathie und Wertschätzung in die interdisziplinäre palliative Versorgung einfließen.**

Nach Definition der WHO dient die Palliativmedizin „der Verbesserung der Lebensqualität von Patienten und ihren Familien, die mit Problemen konfrontiert sind, welche mit einer lebensbedrohlichen Erkrankung einhergehen. Dies geschieht durch Vorbeugen und Lindern von Leiden mittels frühzeitiger Erkennung, genauer Beurteilung sowie Behandlung von Schmerzen und anderen physischen, psychosozialen oder spirituellen Problemen." Nicht mehr die Verlängerung der Überlebenszeit um jeden Preis, sondern Wünsche, Ziele und Befinden des Patienten stehen im Vordergrund. Wichtig sind nun die elementaren Bedürfnisse des unheilbar Kranken und dessen bestmögliche Behandlung und Begleitung [1]. Die zentrale Frage lautet: Was brauchen Patienten und ihre Angehörigen in dieser Erkrankungssituation? Eine palliativmedizinische Betreuung ist indes nicht nur auf die letzten Lebenstage oder Wochen begrenzt, sondern sollte bereits in frühen Krankheitsstadien parallel zur kausalen Therapie erfolgen. Dieses Vorgehen wird als frühe Integration oder frühzeitige palliativmedizinische Mitbetreuung bezeichnet. Diese ermöglicht das Verbleiben in der häuslichen Umgebung, eine Verbesserung der Lebensqualität, eine zufriedenstellende Symptomkontrolle und die Selbstbestimmung des Betroffenen. Ferner kann der medizinische Aufwand am Lebensende reduziert werden, was sich auch in

verminderten Kosten niederschlägt. Einzelne Arbeiten zeigten auch eine Verlängerung des Überlebens aufgrund einer palliativmedizinischen Versorgung [2].
Die palliativmedizinische Betreuung unterstützt den Patienten und dessen Angehörige in den unterschiedlichsten Belangen. Dies erfordert eine interdisziplinäre Zusammenarbeit verschiedener Berufsgruppen. Zur Umsetzung einiger Anliegen der palliativmedizinischen Betreuung kann auch der Apotheker beitragen; hierzu gehören etwa die Herstellung spezieller Rezepturen, die Beratung der Angehörigen, die Versorgung mit Arzneimitteln, Hilfsmitteln und Medizinprodukten sowie die Information über Versorgungsstrukturen.

Formen palliativmedizinischer Betreuung

Die Palliativ- und Hospizversorgung wurde in den vergangenen Dekaden stetig weiterentwickelt. Gründe hierfür sind neben der zu erwartenden demografischen Entwicklung der Gesellschaft auch eine stärkere Orientierung an den Bedürfnissen der Patienten und deren Angehörige in einer existenziellen Situation. Mit dieser Entwicklung ging der Aufbau von Versorgungsstrukturen einher. Anfänglich waren dies Hospizdienste und stationäre Hospize (1967 die Gründung des St. Christopher's Hospice in London durch Cicely Saunders), in den Folgejahren kamen Palliativstationen (1983 die erste Palliativstation in Köln) hinzu und seit 2007 die Dienste der spezialisierten ambulanten Palliativversorgung [3]. Derzeit existiert in Deutschland eine heterogene Landschaft an palliativmedizinischen, hospizlichen und anderen verwandten Leistungsangeboten und Leistungsbringern [4].
Versicherte mit einer nicht heilbaren, fortschreitenden und weit fortgeschrittenen Erkrankung bei einer zugleich begrenzten Lebenserwartung, die eine besonders aufwendige

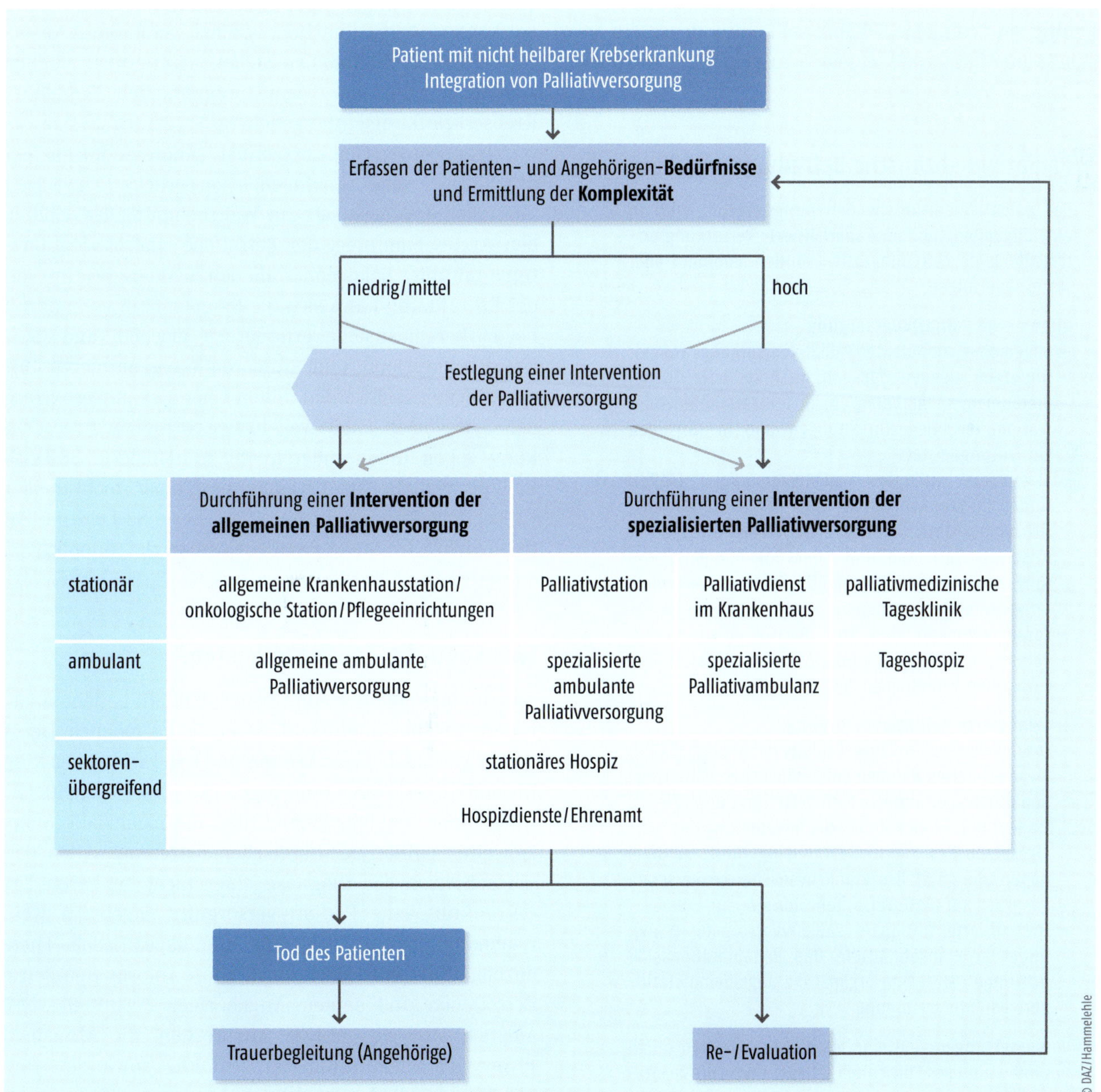

Abb. 1: **Behandlungspfad** für Patienten und Angehörige [S3-Leitlinie Palliativmedizin]

Versorgung benötigen, haben nach § 37b Sozialgesetzbuch V Anspruch auf eine spezialisierte ambulante Palliativversorgung (= SAPV). Diese umfasst ärztliche und pflegerische Leistungen einschließlich ihrer Koordination insbesondere zur Schmerztherapie und Symptomkontrolle und zielt darauf ab, die Betreuung der Versicherten in der vertrauten Umgebung des häuslichen oder familiären Bereichs zu ermöglichen und das Leiden einzelfallgerecht zu lindern. Die SAPV wird als Team-Leistung erbracht, indem unterschiedliche Berufsgruppen zusammenarbeiten (Ärzte, Pflegekräfte und Kooperationspartner). Man geht davon aus, dass rund 10% der sterbenden Menschen aufgrund einer aufwendigen Versorgung und eines komplexen Symptomgeschehens einer spezialisierten ambulanten Palliativversorgung bedürfen [5, 6].

Erweiterte S3-Leitlinie Palliativmedizin

Die erste Fassung einer S3-Leitlinie zur Palliativmedizin ist im Jahr 2015 unter der Federführung der Deutschen Gesellschaft für Palliativmedizin erschienen. Sie umfasst sieben Kapitel: Versorgungsstrukturen, Kommunikation, Atemnot, Tumorschmerz, Obstipation, Depression und Sterbephase. Nun wurde eine aktualisierte S3-Leitlinie „Palliativmedizin für erwachsene Patienten mit einer nicht heilbaren Krebserkrankung" vorgestellt. Die bereits vorliegende Leitlinie wurde aktualisiert und um acht Kapitel erweitert. Neu hinzugekommen sind die Bereiche Therapiezielfindung und Kriterien der Entscheidungsfindung, Fatigue, schlafbezogene Erkrankungen/nächtliche Unruhe, Übelkeit und Erbrechen (unabhängig von einer Chemotherapie), maligne intestinale Obstruktion, maligne Wunden, Angst und Todeswünsche. Die Leitlinie enthält zahlreiche Empfehlungen, Statements und Hintergrundtexte; mehr als ein Drittel der Empfehlungen sind evidenzbasiert.

Belastende Symptome

Um die Anliegen von Angehörigen und Patienten verstehen und einordnen zu können, sollten dem beratenden Apotheker die häufigsten Symptome bekannt sein, unter denen ein palliativ betreuter Tumorpatient leiden kann. Häufig auftretende körperliche Symptome wie Schmerzen, Übelkeit und Luftnot können Angst und Depressionen verstärken. Neben organbezogenen Symptomen stehen häufig auch Allgemeinsymptome, die mit dem progredienten Verlauf der Krebserkrankung einhergehen, im Vordergrund. Dazu gehören Inappetenz, Gewichtsverlust (Anorexie-Kachexie-Syndrom) sowie eine zunehmende körperliche Schwäche und Müdigkeit. Im Gegensatz zur Wahrnehmung des behandelnden Arztes empfindet der Betroffene eine ausgeprägte Fatigue mitunter belastender als den Schmerz [7]. Im Verlauf der Erkrankung kann sich die Symptomatik verändern und neue Therapieansätze erforderlich machen, und je nach Krankheitsverlauf und Tumorentität dominieren unterschiedliche Beschwerden. Einen Überblick zu vorherrschenden Symptomen einer weit fortgeschrittenen Krebserkrankung geben unter anderem die aktualisierte S3-Leitlinie Palliativmedizin für Patienten mit einer nicht heilbaren Krebserkrankung (s. Kasten „Erweiterte S3-Leitlinie Palliativmedizin") sowie die ESMO-Leitlinien zur „Supportive and Palliative Care" [8, 9].

Palliativmedizinische Betreuungsangebote

Das palliativmedizinische Betreuungsangebot wird in eine allgemeine und eine spezialisierte Versorgung unterteilt; beide Betreuungsarten können ambulant oder stationär erfolgen.

allgemeine Palliativversorgung

- allgemeine ambulante Palliativversorgung (AAPV); findet im eigenen Haushalt, in Arzt- oder Therapieräumen, in Ambulanzen, in teilstationären oder stationären Pflegeeinrichtungen und in sonstigen Einrichtungen statt
- allgemeine stationäre Palliativversorgung (ASPV); findet in Krankenhäusern und Rehabilitationseinrichtungen statt, berücksichtigt werden die Bedürfnisse der Patienten und ihrer Angehörigen. Leistungserbringer sind Pflegekräfte, Ärzte und Mitarbeiter weiterer Berufsgruppen
- Voraussetzungen sind eine Basisqualifikation zur Palliativversorgung (mindestens ein 40-stündiges Curriculum Palliativmedizin)

spezialisierte Palliativversorgung

- spezialisierte ambulante Palliativversorgung (SAPV); diese erfolgt im Rahmen einer häuslichen Mitbetreuung durch spezialisierte Fachkräfte (Arzt und Pflege). Sie wurde 2007 im Rahmen der Novellierung des Sozialgesetzbuches V unter §37 b eingeführt. Seitdem haben alle gesetzlich krankenversicherten Personen Anspruch auf diese Versorgungsform.
- spezialisierte stationäre Palliativversorgung (SSPV); findet in Krankenhäusern und Rehabilitationseinrichtungen statt und ergänzt die allgemeine stationäre Palliativversorgung

Voraussetzungen sind eine Mindestqualifikation durch ein 160-stündiges Curriculum (Pflege) sowie die Zusatzweiterbildung in der Palliativmedizin (Ärzte)

Was kann die Apotheke leisten?

Eine umfassende Betreuung eines Palliativpatienten ist nur innerhalb eines interdisziplinären Teams möglich. Der Apotheker kann dabei sein Wissen und handwerkliches Können in vielfältiger Weise einbringen. Ein erster Schritt ist die Information der Betroffenen über die potenzielle Möglichkeit einer palliativmedizinischen Betreuung. Allen Patienten soll nach der Diagnose einer nicht heilbaren Krebserkrankung eine Palliativversorgung angeboten werden, unabhängig davon, ob eine tumorspezifische Therapie durchgeführt wird oder nicht. Diese Information soll dem Betroffenen und seinen Angehörigen vermittelt werden. Möglich sind das aktive Ansprechen, die Mitgabe von Flyern, die Vermittlung von Kontakten sowie der Hinweis auf den gesetzlich verankerten Anspruch auf eine entsprechende Palliativbetreuung.

Kommunikation und Haltung

Die Aufklärung über die Krankheit und deren Verlauf erfolgt vornehmlich über den behandelnden Arzt. Bei der Auseinandersetzung und Verarbeitung existenzieller Fragen soll der Patient durch alle an der Behandlung beteiligten Berufsgruppen unterstützt werden. Angehörige sollen in ihrer Rolle als Unterstützer und Mitbetroffene wahrgenommen und gewürdigt werden. Auch sie befinden sich in einer Ausnahmesituation und benötigen Unterstützung. Die eigene Haltung zu einer conditio humana und der wertschätzende Umgang mit den Betroffenen ermöglichen und prägen ein Vertrauensverhältnis.

Aneignen von Kenntnissen über häufig eingesetzte Arzneimittel

Die meisten in der Palliativmedizin eingesetzten Wirkstoffe dürften den pharmazeutischen Mitarbeitern bekannt sein. Indes weichen deren Einsatz, Dosierung und die gewählten Applikationsformen nicht selten von gängigen Therapieschemata ab. Dies hat mehrere Gründe: Viele Arzneimittel sind für die eingesetzten Indikationen nicht zugelassen (Off-Label-Use), übliche Dosierungen kommen aufgrund ihres Nebenwirkungsprofils oder der Dauer bis zum Wirkeintritt nicht infrage oder ein komplexes Medikationsregime ist im Versorgungsumfeld nicht umsetzbar. Schluckbeschwerden, Schwäche und Verwirrtheit erschweren die orale Gabe von Medikamenten. Starke Schmerzen erfordern oftmals ein Vielfaches der gängigen Dosis. Hinzu kommt, dass bei Schwerkranken häufig auch eine terminale Insuffizienz unterschiedlicher Organe (Niere, Leber, Herz) vorliegt, die ebenfalls berücksichtigt werden muss. So erstaunt es nicht, dass in der Palliativmedizin bis zu einem Viertel aller eingesetzten Arzneimittel für nicht zugelassene Indikationen verordnet wird und/oder eine nicht zugelassene Applikationsart gewählt wird. Einige der wichtigsten Wirkstoffe der Palliativmedizin werden teilweise im Off-Label-Use eingesetzt [10, 11] (s. Tabelle).

Medikation am Lebensende

Ist das Lebensende absehbar, sollte die Medikation des Schwerkranken unter folgenden Aspekten neu bewertet und gegebenenfalls angepasst werden [11]:

- Absetzen von Medikamenten zur Langzeitprophylaxe von Komplikationen (z. B. Statine, Antihypertonika, Antidiabetika)
- bei moribunden Patienten: Absetzen von Antidepressiva und Laxanzien
- Bedarfsmedikation vorausschauend verordnen und Medikamente für häufig am Lebensende auftretende Symptome bereithalten (gegen Schmerzen, Atemnot, Erbrechen, Agitation, Rasselatmung)
- bei insulinpflichtigen Diabetikern Insulinmenge mit abnehmender Nahrungsmittelaufnahme reduzieren
- Notwendigkeit intravenöser Flüssigkeitsgabe neu bewerten

Pharmazeutische Aufgabenbereiche

Zu den pharmazeutischen Aufgaben gehören unter anderem die Beschaffung von Krankenpflegeprodukten, Arznei- und Hilfsmitteln, die Beratung über den Einsatz von Arzneimitteln im Hinblick auf ihre Sondengängigkeit oder Zermörserbarkeit, Informationen zur Erstattungsfähigkeit eines Arzneimittels, die Medikationsanalyse und die Beratung über die Umsetzbarkeit der medikamentösen Therapie im Umfeld des Patienten, um nur einige Punkte zu nennen. Des Weite-

Tab. 1: **Häufig eingesetzte Arzneistoffe in der Palliativmedizin** [10, 11]

Wirkstoff	zugelassene Indikation bzw. Applikationsart	Off-Label-Use Applikationsart
Butylscopolamin	akute spastische Schmerzen	Rasselatmung
Haloperidol	akute psychomotorische Erregungszustände, Chorea Huntington, postoperative Übelkeit und postoperatives Erbrechen, Akutbehandlung des Deliriums i. m.	Übelkeit und Erbrechen i. v.
Levomepromazin	Unruhe- und Erregungszustände im Rahmen psychotischer Störungen, zur Kombinationstherapie bei der Behandlung von schweren und/oder chronischen Schmerzen i. m., i. v.	terminale Unruhe, Übelkeit und Erbrechen s. c.
Metoclopramid	maximale Dosis 30 mg/Tag über fünf Tage	höhere Dosierung, eventuell über einen längeren Zeitraum (40 mg/Tag über 14 Tage)
Midazolam	Sedierung i. v., rektal	Atemnot s. c.
Morphin, Hydromorphon	Schmerzen	Atemnot

ren ist die Apotheke bei der Anfertigung spezieller Rezepturen gefragt, so etwa bei der Herstellung eines Morphin-Gels zur äußeren Anwendung [12], bei der Anfertigung von Lösungen zur Wundreinigung (z.B. hydrophiles Polihexanid-Gel NRF 11.131) oder öliger Dronabinol-Tropfen (NRF 22.8) oder bei der Zubereitung parenteraler Lösungen zur Schmerzherapie.

Parenterale Schmerztherapie – eine Herausforderung für die Apotheke

Mitunter ist bei Schmerzpatienten eine orale oder transdermale Schmerztherapie nicht mehr möglich. Gründe hierfür können bei sehr starken Schmerzen ein ungenügendes Ansprechen auf Oralia, Tumor-bedingte Obstruktionen, neurologische Schluckstörungen sowie fluktuierende Bewusstseinszustände beim sterbenden Menschen sein. In diesen Fällen ist eine parenterale Schmerztherapie erforderlich. Um Parenteralia in der Apotheke herstellen zu können, sind lt. § 35 der Apothekenbetriebsordnung spezielle Räume und Ausstattungen (Werkbänke, eventuell Isolatoren) erforderlich, sodass entsprechende sterile Zubereitungen nur speziell ausgestatteten Apotheken vorbehalten bleiben. Sind diese Voraussetzungen gegeben, müssen im Einzelfall folgende Fragen geklärt werden:

- Welche Wirkstoffe werden eingesetzt?
- Ist die verordnete Rezeptur plausibel (Plausibilitätsprüfung)?
- Liegen Daten zur Mischbarkeit einzelner Komponenten vor?
- Liegen Daten zur Stabilität und Kompatibilität vor (mikrobiologische und physikalisch-chemische Stabilität)
- Welches Pumpenreservoir wird eingesetzt?
- Welche Applikationsart ist vorgesehen; subkutan oder intravenös? (Nur wenige palliativmedizinisch eingesetzte Wirkstoffe sind auch für den subkutanen Applikationsweg zugelassen.)

Häufig eingesetzte Wirkstoffe zur parenteralen Schmerztherapie sind die Analgetika Morphin, Hydromorphon und Metamizol. Weitere wichtige Wirkstoffe sind Midazolam zur Sedierung, Haloperidol und Levomepromazin aufgrund ihrer dämpfenden und antiemetischen Eigenschaften, Metoclopramid und Butylscopolamin bei Beschwerden durch gastrointestinale Tumoren sowie Dexamethason und Dimenhydrinat aufgrund ihrer antiemetischen Wirkung.

Nicht alle Arzneistoffe können oder sollen miteinander gemischt werden. Hierfür kann es chemisch-physikalische Gründe geben, die zu Stabilitätsproblemen führen können oder aus pharmakologischen oder pharmakokinetischen Gründen abzulehnen sind. Zur Mischbarkeit einzelner Komponenten können Tabellen oder Datenbanken eingesehen werden [14 – 17]; schwieriger ist die Beurteilung der Stabilität, insbesondere der Stabilität von Mischungen. Bis auf einige Ausnahmen (wie z.B. Daten zu Mischinfusionen mit Opioiden und Metamizol [18]) ist die Datenlage hierzu spärlich bis unzureichend.

Curriculum Palliativpharmazie

2008 verabschiedete die Mitgliederversammlung der Bundesapothekerkammer eine Zertifikatsfortbildung Palliativpharmazie – Der Apotheker als Teil des Palliative Care Teams. Die Fortbildung befasst sich unter anderem mit Aspekten der Arzneimittelversorgung des Palliativpatienten, medikamentösen und nicht medikamentösen Therapieoptionen, Versorgungsstrukturen in der Palliativmedizin, Bedürfnissen von Patienten und Angehörigen, Ethik, Trauer und Spiritualität sowie Kommunikation. Die Fortbildung umfasst 40 Unterrichtseinheiten à 45 Minuten, eine dreitägige Hospitation in einer Einrichtung der Hospiz- oder Palliativversorgung sowie die Erarbeitung einer Falldokumentation [13]. Sie wird bei Bedarf von den Landesapothekerkammern angeboten, so etwa 2019 von der LAK Bayern.

Überversorgung vermeiden

Mit Fragen der fachgerechten Versorgung befasst sich die Initiative Choosing wisely. Diese 2011 in den USA gestartete Initiative fordert die offene Diskussion zwischen der Ärzteschaft, den Patienten und der Öffentlichkeit zum Thema Unter- und Überversorgung. In unterschiedlichen Fachbereichen, unter anderem auch im Bereich der Palliativmedizin, wurden Maßnahmen diskutiert, bei denen der Initiative zufolge eine Überversorgung besteht. Die Choosing-wisely-Initiative wurde unter dem Titel „Gemeinsam klug entscheiden" für viele Fachbereiche auf deutsche Verhältnisse übertragen. „Klug entscheiden" ist eine Initiative der Deutschen Gesellschaft für Innere Medizin (DGIM), die sich gegen Über- und Unterversorgung wendet. Zwölf Fachgesellschaften nehmen an der Initiative unter dem Dach der DGIM teil und haben praktische Empfehlungen erstellt [20].

Klug entscheiden: Über- und Unterversorgung vermeiden

Die Frage, ob ein Patient in der Endphase seiner Erkrankung auch angemessen versorgt wird, wird wohl häufig gestellt, da in dieser Phase nicht mehr die Heilung um jeden Preis, sondern Linderung und Lebensqualität im Vordergrund stehen. Das Unterlassen einer Maßnahme kann unter Umständen hilfreicher sein, als sie durchzuführen. Mit der Sinnhaftigkeit einiger Maßnahmen befasste sich unter anderem auch die Deutsche Gesellschaft für Palliativmedizin e.V. Deren „Klug-entscheiden-Empfehlungen" greifen in enger methodischer Anlehnung an die S3-Leitlinie Palliativmedizin verschiedene Beispiele von Über- und Unterversorgung am Lebensende auf und spiegeln dabei auch grundsätzliche Prinzipien palliativmedizinischen Handelns wider. Negativempfehlungen sollen Ärzte dazu anregen, die Sinnhaftigkeit gängiger Praktiken bei Tumorpatienten mit begrenzter Lebenserwartung zu hinterfragen. Es soll aus dem medizinisch Möglichen das individuell Sinnvolle ausgewählt werden. So werden für die Palliativmedizin folgende Positiv- und Negativempfehlungen ausgesprochen [19]:

Positivempfehlungen

- **Erfassung von Bedürfnissen:** Bei einer nicht heilbaren Krebserkrankung sollen die körperlichen, psychischen, sozialen und spirituellen Bedürfnisse sowie die Belastungen und Informationsbedürfnisse der Patienten und Angehörigen wiederholt und bei einer Änderung der klinischen Situation erfasst werden.
- **Informationen und Unterstützungsangebote:** Bei Diagnose einer inkurablen Grunderkrankung sollen Patienten Informationen über palliativmedizinische Behandlungskonzepte erhalten und (wenn erforderlich) entsprechende Unterstützung angeboten bekommen.
- **vorausschauende Versorgungsplanung:** Patienten mit einer nicht heilbaren Krebserkrankung sollen das Angebot einer vorausschauenden Versorgungsplanung (Advance Care Planning) erhalten. Die Gesprächsbegleitung zur vorausschauenden Versorgungsplanung soll frühzeitig im Verlauf sowie wiederholt bei wesentlichen Veränderungen von Befinden und Prognose angeboten werden.
- **Opioid-bedingte Obstipation:** Laxanzien zur Behandlung oder Vorbeugung von Opioid-bedingter Obstipation sollen routinemäßig verordnet werden.
- **Belastungen in der Sterbephase:** In der Sterbephase auftretende Angst soll regelmäßig evaluiert werden. Hierbei soll neben verbalen Äußerungen auf klinische Hinweise – wie Unruhe, Schwitzen, Mimik oder Abwehrreaktionen – geachtet werden. Bei Unruhe in der Sterbephase sollen die im Vordergrund stehenden auslösenden Ursachen bestimmt werden, zum Beispiel Schmerz, Obstipation, Harnverhalt, Atemnot, Angst und/oder ein Delir.

Negativempfehlungen

- **Therapiebegrenzung in der Sterbephase:** Alle medizinischen, pflegerischen und physiotherapeutischen Maßnahmen, die nicht dem Therapieziel bestmöglicher Lebensqualität dienen, sollen in der Sterbephase nicht eingeleitet oder, falls sie im Vorfeld eingeleitet wurden, beendet werden. Eine onkologische Therapie soll am Lebensende nur dann gegeben werden, wenn sie unmittelbar der Symptomlinderung dient. Es zeichnet sich allerdings ab, dass die wachsende Zahl oral verfügbarer onkologischer Wirkstoffe mit vermeintlich spezifischer Wirkung zu einer Verlängerung der Krebstherapie teils bis in die Sterbephase hinein führt [21]. |

Literatur

[1] Aulbert E, Nauck F, Radbruch L. Lehrbuch der Palliativmedizin. 3. Auflage Schattauer Verlag 2011

[2] Temel JS, Greer JA, Muzikansky A et al. Early palliative care for patients with metastatic non-small-cell lung cancer. NEJM 2010;363:733-742

[3] Informationen der Deutschen Gesellschaft für Palliativmedizin e.V. (DGP), www.dgpalliativmedizin.de

[4] Alt-Epping B et al. Zu viel des Guten –Ressourcenallokation und Überversorgung auch in der Palliativmedizin? Zeitschrift für Palliativmedizin 2019;1:10-13

[5] Erläuterungen zu Regelungen der ambulanten Palliativversorgung. Deutsche Gesellschaft für Palliativmedizin (DGP) und Bundesarbeitsgemeinschaft Spezialisierte Ambulante Palliativversorgung (SAPV) (BAG-SAPV), https://www.dgpalliativmedizin.de/images/Erläuterungen_zu_Regelungen_der_ambulanten_Palliativversorgung_DGP_BAG_SAPV.pdf

[6] Richtlinie des Gemeinsamen Bundesausschusses zur Verordnung von spezialisierter ambulanter Palliativversorgung (Spezialisierte Ambulante Palliativversorgungs-Richtlinie/SAPV-RL. vom 20. Dezember 2007, Stand 15. April 2010, www.g-ba.de/downloads/62-492-437/SAPV-RL_2010-04-15.pdf

[7] Gärtner J et al. Frühzeitige spezialisierte palliativmedizinische Mitbehandlung. Der Onkologe 2015;21:1182-1188

[8] Palliativmedizin für Patienten mit einer nicht heilbaren Krebserkrankung. Erweiterte S3-Leitlinie, Langversion 2.0 – August 2019, AWMF-Registernummer: 128/001-OL https://www.awmf.org/uploads/tx_szleitlinien/128-001OLl_S3_Palliativmedizin_2019-09.pdf

[9] ESMO-Leitlinien für Supportive and Palliative Care: https://www.esmo.org/Guidelines/Supportive-and-Palliative-Care [abgerufen 24.09.2019]

[10] Rémi C, Bausewein C. Zum Umgang mit Off-Label-Use in der Palliativmedizin. Arzneimittelinformation Palliativmedizin und Zentralstelle Off-Label-Use, www.arzneimittel-palliativ.de, Deutsche Gesellschaft für Palliativmedizin e. V., www.dgpalliativmedizin.de/images/171211_Offlabel_DS.pdf

[11] Rémi C, Bausewein C, Twycross R, Wilcock A, Howard P (Hrsg). Arzneimitteltherapie in der Palliativmedizin. 3. Aufl. Elsevier 2018

[12] Herbig S. Herstellung von Morphingel 0,1%. Krankenhauspharmazie 2011;32:367

[13] Zertifikatsfortbildung „Palliativpharmazie – Der Apotheker als Teil des Palliative Care Teams" - Curriculum und Stichwortkatalog. Bundesapothekerkammer und Deutsche Gesellschaft für Palliativmedizin e.V., Stand 25. November 2008, www.abda.de/fileadmin/assets/Fortbildung/Zertifikatfortbildungen/Curr_Palliativpharmazie_08_11_25.pdf

[14] Stabilität und Qualität von Infusionslösungen. www.pall-iv.de, Abruf 3. März 2109

[15] Dickman A, Littlewood C, Varga J. The Syringe Driver: Continuous Subcutaneous Infusions in Palliative Care. 4 ed. Oxford: Oxford University Press 2016

[16] Trissel LA. Handbook on Injectable Drugs. 18 ed. Maryland, USA: American Society of Health System Pharmacists 2015

[17] Syringe Driver Survey Database (SDSD), www.palliativedrugs.com/syringe-driver-database-introduction.html

[18] Rémi C. Mischinfusionen in der Palliativmedizin. Kompatibilität und Stabilität palliativmedizinisch relevanter Arzneimittelmischungen. Dissertation Ludwig-Maximilians-Universität München 2017

[19] Alt-Epping B. Klug entscheiden am Lebensende. Empfehlungen der Deutschen Gesellschaft für Palliativmedizin e.V. (DGP). Internist 2017; 58:575-579

[20] Manual Entwicklung von Empfehlungen im Rahmen der Initiative Gemeinsam Klug Entscheiden. Ad hoc Kommission „Gemeinsam Klug Entscheiden" der Arbeitsgemeinschaft der Wissenschaftlichen Medizinischen Fachgesellschaften (AWMF). Version 1.1 2016, www.awmf.org/medizin-versorgung/gemeinsam-klug-entscheiden.html

[21] van Oorschot B: Krebs im Endstadium. Überengagierte Versorgung am Lebensende. Deutsches Ärzteblatt; Perspektiven der Onkologie 2/2018

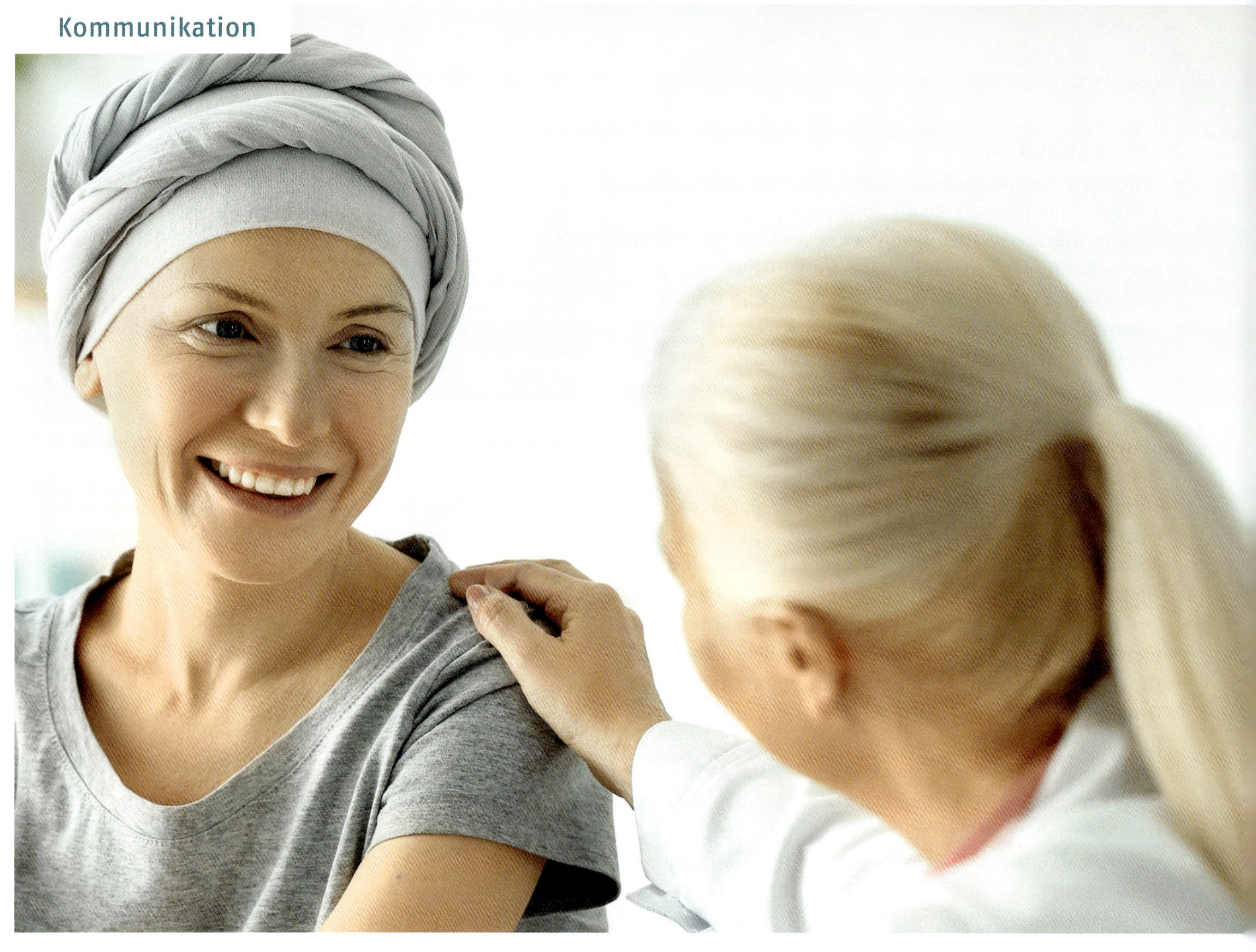

Foto: Leonid – stock.adobe.com

Herausfordernde Kommunikation

Von Frank Gieseler und Dorothee Dartsch | **Die Überlebensprognose für Patienten mit Krebserkrankungen ist in den letzten Jahren in allen europäischen Ländern gestiegen und steigt weiterhin. Daher werden Patienten hinsichtlich ihrer Erkrankung und Therapie über viel längere Zeiträume begleitet und beraten, sowohl vom Arzt als auch vom Apotheker. Damit die Beratung gelingt, sind nicht nur die Inhalte wichtig, sondern auch die Art und Weise, wie die Inhalte vermittelt werden, also die Kommunikation. Damit sie gelingt, beschreibt dieser Artikel die Besonderheiten, die angesichts der Schwere der Erkrankung und der Therapie beachtet werden sollten.**

Die Verbesserung der Prognose verdanken wir einer besseren Vorsorge und Früherkennung, besseren chirurgischen und radiologischen Therapien und nicht zuletzt besseren medikamentösen Tumortherapien [1 – 3]. Dennoch macht die Diagnose vielen Patienten Angst und wird nicht selten mit Siechtum und einem qualvollen Tod assoziiert. Der Arzt und Schriftsteller Alexander Mitscherlich (1908 – 1982) soll Krebs sogar als das „epochentypische Sinnbild vom schlechten Sterben" bezeichnet haben. Man muss jedoch unterscheiden: Die Patienten nehmen bei einer kurativen Therapie angesichts einer möglichen Heilung die teils erheblichen Nebenwirkungen in Kauf, bei der palliativen Therapie stehen dagegen die Wünsche des Patienten und damit häufig die Lebensqualität und die Verträglichkeit der Therapie im Vordergrund.

Einen wesentlichen Beitrag dazu, dass die oben genannte Fehleinschätzung über die Konsequenzen der Krebsdiagnose nach wie vor besteht, leisten undifferenzierte, unqualifizierte und emotional gefärbte Beiträge von Patienten, Angehörigen und selbsternannten „Wissenden" in der Presse und im Internet. In dieser Situation der Angst und Verunsicherung ist das qualifizierte Fachgespräch mit dem Patienten die richtige Antwort, in dem auch auf dessen Ängste eingegangen wird. In der heutigen Zeit mit einer zunehmenden Zahl an Therapieangeboten auch in der palliativen Situation ist die angemessene Kommunikation mit Patienten wichtiger denn je. Sie verlangt eine gute Zusammenarbeit

im Team zwischen Ärzten, Pflegenden und Apothekern. Dies gilt insbesondere dann, wenn der Patient mit den neuen Oralia in der Krebstherapie behandelt wird, weil er diese dann eigenverantwortlich anwenden muss (Abb. 1).
Bei der Abgabe des Arzneimittels hat der Apotheker den Patienten nach § 20 der Apothekenbetriebsordnung hinsichtlich der Dosierung, Anwendung, Wirkungen, Nutzen, relevanter Wechselwirkungen mit Nahrungsmitteln, relevanter unerwünschter Arzneimittelwirkungen sowie der sachgerechten Aufbewahrung und Entsorgung des Arzneimittels zu informieren und zu beraten [4]. Losgelöst von der Abgabe kommt es zudem vor, dass Patienten ihre Fragen zwischen den Arztterminen an den niedrigschwellig zu erreichenden Apotheker richten. Wichtige und typische Fragen sind im Kasten „Das fragen Patienten" aufgeführt.
Patientenkommunikation ist inzwischen ein verankertes Patientenrecht und sowohl im Bürgerlichen Gesetzbuch (BGB, §630a-h) als auch in der Europäischen Charta für Patientenrechte und im Nationalen Krebsplan vorgegeben. Während die Forderung nach Kommunikation und Information in der Europäischen Charta der Patientenrechte noch als Anrecht der Patienten formuliert ist (z. B. Absatz 4: „Jeder Mensch hat das Recht auf Zugang zu allen Informationen, die ihn in die Lage versetzen, aktiv an Entscheidungen über seine Gesundheit mitzuwirken"), ist dieses Recht im Bürgerlichen Gesetzbuch als Pflicht des Behandelnden formuliert. So ist der Behandelnde z. B. „verpflichtet, den Patienten über sämtliche für die Einwilligung wesentlichen Umstände aufzuklären. Dazu gehören insbesondere Art, Umfang, Durchführung, zu erwartende Folgen und Risiken der Maßnahme sowie ihre Notwendigkeit, Dringlichkeit, Eignung und Erfolgsaussichten im Hinblick auf die Diagnose oder die Therapie" [5]. Im Nationalen Krebsplan wird unter dem Ziel 13 „Aktive Einbeziehung der Patienten in die Entscheidung über medizinische Maßnahmen" sogar die Kommunikationsform („Praktizierung der partizipativen Entscheidungsfindung, Umsetzung der Verfahren des „shared decision making") vorgegeben [6]. Idealerweise sollten sich der versorgende Apotheker und der behandelnde Arzt über die Beratungsinhalte absprechen und sich gegenseitig über die aktuelle Lage und die dem Patienten vermittelten Informationen austauschen.

Was besonders zu beachten ist

Patienten mit Krebserkrankungen stehen wegen der Schwere der Erkrankung unter besonderer Belastung, die gegebenenfalls durch die oben bereits erwähnten häufigen Fehleinschätzungen auch noch verstärkt werden kann. Dies wirkt sich oft auch auf ihr Kommunikationsverhalten aus. Krebs ist zudem eine komplexe Erkrankung mit komplizierten Therapien, deren Wirkung und Nebenwirkungsprofil im Einzelfall nur schwer vorherzusehen sind. Viele Patienten haben in ihrem persönlichen Ausbildungs- und Erfahrungshorizont wenig, das ihnen hilft, die Mechanismen ihrer Therapie zu verstehen [25]. Dies wird regelmäßig in Berichten zur Gesundheitskompetenz der Bevölkerung bestätigt [7]. Auch das Alter stellt eine Besonderheit dar: Das Erkrankungsrisiko steigt den Zahlen des Zentrums für Krebsregisterdaten im Robert Koch-Institut zufolge für fast alle Krebsarten mit zunehmendem Alter deutlich an. In Kombination mit verbesserten Therapiemöglichkeiten führt dies dazu, dass wir immer mehr ältere und alte Patienten mit einem chronischen Verlauf der Krebserkrankung betreuen. Damit einhergehend müssen in der medizinischen Versorgung der Patienten Begleiterkrankungen – einschließlich eingeschränkter Nieren- und Leberfunktion – und teils umfangreiche Begleitmedikationen berücksichtigt werden [8]. Zudem ist eine Krebstherapie im Alter mit höheren Risiken verbunden. So gehen Co-Morbiditäten und Polymedikation mit einem erhöhten Risiko für unerwünschte Arzneimittelwirkungen, Stürze, Vulnerabilität, Kranken-

Das fragen Patienten

Fragen zur Krankheit

- Dinge, die der Patient bisher nicht verstanden hat, z. B. aus dem Arztbrief, den Befunden oder dem Arztgespräch
- Einordnen von Symptomen, die er dem Arzt nicht mitgeteilt hat (mit Absicht, vergessen oder neu aufgetreten)

Fragen zur Therapie

- Nebenwirkungen (womit muss ich rechnen, was kann ich vorbeugend tun?)
- Dosierungsfragen (muss ich das wirklich so nehmen?)
- Wechselwirkungen (verträgt sich das alles?)
- Anwendungsmodalitäten (wann soll ich das schlucken und womit?)
- Einordnen von neu aufgetretenen Symptomen (kommt das von der Krebstherapie?)
- Ergänzende Informationen zu dem, was der Patient gehört oder gelesen hat

Fragen nach der Einschätzung des Apothekers

- von Informationen (z. B. aus dem Internet)
- zur Kompetenz des Arztes
- zur Auswahl der Therapie
- zum Nutzen der Therapie
- zur persönlichen Risikoeinordnung
- zur Abschätzung der Lebensqualität (unter der Therapie)

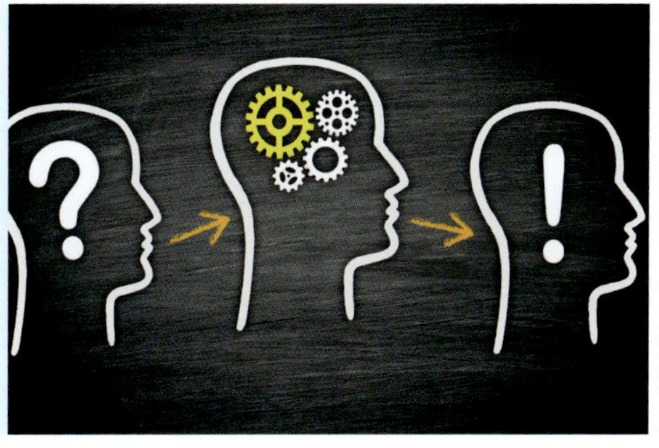

Foto: DOC RABE Media – stock.adobe.com

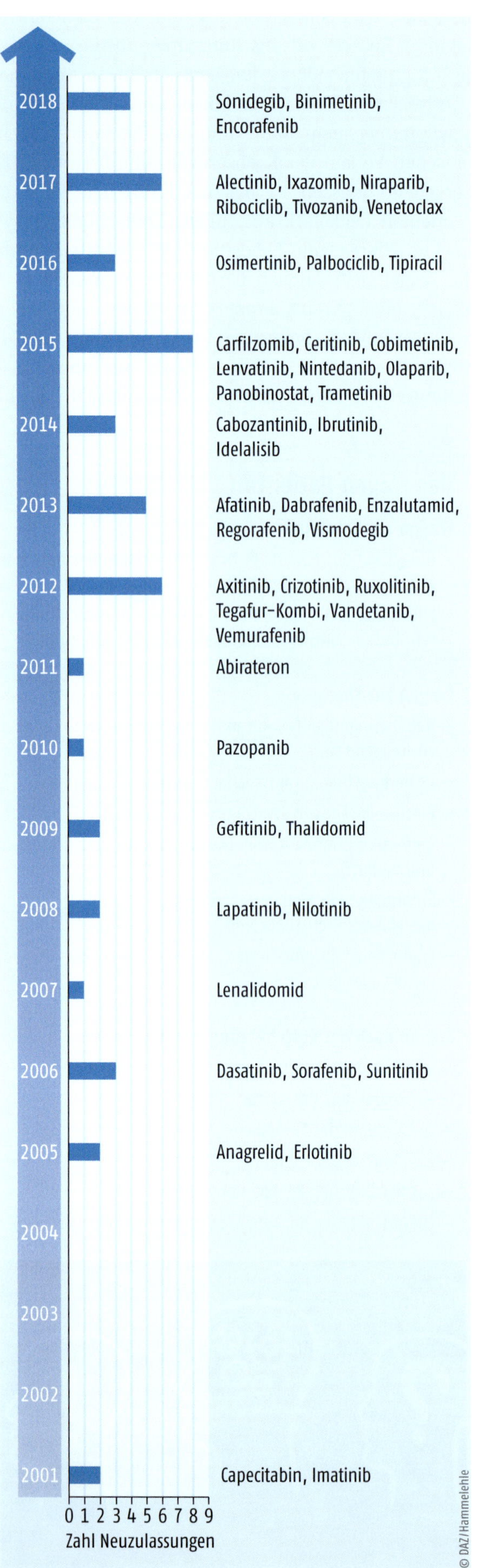

hausaufenthalte, postoperative Komplikationen und Mortalität einher [9].

Unerwünschte Wirkungen, aber auch nur die Sorge davor, fördern die absichtliche Non-Adhärenz, während komplexe Therapieschemata und Einnahmevorschriften vor allem in Verbindung mit kognitiven und funktionellen Einschränkungen unabsichtliche Non-Adhärenz verursachen können [10, 11]. Darum sind folgende Inhalte bzw. Ziele der Beratung wichtig:

- Frage nach (neuen) Beschwerden, Prüfung, ob diese auf die Therapie zurückzuführen sein könnten
- Aufklärung über besonders relevante unerwünschte Wirkungen und supportive Maßnahmen dagegen, gegebenenfalls auch prospektiv
- Frage nach Schwierigkeiten bei der Einnahme, z. B. Einhaltung der Einnahmezeitpunkte, Einhaltung der Abstände zu Mahlzeiten, Öffnen der Arzneimittelverpackungen
- Angebot unterstützender Maßnahmen, wie das Erstellen von Einnahmeplänen (beispielsweise mithilfe der Oralia-Datenbank der Deutschen Gesellschaft für Onkologische Pharmazie [DGOP]), Erinnerungshilfen, Öffnungshilfen, Stellen der Arzneimittel, Informationen im Großdruck
- Information über die Wichtigkeit der verordnungsgemäßen Einnahme für die erhoffte Wirkung

Während die Fragen nach der korrekten Einnahme oder der Art der zu erwartenden Nebenwirkungen noch einigermaßen einfach mithilfe der Fachinformation oder auch der DGOP-Oralia-Datenbank zu beantworten sind, beschäftigt viele Krebspatienten in besonderem Maß die Frage nach dem Nutzen und den Risiken ihrer Therapie. „Was bringt mir die Krebstherapie?“ oder „Wird mir dann ständig übel sein?“ sind durchaus Fragen, die auch in der Apotheke gestellt werden. Hier eine Antwort zu finden, ist nicht so leicht. Daher wollen wir hierauf etwas näher eingehen.

Persönliche versus statistische Risikoeinschätzung

Aufgrund der besonderen Schwere der Erkrankung und der zumindest befürchteten Nebenwirkungen der Therapie möchten Patienten häufig wissen, was sie erwartet und ob die Therapie mehr nützt als schadet: Information über die Chance auf Heilung wünschen sich 91 bis 97% und über die Wirksamkeit der Therapie 79 bis 98% der Patienten [12]. Die Fachinformation ist eine erste Quelle für die Formulierung einer Antwort. Nach § 11a AMG muss sie unter Punkt 5: „pharmakologische Eigenschaften“ Informationen zur Pharmakodynamik und Pharmakokinetik sowie vorklinische

Abb. 1: **Zahl der Neuzulassungen** 2001 wurde mit Imatinib der erste zielgerichtete oral verfügbare Wirkstoff zugelassen, seitdem gibt es jährlich Zuwachs auf diesem Marktsegment. Zwischen 2001 und heute sind insgesamt 48 zielgerichtete orale Therapeutika auf den Markt gekommen. Nicht nur Zytostatika-herstellende, sondern alle öffentlichen Apotheken geben diese Arzneimittel ab und müssen den besonderen Beratungsbedarf abdecken, der damit einhergeht.

Sicherheitsdaten enthalten [13]. Die klinische Wirksamkeit ist in der Regel mit aufgeführt. Beim ältesten zielgerichteten, oral verfügbaren und gegen solide Tumore einsetzbaren Krebstherapeutikum Erlotinib (Tarceva®) beispielsweise finden sich in diesem Abschnitt Angaben über Ergebnisse einer Phase-III-Studie, die als Hauptendpunkt das progressionsfreie Überleben und daneben Ansprechrate und Gesamtüberleben erfasst hat. Sie geben einen ersten Anhaltspunkt zur Wirkung der Therapie. Die statistischen Erfolgsmaße für onkologische Therapien sind im Kasten „Den Erfolg einer Krebstherapie messen" erklärt.

Wichtig ist in der Kommunikation mit dem Patienten die Aussage, dass er nach aktuellem Stand des Wissens die für die Krebsart am besten geeignete Therapie erhält. Statistisch gesehen ist es unwahrscheinlich, dass der einzelne Patient genau dem Durchschnitt (Mittelwert oder Median) der der Fachinformation zugrunde liegenden klinischen Studie entspricht. Aus diesem Grunde ist eine personalisierte Aussage zur erwartbaren Wirkung auch unter Berücksichtigung der relevanten individuellen Faktoren vorab kaum möglich, sondern kann häufig erst im Verlauf der Erkrankung getroffen werden [14].

Damit Apotheker, Arzt und Patient die gleiche Basis für Gespräche über Nutzen und Risiken einer Krebstherapie haben, brauchen alle Beteiligten ein Verständnis für Aussagen über Wahrscheinlichkeiten. Hinzu kommt die ausgesprochen persönliche Interpretation von Wahrscheinlichkeitsaussagen – fragt man z.B. nach der Bedeutung der Aussage des Wetterberichtes „Morgen regnet es mit einer Wahrscheinlichkeit von 30%", sind gängige Interpretationen:

- „Es wird in 30% der morgigen Stunden regnen, also für ca. acht Stunden."
- „Es wird auf 30% der Fläche regnen, für die die Vorhersage gilt."
- „Es wird an 30% der Tage regnen, an denen diese Wetterlage besteht."
- „Drei Meteorologen denken, es wird regnen, und sieben nicht."

Die richtige Lösung finden Sie auf S. 158.

Absolute und relative Überlebensrate. Aussagen wie „Über alle Tumorentitäten und Therapien hinweg hatten Krebspatienten in Deutschland im Jahr 2014 ein absolutes Fünf-Jahres-Überleben von 50% (Männer) bzw. 58% (Frauen) [15]" müssen eingeordnet werden. Denn die einzelnen Krebserkrankungen sind mit sehr unterschiedlichen Überlebensraten verbunden (Abb. 2).

Doch was bedeutet beispielsweise eine Aussage wie „Innerhalb von fünf Jahren überleben absolut betrachtet 86%"? Eine **absolute Fünf-Jahres-Überlebensrate** von 86% (beim Melanom bei der Frau) bedeutet, dass von 100 Melanompatientinnen fünf Jahre nach ihrer Diagnose bzw. dem Therapiebeginn noch 86 leben, während 14 bereits gestorben sind. Was bedeutet dann die Aussage, die relative Überlebensrate dieser Patientinnen liegt bei 94%? Die **relative Überlebensrate** ist immer etwas höher als die absolute, denn sie berücksichtigt, dass Todesfälle auch ohne Krebserkrankung auftreten können. Bei unserem Beispiel beträgt sie 94%, weil in einer Gruppe gesunder Frauen gleichen Alters von 100 Personen nach fünf Jahren im Durchschnitt 8,5 an anderen Ur-

Den Erfolg einer Krebstherapie messen

Tumorparameter

- **(objektives) Ansprechen** (Objective Response, OR): eine messbare Verkleinerung des Tumors
- **komplettes Ansprechen** (Complete Response, Complete Remission, CR): Vollständiges Verschwinden aller Anzeichen der Krebserkrankung (bildgebend und /oder laborchemisch) durch die erhaltene Therapie. Ist nicht immer mit „Heilung" gleichzusetzen, da die Nachweisgrenzen der verschiedenen Verfahren nicht bis auf die Zellebene reichen.
- **partielles Ansprechen** (Partial Response, Partial Remission, PR): Verkleinerung des Tumors oder der Ausbreitung im Körper durch die erhaltene Therapie
- **stabile Erkrankung** (Stable disease, SD): Tumor, der sich in Ausbreitung und Schweregrad nicht verändert
- **fortschreitende Erkrankung** (Progressive Disease, PD): Tumor, der wächst oder sich ausbreitet, Krebserkrankung, die sich verschlechtert

Zeitspannen

- **(Gesamt-)Überleben** (Overall Survival, OS): Zeitspanne vom Zeitpunkt der Diagnose oder des Therapiebeginns bis zum Tod des Patienten.
- **progressionsfreies Überleben** (Progression-free Survival, PFS): Zeitspanne während und nach der Therapie einer (Krebs-)Erkrankung, während derer der Patient mit der Erkrankung lebt, ohne dass sie sich verschlechtert.
- **krankheitsfreies Überleben** (Disease-free Survival, DFS): Zeitspanne, beginnend mit dem Ende einer Krebstherapie, während derer der Patient ohne Anzeichen oder Symptome dieser Krebserkrankung lebt. Wird derzeit als bester onkologischer Endpunkt in Studien zur adjuvanten Krebstherapie angesehen.

Zahl an Patienten

- **(Overall) Survival Rate**: Anteil der Patienten, die nach einer festgelegten Zeitdauer, gerechnet von der Diagnose oder vom Therapiebeginn an, noch leben. Oft wird eine Zeitdauer von fünf Jahren angesetzt (Fünf-Jahres-Überleben). Absolute Überlebensraten stellen den Anteil der Patientinnen und Patienten von allen Krebspatienten mit gleicher Erkrankung dar, die zu einem bestimmten Zeitpunkt nach ihrer Diagnose noch leben. Relative Überlebensraten bilden dagegen die krebsbedingte Sterblichkeit ab, indem der Quotient aus dem absoluten Überleben der Krebspatienten und dem erwarteten Überleben in der allgemeinen Bevölkerung gleichen Alters und Geschlechts berechnet wird.
- **Ansprechrate** (Response Rate, RR): Anteil der Patienten, bei denen der Tumor durch die Therapie schrumpft oder verschwindet.

[nach: NCI Dictionary of Cancer Terms, www.cancer.gov]

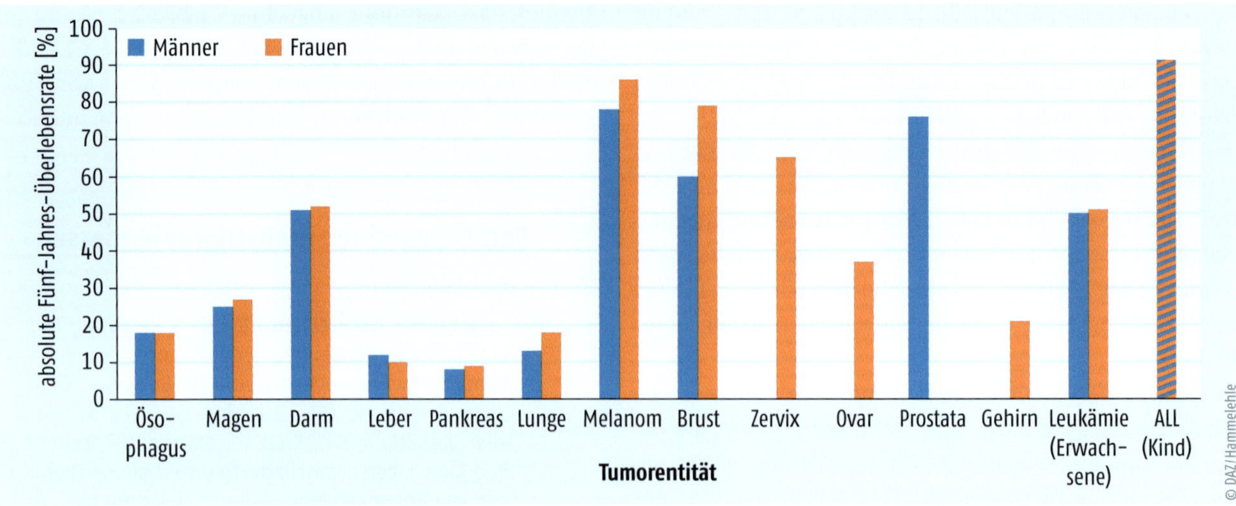

Abb. 2: **Absolute Fünf-Jahres-Überlebensraten** in Deutschland 2013/2014 [15]

sachen gestorben sind und nur noch 91,5 der Personen überleben. Die absolute Überlebenrate der gesunden Frauen liegt also bei 91,5%. Insofern stellen die 86 überlebenden Melanompatientinnen bezogen auf diese Basis 86/91,5 × 100% = 94% dar. Die relative Überlebensrate beträgt 94%.

Das **(Gesamt-)Überleben** wird als wichtigster patientenrelevanter Endpunkt angesehen, erfordert aber lange Follow-up-Zeiträume. Außerdem wird der Effekt einer Erstlinien-Therapie durch Folgetherapien während der Follow-up-Zeit verwischt und lässt sich nur selten wirklich eindeutig feststellen. Daher wird zunehmend der Parameter **„krankheitsfreies Überleben"** favorisiert, auch wenn es sich hier um einen Surrogatparameter handelt, der nicht mit dem Überleben korreliert ist [16]. Auch dieser Parameter wird häufig als „Rate" angegeben, also als Prozentsatz der Patienten, die über einen definierten Zeitraum (oft zwei Jahre) „krankheitsfrei" sind.

Einen Weg, die abstrakten statistischen Mittelwerte besser begreifbar zu machen und den Nutzen der Therapie auf individueller Ebene besser darzustellen, bietet das Errechnen der **Number needed to treat** (NNT), also der Patientenzahl, die behandelt werden muss, um das Therapieziel zu erreichen. In einer schwarz-weißen Welt, in der alle unbehandelten Patienten mit einer Erkrankung binnen fünf Jahren sterben, aber alle, die eine Therapie bekommen, diesen Zeitraum überleben, hätte jeder Patient einen Therapienutzen, und die NNT wäre 1. Stellen wir uns vor, ein Krebstherapeutikum führt dazu, dass die Fünf-Jahres-Sterblichkeit der Patienten von 70% unter „Best Supportive Care"' auf 20% gesenkt wird. Den Patienten, die auch ohne Therapie überlebt hätten (30%), und denen, die trotz des Medikaments gestorben sind (20%), hat die Therapie nicht geholfen, wohl aber den restlichen 50%. Hier ist die NNT 2, das heißt jeder zweite Patient, der behandelt wird, hat einen Nutzen von der Therapie. Eine Therapie, die die Fünf-Jahres-Sterblichkeit von 50% auf 25% senkt, hat eine NNT von 4, ebenso wie eine, die die Sterblichkeit von 30% auf 5% senkt. Es ist leicht verständlich, dass eine Therapie mit einer NNT von 2 einer anderen Therapie mit einer NNT von 25 vorzuziehen wäre.

Häufigkeit von Nebenwirkungen. Eine weitere wichtige Frage von Patienten ist die, welche Nebenwirkungen sie bekommen werden. Auch hier kann die Antwort nur in Form von Wahrscheinlichkeiten gegeben werden. Ein häufiges Missverständnis entsteht wie im oben genannten Beispiel mit der Regenwahrscheinlichkeit durch Verwendung der falschen Bezugsgröße. Mancher Patient mit metastasiertem Kolorektalkarzinom, der hört, dass Capecitabin in „seiner" Dosierung mit einer Häufigkeit von 53% bis 60% ein Hand-Fuß-Syndrom verursacht [Fachinformation Xeloda®], versteht diese Angabe so, dass er an 53% bis 60% aller Tage in einem Behandlungsjahr mit Schmerzen an den Händen und Füßen zu kämpfen haben wird. Anders formuliert ist die Angabe weniger missverständlich: Von zehn Patienten, die mit Capecitabin in der vorliegenden Dosierung behandelt werden, entwickeln fünf bis sechs unter der Therapie ein Hand-Fuß-Syndrom, vier bis fünf Patienten bleiben davon verschont. Es ist jedoch nicht vorhersagbar, ob der betreffende Patient zu den fünf bis sechs mit oder zu den vier bis fünf ohne Hand-Fuß-Syndrom gehören wird.

In Analogie zur NNT in Bezug auf therapeutische Wirkungen kann bezüglich unerwünschter Wirkungen und Toxizitäten die **Number needed to harm (NNH)** verwendet werden. Wenn ohne Capecitabin niemand, mit Capecitabin aber fünf von zehn Patienten ein Hand-Fuß-Syndrom entwickeln, liegt die NNH bezüglich dieser Nebenwirkung bei 2.

Studienergebnisse relativieren

Die genannten älteren Patienten (über 69 Jahre) mit nicht heilbaren, aber palliativ behandelbaren Krebserkrankungen machen mit Abstand die größte Gruppe der behandlungsbedürftigen Patienten aus [15]. Gerade in dieser Gruppe ist die geforderte Aufklärung bezüglich Risiken und Erfolgsaussichten der Therapie besonders schwierig, weil individuelle Faktoren (Begleiterkrankungen, Begleitmedikation und die persönliche Einstellung zur Therapie) eine zunehmende Rolle für das Therapieergebnis spielen. Eine evidenzbasierte Therapie fußt auf Studienergebnissen, die notwendigerweise durchschnittliche Therapieergebnisse innerhalb einer Gruppe von Patienten berichten, die dank der festgelegten Ein- und Ausschlusskriterien nicht allzu heterogen waren. Dies ist zumindest in Zulassungsstudien notwendig, um Effekte der Krebstherapie von anderen Einflüssen unterscheiden zu können. Gerade geriatrische Patienten weichen allerdings stark von den meist jüngeren Patienten der großen randomisierten Studien der evidenzbasierten Medizin ab. Je größer die Abweichung, desto unsicherer ist, ob die aus den Studien resultierenden Ergebnisse (Mittelwerte, Mediane, Standardabweichungen) auf den individuellen Patienten übertragbar sind. Diese Unsicherheit wird bei Empfehlungen zur Therapie häufig außer Acht gelassen [17]. Das Problem ist von den Fachgesellschaften erkannt, und es wird zunehmend darauf geachtet, dass Leitlinien auch für die große Gruppe älterer Patienten gelten, z. B. in der aktuellen Empfehlung zur Therapie von Brustkrebs [18].

Die Leitlinienempfehlungen sind wichtig für die Auswahl der Therapeutika, spielen für die individuelle Empfehlung bei diesen Patienten aber nicht die einzige Rolle. Sie müssen immer durch individuelle Faktoren ergänzt werden. In begründeten Fällen ist es angezeigt, dass der Onkologe nicht die erste Empfehlung aus der Leitlinie wählt, sondern eine andere, die z. B. Kontraindikationen, der Verträglichkeit oder (in der oralen Therapie) der Durchführbarkeit für den Patienten Rechnung trägt. Eine Nachfrage beim Onkologen nach dem Grund für die Abweichung von der Leitlinie bewahrt den Apotheker davor, den Patienten mit einem Satz wie „nanu, als erste Wahl nimmt man doch eigentlich was anderes", zu irritieren.

Auf Augenhöhe mit Krebspatienten kommunizieren

Kommunikation übermittelt Informationen mithilfe des gesprochenen Wortes, durch Text oder Bild, digital oder analog. Durch die digitalen Medien haben sich die Kommunikationsmittel wesentlich erweitert und dazu geführt, dass inzwischen jeder Bürger Zugang zu Informationsmaterial über Krebserkrankungen hat. Man unterscheidet allgemein zwischen

- der reinen Informationsübermittlung (einseitige Kommunikation) und
- der gegenseitigen Kommunikation mit Frage und Antwort.

Eine **einseitige Kommunikation** ist z. B. ein Vortrag, eine Rede oder ein Text. Die Elemente einer guten und überzeugenden Rede, nämlich Ethos (Autorität und Glaubwürdigkeit des Sprechers), Logos (Folgerichtigkeit der vorgetragenen Argumente) und Pathos (emotionaler Appell), hat bereits Aristoteles beschrieben, und sie gelten noch heute. Die **gegenseitige Kommunikation** ist das klassische Beratungsgespräch oder auch z. B. die Information über interaktive Internetforen. Neben Informationsvermittlung kann auch „Meinungsbildung" oder Überzeugung des Gegenüber das Ziel dieser Kommunikationsmittel sein. Eine gute und sinnvolle Kommunikation mit Krebspatienten verläuft nicht nur in Form einer gegenseitigen Kommunikation mit Rede und Antwort, sondern sollte phasenweise auch Redeanteile mit den beschriebenen Elementen Ethos, Logos und Pathos beinhalten. Analysen von Arzt-Patienten-Gesprächen haben ergeben, dass ein gelungenes Gespräch sowohl aus Phasen eines ausgeglichenen (symmetrischen) Gespräches beider Seiten als auch aus Phasen eines einseitigen Gesprächs in Form einer Rede besteht [19, 20].

Moderne Kommunikationsmodelle, wie die von Watzlawick, Gordon oder Schulz von Thun, unterscheiden zwischen verbaler und nonverbaler sowie symmetrischer und komplementärer Kommunikation. Verbale Kommunikation ist das gesprochene oder geschriebene Wort, nonverbale Kommunikation umfasst die Botschaften, die nicht ausgesprochen,

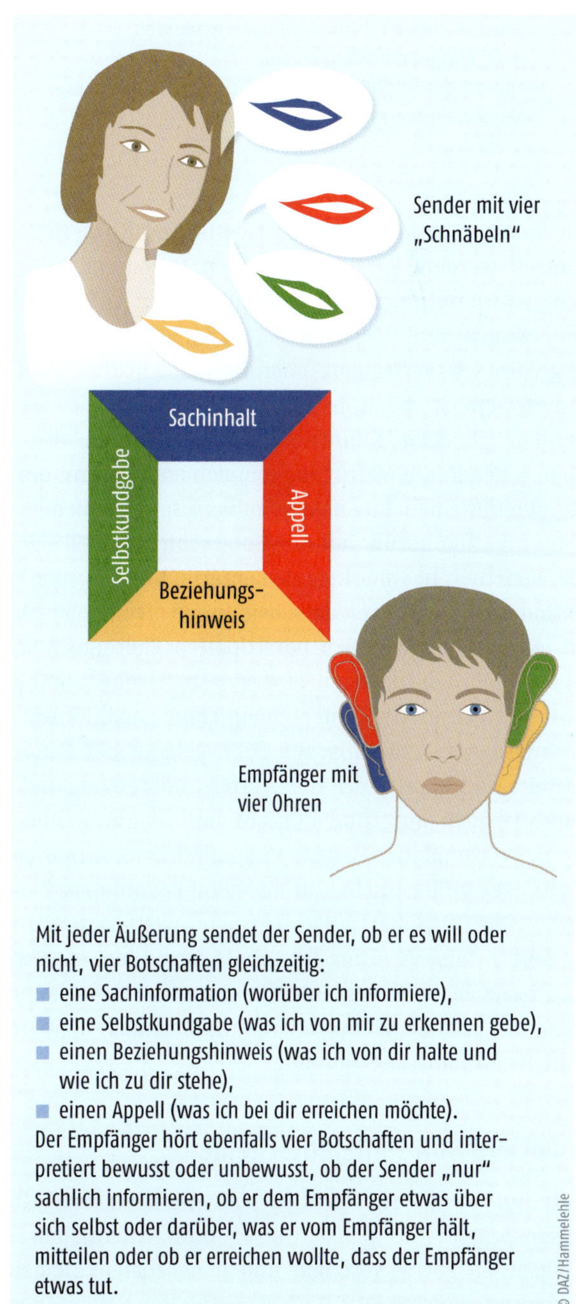

Mit jeder Äußerung sendet der Sender, ob er es will oder nicht, vier Botschaften gleichzeitig:
- eine Sachinformation (worüber ich informiere),
- eine Selbstkundgabe (was ich von mir zu erkennen gebe),
- einen Beziehungshinweis (was ich von dir halte und wie ich zu dir stehe),
- einen Appell (was ich bei dir erreichen möchte).

Der Empfänger hört ebenfalls vier Botschaften und interpretiert bewusst oder unbewusst, ob der Sender „nur" sachlich informieren, ob er dem Empfänger etwas über sich selbst oder darüber, was er vom Empfänger hält, mitteilen oder ob er erreichen wollte, dass der Empfänger etwas tut.

Abb. 3: **Das Kommunikationsquadrat** nach F. Schulz von Thun [13]

Das sollten Sie tun ...

fachliche Beratung mit sachkundiger Beantwortung von Fragen
- zur Medikamenteneinnahme
- zu den zu erwartenden Nebenwirkungen
- Dokumentation der Gesprächsinhalte

Hinweise an den behandelnden Arzt
- unerwünschte Wirkungen
- mögliche Wechselwirkungen
- neu aufgetretene Symptome
- neue Aspekte, die gegen die Therapie sprechen

Und das sollten Sie lassen:

- persönliche Meinung zu oder Beurteilung von Therapiekonzepten
- Beurteilung von Untersuchungsergebnissen (z. B. bildgebende Verfahren)
- ändern der Medikation ohne Rücksprache mit dem behandelnden Arzt

sondern durch Stimme, Mimik, Gestik und Körperhaltung vermittelt werden. Letztere hat einen bedeutenden Anteil daran, wie der Informationsempfänger den Informationssender wahrnimmt: unsicher oder kompetent, authentisch oder gekünstelt, vertrauens- oder unglaubwürdig.
Symmetrisch ist die Kommunikation, wenn beide Seiten über den gleichen Kenntnisstand hinsichtlich des Gesprächsgegenstands verfügen, komplementär, wenn ein Experte sich mit einem Laien verständigt. Eine komplementäre Kommunikation beruht auf der Unterschiedlichkeit der Gesprächspartner. In einer komplementären Kommunikationssituation werden Therapieentscheidungen oft als paternalistisch empfunden. Wirklich partizipative Therapieentscheidungen benötigen dagegen eine symmetrische Kommunikation. Aufgrund der unterschiedlichen Ausbildung und Kenntnisse der medizinischen Sachverhalte bei Patienten einerseits und Apothekern und Ärzten andererseits und insbesondere auch aufgrund der mit der Diagnose und der Therapie verbundenen Ängste kann die Kommunikation im Beratungsgespräch nicht durchgehend symmetrisch sein. Schulz von Thun hat außerdem sein weithin bekanntes **Vier-Seiten-Modell einer Botschaft** formuliert (s. Abb. 3) [21]. Dieses ist nützlich, um Kommunikationsverläufe zu analysieren und sie zu optimieren, unter anderem wenn es zu Missverständnissen kommt.

Der Patient soll (mit-)entscheiden

Durch ein strukturiertes und patientenzentriertes Beratungsgespräch mit phasenweise unterschiedlichen Gesprächsstilen sowie verbalen und nonverbalen Elementen soll eine informierte (Mit-)Entscheidung des Patienten möglich werden. Sie soll ihn in die Lage versetzen, mit seiner Erkrankung und seiner Therapie bestmöglich umzugehen. Deshalb sollten Caregiver wie Pflegende, Ärzte und Apotheker die verschiedenen Kommunikationsstile auch erlernen. Obwohl sich die Lehrsituation im Medizin- und mancherorts auch im Pharmaziestudium in den letzten Jahren verbessert hat, werden Kenntnisse über eine gelungene Patientenkommunikation in schwierigen Situationen bisher keinesfalls in ausreichendem Maße vermittelt. Zusätzlich müssen auch immer wieder Lehrangebote im Berufsverlauf gemacht werden – auch, um eine Überlastung durch misslungene und belastende Gespräche zu vermeiden.
Zwischenmenschliche Kommunikation ist ein Thema, das für die Menschen spätestens seit der Industrialisierung mit der zunehmenden Spannung (um nicht zu sagen Diskrepanz) zwischen Gesellschaft, Familie und Beruf wichtig ist. Wenn zu diesem Spannungsfeld noch eine Krankheit – hier sogar eine potenziell todbringende Krankheit – dazukommt, dann ist die zwischenmenschliche Kommunikation für die weitere Lebensführung und Lebensqualität von zentraler Bedeutung. Die klassischen Kommunikationsmodelle stoßen hier aus verschiedenen Gründen an ihre Grenzen, denn die Diagnose der Krebserkrankung bedeutet für die Betroffenen nicht selten, dass die hart erarbeiteten Lebensziele nun nicht mehr erreicht werden können. Mit dieser Feststellung wird klar, dass die Kommunikation mit Krebspatienten nicht nur eine rechtliche und arbeitstechnische, sondern auch eine ethische Dimension hat. Die in den klassischen Modellen getroffene Definition einer guten und gelingenden Kommunikation ist im Gespräch mit Krebspatienten zum Teil von vornherein ausgeschlossen. Ein Beispiel ist die Forderung nach Symmetrie der Kommunikationspartner (Gleichberechtigung, Augenhöhe etc.). In einer Situation, in der das Thema für den einen mit der Assoziation eines qualvollen Todes einhergeht, für den anderen aber eine tägliche Routine darstellt, ist eine Symmetrie der Gesprächspartner schwer vorstellbar. Dies schließt auch die Forderung der Charta der Patientenrechte ein (Absatz 4: „Jeder Mensch hat das Recht auf Zugang zu allen Informationen, die ihn in die Lage versetzen, aktiv an Entscheidungen über seine Gesundheit mitzuwirken“) – wie soll ein älterer, multimorbider und eventuell dementer Patient in diese Lage versetzt werden? Hier muss nicht selten der Arzt eine nicht-leitliniengemäße Entscheidung aus ethischen Gründen für den Patienten auch ohne dessen volles Verständnis für die Situation treffen, und der Apotheker sollte die Entscheidung unterstützend erklären können.
Eine moderne Beschreibung der Situation ist die Definition der „Sinnhaftigkeit“ als philosophisches Prinzip der Entscheidungsfindung in einer Situation, die potenziell die Lebensgeschichte zerstören kann. Die Fragen nach der Sinn-

Auflösung

Was bedeutet 30% Regenwahrscheinlichkeit? Die richtige Antwort lautet: „Es wird an 30% der Tage regnen, an denen diese Wetterlage besteht.“

haftigkeit einer Krebstherapie in seiner individuellen Situation beschäftigt den Patienten – es geht nicht nur um zu erwartende Wirkung und Nebenwirkung, sondern auch um den Sinn der Therapie in der ganz persönlichen Situation. Die gilt nach unserer Erfahrung gerade auch für ältere Patienten, die auf eine Lebensgeschichte zurückblicken [22]. Zusätzlich ist zu beachten, dass angstmachende Situationen Bewältigungsstrategien induzieren, die auch die klassischen Abwehrmechanismen von Verdrängung und Übertragung beinhalten können [23]. So kann es durchaus vorkommen, dass der Patient dem Arzt oder Apotheker vermeintlich aggressiv begegnet und dies der Ausdruck für eine für den Patienten in dieser Situation notwendige Bewältigungsstrategie ist. In dieser Situation kann es richtig sein, sich nicht in das vorgebrachte Thema zu verbeißen, sondern den Patienten zu fragen, wie sehr er unter Angst leidet, um ihn situationsgerecht zu betreuen oder zu behandeln. Eigenschaften des Caregiver wie Kompetenz, Aufrichtigkeit, Respekt und Geduld zählen zu den Bedürfnissen eines Patienten in dieser Situation [24]. Die Amerikanische Gesellschaft für klinische Onkologie hat eine Leitlinie zur Kommunikation zwischen Klinikern und Krebspatienten herausgegeben, die weitere Hinweise enthält [25]. Zusammenfassend ist im Kasten („Das sollten Sie tun ...") eine kurze To-do-Liste zusammengestellt.

Fazit

Bei der Beratung von Krebspatienten in der Apotheke sollten ein paar Besonderheiten beachtet werden. Die Art der Erkrankung hat durch ihren Schweregrad und damit verbundenen Belastungen und Ängste Auswirkungen auf das Kommunikationsverhalten der Patienten, wie beispielsweise erhöhten Informationsbedarf, aber auch Verarbeitungs- und Abwehrmechanismen. Hierzu gehören unter anderem Verdrängung, selektive Wahrnehmung dessen, was man hören möchte, durch Hilflosigkeit und Zorn gefärbte Äußerungen, verminderte Aufnahmefähigkeit für die Informationen. Ärzte und Apotheker werden mit Fragen nach Nutzen, Risiken und persönlicher Sinnhaftigkeit der Therapie konfrontiert, denen man bei Patienten mit anderen Indikationen weniger häufig begegnet. Es ist hilfreich,

- Instrumente der Kommunikation zu kennen und gezielt einzusetzen sowie
- interprofessionell zusammenzuarbeiten, um die Patienten durch Information und Beratung bestmöglich dabei zu unterstützen, mit ihrer Krebserkrankung und -therapie umzugehen. |

Literatur

[1] Allemani C et al. Global surveillance of trends in cancer survival 2000–2014 (CONCORD-3): analysis of individual records for 37.513.025 patients diagnosed with one of 18 cancers from 322 population-based registries in 71 countries. Lancet 2018;391(10125):1023-1075

[2] Stockton D et al. Retrospective study of reasons for improved survival in patients with breast cancer in East Anglia: earlier diagnosis or better treatment? BMJ 1997;314(7079):472

[3] Kim C, Prasad V. Cancer drugs approved on the basis of a surrogate end point and subsequent overall survival: an analysis of 5 years of US Food and Drug Administration approvals. JAMA Internal Med 2015;175(12):1992-1994

[4] Verordnung über den Betrieb von Apotheken (Apothekenbetriebsordnung – ApBetrO) – § 20 Information und Beratung. www.gesetze-im-internet.de/apobetro_1987/

[5] Bürgerliches Gesetzbuch (BGB) - § 630c Mitwirkung der Vertragsparteien; Informationspflichten. Bürgerliches Gesetzbuch (BGB) www.gesetze-im-internet.de/bgb/

[6] Ziele des Nationalen Krebsplans. Informationen des Bundesgesundheitsministeriums. www.bundesgesundheitsministerium.de/themen/praevention/nationaler-krebsplan/handlungsfelder/ziele-des-nationalen-krebsplans.html#c3379 2019

[7] Faithfull S et al. Self-reported competence in long term care provision for adult cancer survivors: A cross sectional survey of nursing and allied health care professionals. International journal of nursing studies 2016;53:85-94

[8] Dartsch D. Der Krebspatient in der Apotheke: Krebs im Alter – Jeder Fall ein Einzelfall. DAZ 2018;39:64

[9] Nightingale G, Skonecki E, Boparai MK. The impact of polypharmacy on patient outcomes in older adults with Cancer. Cancer Journal 2017;23(4):211-218

[10] Sidorkiewicz S et al. Discordance between drug adherence as reported by patients and drug importance as assessed by physicians. Annals of Family Medicine 2016;14(5):415-421

[11] Arber A et al. Do patients on oral chemotherapy have sufficient knowledge for optimal adherence? A mixed methods study. European Journal of Cancer Care 2017;26(2):e12413

[12] Fujimori M, Uchitomi Y. Preferences of cancer patients regarding communication of bad news: a systematic literature review. Japanese Journal of Clinical Oncology 2009;39(4):201-216

[13] Gesetz über den Verkehr mit Arzneimitteln (Arzneimittelgesetz - AMG) – § 11a Fachinformation. www.gesetze-im-internet.de/amg_1976/__11a.html, 2019

[14] Ludwig JA, Weinstein JN. Biomarkers in cancer staging, prognosis and treatment selection. Nature Reviews Cancer 2005;5(11):845

[15] Überlebensraten. Informationen des Zentrum für Krebsregisterdaten. Robert Koch-Institut, Stand: 16. September 2019, www.krebsdaten.de/Krebs/DE/Content/Methoden/Ueberlebensraten/ueberlebensraten_node.html

[16] Hilpert F, Pfisterer J, Arnold D. Endpunkte in onkologischen StudienEndpoints in onocologic trials. Onkologe 2016;22(8):586-595

[17] Hutchins LF et al. Underrepresentation of patients 65 years of age or older in cancer-treatment trials. NEJM 1999;341(27): 2061-2067

[18] Früherkennung, Diagnose, Therapie und Nachsorge des Mammakarzinoms. S3-Leitlinie des Leitlinienprogramms Onkologie. www.leitlinienprogramm-onkologie.de/leitlinien/mammakarzinom, Version 4.1, 2018

[19] Baile WF et al. SPIKES—a six-step protocol for delivering bad news: application to the patient with cancer. Oncologist 2000;5(4):302-311

[20] Gieseler F, Theobald W. Arzt-Patient-Kommunikation in der Onkologie. Medizinethik 2008;16:157

[21] Schulz von Thun F. Das Kommunikationsquadrat. www.schulz-von-thun.de/die-modelle/das-kommunikationsquadrat, Abruf 16. September 2019

[22] Gieseler F, Schaefer V, Theobald W. Doctor, Why Should I do this? The Role of Meaningfulness in Oncological Decision-Making. Diversity and Equality in Health and Care 2017;14(4):166-167

[23] Kershaw T et al. Coping strategies and quality of life in women with advanced breast cancer and their family caregivers. Psychology & Health 2004;19(2):139-155

[24] Bartholomäus, M et al. Cancer patients' needs for virtues and physicians' characteristics in physician-patient communication: a survey among patient representatives. Supportive Care in Cancer, 2018: 1-6.

[25] Gilligan T et al. Patient-clinician communication: American Society of Clinical Oncology consensus guideline. Obstetrical & Gynecological Survey 2018;73(2):96-97

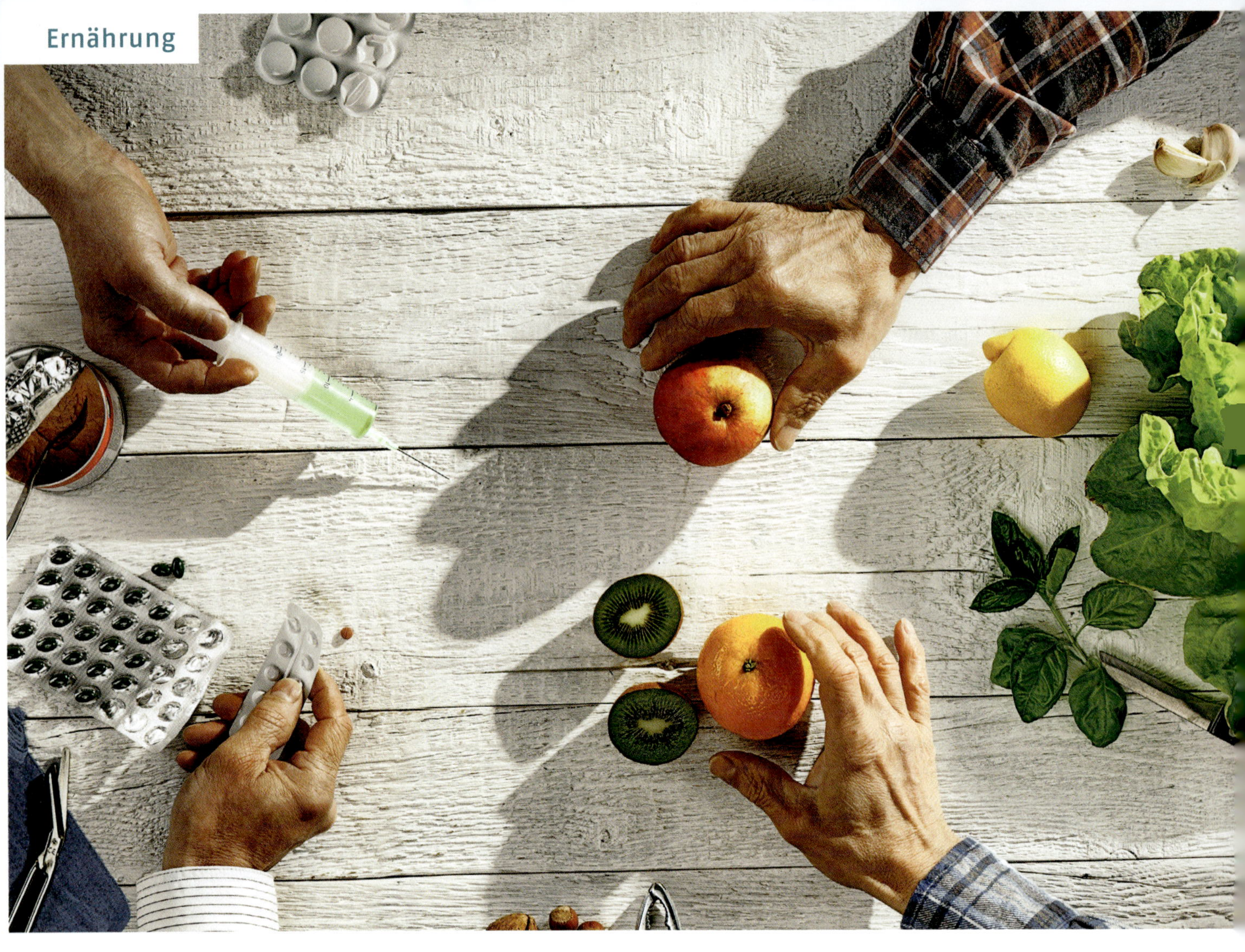

Richtig essen – Kachexie vermeiden

Von Dorothee Dartsch | **Krebspatienten verzeichnen häufig einen unbeabsichtigten Gewichtsverlust – manche schon vor der Diagnose, viele während und einige nach der Therapie. Die Gründe hierfür sind vielfältig und können in der Erkrankung, der Behandlung oder auch dem Umgang des Patienten mit seiner Krankheit liegen. Den meisten ist es ein Anliegen, selbst aktiv etwas für sich und gegen ihre Erkrankung zu tun. Was läge näher, als nach einer Ernährungsweise zu suchen, die den Heilungsprozess unterstützt? Apotheker sind als niederschwellig ansprechbare Heilberufler gefordert, in Zusammenarbeit mit Onkologen und Ernährungs-Fachleuten mangelernährte und Risiko-Patienten zu erkennen und sie einer frühzeitigen Ernährungstherapie zuzuführen. Und sie werden gebraucht, um den Patienten bei der Navigation durch die Flut an Ernährungsinformationen zu unterstützen.**

Fast die Hälfte der Krebspatienten verwendet nach der Diagnose komplementäre Therapien inkl. Nährstoffsupplemente. Über diese Therapierichtung informieren sich fast alle Krebspatienten in den Medien, bei Freunden oder anderen Patienten, aber nicht mal jeder Zehnte (auch) bei seinem Arzt. Rund zwei Drittel verwenden Vitamine und Supplemente. Interessant ist die Wahrnehmung ihrer Wirkungen: Eine Progression der Krebserkrankung lastet weniger als 1% der Nutzer von komplementären Therapien und Nährstoffsupplementen diesen Präparaten an. Das Ansprechen auf die Therapie schreiben dagegen drei Viertel der Kombination aus konventioneller und komplementärer Therapie zu. Neun von zehn Nutzern würden die komplementären und Nährstoffpräparate weiterempfehlen [1]. Viele der „gehypten" Krebsdiäten sind einseitig und der Lust auf das Essen auf die Dauer abträglich, fördern also die Mangelernährung [2]. Zugleich benötigt ein Krebspatient aber, wie auch andere Menschen mit schweren Erkrankungen, mehr Energie als ein Gesunder (s. u.). Dies zeigt, wie wichtig eine kompetente Beratung ist, die die Hoffnungen und Wünsche der Patienten ernst nimmt, empathisch darüber aufklärt, was Ernährung leisten kann und was nicht, und Wege aufzeigt, die dem

Foto: Ingo Bartussek – stock.adobe.com

Patienten nützen, ohne ihm gesundheitlich oder finanziell zu schaden.

Die Ursachen für die bei 30 bis 40% [3, 4, 5] aller Krebspatienten bestehende oder drohende Mangelernährung sind entweder in dem Einfluss der Krebserkrankung auf den Stoffwechsel und auf Organe, in den Nebenwirkungen der Therapie oder in Diätmaßnahmen des Patienten zu suchen.

Fallbeispiel: Holger T., 61 Jahre, von Beruf Steuerberater, passionierter Ruderer, hat ein metastasiertes Kolonkarzinom. Nachdem Tumor und Lebermetastasen chirurgisch reseziert wurden, bekommt er nun eine adjuvante Therapie mit Capecitabin und Oxaliplatin. Anlässlich des Einlösens einer Folgeverordnung für das Capecitabin berichtet er, dass er abgenommen habe und aktuell nur noch 71 kg auf die Waage bringe. Er ist 180 cm groß und wog „vor der ganzen Krebsgeschichte" über Jahre hinweg ziemlich konstant 83 kg.
Ist das als kritisch zu werten – oder vielleicht sogar positiv vor dem Hintergrund, dass Übergewicht zu den Risikofaktoren für das Kolonkarzinom gehört?

Mangelernährung durch Erkrankung und Therapie

Ein Krebspatient, der es dauerhaft nicht schafft, seinen Energiebedarf über die Nahrung zu decken, wird an Gewicht verlieren. Das ist definitionsgemäß der Fall, wenn jemand eine Woche oder länger nicht essen kann oder die Nahrungsaufnahme innerhalb von mehr als ein bis zwei Wochen weniger als 60% des Energiebedarfs deckt. Zunehmende Mangelernährung kann über Präkachexie und Kachexie in die Sarkopenie, also schweren Muskelverlust, übergehen (Abb. 1). Die Krebs-assoziierte Kachexie ist ein paraneoplastisches (d.h. ein im Zusammenhang mit einer Tumorerkrankung auftretendes) Syndrom, das durch unbeabsichtigten Gewichtsverlust, Atrophie der Skelettmuskulatur und des weißen Fettgewebes sowie eine systemische Entzündungsreaktion gekennzeichnet ist. Die zugrunde liegenden Mechanismen sind noch nicht vollständig klar und die therapeutischen Optionen begrenzt [6].

Die eine Waagschale – Nahrungszufuhr: Die Aufnahme von Nahrung wird eingeschränkt durch Appetitlosigkeit, Übelkeit, Erbrechen (unzureichende Antiemese), Schmerzen oder Unbehagen bei der Nahrungsaufnahme (orale Mukositis, Gastritis), mangelnde Resorption (Diarrhö, Magen- oder Darmresektion) oder Motilitätsprobleme (Tumoren, die den Magen-Darm-Trakt einengen) [7]. Appetitlosigkeit ist ein vielschichtiges Problem, das oft durch eine emetogene Therapie verursacht wird. Zusätzlich bedeuten aber die systemische Inflammation und Signale von den Tumorzellen an das Zentralnervensystem (s.u.) eine Appetitbremse. Therapiebedingte Geschmacksveränderungen und psychische Belastungen wie Hoffnungslosigkeit, Resignation und Angst verstärken das Problem.

Die andere Waagschale – Energieverbrauch: Der Gesamtenergiebedarf eines Menschen setzt sich aus dem Grundumsatz, dem Energieverbrauch aus körperlicher Aktivität und dem Verbrauch durch nahrungsinduzierte Thermogenese zusammen. Auch ohne chronische Erkrankung ist der Gesamtenergiebedarf individuell sehr unterschiedlich und hängt von Faktoren wie Körperzusammensetzung, Alter, Aktivität, Hormonstatus und der Gen-Ausstattung ab. Ein Tumor, aber auch die physischen und psychischen Folgen einer Krebserkrankung können alle Komponenten des Gesamtenergiebedarfs verändern. Da der Gesamtenergiebedarf schwer zu messen ist und der Grundumsatz den größten Anteil des Gesamtbedarfs ausmacht, wird Letzterer oft am Grundumsatz festgemacht [8].

Tumorzellen sind auf Wachstum ausgerichtet und brauchen dafür eine adäquate Energieversorgung. Sie haben selbst die Möglichkeit der Energiegewinnung in Form einer hohen Glykolyserate. Dabei produzieren sie viel Lactat, das zwar in der Leber zurück in Glucose umgesetzt werden kann, den Körper aber insgesamt ATP kostet [6]. Schon vor vielen Jahren wurde postuliert, dass diese als „Warburg-Effekt" bekannt gewordene Aktivität den Grundumsatz in relevantem Ausmaß erhöhen und zur Kachexie beitragen kann [9]. Darüber hinaus senden Tumorzellen aber auch Mediatoren aus, die dem ZNS signalisieren, dass die Energiespeicher mobilisiert werden sollen. In der Folge werden über die Hypothalamus-Hypophysen-Achse der Sympathikus und die Schilddrüse aktiviert und im Zusammenwirken von Adrenalin, Cortisol und Thyroxin unter Abbau von Fett- und Muskelgewebe Glucose, Fettsäuren und Aminosäuren bereitgestellt [6]. Dieser Prozess wird durch die systemische Entzündungsreaktion noch verstärkt. Für die Erhöhung des Grundumsatzes spielt offenbar nicht nur die Tumorgröße, sondern auch eine zentrale Loka-

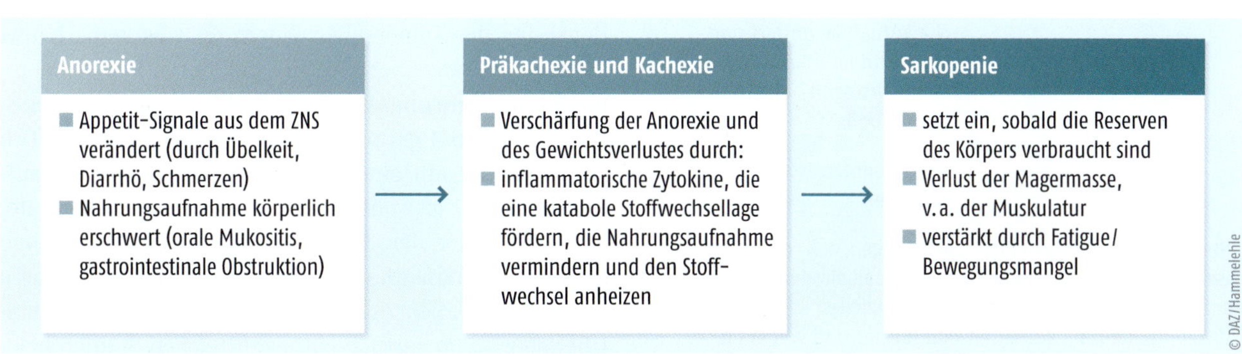

Abb. 1: **Mangelernährung: zeitlicher Verlauf der Folge-Erkrankungen** [nach 34]

lisation (z. B. Magen, Pankreas, Lunge) eine Rolle. Das Stadium und der Differenzierungsgrad sind weitere Einflussfaktoren [10]. Auch Lebermetastasen können zu einem erhöhten Grundumsatz beitragen. Besonders ausgeprägt scheint dies bei weit fortgeschrittenen Erkrankungen zu sein [8].

Mangelernährung durch Diätmaßnahmen

Ein schlechter Ernährungszustand ist ein anerkannter Risikofaktor für die febrile Neutropenie, die Tumortherapie-bedingte Diarrhö, Fatigue und Osteoporose [11, 12]. Ein guter Ernährungszustand andererseits vermindert diese unerwünschten Wirkungen, reduziert insofern die Notwendigkeit von Dosissenkungen und Therapiepausen und ist mit einer besseren Lebensqualität korreliert [13]. Insofern ist es ungünstig, wenn Krebspatienten Diäten durchführen, die bereits aufgrund ihrer Zusammensetzung einseitig sind, durch enge Restriktionen im Zusammenspiel mit den Vorlieben des Patienten zu einseitiger Ernährung führen oder zu wenig Energie enthalten.

Die Tatsache, dass Tumorzellen viel Substrat benötigen, ist der Ausgangspunkt für eine Reihe von Diäten, die darauf setzen, ihm diesen Nährboden zu entziehen und dadurch eine direkte Antitumorwirkung zu erreichen. Was so plausibel klingt und für viele Patienten eine große Hoffnung bedeutet, konnte jedoch bislang in randomisierten prospektiven Studien nicht bestätigt werden. Während es anerkannte Ernährungsformen gibt, die mit einem geringeren Risiko für das Eintreten bestimmter Tumorentitäten wie Darm-, Brust- und Endometriumkrebs einhergehen [14], stellt sich die Situation anders dar, wenn der Tumor bereits vorhanden ist oder therapiert wird: Aktuell gibt es keine evidenzbasierte nützliche „Krebsdiät“ [15]. Sowohl der Krebsinformationsdienst als auch die aktuelle ESPEN-Leitlinie [2, 16] stellen sich insofern eindeutig gegen Krebsdiäten: „Wir raten von allen Formen der Diät ab, die nicht auf klinischer Evidenz beruhen, die keine nachgewiesene positive Wirkung haben und die unter Umständen schädlich sein können. Potenzielle Schäden können in Vitamin- oder Mineralmangel, Verstärkung der Mangelernährung und hohen Kosten bestehen. Derzeit gibt es keine Diät, die reproduzierbar Krebserkrankungen heilen oder Rezidive verhindern kann, auch wenn dies mitunter für teils komplexe und in sich widersprüchliche Diäten behauptet und dafür geworben wird. In vielen Fällen basieren die „Argumente“ dafür nicht auf wissenschaftlichen Belegen und Veröffentlichungen, sondern auf Anekdoten und nicht überprüfbaren Quellen in der Populärliteratur und im Internet.“ Die Leitlinie macht aber auch deutlich, dass das Bedürfnis vieler Krebspatienten ernst genommen werden muss, ihre Krebstherapie durch Ernährung zu unterstützen, die sie als „protektiv“ empfinden. Eine „Negativliste“ hilft in solchen Fällen nicht, sondern sollte durch die Empfehlung nachweislich sinnvoller Maßnahmen im Sinne einer „Positivliste“ ergänzt werden (Tabelle 1).

In der Beratung sollte auch versucht werden, den Patienten die Sorge zu nehmen, sie könnten mit einer hochkalorischen Nahrungsergänzung „den Tumor mit füttern“ und zum Wachstum anregen. Auch wenn manche Studien widersprüchliche Ergebnisse hinsichtlich der zellulären Proliferationsraten der Tumorzellen liefern, gibt es keine Hinweise darauf, dass eine angemessene, ggf. durch Supplemente unterstützte Nahrungszufuhr das klinische Outcome verschlechtert [16, 19]. Im Gegenteil: Dass ein schlechter Ernährungszustand mit einem schlechteren Ansprechen auf die Krebstherapie (sowohl in Bezug auf die Ansprechrate als auch die Dauer der Remission), häufigeren und längeren Krankenhausaufenthalten, stärkerer Krankheitsbelastung, schlechterer Lebensqualität und letztlich auch schlechterem Überleben assoziiert ist, ist in zahlreichen Studien belegt – und das ist es, was zählt [20].

Zurück zum Fall: Der Ernährungszustand von Holger T. ist aktuell zwar nicht grundsätzlich schlecht, da der BMI 22 kg/m^2 beträgt, der Gewichtsverlust sollte aber nicht weiter fortschreiten. Da das Körpergewicht in den letzten sechs Monaten um 14% gesunken ist, besteht dieses Risiko aber durchaus, so dass eine Ernährungsberatung erfolgen sollte. Die Frage nach dem Auftreten beeinträchtigender Faktoren wie orale Mukositis, Übelkeit, Erbrechen, Durchfall verneint Herr T.

Tab. 1: **Positive und negative Empfehlungen** zur Ernährung bei Krebs [2, 16, 17, 18]

Positiv-Empfehlungen	Negativ-Empfehlungen
Ausgewogene Ernährung, orientiert an „mediterraner Diät“, viel bunte Früchte und Gemüse	Strenge Diäten: oft einseitig, oft wenig wohlschmeckend, daher in der Folge häufig Mangelernährung
1–2 mal pro Woche fettreicher Seefisch (z. B. Lachs, Makrele, Hering und Sardine) oder mit Omega-3-Fettsäuren angereicherte Produkte (der Arbeitskreis Omega-3 e. V. überlässt sein Logo solchen mit ausreichend hohem Gehalt)	Oft schlecht verträglich – individuell prüfen: sehr fette (Eisbein, Antipasti in Öl), sehr süße Speisen (Pralinen, Puddings), Alkohol, stark blähende oder scharf gewürzte Gerichte, sehr frisches Brot, Getränke mit sehr viel Kohlensäure
Viele kleinere Mahlzeiten	Vitamin- und Mineralstoffpräparate, die über den Richtwerten für die tägliche Aufnahme dosiert sind, teure und mit illusorischen Werbeaussagen belegte „Superfoods“
	Ausgedehnte Fasten- oder Saftkuren
Neutral: Besondere Ernährungsrichtungen, z. B. die vegetarische, können aufgenommen bzw. beibehalten werden, sofern sichergestellt ist, dass alle essenziellen Bestandteile unserer Ernährung enthalten sind. Bisher sind weder positive noch negative Auswirkungen dadurch belegt.	

Mangelernährt oder nicht? Screening-Tools

Um manifeste oder drohende Mangelzustände früh erkennen und behandeln zu können, empfiehlt die ESPEN-Leitlinie [16] eine regelmäßige objektive Evaluation bei jedem Krebspatienten. Naheliegend und daher auch historisch so entwickelt, ist es, das Gewicht, den BMI oder das Serumalbumin zugrunde zu legen. Aber diese Größen sind trügerisch [21]: Das Gewicht und der BMI können sich beispielsweise durch Schwankungen im Flüssigkeitshaushalt bei Exsikkose, Aszites oder Ödemen verändern und sagen zudem nichts über die Verteilung des Gewichts zwischen Muskel- und Fettgewebe aus, so dass Patienten bei normalen oder sogar hohen Werten dennoch einen deutlichen Muskelschwund haben können. Tatsächlich gibt es Hinweise, dass Krebspatienten mit Übergewicht und Muskelschwund die schlechteste Prognose haben [22]. Das Serumalbumin wiederum wird stark durch die systemische Entzündung beeinflusst und ist vermutlich stärker mit dem Stadium der Erkrankung als mit dem Ernährungszustand assoziiert.

Insofern sollten etablierte Fragebögen, wie z. B. das „Nutrition Risk Screening 2002 (NRS-2002), Malnutrition Universal Screening Tool (MUST), Subjective Global Assessment (SGA) oder Minimal Nutritional Assessment (MNA) eingesetzt werden. Alle genannten Instrumente sind in deutscher Sprache z. B. über die Internetseite der Deutschen Gesellschaft für Ernährungsmedizin (DGEM) zugänglich (http://www.dgem.de/screening). Ihnen ist gemeinsam, dass sie nach einem aktuellen Gewichtsverlust und nach einer akuten Erkrankung oder akuter Stress-Situation fragen. Die meisten beziehen in die Bewertung auch den aktuellen BMI sowie die aktuelle Nahrungsaufnahme in die Bewertung ein. MNA und SGA fragen darüber hinaus nach der aktuellen Mobilität des Patienten, und in den MNA geht zusätzlich der Wadenumfang des Patienten ein. Damit ist unter den vier genannten Tests der MNA der differenzierteste und der MUST der schnellste. MRA und NRS wurden für die Patientenversorgung im Krankenhaus oder Pflegeheim entwickelt, SGA und MUST finden im ambulanten und stationären Bereich Anwendung und können durchaus auch in der Apotheke eingesetzt werden, um Patienten mit erhöhtem Risiko im Konsens mit dem behandelnden Onkologen rechtzeitig einem umfassenden Screening zuzuführen. Der Onkologe kann eine Notwendigkeitsbescheinigung ausstellen, aufgrund derer nach individueller Absprache des Patienten mit seiner Krankenversicherung die Kosten für die Beratung durch einen Diätassistenten oder Oekotrophologen (anteilig) übernommen werden können [DGE: https://www.dge.de/service/ernaehrungsberater-dge/].

Zurück zum Fall: Nach dem MUST-Fragebogen erhält Herr T. 2 Punkte (BMI > 20 = 0 P., Nahrungskarenz von 5 Tagen nicht zu erwarten = 0 P., aber: Gewichtsverlust in den letzten 3 – 6 Monaten > 10% = 2 P.; Summe: 2 P.). Die Empfehlung lautet daher: „Behandle! Bestimmung des Ernährungszustandes (z. B. SGA), Ernährungstherapie beginnen. Abfolge: 1. Nahrungsmittel, 2. angereicherte Nahrung, 3. orale Supplemente." [MUST-Fragebogen: https://www.dgem.de/sites/default/files/PDFs/Screening/Malnutrition%20Universal%20Screening%20Tool.pdf]
Herr T. sollte daher ermuntert werden, mit seinem Onkologen über die Ernährung zu sprechen, damit dieser ggf. eine Ernährungsberatung und Supplemente verordnet. Außerdem sollte ihm der Rat gegeben werden, sich ausgewogen und abwechslungsreich, mit viel Obst, Gemüse, Vollkornprodukten und pflanzlichen Fetten zu ernähren, um den Körper bestmöglich bei der Abwehr der Erkrankung zu unterstützen. Abgeraten werden sollte von kalorienreduzierten Diäten und konzentrierten Vitamin- und Mineralpräparaten. Vor allem soll Herr T. auf Folsäure-Zusätze verzichten, weil diese die unerwünschten Wirkungen von Capecitabin verstärken.

Analyse des Energie- und Ernährungsbedarfs

Auch Krebspatienten und Überlebende einer Krebserkrankung sollten sich am für die allgemeine Bevölkerung geltenden Normalgewicht mit einem BMI von 20 – 25 kg/m^2 orientieren. Bei Älteren darf der BMI etwas höher sein. Eine Diät zur Gewichtsreduktion wird allerdings bei adipösen Krebspatienten zumindest in der Phase der aktiven Krebstherapie noch nicht universell empfohlen, weil darunter das Risiko besteht, dass eher Muskel- als Fettmasse verloren geht. Stattdessen kann eine Ernährungsberatung zum Energiegehalt und zur proteinbetonten Zusammensetzung der Nahrung helfen [8]. Erste Ansätze mit speziellen Gewichtsreduktionsdiäten bei übergewichtigen Brustkrebspatientinnen [23] zeigen, dass es zumindest kurzfristig gelingen kann, die Muskelmasse zu erhalten, Rezidive zu verhindern und die Prognose zu verbessern. Ob die Entwicklung von Dauer ist, scheint noch nicht geklärt und zumindest in manchen Studien fraglich [24].

So wünschenswert eine exakte individuelle Messung des Energiebedarfs wäre, z. B. über indirekte Kalorimetrie und tragbare Aktivitätssensoren, stehen aktuell jedoch die instrumentellen Möglichkeiten dafür weder flächendeckend noch zu vertretbaren Kosten zur Verfügung [8]. Daher wird mit Schätzformeln wie der von Harris & Benedict und Durchschnittswerten gearbeitet. Für die meisten Krebspatienten kann wie für Gesunde ein Gesamtenergiebedarf zwischen 25 und 30 kcal/kg/Tag angesetzt werden [16]. Für sehr übergewichtige Patienten wird diese Faustformel den Energiebedarf über- und für untergewichtige Patienten unterschätzen. Je besser der Energiebedarf des Patienten eingeschätzt wird, desto eher wird es gelingen, eine ausgeglichene Energiebilanz zu erreichen, bei der das Gewicht stabil bleibt.

Bei Krebspatienten mit Insulinresistenz sollte das Verhältnis von Fett zu Kohlenhydraten als Energielieferanten erhöht werden, weil die Aufnahme und Verwertung von Glucose durch die Insulinresistenz herabgesetzt ist, während die Energiegewinnung aus Fetten unverändert stattfindet. Um dem Abbau von Muskelmasse entgegenzuwirken, ist eine erhöhte Proteinzufuhr notwendig. Empfohlen sind 1 bis 1,5 g, evtl. auch 2 g Protein pro Kilogramm Körpergewicht und Tag. Nur bei Patienten mit akuter oder chronischer Niereninsuffizienz sollte eine Proteinaufnahme von 1,0 bzw. 1,2 g/kg/d nicht überschritten werden, bei einer GFR unter 30 ml/min liegt die empfohlene Grenze bei nur 0,8 g/kg/d [25, 26]. In Ermangelung belastbarer Daten zum Nutzen spezieller Aminosäuren bei Krebspatienten empfiehlt die Leitlinie, den Proteinbedarf über übliche hochwertige Nahrungsmittel wie Fleisch, Fisch, Milch- und Pflanzenprodukte zu decken [16].

Der Bedarf an Vitaminen und Spurenelementen ist unter einer Krebserkrankung vermutlich nicht wesentlich anders als bei Gesunden. Sie sollten entsprechend den geltenden Referenzwerten für die Nährstoffzufuhr aufgenommen und Mangelzustände sollten ausgeglichen werden. Von einer Supplementierung darüber hinaus wird zumeist abgeraten [16, 27, 28]. Die Studienlage ist uneindeutig: Manche Untersuchungen lassen eine bessere Verträglichkeit der Chemotherapie vermuten, andere lassen für manche Mikronährstoffe befürchten, dass hohe Konzentrationen die Prognose verschlechterten, so z. B. für Selen, Betacaroten oder Zink beim Prostatakarzinom [29, 30] oder Betacaroten sowie Tocopherol für Raucher beim Lungenkarzinom [31]. Eine große Metaanalyse mit zusammen gut 230.000 Krebspatienten ergab eine leicht erhöhte Sterblichkeit für Patienten, die gezielt Betacaroten, Vitamin A oder Vitamin E zu sich nahmen. Vitamin C und Selen hatten keinen Effekt [32]. Klar auf der Hand liegt, dass Krebspatienten, die den Verlauf ihrer Erkrankung mit Mikronährstoffen unterstützen möchten, dies auf jeden Fall mit dem Onkologen besprechen sollten [33].

Zurück zum Fall: Nach der oben genannten Faustformel und mit einem Energiebedarf von 30 kcal/kg/d ergibt sich für das jahrelang gehaltene Gewicht von Herrn T. (83 kg) ein täglicher Energiebedarf von ca. 2.500 kcal. Mit einem mittleren Proteinbedarf von 1,5 g/kg/d ergibt sich eine Menge von 125 g Protein pro Tag.

Ein Problem, das die normal zusammengesetzte Nahrung nicht lösen kann, auch nicht durch Anreicherung von Energie und Protein, ist die systemische Inflammation, die die katabole Stoffwechsellage fördert, die Nährstoffverwertung beeinträchtigt und den Muskelabbau beschleunigt. Aktuelle Empfehlungen berücksichtigen daher zunehmend spezielle Lebensmittel mit antientzündlichen und antikatabolen Inhaltsstoffen. Als Strategien werden die Anreicherung essenzieller Aminosäuren, hochdosiertes Leucin, Arginin kombiniert mit Nucleotiden und langkettige Omega-3-Fettsäuren (z. B. Eicosapentaensäure) aus Fischöl diskutiert. Die Evidenz ist noch mager: Es gibt jeweils einzelne Studien, die einen Nutzen belegen, aber große prospektive Studien, die das bestätigen, haben wir noch nicht. Am ehesten können langkettige Omega-3-Fettsäuren (1 – 2 g/d) oder Fischöl-Präparate (4 – 6 g/d) empfohlen werden [34]. Aber Achtung – zusammen mit Ibrutinib (Imbruvica®) erhöhen diese Präparate die Blutungsneigung. Hier sollten Fischölpräparate daher nicht zusätzlich verwendet werden. Nebenbei: Auch für den Einsatz nichtsteroidaler Antiphlogistika, um die systemische Entzündungslage zu verbessern, fehlt es noch an Daten, so dass sie bislang keine Empfehlung erhalten [16].

Leitlinien zur Ernährung bei Krebs

- ESPEN guidelines on nutrition in cancer patients: J Arends et al., Clin Nutr 2017; 36(1):11-48. https://www.clinicalnutritionjournal.com/article/S0261-5614(16)30181-9/fulltext?code=yclnu-site
- ESPEN expert group recommendations for action against cancer-related malnutrition. J Arends et al., Clinical Nutrition 2017; 36: 1187e1196. https://www.clinicalnutritionjournal.com/article/S0261-5614(17)30228-5/fulltext?code=yclnu-site
- S3-Leitlinie der Deutschen Gesellschaft für Ernährungsmedizin e. V. (DGEM) in Kooperation mit anderen Gesellschaften: „Klinische Ernährung in der Onkologie" 2015. http://www.awmf.org/uploads/tx_szleitlinien/073-006l_S3_Klin_Ern%C3%A4hrung_in_der_Onkologie_2015-10.pdf
- S3-Leitlinie der Deutschen Gesellschaft für Ernährungsmedizin e. V. (DGEM) in Kooperation mit anderen Gesellschaften: „Künstliche Ernährung im ambulanten Bereich" 2013. https://www.dgem.de/sites/default/files/PDFs/Leitlinien/S3-Leitlinien/073-021l_S3_K%C3%BCnstliche_Ern%C3%A4hrung_ambulant_2014-04.pdf
- Leitlinie der Deutschen Gesellschaft für Ernährungsmedizin e. V. (DGEM): „Ethische und rechtliche Gesichtspunkte der Künstlichen Ernährung" 2013. https://www.dgem.de/sites/default/files/PDFs/Leitlinien/S3-Leitlinien/s-0032-1332986.pdf
- ESPEN Guidelines on Parenteral Nutrition: Non-surgical oncology. F Bozzetti et al., Clin Nutr 2009; 28:445-454. https://www.clinicalnutritionjournal.com/article/S0261-5614(09)00084-3/pdf

Listung nach Aktualität (Zugriff September 2019)

Ernährungstherapie konkret

Die Ziele der medizinischen Ernährungstherapie sind die Verbesserung oder Beseitigung der krankheits- und therapiebedingten Ursachen für die Mangelernährung sowie die Minimierung der akuten und langfristigen Neben- und Folgewirkungen der Chemotherapie und der Erkrankung selbst. Ihre Methoden sind abgestuft und bestehen in einer Optimierung der Zusammensetzung der derzeitigen Nahrung, einer Unterstützung mit hochkalorischen Zusätzen, einer enteralen oder einer parenteralen klinischen Ernährung (Abb. 2). Eine unabdingbare Komponente der Ernährungstherapie ist die körperliche Aktivität, die den Appetit steigert, das psychosoziale Wohlbefinden und den Muskelaufbau fördert und der Fatigue entgegenwirkt [35]. Je ausgeprägter der Mangelzustand, desto aggressiver wird die Ernährungstherapie sein, damit ihr Erfolg schnell greift. Sie sollte aktuellen Leitlinien und Empfehlungen folgen (s. Kasten). Auch wenn die Ernährung bei Krebspatienten meist auf geringer Evidenz fußt, weil die Studien dazu naturgemäß methodisch sehr heterogen sind, ist der Empfehlungsgrad in der Regel eindeutig, d.h. die Experten sind sich in ihren Empfehlungen sehr einig. Beratung und Therapie sollten von zertifizierten Ernährungsexperten (Oekotrophologen, Diätassistenten) durchgeführt werden [16]. Die Bezeichnung „Ernährungsberater" ist nicht geschützt.

Basismaßnahmen zur Ernährungstherapie bestehen aus der Beratung zu den Zusammenhängen zwischen Ernährung, körperlicher Bewegung und Prognose sowie zu Verhaltensweisen und Maßnahmen, die den Appetit fördern bzw. die Hemmfaktoren wie Übelkeit oder Mukositis reduzieren. Außerdem sollten die Patienten Unterstützung bei der Optimierung ihrer Ernährung z.B. hinsichtlich der Verträglichkeit, der Konsistenz und des Geschmacks erhalten. Einige allgemeine Grundsätze sind [18]: Erlaubt ist, was schmeckt, solange keine einseitige Ernährung resultiert; lieber kleinere Portionen anrichten und nachnehmen bzw. häufiger essen; Essensgerüche durch Lüften vermeiden; eine angenehme Atmosphäre beim Essen herstellen oder auch Ablenkung von der Nahrungsaufnahme, falls essen trotz aller Maßnahmen nur unter Überwindung von inneren Widerständen möglich ist. Die größte Mahlzeit des Tages sollte zu der Tageszeit angeboten werden, zu der der Patient erfahrungsgemäß am ehesten hungrig ist, und anfangen sollte er oder sie mit den proteinreichen Bestandteilen. Wer mit Übelkeit zu kämpfen hat, sollte nach dem Essen in aufrechter Position bleiben. Kalorienarme durch kalorienreiche Gerichte und Getränke ersetzen, z.B. klare Brühen durch Cremesuppen, mageren Aufschnitt durch fetthaltigeren, Wasser durch Smoothies. Für den Krebspatienten selbst, aber auch im Zusammenspiel mit besorgten und wohlmeinenden Angehörigen und Freunden, kann die Nahrungsaufnahme zu einem dauernden Reizthema werden [36], gerade wegen der großen Hoffnungen, die viele mit der richtigen Ernährung verbinden. Nach Möglichkeit sollte das Umfeld des Patienten darum in die Beratung eingebunden werden. In manchen Fällen mag es als entlastend empfunden werden, zu erfahren, dass die Ernährung

Zurück zum Fall: Sollte es Herrn T. nicht möglich sein, die täglich benötigten 2500 kcal über eine normale Ernährung zu sich zu nehmen, kann ein Teil über hochkalorische Supplemente abgedeckt werden. Eine Indikation für parenterale Ernährung besteht hier definitiv nicht. Sie würde aber eintreten, wenn es durch einen Rezidiv oder therapiebedingt zu unkontrollierbarem Erbrechen oder Diarrhö oder auch zu Darmverschluss oder starken gastrointestinalen Blutungen käme.

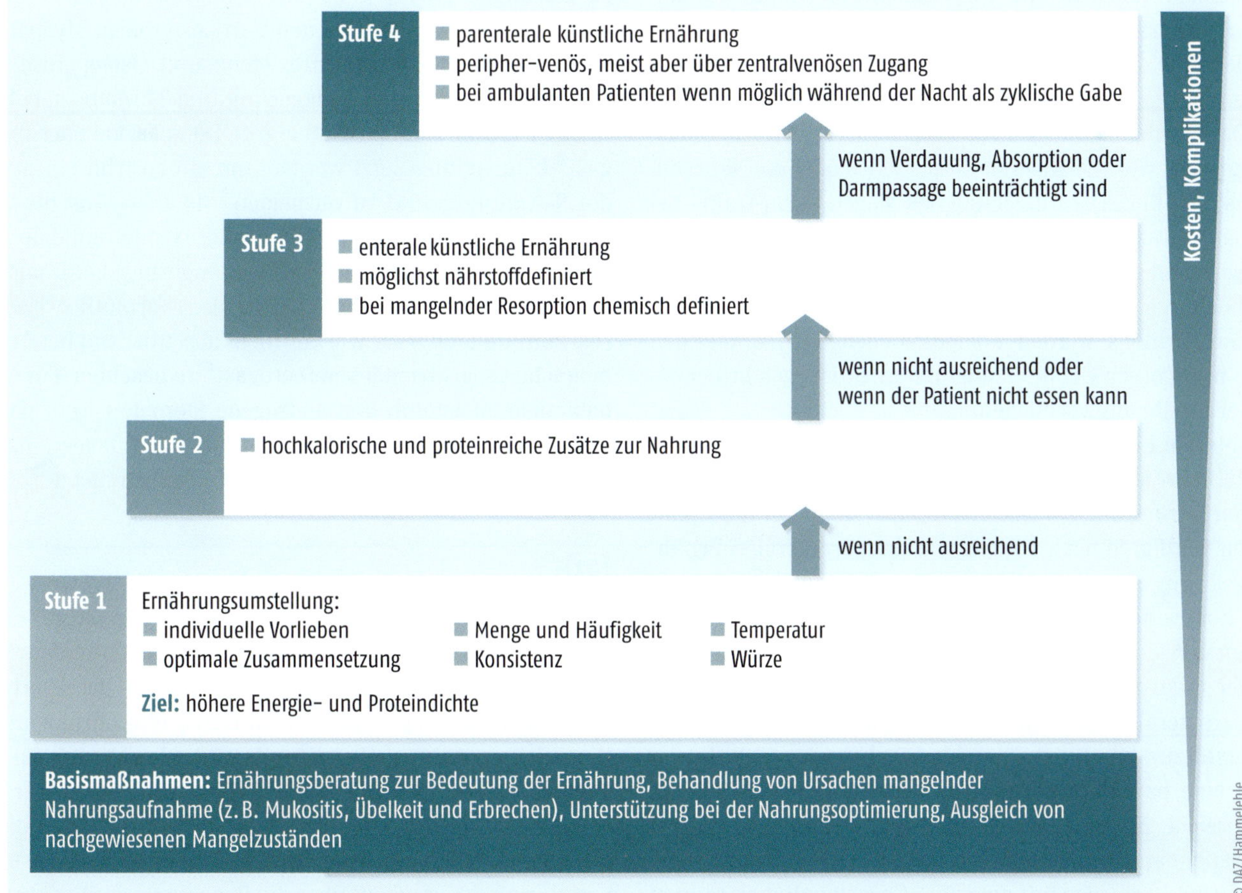

Abb. 2: **Stufen der Ernährungstherapie** [nach 16]

sicher nicht die alles entscheidende Maßnahme in der Krebstherapie ist oder dass zu essen erlaubt ist, was schmeckt.
Hochkalorische Nahrung(szusätze) wurden für Patienten entwickelt, die nur minimale Mengen zu sich nehmen können und daher die Energie in besonders konzentrierter Form benötigen, nämlich 1,4 bis 2 oder sogar 3,2 kcal/ml anstatt der normokalorischen 1 kcal/ml. Je nach Patientenvorlieben kann auf süße oder herzhafte Präparate jeweils verschiedener Geschmacksrichtungen sowie solche mit unterschiedlicher Viskosität zurückgegriffen werden. Damit die Mischungen geschluckt werden können, sollten sie nährstoffdefiniert sein, d. h. Kohlenhydrate als Di- und Polysaccharide, Fette als Triglyceride und Protein als Polypeptide enthalten. Auch Mineralstoffe, Vitamine und Ballaststoffe gehören dazu. Im Gegensatz dazu schmecken die chemisch definierten Diäten aus Oligopeptiden, Oligosacchariden und Maltodextrine, mittelkettigen Triglyceriden, Vitaminen und Mineralstoffen in der Regel sehr schlecht und werden daher als Sondennahrung zur enteralen Therapie verwendet.
Bei Patienten, die nicht essen, verdauen oder resorbieren können oder deren Darmpassage beeinträchtigt ist, wird künstliche Ernährung zur Stabilisierung des Ernährungszustands gebraucht. Bevorzugt wird die enterale Ernährung, also die Gabe von nährstoff- oder chemisch definierten Ernährungsmischungen über eine gastrale oder jejunale Sonde. Sie nutzt den Darm als natürlichen Weg der Nahrung und ist darum physiologischer als die parenterale Ernährung. Dabei spielen zusätzlich zu Kosten und Machbarkeit im ambulanten Bereich vor allem drei Aspekte eine wichtige Rolle [37]: Erstens gelangen die Nährstoffe über die Pfortader zunächst in die Leber, wo der für Kohlenhydrate bestehende First-Pass-Effekt Blutzuckerspitzen vermeidet. Zweitens ernähren sich die Zellen der Darmschleimhaut direkt aus dem Nahrungsbrei im Darmlumen, statt wie alle anderen Körperzellen über die Nährstoffe aus dem Blut. Die Umgehung des Magen-Darm-Trakts bei der parenteralen Ernährung lässt die Darmschleimhaut daher hungern und atrophieren. Insbesondere die Barrierefunktion wird dadurch beeinträchtigt, so dass Infektionen begünstigt werden. Drittens werden Komplikationen der parenteralen Gabe hinsichtlich Gefäßreizung und Infektionsgefahr bei enteraler Ernährung vermieden.
Parenterale Ernährung ist die Zufuhr aller oder eines Teils der Nährstoffe, die der Patient braucht, unter Umgehung des Magen-Darm-Kanals direkt ins Gefäßsystem. Für die Applikation werden je nach Osmolarität der parenteralen Ernährungslösung peripher- oder zentralvenöse Zugänge verwendet. Kontraindikation für eine parenterale Ernährung ist wegen der o. g. Vorteile des enteralen Wegs ein funktionierender Gastrointestinaltrakt. Sowohl die enterale als auch die parenterale künstliche Ernährung können bei adäquater Unterstützung ambulant durchgeführt werden [38]. Initial wird eine parenterale Ernährung meist rund um die Uhr verabreicht. Nach der Eingewöhnung und besonders wenn der Patient ambulant behandelt wird, kann die Ernährungslösung zyklisch, also mit doppelter Geschwindigkeit binnen 10 – 14 Stunden über Nacht gegeben werden.
Wenn die Nahrungszufuhr für mehrere Tage deutlich eingeschränkt oder unmöglich war, muss die Aufnahme der natürlichen oder klinischen Ernährung langsam begonnen und gesteigert werden, um ein sogenanntes Refeeding Syndrome zu vermeiden. Das klassische Kennzeichen dieses Syndroms ist eine Hypophosphatämie, es können jedoch auch Verschiebungen im Natrium- und Flüssigkeitshaushalt, Störungen des Glucose-, Protein- und Fettstoffwechsels, Thiamin-Defizit, Hypokaliämie und Hypomagnesiämie eintreten und einen lebensbedrohlichen Zustand herbeiführen [16].
Manche Ursachen der Appetitlosigkeit, z. B. Übelkeit, Schmerzen, Angst und Depression sind therapierbar und sollten gemäß den Empfehlungen der S3-Leitlinie „Supportive Therapie bei onkologischen PatientInnen“ [11] behandelt werden. Das wirkt sich zugleich häufig positiv auf die Möglichkeit der Nahrungsaufnahme aus. Für die Appetitlosigkeit selbst sind ebenfalls pharmakologische Strategien möglich, die in der ESPEN-Leitlinie „Nutrition in Cancer Patients“ – allerdings mit geringem Evidenzgrad und schwacher Empfehlungsstärke – erwähnt werden [16]: So sind in Studien Methylprednisolon (32 – 125 mg/d für 1 – 8 Wochen), Prednisolon (10 mg/d für 6 Wochen), Dexamethason (3 – 8 mg/d für 4 Tage), Megestrolacetat (160 – 1600 mg/d für 2 Wochen bis 2 Jahre) und Medroxyprogesteronacetat (300 – 1200 mg/d für 6 – 12 Wochen) in Studien getestet worden und haben in verschiedenen Endpunkten Überlegenheit gegenüber Placebo gezeigt. Diese bestand zumeist eher in einer Appetitzunahme und Minderung der Fatigue als im Aufbau von Muskelmasse. Zu berücksichtigen sind jeweils die nicht unerheblichen unerwünschten Wirkungen: bei den Corticosteroiden Myopathie, Immunsuppression, Insulinresistenz und Osteoporose, bei den Gestagenen Wassereinlagerung und Thromboembolien. Auch Metoclopramid (40 – 80 mg/d), Domperidon oder Iberogast® können eingesetzt werden, um ein zu früh einsetzendes Sättigungsgefühl zu vermeiden. Als unerwünschte Wirkungen sind hier zentralnervöse und extrapyramidale Störungen für MCP, potenzielle QT-Verlängerung bei Domperidon (bei therapeutischer Dosierung vermutlich wenig relevant) und die nach wie vor nicht abschließend bewertete mögliche Lebertoxizität von Iberogast® zu beachten. Für Cannabinoide, Melatonin und androgene Steroide ist ein positives Nutzen-Risiko-Verhältnis bislang nicht belegt, daher empfiehlt die Leitlinie diese Wirkstoffgruppen nicht.

Fazit

Mangelernährung betrifft viele Patienten und ist mit einer schlechteren Prognose verbunden. Die Erkennung eines bestehenden oder drohenden Mangelzustands in der Apotheke trägt dazu bei, Krebspatienten frühzeitig einer Ernährungstherapie zuzuführen. Gleichzeitig ist die Ernährung für die meisten Krebspatienten ein sehr wichtiges Thema, über das sich ein „guter Draht“ herstellen lässt. Voraussetzung dafür ist, dass der Patient mit seinen Überzeugungen ernst genommen und kompetent über die Bedeutung der Ernährung aufgeklärt wird. |

Literatur

[1] Beretta M et al: Use of Complementary and Alternative Medicine (CAM) in cancer patients: An Italian multicenter survey. Oncotarget 2017; 8(15):24401-24414

[2] Krebsinformationsdienst: Essen nach Vorschrift: Lässt sich Krebs durch eine Diät beeinflussen? Warum Fachleute „Krebsdiäten" kritisch beurteilen. Stand 07.08.2017 https://www.krebsinformationsdienst.de/behandlung/ernaehrung-therapie-diaeten.php [Zugriff 09.05.2018]

[3] Bozzetti F et al.: The nutritional risk in oncology: a study of 1,453 cancer outpatients. Support Care Cancer 2012;20:1919-1928

[4] Hébuterne X et al.: Prevalence of Malnutrition and Current Use of Nutrition Support in Patients With Cancer. J Parenter Enteral Nutr 2014; 38:196-204

[5] Pressoir M et al.: Prevalence, risk factors and clinical implications of malnutrition in French Comprehensive Cancer Centres. Br J Cancer 2010;102(6):966-71

[6] Fearon KCH et al.: Cancer Cachexia: Mediators, Signaling, and Metabolic Pathways. Cell Metab 2012;16(2):153-66

[7] Omlin A et al.: Nutrition impact symptoms in advanced cancer patients: frequency and specific interventions, a case-control study. J Cachexia Sarcopenia Muscle 2013;4(1):55-61

[8] Purcell SA et al.: Key determinants of energy expenditure in cancer and implications for clinical practice. Eur J Clin Nutrition 2016;70(11):1230-1238

[9] Lundholm K et al.: Glucose turnover, gluconeogenesis from glycerol, and estimation of net glucose cycling in cancer patients. Cancer 1982;50(6):1142-50

[10] Ravasco P et al.: Colorectal cancer: intrinsic characteristics modulate cancer energy expenditure and the risk of cachexia. Cancer Invest 2007;25:308-314

[11] S3-Leitlinie „Supportive Therapie bei onkologischen PatientInnen", 2016, Stand 05/2017. AWMF-Registernummer: 032/054OL

[12] Lacourt TE et al.: The High Costs of Low-Grade Inflammation: Persistent Fatigue as a Consequence of Reduced Cellular-Energy Availability and Non-adaptive Energy Expenditure. Front Behav Neurosci 2018;12:78

[13] Lis CG et al.: Role of nutritional status in predicting quality of life outcomes in cancer – a systematic review of the epidemiological literature. Nutr J 2012;11:27

[14] Kohler LN et al.: Adherence to Diet and Physical Activity Cancer Prevention Guidelines and Cancer Outcomes: A Systematic Review. Cancer Epidemiol Biomarkers Prev 2016;25(7):1018-28

[15] Vernieri C et al.: Diet and supplements in cancer prevention and treatment: Clinical evidences and future perspectives. Crit Rev Oncol Hematol 2018;123:57-73

[16] Arends J et al.: ESPEN guidelines on nutrition in cancer patients. Clin Nutr 2017;36(1):11-48

[17] Schwedhelm C et al.: Effect of diet on mortality and cancer recurrence among cancer survivors: a systematic review and meta-analysis of cohort studies Nutr Rev 2016;74(12):737-748

[18] American Institute for Cancer Research (AICR), the LIVESTRONG Foundation, Savor Health™: HEAL Well: A Cancer Nutrition Guide. http://www.aicr.org/assets/docs/pdf/education/heal-well-guide.pdf [Zugriff 09.05.2018]

[19] Bossola M et al.: Does nutrition support stimulate tumor growth in humans? Nutr Clin Pract 2011;26(2):174-80

[20] Bozzetti F et al.: ESPEN Guidelines on Parenteral Nutrition: Non-surgical oncology. Clin Nutr 2009;28:445-454

[21] Marian M et al.: Prevalence of malnutrition and current use of nutrition support in cancer patient study. J Parenter Enteral Nutr 2014;38(2):163-5

[22] Gonzalez MC et al.: Obesity paradox in cancer: new insights provided by body composition. Am J Clin Nutr 2014;99(5):999-1005

[23] Rock CL et al.: Results of the Exercise and Nutrition to Enhance Recovery and Good Health for You (ENERGY) Trial: A Behavioral Weight Loss Intervention in Overweight or Obese Breast Cancer Survivors. J Clin Oncol 2015;33(28):3169-76,

[24] Sedjo RL et al.: Impact of a Behavioral Weight Loss Intervention on Comorbidities in Overweight and Obese Breast Cancer Survivors. Support Care Cancer 2016;24(8):3285-3293

[25] KDIGO 2012 Clinical Practice Guideline for the Evaluation and Management of Chronic Kidney Disease

[26] KDIGO 2012 Clinical Practice Guideline for Acute Kidney Injury

[27] Lawenda BD et al.: Should Supplemental Antioxidant Administration Be Avoided During Chemotherapy and Radiation Therapy? J Natl Cancer Inst 2008;100:773-783

[28] D'Andrea GM: Use of antioxidants during chemotherapy and radiotherapy should be avoided. CA Cancer J Clin 2005;55(5):319-21

[29] Lawson KA et al.: Multivitamin Use and Risk of Prostate Cancer in the National Institutes of Health – AARP Diet and Health Study. J Natl Cancer Inst 2007;99(10):754-64

[30] Kenfield SA et al.: Selenium supplementation and prostate cancer mortality. J Natl Cancer Inst 2014;107(1):360

[31] Alpha-Tocopherol, Beta Carotene Cancer Prevention Study Group: The effect of vitamin E and beta carotene on the incidence of lung cancer and other cancers in male smokers. N Engl J Med 1994;330(15):1029-35

[32] Bjelakovic G et al.: Mortality in randomized trials of antioxidant supplements for primary and secondary prevention: systematic review and meta-analysis. JAMA 2007;297(8):842-57

[33] Gröber U: Antioxidants and Other Micronutrients in Complementary Oncology. Breast Care (Basel) 2009;4(1):13-20

[34] Arends J et al.: ESPEN expert group recommendations for action against cancer-related malnutrition. Clinical Nutrition 2017;36:1187e1196

[35] Fong DYT et al.: Physical activity for cancer survivors: meta-analysis of randomised controlled trials. BMJ. 2012;344:e70

[36] Reid J et al.: Fighting Over Food: Patient and Family Understanding of Cancer Cachexia. Oncol Nurs Forum 2009;36(4):439-45

[37] Mercadante S: Parenteral versus enteral nutrition in cancer patients: indications and practice. Support Care Cancer 1998;6:85-93

[38] S3-Leitlinie "Künstliche Ernährung im ambulanten Bereich", Stand 2013. AWMF-Registernummer: 073/021

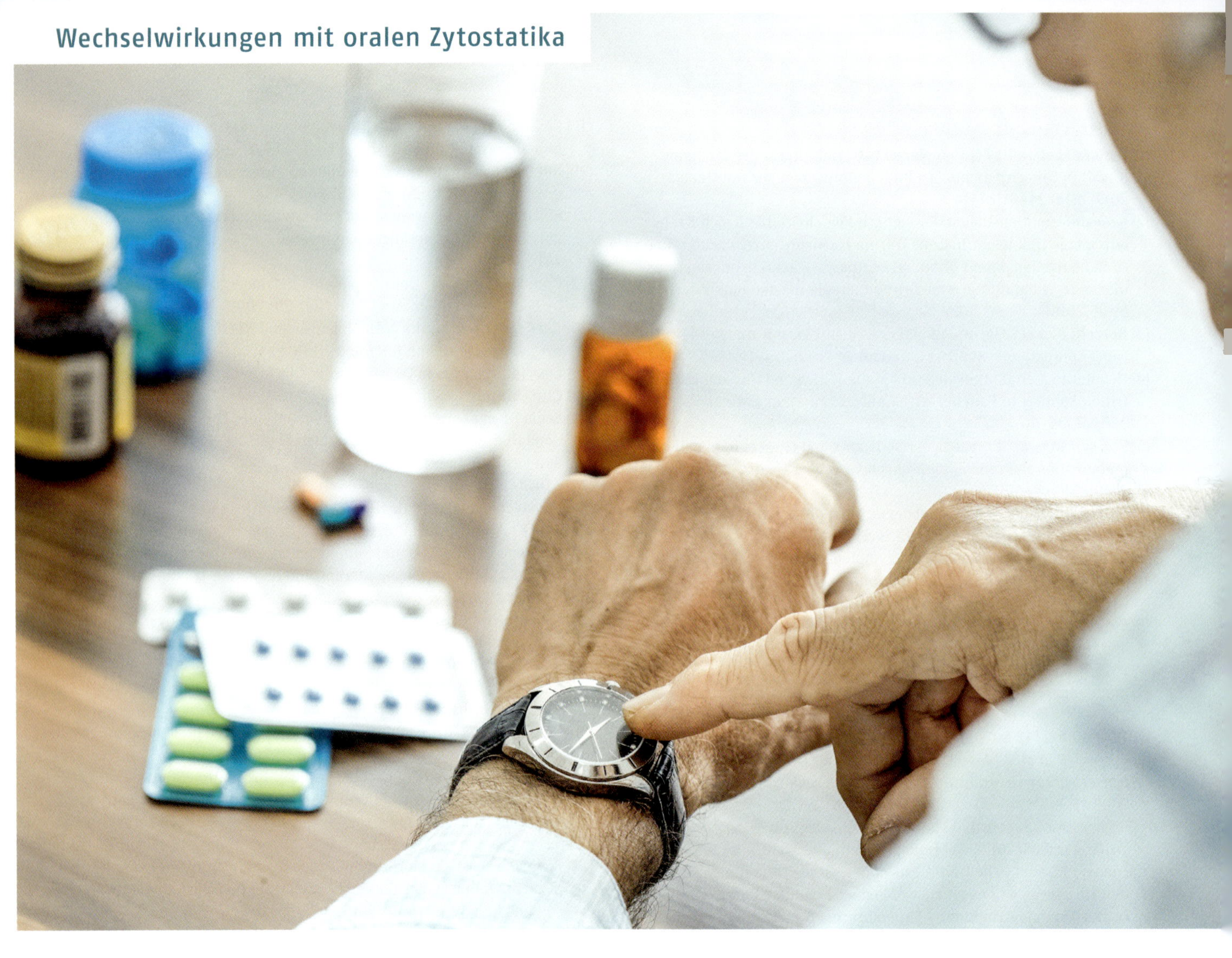

Einnahmehinweise in der oralen Krebstherapie

Von Dorothee Dartsch | **Auch in der oralen Krebstherapie haben die Wirkstoffe eine geringe therapeutische Breite. Noch dazu äußert sich eine übermäßige Wirkung zwar zuverlässig an unerwünschten Wirkungen, ein Wirkungsverlust ist aber nicht oder nur spät als weiteres Tumorwachstum messbar. Und auch Toxizität sollte mindestens in einem erträglichen Rahmen bleiben. Insofern muss bei Patienten mit oraler Krebstherapie besonders auf Interaktionen mit anderen Arzneimitteln, Nahrungsergänzungsmitteln und Nahrung geachtet werden, damit diese die Wirkung der verordneten Dosis nicht zur einen oder anderen Seite aus dem therapeutischen Fenster schieben.**

Interaktionen werden in zwei große Gruppen unterschieden:
- die pharmakokinetischen Interaktionen, bei denen sich die Serumkonzentration des „Wechselwirkungs-Opfers" verändert, und
- die pharmakodynamischen Interaktionen, die durch eine unerwartet hohe oder geringe Wirksamkeit auffallen, beispielsweise weil sich unerwünschte Wirkungen addieren.

Veränderung der Bioverfügbarkeit

Nahrung, die sich zeitgleich mit einem Arzneimittel im Gastrointestinaltrakt befindet, kann die Bioverfügbarkeit des Wirkstoffs verändern durch:
- physikalische oder chemische Interaktionen,
- die konsistenz- und kalorienabhängige Verzögerung der Magenentleerung,
- die Erhöhung des pH-Wertes im Magen auf etwa 5 [1],
- die Stimulation der Gallesekretion,
- die Steigerung der Durchblutung der Bauchorgane sowie durch
- Veränderung der präsystemischen Metabolisierung [2].

Wenn sich ein solcher Einfluss zeigt, spricht man von einem Food-Effekt (siehe Tab. 1). Nach den Regeln der FDA werden Food-Effekte als signifikant erachtet, wenn sich die Fläche unter der Kurve (AUC, Area Under the Curve) auf 125% oder mehr erhöht bzw. auf 80% oder weniger verringert. Als klinisch relevant werden Veränderungen der Bioverfügbarkeit meist erachtet, wenn die AUC auf mindestens 150% steigt bzw. auf 50% oder wenig sinkt [3].

Hintergrund für eine Empfehlung zur Einnahme in einer bestimmten Relation zu einer Mahlzeit kann entweder die Bioverfügbarkeit oder die Verträglichkeit sein, die durch die Einnahmevorschrift verbessert werden soll. Vor allem, wenn der Food-Effekt zu einer Verzögerung der Absorption führt, ist die Verträglichkeit bei Einnahme mit Nahrung meist besser, weil dann Spitzen in der Plasmakonzentration gedämpft werden (Beispiel: Imatinib). Eine Verbesserung der Bioverfügbarkeit entspricht nicht zwingend einer Maximierung der AUC. Stattdessen kann auch eine Verringerung der inter- und intraindividuellen Variabilität der Plasmakonzentrationen zugunsten einer vorhersagbaren Wirkung das Ziel sein [2].

Die meisten Kinase-Inhibitoren sind an Zellmembranen gut permeabel, aber schlecht im wässrigen Milieu des Gastrointestinaltraktes löslich [4], weil sie sowohl eine hydrophobe Region brauchen, um an die ATP-Bindungsstelle der Zielkinase zu docken, als auch eine hydrophile, die über Wasserstoffbrücken die nötige Selektivität liefert. Das bedeutet auch, dass die meisten Kinase-Inhibitoren hepatisch metabolisiert werden müssen, um ausgeschieden werden zu können, und einen relevanten intestinalen oder hepatischen First-Pass-Effekt haben (Ausnahmen davon sind z. B. Imatinib- und Dabrafenibmesylat). Die Folge ist ein ausgeprägter positiver Food-Effekt, der auf einer erhöhten Bioverfügbarkeit beruht. Diese wiederum ist Folge einer besseren Löslichkeit und eines verminderten First-Pass-Effektes durch gesteigerten Blutfluss durch den Dünndarm und die Leber [5].

Die Angaben in den Fachinformationen, wie eine Einnahme außerhalb der Mahlzeiten erfolgen soll, können sich deutlich unterscheiden, wie in der Abbildung 1 gezeigt wird. Nicht alle diese Vorschriften führen zu einer wirklich „nüchternen“ Einnahme, also einer, bei der der Magen tatsächlich

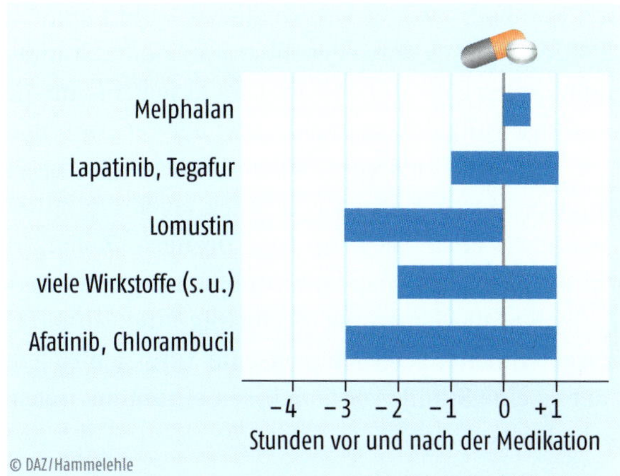

Abb. 1: **Wirkstoffe in der oralen Krebstherapie,** die nicht mit Nahrung eingenommen werden sollen, und ihre Einnahmeabstände zur Mahlzeit. Die Balken zeigen, wie lange vor und nach der Einnahme einer Krebstherapie nichts gegessen werden darf. „Mindestens zwei Stunden vor und eine Stunde nach Einnahme der Dosis nichts essen" gilt für: Erlotinib, Pazopanib, Dabrafenib, Trametinib, Estramustin, Sonidegib, Ixazomib, Nilotinib, Cabozantinib; wenn Mahlzeit fettreich: Sorafenib; wenn Milch(produkte): Mercaptopurin. Für Etoposid und Temozolomid empfehlen die Fachinformationen „nüchtern" ohne genauere Angaben, für Methotrexat „möglichst nicht zu den Mahlzeiten".

Tab. 1: **Beispiele für verschiedene Food-Effekte**

Food-Effekt	Beispiel	resultierende Empfehlung
– physikalische Solubilisierung – Gallesekretion erhöht – gesteigerte Durchblutung	Venetoclax: nach fetthaltiger Mahlzeit steigt die Bioverfügbarkeit	mit einer Mahlzeit einnehmen
physikalische/chemische Interaktion	Estramustin: Bildung schwerlöslicher Salze mit Calcium, Wirkungsverlust möglich	Einnahmeabstand beachten: mindestens zwei Stunden vor und eine Stunde nach der Einnahme nichts essen, trinken oder einnehmen, was Calcium (> 200 mg/l) enthält
verlängerte Transitzeit	Chlorambucil: Hydrolyse in saurem Milieu nimmt zu	nüchtern einnehmen
Konkurrenz um Transporter	Melphalan: unter proteinreicher Nahrung (speziell Leucin und Glutamin) sind Absorption und Bioverfügbarkeit vermindert	– mindestens eine halbe Stunde vor einer Mahlzeit einnehmen (Angabe der Fachinformation) – auf nüchternen Magen einnehmen (Angabe der AHFS-Monografie)
präsystemische Metabolisierung	Mercaptopurin: wird durch Xanthinoxidase in Kuhmilch inaktiviert	Einnahmeabstand beachten: mindestens zwei Stunden vor und eine Stunde nach der Einnahme keine Milch oder Milchprodukte konsumieren (Angabe in der Fachinformation)
	Dasatinib: Grapefruit erhöht über Hemmung von CYP3A4 die Bioverfügbarkeit	vermeiden

leer ist. Besonders wenig verständlich ist die Empfehlung für Lapatinib, dieses entweder mindestens eine Stunde vor oder mindestens eine Stunde nach dem Essen einzunehmen, denn im Abschnitt „Pharmakokinetik" der Fachinformation heißt es: „Im Verhältnis zum Einnahmezeitpunkt von einer Stunde vor einem fettarmen Frühstück lagen die mittleren AUC-Werte um etwa das Zwei- bzw. Dreifache höher, wenn Lapatinib eine Stunde nach einer Mahlzeit [...] gegeben wurde". Patienten, die Lapatinib regelmäßig eine Stunde nach dem Essen einnehmen, erhalten also im Vergleich zu jemandem, der es eine Stunde vor dem Essen einnimmt, quasi die dreifache Dosis.

Hinweise zu den Einnahmemodalitäten

Die Empfehlung „mindestens 1 Stunde vor oder 2 Stunden nach einer Mahlzeit einnehmen" findet sich bei vielen Wirkstoffen, die nicht mit Nahrung eingenommen werden sollen. Bei Nilotinib und Cabozantinib gilt dasselbe, aber die Formulierung ist klarer: „2 Stunden vor und mindestens 1 Stunde nach Einnahme der Dosis nichts essen".

Wenn es bei einem Wirkstoff tatsächlich auf die nüchterne Einnahme ankommen sollte, muss gefordert werden, dass mindestens vier Stunden vor und eine Stunde nach der Einnahme nichts gegessen wird. Nach einem fettreichen Mittagessen und einem Snack am Nachmittag reicht noch nicht einmal dieser vierstündige Abstand aus [1]! Man müsste also theoretisch auch noch vorschreiben, wie die Nahrung zusammengesetzt sein sollte. Das lässt sich aber nur über den begrenzten Zeitraum einer klinischen Studie durchhalten, nicht über Jahre des echten Lebens, und nicht bei dem ohnehin hohen Risiko einer Kachexie bei Tumorpatienten (siehe Kapitel „Richtig essen – Kachexie vermeiden", S. 160). Um die Adhärenz nicht zu gefährden, darf man es dem Patienten mit solchen Einnahmehinweisen nicht schwerer machen als nötig, sein Arzneimittel korrekt einzunehmen. Wenn der Food-Effekt kein Alles-oder-Nichts-Prinzip darstellt, sondern die Bioverfügbarkeit auch mit einstündigen Einnahmeabständen zur Mahlzeit ausreichend gewährleistet und verlässlich ist, ist gegen diese Empfehlung nichts einzuwenden. Oft spiegeln die Fachinformationen die Bedingungen wider, die für die Zulassungsstudien gewählt wurden. Ein Beispiel: „Für Patienten, die keine Hartkapseln schlucken können, kann der Inhalt der Nilotinib-Hartkapsel mit einem Teelöffel Apfelmus (püriertem Apfel) vermischt werden und sollte sofort eingenommen werden. Es darf nicht mehr als ein Teelöffel Apfelmus und kein anderes Nahrungsmittel als Apfelmus verwendet werden." Damit macht der Hersteller es sich einfach und überlässt es unserem Sachverstand, zu beurteilen, ob Patienten, die kein Apfelmus mögen oder vertragen, ihr Nilotinib auch mit anderem Obstmus oder Joghurt einnehmen können.

Für die Löslichkeit etlicher oraler Krebstherapeutika ist ein saurer pH-Wert im Magen wichtig. Die gleichzeitige Behandlung mit Säureblockern verringert daher ihre Resorption und Bioverfügbarkeit. In der Tabelle 2 sind einige Wirkstoffe gelistet, deren Wirkung durch Säureblocker verringert werden kann. Die Empfehlungen in der Fachinformation, ob und wie Säureblocker zusammen mit oralen Krebstherapeutika angewandt werden können, sind nicht immer konsistent mit den Ergebnissen der Interaktionsstudien (vergleiche beispielsweise die Empfehlungen für Lapatinib und Nilotinib in der Tabelle 2).

Da schätzungsweise 20 bis 30% der Patienten unter einer oralen Krebstherapie einen Säureblocker (zwei Drittel bis drei Viertel davon einen Protonenpumpenhemmer) anwenden [8], muss oftmals ein Kompromiss gefunden werden. Protonenpumpenhemmer haben, bedingt durch die irreversible Blockade der H^+K^+-ATPase, eine starke und langanhaltende, eventuell sogar ganztägige Wirkung. Ihre gleichzeitige Gabe mit pH-Wert-sensiblen oralen Onkologika ist kontraindiziert. H_2-Antagonisten erhöhen den pH-Wert über einen kürzeren Zeitraum und weniger stark und können einen guten Kompromiss zwischen gastraler Symptomlinderung und Beeinträchtigung der Wirkung onkologischer Arzneistoffe darstellen. Idealerweise werden sie frühestens zwei Stunden nach der Einnahme des Krebstherapeutikums eingenommen. Danach muss mit einer (weiteren) Einnahme des Onkologikums mindestens zehn Stunden gewartet werden. Antazida beeinträchtigen die Löslichkeit anderer Wirkstoffe am wenigsten, helfen aber auch am wenigsten gegen die Magenbeschwerden. Falls der onkologische Wirkstoff nicht gar so anfällig für einen erhöhten pH-Wert ist und die Wirkung eines H_2-Antagonisten oder besser Antazidums ausreicht, sind diese Kombinationen in Verbindung mit zeitversetzter Einnahme ein möglicher Kompromiss. Wenn das keine Option darstellt, ist es unter Umständen notwendig, die Krebstherapie umzustellen – sofern es therapeutische Alternativen gibt.

Da **CYP3A4-Enzyme** sowohl im Darm als auch in der Leber in relevanten Mengen vorkommen, wirkt sich ihre Aktivität sowohl auf die Bioverfügbarkeit als auch auf die Clearance onkologischer Arzneistoffe aus. Unter einer gleichzeitigen Therapie mit einem CYP3A4-Substrat und einem CYP3A4-Inhibitor kommt mehr Substrat im System an, weil der präsystemische Abbau sowohl im Darm als auch in der Leber reduziert ist. Noch dazu ist die Elimination über CYP3A4 verlangsamt, so dass sich die Halbwertszeit verlängert. Beides wirkt in dieselbe Richtung, und als Resultat ist mit einer verstärkten Toxizität zu rechnen. Das Umgekehrte, also ein Wirkungsverlust, ergibt sich bei einer gleichzeitigen Therapie mit einem CYP3A4-Induktor. Eine Übersicht über die CYP3A4-Substrate sowie klinisch relevante CYP3A4-Inhibitoren und -Induktoren gibt die Tabelle 3.

Crizotinib, Dabrafenib, Everolimus, Imatinib, Lapatinib, Nilotinib, Palbociclib, Pazopanib und Sunitinib sind selbst moderate bis starke CYP3A4-Inhibitoren. Dabrafenib, Etoposid und Vemurafenib können CYP3A4 zumindest in vitro induzieren [11].

Tab. 2: **Wirkung von Säureblockern auf die Bioverfügbarkeit** aktuell verfügbarer Kinase-Hemmer (Fachinformationen, Druginformation.com Dallas, Texas, USA, Canadian Institutes of Health Research DrugBank und [6])

Wirkstoff (Handelsname)	Behandlung mit Säureblocker	Reduktion der Bioverfügbarkeit	Empfehlung der Fachinformation
Dasatinib (Sprycel®)	40 mg Famotidin (zeitversetzt)	AUC und c_{max} um 60%	sollte vermieden werden
	40 mg Omeprazol	AUC um 43%, c_{max} um 42%	sollte vermieden werden
	Antazida (gleichzeitig)	AUC um 55%, c_{max} um 58%	sollte vermieden werden
	Antazida (zeitversetzt)	keine rel. Änderung	möglich
Erlotinib (Tarceva®)	Omeprazol	AUC um 46%, c_{max} um 61%	sollte vermieden werden
	300 mg Ranitidin (gleichzeitig)	AUC um 33%, c_{max} um 54%	zeitversetzte Gabe möglich, wenn nötig
	150 mg Ranitidin (zeitversetzt)	AUC um 15%, c_{max} um 17%	
Gefitinib (Iressa®)	Ranitidin: anhaltende Erhöhung des gastrischen pH-Werts ≥ 5	AUC um 47%	keine Empfehlung; FDA: zeitversetzte Gabe möglich, wenn nötig
Lapatinib (Tyverb®)	Esomeprazol	AUC um 27%	Säureblocker sollten vermieden werden
Nilotinib (Tasigna®)	Esomeprazol	AUC um 34%, cmax um 27%	geringfügig verminderte Resorption; alle Säureblocker können angewendet werden
Pazopanib (Votrient®)	Esomeprazol	AUC und c_{max} um 40%	vermeiden, aber wenn nötig, beides zusammen einmal täglich am Abend auf nüchternen Magen; alternativ H_2-Antagonisten oder Antazidum zeitversetzt
Bosutinib (Bosulif®)	Lansoprazol	AUC um 74%, c_{max} um 54%	um 12 Stunden zeitversetzte Gabe von Antazida, wenn nötig
Axitinib (Inlyta®)	20 mg Rabeprazol	AUC um 15%, cmax um 42%	möglich
Ponatinib (Iclusig®)	Fachinformation: keine Erwähnung EPAR: insolubility in aqueous solution above pH 2 AHFS-Monografie: sollte vermieden werden		
Ibrutinib (Imbruvica®)	40 mg Omeprazol	AUC um ca. 15%, c_{max} um 62%	keine Hinweise auf klinische Bedeutung
Ceritinib (Zykadia®)	40 mg Esomeprazol	AUC um 76%, c_{max} um 79%	bei gleichzeitiger Anwendung Vorsicht geboten
Palbociclib (Ibrance®)	Rabeprazol (Palbociclib zum Essen)	AUC um 13%, c_{max} um 41%	keine klinisch relevante Wirkung von H_2-Antagonisten und Antacida zu erwarten, wenn Palbociclib mit Nahrung eingenommen wird
	Rabeprazol (Palbociclib nüchtern)	AUC um 62%, c_{max} um 80%	
Dacomitinib (Vizimpro®)	40 mg Rabeprazol	AUC um 29%, c_{max} um 51%	sollte vermieden werden
	H_2-Antagonisten	keine relevante Änderung	können bei Bedarf verwendet werden (H_2-Antagonisten zeitversetzt)
	Antazida	keine Veränderung	
pH-Wert-unabhängige Bioverfügbarkeit	Sunitinib, Sorafenib, Vandetanib, Afatinib, Vemurafenib, Crizotinib, Ruxolitinib, Dabrafenib, Trametinib, Cabozantinib, Lenvatinib, Nintedanib (Löslichkeit pH-Wert-abhängig, dennoch in klinischen Studien keine Änderung der Talspiegel durch Säureblocker [7]), Osimertinib, Alectinib, Cobimetinib, Binimetinib, Ribociclib, Brigatinib, Lorlatinib, Encorafenib		

Tab. 3: **CYP3A4-Substrate in der oralen Krebstherapie sowie relevante CYP3A4-Inhibitoren und -Induktoren** [9, 10].

CYP3A4-Substrate	CYP3A4-Inhibitoren	CYP3A4-Induktoren
Axitinib, Bosutinib, Busulfan, Cabozantinib, Crizotinib, Dasatinib, Erlotinib, Etoposid, Everolimus, Gefitinib, Ibrutinib, Imatinib, Lapatinib, Nilotinib, Pomalidomid, Ponatinib, Pazopanib, Regorafenib, Ruxolitinib, Sorafenib, Sunitinib, Vandetanib	Proteaseinhibitoren (Boceprevir, Indinavir, Lopinavir, Nelfinavir, Ritonavir, Saquinavir, Telaprevir); Azol-Antimykotika (Itraconazol, Ketoconazol, Posaconazol, Voriconazol); Makrolide (Clarithromycin, Erythromycin, Telithromycin)	Apalutamid, Carbamazepin, Deferasirox, Dexamethason, Efavirenz, Enzalutamid, Fosphenytoin, Johanniskraut-Extrakt, Nevirapin, Oxcarbazepin, Phenobarbital, Phenytoin, Primidon, Rifampicin

Auch das **p-Glykoprotein (P-gp)** in den Enterozyten stellt einen Teil der präsystemischen Barriere gegen Fremdstoffe dar, indem es Substanzen, die es in die Darmzellen „geschafft haben“, zurück ins Darmlumen befördert. Davon sind auch viele orale Krebstherapeutika betroffen: Afatinib, Ceritinib, Cobimetinib, Dabrafenib, Everolimus, Gefitinib,

Muss ein Wirkstoff tatsächlich auf nüchternen Magen eingenommen werden, dann darf mindestens vier Stunden vor und eine Stunde nach der Einnahme nichts gegessen werden.

Idelalisib, Ixazomib, Lenalidomid, Lenvatinib, Olaparib, Osimertinib, Panobinostat, Pomalidomid und Venetoclax sind P-gp-Substrate [12]. Starke P-gp-Inhibitoren wie Chinidin, Ritonavir oder Verapamil erhöhen die Bioverfügbarkeit der P-gp-Substrate durch Blockade des intestinalen p-Glykoproteins, und sie verringern die Clearance durch Blockade des hepatischen und renalen P-gp. In der Summe resultiert aus beidem eine erhöhte Plasmakonzentration der P-gp-Substrate. Für Afatinib (ein P-gp-Substrat) konnte in Studien gezeigt werden, dass der starke P-gp-Inhibitor Ritonavir die Kinetik von Afatinib dann unbeeinflusst lässt, wenn es sechs bis zwölf Stunden nach Afatinib eingenommen wird [13]. Für ein anderes P-gp-Substrat, Nintedanib, kann bei notwendiger gleichzeitiger Gabe eines starken P-gp-Inhibitors eine Nintedanib-Dosisreduktion in 100-mg-Schritten erwogen werden [14]. Starke P-gp-Induktoren wie Carbamazepin, Dexamethason, Johanniskraut-Extrakte oder Rifampicin haben den gegenteiligen Effekt und reduzieren die Plasmakonzentration der P-gp-Substrate. Da eine Enzyminduktion langfristig besteht, kann eine zeitversetzte Gabe keine Abhilfe schaffen. Die Fachinformation weist für Afatinib auf diese Interaktion hin, ohne eine Handlungsempfehlung zu geben. Die Information der FDA empfiehlt eine Dosiserhöhung von Afatinib um 10 mg/Tag, wenn sich die gleichzeitige Gabe mit einem P-gp-Induktor nicht vermeiden lässt. Wird der Induktor abgesetzt, soll die Afatinib-Dosis nach zwei bis drei Tagen wieder auf die vorherige Dosis reduziert werden. Für Nintedanib gibt es keine Daten zum gleichzeitigen Einsatz mit P-gp-Induktoren, diese Kombination sollte daher vermieden werden. Starke Inhibitoren des p-Glykoproteins unter den Kinase-Hemmern sind Lapatinib und Vemurafenib. Sie können die Konzentration des P-gp-Substrates Digoxin annähernd verdoppeln. Eine gleichzeitige Gabe von starken Inhibitoren des p-Glykoproteins und P-gp-Substraten mit geringer therapeutischer Breite sollte daher vermieden werden.

Neben CYP3A4 und P-gp ist ein dritter Wächter in der Darmmukosa aktiv, und zwar das **Breast Cancer Resistance-Protein (BCRP).** Mit dem p-Glykoprotein hat es gemeinsam, dass es darüber hinaus in der Niere und der Leber den Auswärtstransport von Substraten in den Primärharn bzw. die Galle übernimmt. Die Konzentration von BCRP-Substraten wird daher durch starke BCRP-Inhibitoren (Curcumin, Ciclosporin, Eltrombopag) erhöht, so dass unerwünschte Wirkungen resultieren können, und durch starke Induktoren (Phenobarbital, Rifampicin [15]) reduziert, was die Wirkung gefährdet. BCRP und P-gp haben etliche gemeinsame Substrate. Unter den Kinase-Hemmern sind das z. B. Afatinib, Erlotinib, Gefitinib und Regorafenib (selbst relevante Inhibitoren von BCRP), Lapatinib, Pazopanib und Vemurafenib [14].

Veränderung der Clearance

Interaktionen über CYP3A4, P-gp und BCRP beeinflussen sowohl die Bioverfügbarkeit als auch die Clearance onkologischer Wirkstoffe und wurden oben bereits besprochen. Andere CYP-Isoenzyme finden sich bevorzugt in der Leber oder Niere und verändern insofern eher die Clearance der Arzneistoffe als die Verfügbarkeit. Einen Überblick über die Wechselwirkungen von oralen Krebstherapeutika und anderen CYP-Enzymen als CYP3A4 findet sich in Tabelle 4.

Die renale Clearance kann durch nephrotoxische Therapien, wie beispielsweise das Trio infernale aus nichtsteroidalem Analgetikum, Diuretikum und Inhibitor im Renin-Angiotensin-System, eingeschränkt werden. Das führt zu einer Kumulation und verstärkten Toxizität der Krebstherapeutika, die zu einem relevanten Anteil renal filtriert werden – zum

Wirkstoffe, die die QT-Zeit verlängern

Bosutinib, Capecitabin, Ceritinib, Cobimetinib, Crizotinib, Dabrafenib, Dasatinib, Lapatinib, Lenvatinib, Midostaurin, Nilotinib, Osimertinib, Pazopanib, Ribociclib, Sorafenib, Sunitinib, Tipiracil, Vemurafenib, Vandetanib sowie eventuell Cabozantinib

[9, Credible Meds®, https://crediblemeds.org/]

Beispiel Hydroxycarbamid, Lenalidomid, Methotrexat, Tegafur/Gimeracil/Oteracil und Treosulfan.

Pharmakodynamische Interaktionen

Pharmakodynamische Interaktionen als Resultat additiver, synergistischer oder antagonistischer Wirkungen sind mannigfaltig. Zwei wichtige sollen hier herausgegriffen werden. Interaktionen, die zu einer **Verlängerung der QT-Zeit** und nachfolgend
zu Torsade-de-Pointes-Arrhythmien führen, werden vielfach diskutiert. Problematisch bei ihrer Bewertung ist, dass sie zwar sehr selten auftreten, aber letal sein können, wenn sie es tun. Zudem ist unklar, ob die gleichzeitige Gabe mehrerer einzelner QT-Zeit-verlängernder Arzneimittel in jeweils sicherer Dosis sich wirklich additiv verhält oder ob es nicht vielmehr Kompetition und Verdrängung an den Bindungsstellen gibt. Insofern wird jemand, der mit einem „pharmakovigilanten Blick" auf QT-Zeit-verlängernde Kombinationen sieht, das Risiko für relevant halten, während jemand mit „therapeutischem Blick" befinden wird, dass zu vielen Patienten wirksame Therapien vorenthalten werden, wenn man auf alle QT-Zeit-verlängernden Therapien verzichten würde.
Auch innerhalb der oralen Krebstherapeutika gibt es Wirkstoffe, die die QT-Zeit verlängern (s. Kasten „Wirkstoffe, die die QT-Zeit verlängern"). Das Risiko scheint bei Vandetanib am höchsten, dementsprechend findet es sich bei CredibleMeds® auch auf der Liste der Wirkstoffe mit nachgewiesenem Risiko für Torsade-de-Pointes-Arrhythmien wieder. Bei einem QTc-Intervall von über 480 ms oder Long-QT-Syndrom ist der Kinase-Hemmer absolut kontraindiziert, ebenso darf er nicht mit anderen bekannten Torsade-de-Pointes-Auslösern kombiniert werden (z.B. Arsen-haltige Arzneimittel, Erythromycin intravenös, Toremifen, Mizolastin, Moxifloxacin, Antiarrhythmika der Klasse IA und III). Monitoring und Ausgleich der Elektrolyte K^+, Mg^{2+} und Ca^{2+} sowie Aufnahme des EKG sind regelmäßig erforderlich.

Das **Blutungs- und Thromboserisiko** ist bereits durch die Krebserkrankung hoch (siehe Kapitel „Zwischen Venenthrombose und Blutung", S. 45), so dass etliche Krebspatienten eine gerinnungshemmende Therapie erhalten. Vorsicht ist dann mit den oralen Krebstherapeutika geboten, die ebenfalls die Blutgerinnung oder die Antikoagulanzien selbst beeinflussen. Manche dieser Interaktionen sind kinetisch (z.B. Dabrafenib und Mitotan verringern die Konzentration von Vitamin-K-Antagonisten, Vemurafenib erhöht sie; Lapatinib erhöht via P-gp-Hemmung die Dabigatran-Konzentration). Dynamische Interaktionen treten auf, wenn das Krebstherapeutikum selbst ein Blutungsrisiko bedeutet. Laut Fachinformationen sind das z.B. Binimetinib, Cobimetinib, Encorafe-

Tab. 4: **Wechselwirkungen der oralen Krebstherapeutika über andere CYP-Enzyme als CYP3A4** (nur moderate bis sehr große Einflüsse erwähnt) [9, 10, 11].

Wirkstoff	Substrat	Inhibitor	Induktor
Capecitabin	CYP2C9, DPD	CYP2C9	
Cobimetinib			CYP1A2
Crizotinib		CYP2B6	CYP2B6, CYP2C8/9, UGT1A1*
Cyclophosphamid	CYP2B6, CYP2C9/19		
Dabrafenib	CYP2C8		CYP2B6, CYP2C8/9/19, UGT*
Dacomotinib		CYP2D6	
Erlotinib		CYP1A1, CYP2C8, UGT1A1	
Etoposid			CYP2C9
Everolimus		2D 6	
Gefitinib	CYP1A1, CYP2D6		
Imatinib	CYP2C8	CYP2C9	
Lapatinib		CYP2C8	
Lomustin		CYP2D6	
Nilotinib		CYP2C8/9, 2D6, UGT1A1	
Palbociclib	SULT2A1		
Pazopanib		1A2, 2B6, CYP2C8/9/19, CYP2D6, 2E1, UGT1A9	
Pomalidomid	CYP1A2		
Regorafenib		UGT1A1/9	
Sorafenib	UGT1A9	UGT1A1/9	
Sunitinib	CYP1A2		
Tretinoin	CYP2C8		CYP2E1
Vandetanib	FMO1/2		
Vemurafenib	UGT	CYP1A2	CYP2B6, CYP2C8

CYP: Cytochrom P; DPD: Dihydropyrimidin-Dehydrogenase; FMO: Flavin-haltige Monooxygenase-Enzyme; SULT: Sulfotransferase; UGT: UDP-Glucuronosyltransferase
* Die Enzyminduktion durch Crizotinib und Dabrafenib beruht auf ihrer Wirkung auf den Pregnan-X-Rezeptor. Diese führt in der Theorie zu der angegebenen Induktion, ob das in vivo tatsächlich so ist, ist noch nicht belegt.

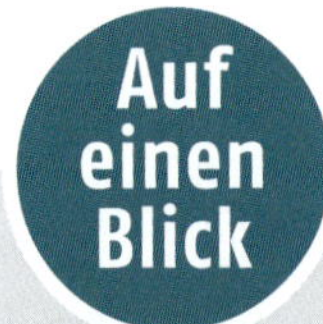

- Wenn es bei einem Wirkstoff auf die nüchterne Einnahme ankommt, darf mindestens vier Stunden vor und eine Stunde nach der Einnahme nichts gegessen werden.
- Interaktionen über CYP3A4, P-gp und BCRP beeinflussen sowohl die Bioverfügbarkeit als auch die Clearance onkologischer Wirkstoffe.
- Manche pH-Wert-abhängig resorbierten Onkologika können ohne relevanten Wirkungsverlust mit einem H_2-Blocker oder Antazidum gegeben werden, wenn angemessene Zeitabstände eingehalten werden.
- Etliche Wirkstoffe in der oralen Krebstherapie verlängern die QT-Zeit und dürfen nicht mit anderen QT-Zeit-verlängernden Arzneistoffen kombiniert werden. Die Relevanz dieser Interaktion bleibt aber umstritten.
- Nur wenige Interaktionen, die sich auf die Blutgerinnung auswirken, können durch Kontrolle des INR-Wertes beherrscht werden.
- Als kostenfreie Datenbank für eine „Interaktions-Zweitmeinung" kann www.drugs.com verwendet werden.

nib, Ibrutinib, Imatinib, Lenvatinib, Nintedanib, Panobinostat, Ponatinib, Regorafenib, Sorafenib, Sunitinib, Temozolomid, Tivozanib. Für manche Krebstherapeutika kennt man den Mechanismus der Interaktionen noch nicht, z.B. zwischen Vitamin-K-Antagonisten und Capecitabin, Erlotinib oder Gefitinib (INR-Monitoring ist empfohlen), sowie Imatinib, das nur mit niedermolekularem Heparin (low molecular weight heparin, LMW-Heparin), aber nicht mit Vitamin-K-Antagonisten kombiniert werden soll.
Nur wenn die Wirkung der Vitamin-K-Antagonisten moduliert wird, kann ein INR-Monitoring Sicherheit verschaffen, dass die Balance zwischen Blutung und Thromboembolie noch gewährleistet ist. Sowie interagierende Wirkstoffe mit einer eigenen Wirkung auf die Blutgerinnung im Spiel sind, muss das Blutungsrisiko über Fragen an den Patienten nach vermehrtem Nasen- oder Zahnfleischbluten, verstärkter Neigung zu Hämatomen oder auch Dunkelfärbung des Harns oder Stuhls eingeschätzt werden.

Interaktionsprogramme im Vergleich

Wer sich angesichts der geringen therapeutischen Breite der oralen Krebstherapeutika beim Interaktions-Check durch den Blick in eine zweite Datenbank und Vergleich mit dem Befund der ABDA-Datenbank absichern möchte, kann das einer aktuellen Vergleichsarbeit nach mit Drugs.com tun [16]. In der Arbeit wurden die kostenpflichtigen Programme Facts & Comparisons (Wolters Kluwer, Hudson, OH), Lexicomp (Wolters Kluwer), Micromedex (Truven Health Analytics, Greenwood Village, CO) und PEPID (Phoenix, AZ) sowie die kostenfreien Apps Drugs.com (Drugsite Trust, Auckland, New Zealand, www.drugs.com/drug_interactions.html), Epocrates (Epocrates, San Francisco, CA, https://online.epocrates.com/interaction-check), Medscape (WebMD, New York, NY, https://reference.medscape.com/drug-interactionchecker), RxList (WebMD, www.rxlist.com/drug-interaction-checker.htm) und WebMD (WebMD, www.webmd.com/interaction-checker/default.htm) hinsichtlich ihrer Beurteilung von 145 binären Wirkstoffkombinationen miteinander verglichen, die jeweils einen von 51 onkologischen Wirkstoffen enthielten. Die Messlatte war für alle Ergebnisse die Einstufung des Schweregrades anhand von Stockley's Drug Interactions in Verbindung mit der aktuellen Primärliteratur. Die Autoren stuften Lexicomp und Drugs.com als am besten und gleichwertig ein.

Zum Schluss

Interaktionen von Arzneimitteln mit der oralen Krebstherapie verringern das Überleben [17]. Apotheker können solche Interaktionen identifizieren, ihre Relevanz einschätzen und verhindern, dass relevante Interaktionen den Patienten erreichen – sowohl im Krankenhaus als auch in der öffentlichen Apotheke [18, 19, 20, 21]. |

Literatur

[1] Abuhelwa AY et al. A Quantitative Review and Meta-models of the Variability and Factors Affecting Oral Drug Absorption—Part II: Gastrointestinal Transit Time. AAPS J 2016;18(5):1322-1333

[2] Singh BN et al. Effects of food on the clinical pharmacokinetics of anticancer agents: underlying mechanisms and implications for oral chemotherapy. Clin Pharmacokinet 2004;43(15):1127-1156

[3] Kang SP et al. Inconsistent labeling of food effect for oral agents across therapeutic areas: differences between oncology and nononcology products. Clin Cancer Res 2010;16(17):4446-4451

[4] Tucker T: Pharmacokinetic considerations and challenges in oral anticancer drug therapy. Clinical Pharmacist 2019;11(6), doi: 10.1211/CP.2019.20206478

[5] Parsad S et al. Food Effect Studies for Oncology Drug Products. Clin Pharmacol Ther 2017;101(5):606-612

[6] Budha NR et al. Drug Absorption Interactions Between Oral Targeted Anticancer Agents and PPIs: Is pH-Dependent Solubility the Achilles Heel of Targeted Therapy? Clin Pharmacol Ther 2012;92(2):203-213

[7] Wind S et al. Clinical Pharmacokinetics and Pharmacodynamics of Nintedanib. Clin Pharmacokinet. 2019; 58(9):1131-1147

[8] Smelick GS et al. Prevalence of Acid-Reducing Agents (ARA) in Cancer Populations and ARA Drug–Drug Interaction Potential for Molecular Targeted Agents in Clinical Development. Mol Pharm 2013;10(11):4055-4062

[9] Segal EM et al. Oral Chemotherapy Food and Drug Interactions: A Comprehensive Review of the Literature. J Oncol Pract 2014;10(4):e255-268

[10] Teo YL et al. Metabolism-related pharmacokinetic drug-drug interactions with tyrosine kinase inhibitors: current understanding, challenges and recommendations. Br J Clin Pharmacol 2015;79(2):241-253

[11] Clairet AL et al. Interaction between phytotherapy and oral antican-

cer agents: prospective study and literature review. Med Oncol 2019;36(5):45
[12] Parsad S et al. Drug-Drug Interactions With Oral Antineoplastic Agents. JAMA Oncology 2017;3(6):736-728
[13] Wind S et al. Pharmacokinetic drug interactions of afatinib with rifampicin and ritonavir. Clin Drug Investig 2014; 34(3):173-182
[14] Hussaarts KG et al. Clinically relevant drug interactions with multikinase inhibitors: a review. Ther Adv Med Oncol 2019;11:1-34
[15] Jigorel E et al. Differential regulation of sinusoidal and canalicular hepatic drug transporter expression by xenobiotics activating drug-sensing receptors in primary human hepatocytes. Drug Metab Dispos 2006;34(10):1756-1763
[16] Marcath LA et al. Comparison of Nine Tools for Screening Drug-Drug Interactions of Oral Oncolytics. J Oncol Pract 2018;14(6):e368-e374
[17] Sharma M et al. Clinical outcomes associated with drug-drug interactions of oral chemotherapeutic agents a comprehensive evidence-based literature review. Drugs Aging 2019;36(4):341-354
[18] Riu-Viladoms G et al. Drug interactions with oral antineoplastic drugs: The role of the pharmacist. Eur J Cancer Care 2019;28(1):e12944
[19] Solomon JM et al. Evaluation of the prescribing patterns, adverse effects, and drug interactions of oral chemotherapy agents in an outpatient cancer center. J Oncol Pharm Pract 2019;25(7):1564-1569
[20] Whitman A et al. Pharmacist-Led Medication Assessment and Deprescribing Intervention for Older Adults with Cancer and Polypharmacy: a Pilot Study. Support Care Cancer 2018;26(12):4105-4113
[21] Lopez MC et al. Role of clinical pharmacists to prevent drug interactions in cancer outpatients: a single-centre experience. Int J Clin Pharm 2014;36(6):1251-1259

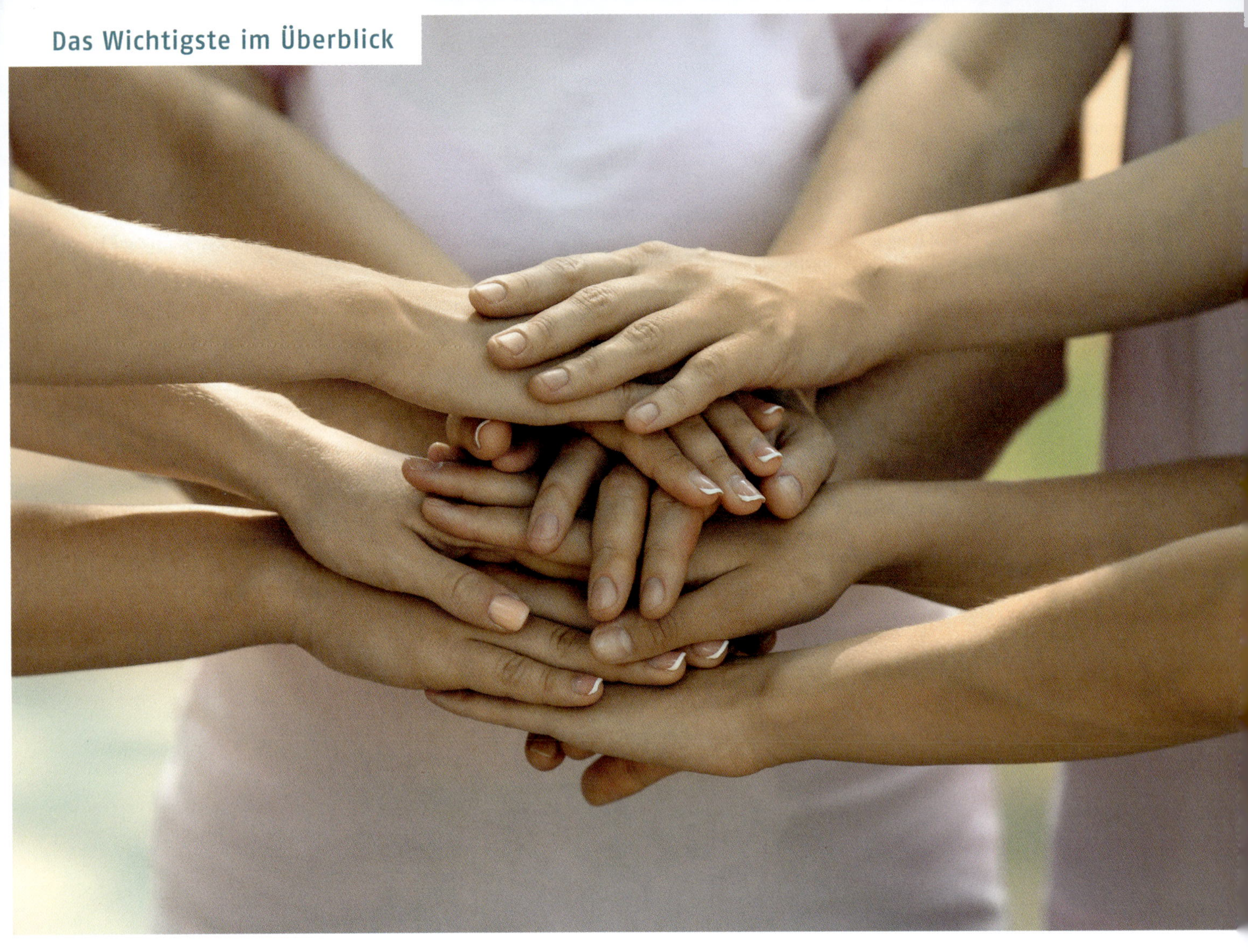

Das Serienfinale: Die Highlights

Von Dorothee Dartsch | **Die Therapie onkologischer Patienten erfolgt zunehmend ambulant. Ein Grund dafür ist die wachsende Zahl an Krebstherapien, die vom Patienten selbst als Tabletten oder Kapseln eingenommen werden. Ein anderer Grund sind immer bessere Krebs- und supportive Therapien, dank derer Krebspatienten immer längere Überlebenszeiten haben. Insofern rückt die Apotheke vor Ort, die diese Oralia abgibt, in die erste Reihe derjenigen Fachleute, die den Patienten vermitteln müssen, was sie bei der Einnahme zu beachten haben. Gefragt sind fundiertes Wissen rund um Anwendung, Wirkung und vor allem um Nebenwirkungen und deren Management.**

Herausforderung Adhärenz

Die Adhärenz der Patienten in Bezug auf ihre Krebstherapie ist von zentraler Bedeutung für das Erreichen und Erhalten des therapeutischen Effekts, ist aber durch die unerwünschten Wirkungen – oft noch mehr durch die Angst davor – und teils komplexe Therapiepläne gefährdet. Während es in der parenteralen Krebstherapie auffällt, wenn der Patient den Termin für die nächste Gabe im Chemotherapie-Zyklus versäumt, birgt die orale Krebstherapie das Risiko, dass eine mangelnde Adhärenz unerkannt bleibt. Um adhärent zu sein, muss der Patient seine Therapie zu Hause sowohl durchführen können als auch durchführen wollen. Für beide Aspekte müssen Hemmnisse erkannt und ausgeräumt werden. Für das Können sind Hör- und Sehfähigkeit, Kognition und die Ausstattung mit Therapieplänen und schriftlichen Einnahmehinweisen wichtig, für das Wollen die Überzeugung, dass die Therapie mehr Nutzen als Schaden bringt. Die pharmazeutische in Ergänzung zur onkologischen Beratung kann die Adhärenz entscheidend verbessern. In einer amerikanischen Studie stieg die Adhärenz von knapp 66 auf über 88%, wenn in der Apotheke ein Medikationsmanagement bestehend aus Interaktionscheck, Dosisüberprüfung, Nebenwirkungsmanagement, Erinnerung an Monitoring von Laborwerten und Empfehlungen zur Anpassung der nichtonkologischen Therapie durchgeführt wurde [1].

Hilfestellung für die korrekte Einnahme

Therapiepausen und die Notwendigkeit, die richtige Dosis durch eine Kombination verschiedener Tablettenstärken zu erhalten, führen oft zu komplexen Therapieschemata, die für den Patienten mit einem kalendarischen Plan leichter und sicherer umzusetzen sind. Solche Pläne lassen sich z. B. mithilfe der Oralia-Datenbank der Deutschen Gesellschaft für Onkologische Pharmazie (DGOP) einfach erstellen (www.esop-oralia.eu).

Zur korrekten Einnahme gehört auch, einen vorgeschriebenen Abstand zu den Mahlzeiten einzuhalten (für einen Überblick über die Empfehlungen siehe Kapitel „Herausforderungen durch neue orale Therapieansätze", S. 13) und Nahrungsmittel zu vermeiden, die mit den Wirkstoffen interagieren. Für alle CYP3A4-Substrate ist das vor allem Grapefruitsaft. In vielen Fachinformationen ist zudem angegeben, mit welchen „Trägermedien" die verschiedenen Arzneimittel eingenommen werden sollen. Meist ist es Wasser, in manchen Fällen dürfen z. B. Apfelsaft, Apfelmus oder Joghurt verwendet werden.

Die Handhabung der Tabletten und Kapseln zur Krebstherapie im Haushalt der Patienten erfordert Schutzmaßnahmen für Dritte, die mit den Wirkstoffen nicht in Kontakt kommen sollen. Dem die Adhärenz gefährdenden Konflikt, Tabletten schlucken zu müssen, die nur mit Handschuhen angefasst werden sollten, kann beispielsweise mit dem einleitenden Satz begegnet werden: „Die Menschen in Ihrer Umgebung haben ja keine Krebserkrankung und sollten darum auch nicht mit Ihren Medikamenten in Kontakt kommen. Dafür sind einige Maßnahmen erforderlich." Diese Maßnahmen finden sich auf einem Merkblatt zusammengefasst, das den Patienten mitgegeben werden kann (siehe Kapitel „Herausforderungen durch neue orale Therapieansätze", S. 14).

Herausforderung Krebstherapie im Alter

Im Jahr 2014 waren 52% der Krebspatienten in Deutschland über 70 Jahre alt [2]. Aufgrund der Zunahme dieser Altersgruppe wird es immer relevanter, eine Therapiestrategie zu finden, die für geriatrische und gegebenenfalls auch vulnerable Krebspatienten bei tolerablen Nebenwirkungen die optimale Antitumorwirkung erzielt (siehe Kapitel „Krebs im Alter", S. 138). Gleichzeitig ist diese Altersgruppe „besonders", weil sie eine besonders hohe Variabilität aufweist, z. B. aufgrund von Begleiterkrankungen und -medikationen. Robustheit und Widerstandskraft der Patienten sind oft, aber nicht immer, reduziert und geben Anlass zur Sorge vor einer besonderen Empfindlichkeit gegenüber einer Krebstherapie. Andererseits ist auch im höheren Lebensalter eine Heilung oder langfristige Palliation grundsätzlich möglich. Daher gilt es, sowohl Über- als auch Untertherapie zu vermeiden. Dem geriatrischen Assessment und der Medikationsanalyse kommt bei Senioren mit Krebserkrankung eine besondere Bedeutung zu.

Nebenwirkungen

Eine Krebstherapie zu beginnen ist für viele Patienten wegen der unerwünschten Wirkungen immer noch ein ähnlicher Albtraum wie die Diagnose selbst. Darum müssen Patienten darüber aufgeklärt werden, was sie erwartet und was sich gegen die Nebenwirkungen tun lässt, um diese abzumildern oder sogar ganz zu vermeiden. Wichtig ist auch, beginnende Nebenwirkungen frühzeitig als solche zu erkennen, damit rechtzeitig Gegenmaßnahmen ergriffen werden können. Weil Patienten mit ihren Beschwerden oft zuerst in die Apotheke kommen, sollten die typischen Nebenwirkungen und geeignete Maßnahmen auch dort bekannt sein. Hilfestellung dazu bietet die Leitlinie „Supportive Therapie bei onkologischen PatientInnen" [3].

Alarmstufe Rot: Onkologische Notfälle

Wer die heilberufliche Beratung und Betreuung von Krebspatienten übernimmt, gerät auch in die Situation, Beschwerden und Symptome geschildert zu bekommen, die den Beginn einer onkologischen Notfallsituation darstellen können und eine schnelle und richtige Reaktion erfordern. Die wichtigsten sind in der Abbildung 1 in Kategorien unterteilt. Ausführliche Erläuterungen zu den einzelnen Notfällen finden sich im Kapitel „Onkologische Notfälle" auf S. 19.

Krebspatienten müssen zum Arzt geschickt werden, wenn sie

- binnen zwei bis vier Wochen nach Chemotherapie Fieber oder Anzeichen einer Infektion entwickeln.

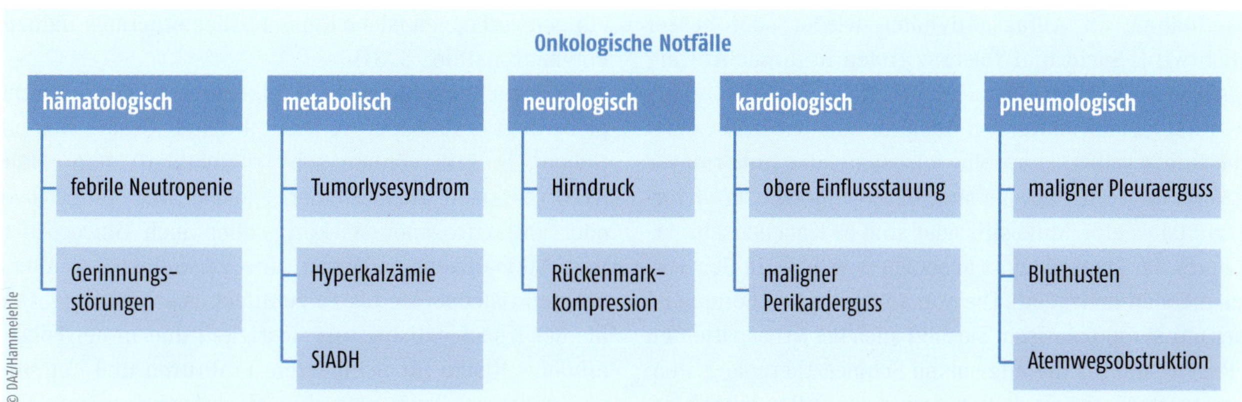

Abb. 1: **Einteilung der Diagnosen und Symptome,** die onkologische Notfälle darstellen. SIADH: Syndrom der inadäquaten ADH-Sekretion

- in einem Arm oder Bein Schmerzen, Schwellung und Rötung feststellen.
- Atemnot und Schmerzen im Brustkorb haben.
- Kopfschmerzen, Sprachstörungen und Lähmungserscheinungen haben.
- „gewohnte" Kopfschmerzen sich in der Lokalisation, der Intensität oder dem Verlauf verändern oder z. B. Sehstörungen hinzukommen.
- neu auftretende unverhältnismäßig starke Blutungen der Haut oder Schleimhäute, Dunkelfärbung des Harns oder Stuhls beobachten.
- verringerte Harnproduktion, Dunkelfärbung des Harns und Flankenschmerzen bemerken, unter Übelkeit und Erbrechen leiden (auch wenn diese sich erst nach der Therapie entwickelt haben) und/oder Krämpfe, Lethargie, Muskelschwäche oder Ödeme auftreten.
- stark verwirrt, schläfrig und reaktionsträge erscheinen, viel Durst haben und viel Wasser lassen.
- starke Rückenschmerzen haben.

Dieser Arzt sollte möglichst der behandelnde Onkologe sein. Falls der Hausarzt aufgesucht wird, muss der Patient ihn über die bestehende Krebserkrankung und -therapie informieren, damit der Hausarzt den Zusammenhang herstellen kann und sich mit dem Onkologen in Verbindung setzt. Nicht allen Patienten ist das so klar. Darum ist es hilfreich, ihnen diesen Hinweis direkt mit auf den Weg zu geben.

Schmerzen, Neuropathie und Knochenkomplikationen

Über **Schmerz** klagt fast jeder Krebspatient im Verlauf der Erkrankung, besonders im fortgeschrittenen Stadium, weil etliche Faktoren Schmerz auslösen können: der Tumor selbst, eine tumorbedingte Organstörung (z. B. Muskelspasmen oder Obstipation) sowie auch die Therapie (postoperative Schmerzen, Schmerzen durch Mukositis etc.). Damit gehören Schmerzsymptome zu den häufigsten Beschwerden, derentwegen Tumorpatienten Rat und Hilfe suchen. Andererseits ist auch die Opioid-Angst verbreitet. Weil erduldete Dauerschmerzen ohne Therapie aber zu Depression und Chronifizierung führen, sollten Patienten darüber aufgeklärt werden, dass eine leitliniengerechte Anwendung der Opioide den Schmerzzustand in der Regel deutlich mildern kann, sodass die Teilnahme an Alltagsaktivitäten wieder oder besser möglich wird. Sucht und Toleranz treten in dieser Anwendungsform sehr selten auf.
Zuallererst ist es wichtig, den Auslöser zu identifizieren. Ist es der Tumor selbst, kann eine wirksame, die Tumormasse reduzierende Krebstherapie auch den Schmerzzustand verbessern. Ist es eine Mukositis oder sind es Knochenschmerzen, muss die Therapie dort ansetzen (s. u. bzw. in den vorangegangenen Beiträgen). Die rein analgetische Therapie ist immer nur symptomatisch. Sie folgt auch bei Krebspatienten den Regeln, die für die allgemeine Schmerztherapie gelten: by the mouth, by the clock. In begründeten Fällen muss hiervon und von der WHO-Leiter abgewichen werden. Eine orale Schmerztherapie ist beispielsweise bei Patienten mit Übelkeit und Erbrechen ungünstig, hier bieten sich eher subkutane oder transdermale Applikationswege an. Werden Opioide eingesetzt, muss für eine ausreichende Basistherapie, eine schnell wirksame Bedarfsmedikation gegen Durchbruchschmerzen, eine antiemetische Therapie für die ersten ca. 14 Tage und die Obstipationsprophylaxe gesorgt werden.
Bei speziellen Schmerzsyndromen können Antikonvulsiva, Antidepressiva, Dexamethason, Bisphosphonate und Denosumab zusätzlich zu Analgetika aller drei WHO-Stufen als Koanalgetika eingesetzt werden [4, 5]. Details sind im Kapitel „Tumorschmerz", S. 25 zu finden.
Die Chemotherapie-induzierte **sensorische Polyneuropathie** äußert sich als Kribbeln, Taubheit oder Überempfindlichkeit an den Fingerspitzen und Zehen, die sich handschuh- bzw. strumpfförmig ausbreiten und in der Schmerzintensität zunehmen. Eher selten tritt eine Chemotherapie-induzierte autonome Polyneuropathie auf, die sich als kardiovaskuläre, gastrointestinale oder urogenitale Störung manifestiert. Vor allem Platin-Derivate und Vinca-Alkaloide, aber auch Taxane, Bortezomib oder Thalidomid lösen in Abhängigkeit von der kumulativen Dosis und individuellen Risikofaktoren (z. B. Diabetes) Neuropathien aus. Um dieser Entwicklung entgegenzuwirken, sollten Patienten sich regelmäßig bewegen (besonders Finger und Zehen), Übergewicht reduzieren, ihren Alkoholkonsum einschränken und nicht rauchen. Außerdem gibt es Hinweise, dass sich periphere Nervenschäden vermindern lassen, wenn der Patient während der Chemotherapie-Infusion Kühlhandschuhe und Kühlsocken trägt. Antioxidanzien haben möglicherweise eher eine schädliche Wirkung. Evidenzbasierte medikamentöse Maßnahmen der Vorbeugung gibt es nicht.
Behandlungsoptionen sind hauptsächlich Duloxetin, daneben auch Venlafaxin, Amitriptylin, Gabapentin, Pregabalin und gegebenenfalls Opioide, die im Gegensatz zu den nichtopioiden Analgetika bei Polyneuropathie wirksam sind. Außerdem können Balanceübungen, sensomotorisches Training, Koordinationstraining, Vibrationsübungen und die Schulung der Feinmotorik Linderung bringen. Wer eine Polyneuropathie hat, sollte Kälte vermeiden bzw. dicke Socken, Handschuhe und dichte Kleidung verwenden, festes, gut passendes Schuhwerk tragen, bei Problemen mit dem Gleichgewicht eventuell eine Gehhilfe benutzen und Verletzungen vorbeugen (siehe Kapitel „Chemotherapie-induzierte Polyneuropathie", S. 31).
Auch **Knochenschmerzen** infolge einer tumor- oder therapiebedingten Osteoporose (siehe Kapitel „Ossäre Komplikationen", S. 112) können sehr schmerzhaft sein. Manche Krebstherapien (insbesondere solche mit antiestrogener oder antiandrogener Wirkung, aber auch Glucocorticoide und Alkylanzien) bewirken eine gegenüber der altersbedingten Osteoporose bis zu zehnfach beschleunigte Abnahme der Knochendichte und -festigkeit und in der Folge ein erhöhtes Risiko für Schmerzen, Frakturen und Kompressionssyndrome. Auch hier sind als präventive Maßnahmen regelmäßige körperliche Aktivität mit Erhalt der Mobilität,

Verzicht auf Rauchen und übermäßigen Alkoholkonsum und Halten des Normalgewichtes wirksam. Zudem sollte auf eine Ernährung mit ausreichend Calcium geachtet werden. Zur Behandlung der Osteoporose werden Calcium und Vitamin D_3 in adäquater Dosis (täglich 1 g Calcium, möglichst über die Nahrung, und 800 IE bis 1000 IE Vitamin D_3) sowie Bisphosphonate und Denosumab zur Verhinderung der Knochenresorption eingesetzt [6]. Problematisch bei der Therapie der Osteoporose und Knochenschmerzen ist die Adhärenz: Beabsichtigte Non-Adhärenz, die nur mittels Beratung verbessert werden kann, entsteht z.B. aufgrund von manifesten oder befürchteten Nebenwirkungen oder dadurch, dass Patienten stark auf die Krebstherapie fokussiert sind und die Osteoporosetherapie – auch in mangelnder Kenntnis der schwerwiegenden Konsequenzen von Skelett-bezogenen Komplikationen – als nachrangig ansehen und nach der Besserung der Knochenschmerzen absetzen. Bei oral eingenommenen Bisphosphonaten kommen Schwierigkeiten beim Schlucken und die erforderliche Nüchterneinnahme als die wichtigsten Gründe für unbeabsichtigte Non-Adhärenz hinzu.

Blut: Anämie, Neutropenie und der Grat zwischen Thrombose und Blutung

Etwa jeder zweite Krebspatient entwickelt im Verlauf seiner Erkrankung und Therapie eine **Anämie** (siehe Kapitel „Anämie durch Tumor und Therapie“, S. 35). Sie kann sowohl durch die Erkrankung selbst verursacht sein als auch durch die Therapie. Bei den klassischen Zytostatika und der Bestrahlung, deren Zytotoxizität mit der Zellteilungsrate korreliert, ist die Hemmung des Knochenmarks eine gut bekannte Nebenwirkung, aber auch unter zielgerichteten Substanzen (z.B. Bosutinib, Imatinib, Sunitinib, Venetoclax) kann sich eine Anämie entwickeln. Sie kann symptomlos verlaufen, besonders wenn die Anämie sich langsam entwickelt und der Körper Zeit hat, sich darauf einzustellen, oder sich in einer Reihe unspezifischer Beschwerden äußern: Müdigkeit, Fatigue, verminderte muskuläre und kognitive Leistungsfähigkeit, Konzentrationsschwäche, Schwächegefühl, Depression, Kopfschmerzen, Schwindel, Ohrensausen, Herzrasen, Belastungsdyspnoe, Tachykardie, Hypotonie, Orthostase und Synkopen. Da diese Symptome die Lebensqualität erheblich einschränken können, muss die Anämie besonders ernst genommen werden. Auffallend ist auch eine blasse, schlecht durchblutete Haut. Die Einteilung der Schweregrade nach CTC-AEv4.03 ist in Tabelle 1 aufgeführt. Im Laborbericht sollten nicht nur der Hb-Wert, sondern auch die Transferrin-Sättigung, Serumferritin, C-reaktives Protein (CRP) und Größe und Farbe der Erythrozyten (Mean Corpuscular Volume [MCV], Mean Corpuscular Haemoglobin [MCH]) beachtet werden. Behandelt wird die Anämie bei Krebspatienten in Abhängigkeit von ihrer Ausprägung mit der Supplementierung von Eisen (oral oder parenteral), Folsäure und Vitamin B_{12} sowie mit Erythropoiese-stimulierenden Faktoren (Erythropoietin) und Transfusionen [7].

Die Myelotoxizität kann sich auch an den Leukozyten manifestieren. Am häufigsten sind davon die neutrophilen Granulozyten betroffen, sodass der Patient eine **Neutropenie** (siehe Kapitel „Das Risiko Neutropenie“, S. 39) entwickelt. Normalerweise enthält ein Mikroliter Blut 1800 bis 8000 neutrophile Granulozyten. Fällt ihre Zahl unter den Wert von 1800/µl, spricht man von einer leichten, unter 1000/µl von einer moderaten, unter 500/µl von einer schweren Form der Neutropenie (Einteilung der Schweregrade nach CTC-AEv4.03, s. Tabelle 1). Die Verminderung der Neutrophilen birgt das Risiko, eine febrile Neutropenie und eine lebensbedrohliche Infektion zu entwickeln, weil die neutrophilen Granulozyten einen Pfeiler der unspezifischen Immunabwehr darstellen. Patienten unter einer Chemotherapie sollten daher auf das Warnsignal einer erhöhten Körpertemperatur achten und sofort ihren Arzt informieren, wenn sie einmalig mehr als 38,3 °C oder mehr als eine Stunde lang Werte über 38 °C messen (jeweils oral). Febrile Neutropenien erfordern fast ausschließlich eine stationäre antiinfektive Behandlung. Da die Krebstherapie erst fortgesetzt werden kann, wenn sich der Zustand stabilisiert hat, gefährdet eine Neutropenie über die Therapieverzögerung den Therapieerfolg. Granulozyten-Kolonie-stimulierende Faktoren wer-

Tab. 1: **Schweregrade der hämatologischen Nebenwirkungen,** nach [8]. Grad 5: Tod, UNW: unterer Normwert

	Grad 1	Grad 2	Grad 3	Grad 4
Anämie	Hämoglobin (Hb): < UNW bis 10 g/dl; < UNW bis 6,2 mmol/l; < UNW bis 100 g/l	Hämoglobin (Hb): < 10,0 bis 8,0 g/dl; < 6,2 bis 4,9 mmol/l; < 100 bis 80 g/l	Hämoglobin (Hb): < 8,0 g/dl; < 4,9 mmol/l; < 80 g/l; Transfusion angezeigt	lebensbedrohliche Auswirkungen; dringliche Intervention angezeigt
febrile Neutropenie			absolute Neutrophilenzahl: < 1000/µl mit einer einzelnen Temperatur von > 38,3 °C oder einer andauernden Temperatur von ≥ 38 °C über mehr als eine Stunde	lebensbedrohliche Auswirkungen; dringliche Intervention angezeigt

den daher in Abhängigkeit vom Risiko des Antitumor-Regimes für eine febrile Neutropenie nicht erst therapeutisch, sondern schon prophylaktisch gegeben [9].
Auch die dritte wichtige Zellreihe des Blutes wird durch etliche Tumorentitäten und Krebstherapien beeinflusst. Hier ist die Sachlage noch komplizierter als bei den roten und weißen Blutkörperchen, weil Tumoren das ganze Gerinnungssystem beeinflussen. Dadurch ist gleichzeitig das **Thrombose- und das Blutungsrisiko** erhöht (siehe Kapitel „Zwischen Venenthrombose und Blutung", S. 45). Thromboembolien im venösen System (VTE) sind bei Krebspatienten etwa fünfmal häufiger als bei Gesunden, und sie stellen die zweithäufigste Todesursache bei diesen Patienten dar [10, 11]. Wie hoch das Thromboserisiko eines Krebspatienten ist, lässt sich mit verschiedenen Risikoscores berechnen, die Faktoren wie Geschlecht, vorangegangene Thrombosen, bestimmte Laborwerte (Thrombozytenzahl und sogenannte D-Dimere) und die Tumorlokalisation berücksichtigen (z.B. Vienna prediction model for recurrent VTE: https://cemsiis.meduniwien.ac.at/en/kb/science-research/software/clinical-software/recurrent-vte, Improve - International Medical-Prevention Registry on Venus Thromboembolism: www.outcomes-umassmed.org/IMPROVE/risk_score/index.html).
Um Gerinnungskomplikationen zu vermeiden sind körperliche Bewegung, Reduktion von Übergewicht und ausreichende Trinkmengen (kein Alkohol) geeignet. Die Selbstmedikation mit 100 mg Acetylsalicylsäure oder Phytopharmaka mit gerinnungshemmenden (Neben)Wirkungen ist gefährlich, weil es zu schwerwiegenden Blutungen kommen kann. Während eine Primärprävention von Thrombosen bei Krebspatienten nur in einzelnen Fällen mit besonders hohem Risiko zum Einsatz kommt, ist die Sekundärprävention deutlich häufiger, aber auch sie bedarf einer Nutzen-Risiko-Abschätzung für Thrombosen und Blutungen. Für die gerinnungshemmende Akut- wie für die Dauertherapie ist niedermolekulares Heparin (LMWH) bei Krebspatienten die erste Wahl. Alternative zum niedermolekularen Heparin in der ambulanten Situation sind Vitamin-K-Antagonisten, gegebenenfalls auch direkte orale Antikoagulanzien (DOAK), die erstmals in der Leitlinie des National Comprehensive Cancer Networks (NCCN-Leitlinie) [12] als Therapieoption erwähnt sind, wenn andere Antikoagulanzien kontraindiziert sind oder vom Patienten abgelehnt werden (bis dato allerdings alle off label). Direkte orale Antikoagulanzien scheinen ersten Studien zufolge wirksam zu sein, aber vermehrt zu Blutungen im oberen Gastrointestinaltrakt zu führen, weshalb sie bei dort lokalisierten Tumoren nicht eingesetzt werden sollen [13]. Wenn die Chemotherapie zu einer Thrombozytopenie geführt hat, sind die therapeutischen Maßnahmen zur Antikoagulation eingeschränkt: Die NCCN-Leitlinie [12] empfiehlt hier Enoxaparin, das an die Thrombozytenzahl angepasst dosiert wird, Argatroban, Bivalirudin, ein direktes orales Antikoagulanz, einen Vitamin K-Antagonisten oder Fondaparinux.
Ist ein operativer Eingriff notwendig, muss das Thromboserisiko einerseits und das Blutungsrisiko durch die Operation andererseits gegeneinander abgewogen werden. Die Thromboseprophylaxe sollte fortgesetzt werden, solange das Thromboserisiko wegen Progress der Tumorerkrankung, einer Chemotherapie, Bettlägerigkeit oder Ähnlichem fortbesteht.

Im Gastrointestinaltrakt: Mukositis, Übelkeit und Erbrechen, Diarrhö

Die **orale Mukositis** ist eine der häufigsten und besonders belastenden Nebenwirkungen einer Chemo- oder Radiotherapie. Unter den oralen Therapien haben Everolimus, Sorafenib und Capecitabin ein besonders hohes Risiko. Mukositis kann sich durch Rötungen und Schwellungen, Mundgeruch, brennende Schmerzen, Abschuppungen, Ulzerationen, Blutungen, Kau- und Schluckbeschwerden, Geschmacksstörungen und Mundtrockenheit bemerkbar machen. Sie beeinträchtigt die Lebensqualität von Krebspatienten nicht nur unmittelbar, sondern gefährdet durch Schmerzen, gestörte Nahrungsaufnahme und Infektionen den Therapieverlauf und die Heilungschancen (Einteilung der Schweregrade nach CTC-AEv4.03, s. Tabelle 2). Der Apotheker kann mit seinem Rat dazu beitragen, durch frühzeitige Prophylaxe und angepasste Therapiemaßnahmen diesen Schleimhautschädigungen vorzubeugen bzw. sie zu lindern. Vorbeugend sind Maßnahmen zur gründlichen, aber schonenden Mundhygiene, alkoholfreie Spülungen, Verzicht auf reizende Lebensmittel, die regelmäßige Kontrolle auf erste Anzeichen einer oralen Mukositis und gegebenenfalls Mittel zum Speichelersatz wichtig [14]. Hinsichtlich der Ernährung gilt vor allem die Regel „Alles, was schmeckt und vertragen wird, ist erlaubt". Ist eine Mukositis bereits aufgetreten, werden die schleimhautschonenden Maßnahmen der Prophylaxe weitergeführt und durch Mundspülungen mit Benzydamin, Tetracain, Oxetacain, Morphin und anderen ergänzt (Details siehe Kapitel „Pharmazeutische Betreuung bei oraler Mukositis", S. 53). Die Wahl richtet sich nach Evidenzlage, Erstattungsfähigkeit und Patientenpräferenz.

Übelkeit und Erbrechen werden nach wie vor als Nebenwirkung gefürchtet und können grundsätzlich auch unter zielgerichteter oraler Therapie auftreten, aber dank vielfältiger antiemetischer Therapieoptionen ist es möglich, sie deutlich zu reduzieren oder sogar komplett zu vermeiden (siehe Kapitel „Übelkeit und Erbrechen", S. 62). Verschiedene Internationale Fachgesellschaften (MASCC, ASCO, NCCN) integrieren neue Wirkstoffe und Schemata zur Antiemese regelmäßig in ihre Leitlinien. Auch für diese Nebenwirkung gilt der Grundsatz „Prophylaxe vor Therapie". Die Art der Maßnahme richtet sich nach dem Risikoprofil der Substanzen (bei Kombitherapien nach dem Wirkstoff mit dem höchsten emetogenen Potenzial) und des Patienten (Geschlecht, Alter, vorbestehende Erfahrungen mit Übelkeit und Erbrechen). Die Antiemese stützt sich auf verschiedene Wirkstoffe bzw. Gruppen: Neurokinin-1-Rezeptor-Antagonisten (Aprepitant und Verwandte), Serotonin-Antagonisten (Setrone), Dexamethason, Dopamin-Antagonisten (Metoclopramid [MCP], Ali-

Tab. 2: **Schweregrade der gastrointestinalen Nebenwirkungen,** nach [8], Grad 5: Tod

	Grad 1	Grad 2	Grad 3	Grad 4
orale Mukositis	asymptomatisch oder geringe Symptome; Intervention nicht angezeigt	mäßige Schmerzen; keine Beeinträchtigung der oralen Aufnahme; modifizierte Ernährung angezeigt	schwerer Schmerz; beeinträchtigt Nahrungsaufnahme	lebensbedrohliche Folgen; Intervention dringlich angezeigt
Übelkeit	Appetitverlust ohne Änderung der Essgewohnheiten	orale Aufnahme verringert ohne wesentlichen Gewichtsverlust, Dehydratation oder Mangelernährung	unzureichende orale kalorische oder flüssige Aufnahme; Sondenernährung; totale parenterale Ernährung (TPE) oder Krankenhauseinweisung angezeigt	
Erbrechen	Frequenz ein- bis zweimal pro 24 Stunden (fünf Minuten voneinander getrennt)	Frequenz drei- bis fünfmal pro 24 Stunden (fünf Minuten voneinander getrennt)	Frequenz ≥ sechs pro 24 Stunden (fünf Minuten voneinander getrennt); Ernährungssonde, totale parenterale Ernährung oder Krankenhauseinweisung angezeigt	lebensbedrohliche Folgen; dringliche Intervention angezeigt
Diarrhö	Erhöhung < vier Stühle pro Tag über Normalfrequenz; geringer Anstieg der Stuhlmenge über die Normalmenge hinaus	Erhöhung vier bis sechs Stühle pro Tag über die Normalfrequenz hinaus; mäßiger Anstieg der Stuhlmenge über die Normalmenge hinaus	Erhöhung ≥ sieben Stühle pro Tag über die Normalfrequenz hinaus; Inkontinenz; Krankenhauseinweisung angezeigt; schwerwiegender Anstieg der Stuhlmenge über die Normalmenge hinaus; Einschränkung der selbstversorgenden Alltagsaktivitäten	lebensbedrohliche Folgen; Intervention dringlich angezeigt

zaprid) und Olanzapin. Patienten sollten dahingehend beraten werden, dass sie ihre antiemetische Therapie wie verordnet regelmäßig einnehmen, damit Übelkeit und Erbrechen sich gar nicht erst einstellen. Hilfreich sind mehrere kleine statt weniger großer Mahlzeiten aus leichter, nicht zu stark gewürzter Kost. Wenn bereits der Geruch von Speisen zu Übelkeit führt, sollte der Patient seine Mahlzeiten möglichst nicht selbst zubereiten, und beim Kochen sollte gut gelüftet werden. Die Einteilung der Schweregrade nach CTC-AEv4.03 ist in Tabelle 2 aufgeführt.

Mehr als die Hälfte der Krebspatienten leidet während ihrer Therapie unter **Diarrhöen** (siehe Kapitel „Hilfe bei Chemotherapie-induzierter Diarrhö“, S. 68), denn sie wird nicht nur von den klassischen Zytostatika, sondern auch von den meisten Tyrosinkinase-Hemmern, manchen monoklonalen Antikörpern und anderen zielgerichteten Wirkstoffen ausgelöst (Einteilung der Schweregrade nach CTC-AEv4.03, s. Tabelle 2). Ein besonderer Fall ist Irinotecan, das einerseits über seine cholinerge Wirkung unmittelbar und nach Metabolisierung zum stärker toxischen SN-38 zu einer verzögerten Diarrhö führt. Diarrhö durch Immun-Checkpoint-Inhibitoren ist eine Immunreaktion mit Ähnlichkeit zur chronisch-entzündlichen Darmerkrankung. Behandelt wird die Diarrhö in den meisten Fällen mit Loperamid sowie Flüssigkeits- und Elektrolytersatz. Die empfohlene Loperamid-Dosierung von initial 4 mg gefolgt von 2 mg alle zwei bis vier Stunden überschreitet die Dosis gemäß Fachinformation, darauf sind die Patienten hinzuweisen. Unmittelbare Diarrhö unter Irinotecan wird zudem mit Atropin, Diarrhö unter Checkpoint-Inhibitoren nicht mit Loperamid, sondern mit Corticosteroiden behandelt. Eine Prophylaxe mit Synbiotika/Probiotika kann laut Leitlinie nach strenger Nutzen-Risiko-Abwägung bei immunkompetenten Patienten erwogen werden [3]. Krebspatienten, deren Therapie zur Immunsuppression (insbesondere Neutropenie) geführt hat, dürfen weder prophylaktisch noch therapeutisch mit Probiotika behandelt werden, da hierdurch eine unter Umständen tödliche Fungämie eintreten kann [15].

An der Haut: Hautreaktionen, Hand-Fuß-Syndrom, Haarausfall, Nagelveränderung

Hautreaktionen (siehe Kapitel „Belastende Hautreaktionen“, S. 73) können nicht nur gefährlich sein (Einteilung der Schweregrade nach CTC-AEv4.03, s. Tabelle 3), sie stellen auch eine psychische Belastung für die Patienten dar. Vor allem die monoklonalen Antikörper und Tyrosinkinase-Inhibitoren, die sich haupt- oder nebensächlich gegen EGFR richten, verursachen zu Beginn der Therapie häufig Rötungen und Pusteln, die an eine Akne erinnern, und im weiteren Verlauf eine trockene, juckende Haut. Die Korrelation ist so gut, dass die Hautreaktion als Wirksamkeitsindikator angesehen werden kann – diese Information kann für die Patienten „tröstlich" und daher adhärenzfördernd sein. Ursachenforschung ist wichtig, denn eine Hautreaktion kann natürlich auch an neuen Seifen, Cremes und Reinigungsmitteln, Infektionen oder Behandlung mit anderen Arzneimitteln (vor allem β-Lactam-Antibiotika, einige Antikonvulsiva und Analgetika, Allopurinol) ausgelöst werden. Präventive Maßnahmen sind konsequenter UV-Schutz, Vermeidung mechanischer Beanspruchung, in Abhängigkeit von der Phase der Hautreaktion passende Hautpflegeprodukte, gegebenenfalls eine systemische antibiotische Prophylaxe mit Doxy- oder Minocyclin. Wenn sich die Hautreaktionen manifestieren, erfolgt die Behandlung je nach Ausprägungsgrad mit Antibiotika oder Glucocorticoiden. BRAF-Inhibitoren (Dabrafenib, Encorafenib, Sorafenib, Vemurafenib) können Plattenepithelkarzinome verursachen. Neue Hautveränderungen beim Patienten sollten daher unverzüglich dermatologisch untersucht werden.

Das **Hand-Fuß-Syndrom** (siehe Kapitel „Gefürchtetes Hand-Fuß-Syndrom", S. 77) äußert sich in Form von Missempfindungen über schmerzhafte Rötungen und Blasenbildung bis hin zu offenen, infektionsgefährdeten Läsionen an den Handinnenflächen und Fußsohlen, die während oder nach einer Chemotherapie auftreten (Einteilung der Schweregrade nach CTC-AEv4.03, s. Tabelle 3). Sie sind nach Absetzen des Auslösers meist reversibel, können aber, solange sie bestehen, die Ausübung täglicher Aktivitäten beeinträchtigen und eine Hospitalisierung erforderlich machen. Das Hand-Fuß-Syndrom vom Typ I wird vornehmlich durch klassische Zytostatika (5-Fluorouracil und Capecitabin, Cytarabin, liposomales Doxorubicin, Taxane) ausgelöst, der Typ II durch zielgerichtete Onkologika (Cabozantinib, Sorafenib, Sunitinib, Dabrafenib + Trametinib, Vemurafenib). Zur Prävention sollte die richtige Hautpflege verwendet und mechanische, thermische oder ähnliche Belastungen vermieden werden. Eventuell wirksame, aber für eine Leitlinienempfehlung noch nicht ausreichend mit Evidenz untermauerte Präventionsmaßnahmen sind Celecoxib, Tragen von Kühlhandschuhen und Kühlsocken während der Infusion von Docetaxel und Salben mit 5- bis 10% Harnstoff. Die Antioxidanziensalbe Mapisal® ist, wenn überhaupt, nur beim Hand-Fuß-Syndrom Typ I wirksam und einer 10%igen Harnstoffsalbe nicht überlegen. Für die Behandlung werden topische Glucocorticoide verwendet, bei starker Ausprägung ist eine Therapieunterbrechung nötig.

Eine weitere Form der Veränderung des äußeren Erscheinungsbildes des Patienten sind **Haarausfall** und die **Veränderung der Fingernägel** (siehe Kapitel „Beratung bei Haar-

Tab. 3: **Schweregrade der dermatologischen Nebenwirkungen,** nach [8], Grad 4 und 5 ist für keine dieser dermatologischen Nebenwirkungen definiert. KOF: Körperoberfläche

	Grad 1	Grad 2	Grad 3
makulopapulöses Hautexanthem	Papeln und/oder Pusteln auf < 10% der KOF, assoziiert oder nicht mit Symptomen (z. B. Juckreiz, Brennen, Spannung)	Papeln und/oder Pusteln auf 10% bis 30% der KOF, assoziiert oder nicht mit Symptomen (z. B. Juckreiz, Brennen, Spannung); Einschränkung der instrumentellen Alltagsaktivitäten	Papeln und/oder Pusteln auf > 30% der KOF, assoziiert oder nicht mit Symptomen (z. B. Juckreiz, Brennen, Spannung); Einschränkung der selbstversorgenden Alltagsaktivitäten
Hand-Fuß-Syndrom	minimale Hautveränderungen oder Dermatitis (z. B. Rötung, Ödem oder Hyperkeratose) ohne Schmerz	Hautveränderungen (z. B. Abschälen, Blasen, Bluten, Ödem oder Hyperkeratose) mit Schmerz; Einschränkung der instrumentellen Alltagsaktivitäten	schwere Hautveränderungen (z. B. Abschälen, Blasen, Bluten, Ödem oder Hyperkeratose) mit Schmerz; Einschränkung der selbstversorgenden Alltagsaktivitäten
Haarausfall	Haarverlust < 50% des Normalen für dieses Individuum, von Weitem nicht offenbar, sondern nur bei genauer Inspektion; ein anderer Haarstil mag erforderlich sein; um den Haarverlust abzudecken ist aber eine Perücke oder Haarteil nicht erforderlich	Haarverlust ≥ 50% des Normalen für dieses Individuum, von anderen leicht erkennbar; eine Perücke oder Haarteil ist erforderlich, falls der Patient wünscht, den Haarverlust komplett zu tarnen; assoziiert mit psychosozialer Auswirkung	
Nagelveränderungen (Verfärbungen, Rillenbildung, Ablösung des Nagels)	asymptomatisch; lediglich klinische oder diagnostische Beobachtung; Intervention nicht angezeigt	symptomatische Abtrennung des Nagelbettes von der Nagelplatte oder Nagelverlust; Einschränkung der instrumentellen Alltagsaktivitäten	

ausfall und Nagelveränderungen", S. 81). Obwohl die meisten Veränderungen passager und in aller Regel nicht dosislimitierend sind (Einteilung der Schweregrade nach CTC-AEv4.03, s. Tabelle 3), belasten sie den Patienten teilweise in weit größerem Ausmaß als andere Nebenwirkungen einer Krebstherapie. Außer dem Einsatz von Kühlhauben und Kühlhandschuhen stehen derzeit noch keine wirksamen präventiven Maßnahmen zur Verfügung. Umso wichtiger ist die Beratung, wie mit dem Haarverlust umgegangen werden kann, z. B. durch Kurzhaarschnitte, bevor der Haarausfall einsetzt, rechtzeitiges Besorgen und möglichst „originalgetreues" Frisieren einer Perücke, Tipps für Make-up und Kopftücher. Um Veränderungen der Finger- und Fußnägel vorzubeugen, sollten diese gerade und nicht zu kurz geschnitten und durch tägliches Eincremen des umgebenden Gewebes mit Harnstoff-haltigen Externa gepflegt werden. |

Literatur

[1] Lam MS, Cheung N. J Oncol Pharm Pract 2016;22(6):741-748

[2] Gesellschaft der epidemiologischen Krebsregister in Deutschland e.V. (GEKID): Altersspezifische Fallzahlen 2017, abgerufen 28. April 2019

[3] Supportive Therapie bei onkologischen PatientInnen – Langversion 1.1. 2017. Leitlinienprogramm Onkologie (Deutsche Krebsgesellschaft, Deutsche Krebshilfe), AWMF Registernummer: 032/054OL

[4] Praxisleitlinie Schmerzmedizin, Tumorschmerz. Deutsche Gesellschaft für Schmerzmedizin (DGS) e. V., 2014

[5] Fallon MT. Neuropathic pain in cancer, Br J Anaesthesia 2013;111(1): 105-111

[6] Prophylaxe, Diagnostik und Therapie der Osteoporose bei Männern und bei postmenopausalen Frauen. Leitlinie des Dachverbandes Osteologie e. V. (DVO) 2017, www.dv-osteologie.org/dvo_leitlinien/dvo-leitlinie-2017

[7] Aapro M et al. Management of anaemia and iron deficiency in patients with cancer: ESMO Clinical Practice Guidelines. Ann Oncol 2018;29(Suppl 4):iv96–iv110

[8] Common Terminology Criteria for Adverse Events (CTCAE). Version 4.03 – Deutsche Version, Juni 2016, Deutsches Krebsforschungszentrum Heidelberg. Die Einstufungen in der neueren Version 5.0 sind unverändert mit Ausnahme des Erbrechens. Hier richtet sich die Klassifizierung nicht mehr nach der Häufigkeit, sondern nur noch nach der Notwendigkeit von Maßnahmen.

[9] Klastersky J et al. Management of febrile neutropaenia: ESMO Clinical Practice Guidelines. Ann Oncol 2016;27(Suppl 5):v111–v118

[10] Sorensen HT et al. Prognosis of cancers associated with venous thromboembolism. N Engl J Med 2000;343:1846-1850

[11] Donnellan E et al. Cancer and Venous Thromboembolic Disease: A Review. Oncologist 2017;22(2):199-207

[12] Cancer-associated Venous Thromboembolic Disease. Version 1.2019 vom 28. Februar 2019, NCCN-Guideline (National Comprehensive Cancer Network)

[13] Imberti D et al. Antithrombotic therapy for venous thromboembolism in patients with cancer: expert guidance. Exp Opin Pharmacother 2018;19(11):1177-1185

[14] Riesenbeck D et al. AG Oral Care der ASORS. Empfehlungen zum Management von oraler Mukositis. Im Focus Onkologie 2015;18(5)

[15] Rote-Hand-Brief zu neuen Kontraindikationen von *Saccharomyces boulardii* (*Saccharomyces cerevisiae* HANSEN CBS 5926) bei schwerkranken oder immunsupprimierten Patienten. https://www.bfarm.de/SharedDocs/Risikoinformationen/Pharmakovigilanz/DE/RHB/2018/rhb-saccharomyces_boulardii.html, Abruf 29. April 2019

Die Herausgeberin

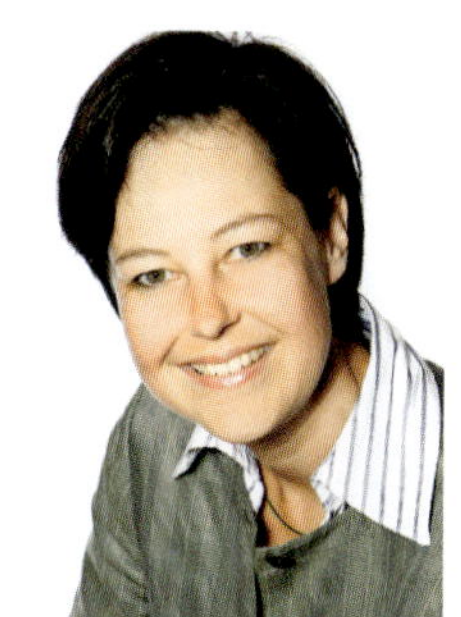

Dorothee Dartsch ist approbierte und promovierte Apothekerin. Von Oktober 2002 bis September 2012 war sie Hochschullehrerin für Klinische Pharmazie an der Universität Hamburg. Hier hat sie das damals neu in die Approbationsordnung aufgenommene Fach aufgebaut, die nötigen Strukturen für Lehre und Forschung geschaffen und die zentralen Lehrveranstaltungen erfolgreich aufgebaut. Seit März 2012 ist sie Gesellschafterin und Geschäftsführerin der Campus Pharmazie GmbH, derzeit einziger Anbieter moderierter Online-Seminare in Klinischer Pharmazie im deutschsprachigen Raum. Parallel koordiniert sie die Oralia-Initiative der Deutschen Gesellschaft für Onkologische Pharmazie.

Während der Promotion, der anschließenden Tätigkeit als wissenschaftliche Mitarbeiterin und als Betreuerin von Doktorarbeiten in der Zeit ihrer Juniorprofessur beschäftigte sich Dorothee Dartsch mit der Therapie von Krebserkrankungen und der Betreuung von Krebspatienten, sammelte Erfahrung in der Lehre für Pharmazeuten und Mediziner und wurde sowohl für die Forschung als auch für die Lehre ausgezeichnet. Sie absolvierte die Weiterbildung zur Fachtoxikologin der DGPT und den Zertifikatskurs „E-Learning-Moderatorin und –Gestalterin" der Universität Hamburg. Ihre Publikationsliste umfasst etliche Publikationen in Fachzeitschriften, wissenschaftliche Tagungs- und Buchbeiträge.

Dorothee Dartsch ist Mitglied in den nationalen Fachgesellschaften Deutsche Pharmazeutische Gesellschaft, Deutsche Gesellschaft für Pharmakologie und Toxikologie, Deutsche Gesellschaft für Klinische Pharmazie, Deutsche Gesellschaft für Onkologische Pharmazie sowie in der amerikanischen Fachgesellschaft American College of Clinical Pharmacy. Die Interessen der Apothekerinnen und Apotheker vertritt sie derzeit als Mitglied im Vorstand und als Vizepräsidentin der Hamburger Apothekerkammer.

Die Autoren

Kerstin Bornemann
Apothekerin für Onkologische und Palliativpharmazie, Psychoonkologin. Mitglied im Präsidium der Deutschen Gesellschaft für Onkologische Pharmazie (DGOP).

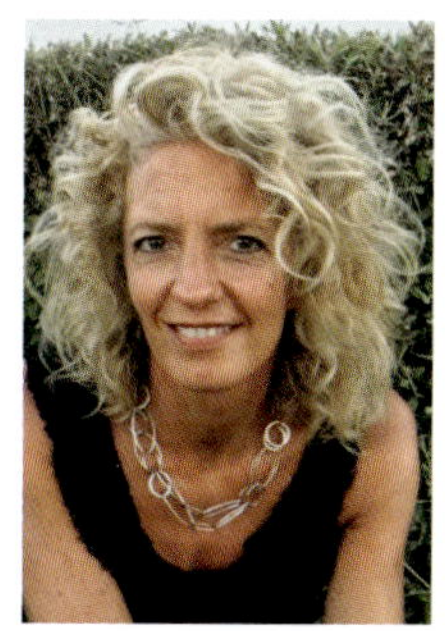

Prof. Dr. Frank Gieseler
Facharzt für Hämatologie und Internistische Onkologie, Leiter des Bereichs „Experimentelle Onkologie, Palliativmedizin und Ethik in der Onkologie" in der Klinik für Hämatologie und Onkologie am UKSH, Campus Lübeck.

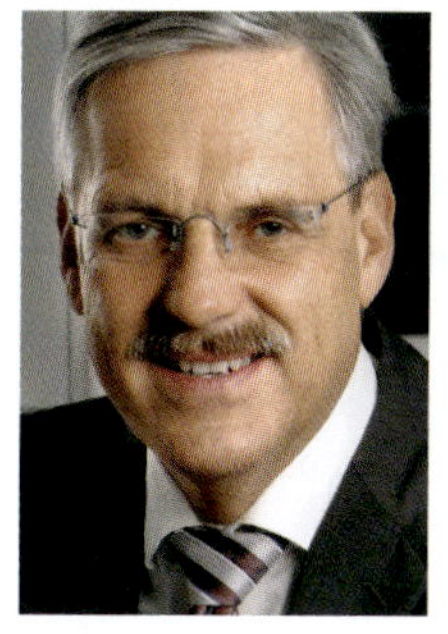

Stefanie Heindel
Apothekerin in der Sterilherstellung der Hohenzollern Apotheke am Ring, Münster. Onkologische Pharmazie, Ernährungsberatung, Palliativpharmazie.

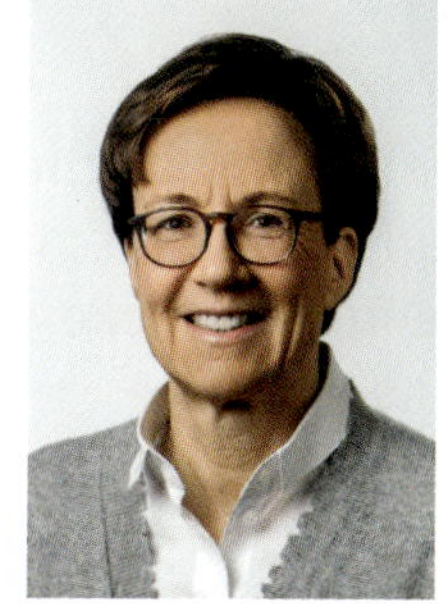

PD Dr. Dr. med. Friedemann Honecker
Internist, Onkologe und Palliativmediziner, Partner im Tumor- und Brustzentrum ZeTuP St. Gallen (Schweiz) und Hochschuldozent am Universitätsklinikum Hamburg-Eppendorf.

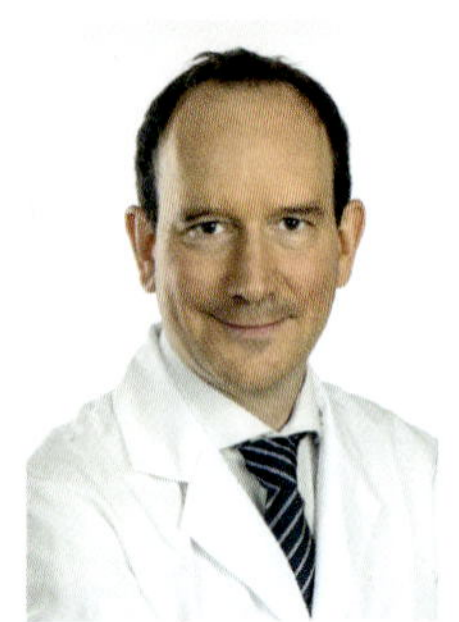

Dr. Petra Jungmayr
Fachapothekerin für Allgemeinpharmazie; Onkologische Pharmazie, seit vielen Jahren freie Mitarbeiterin der DAZ und weiterer pharmazeutischer Fachzeitungen. Tätig in großer Zytostatika-versorgender Apotheke; Ermächtigung zur Weiterbildung Allgemeinpharmazie und Onkologische Pharmazie (LAK Baden-Württemberg), verantwortlich für die Ausbildung der Pharmaziepraktikanten im Rahmen der Akademischen Ausbildungsapotheke (LAK Baden-Württemberg).

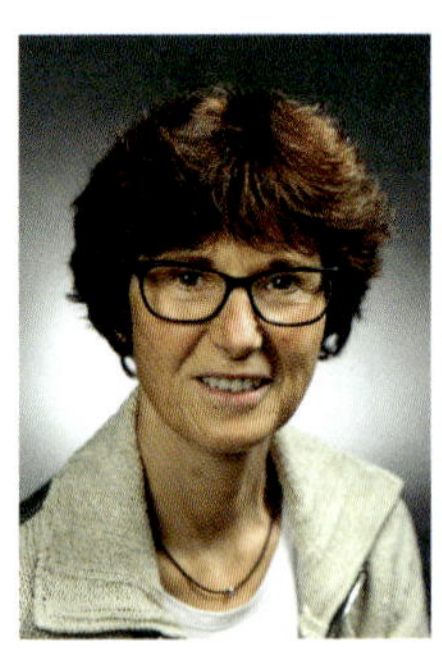

Dr. Steffi Künne
ist Fachapothekerin für Klinische Pharmazie, mit Bereichserweiterung Onkologischer Pharmazie. Sie arbeitet in der Zentralapotheke des St.Johannes-Hospitals Dortmund.

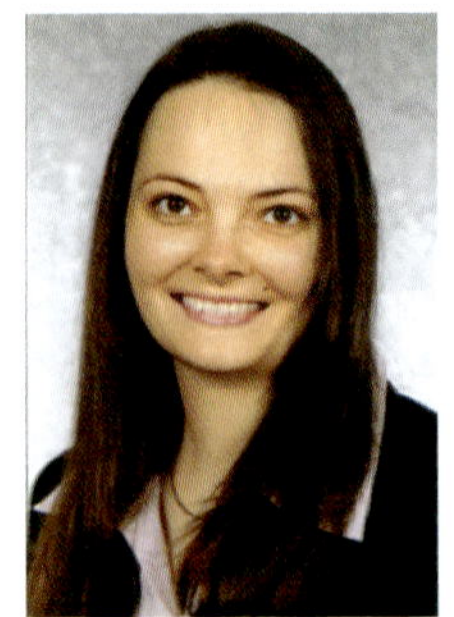

Dr. Tilman Schöning
ist stellvertretender Leiter der Apotheke des Universitätsklinikums Heidelberg und dort Leiter des Pharmazeutisch-onkologischen Service. Darüber hinaus ist er Vizepräsident der Deutschen Gesellschaft für Onkologische Pharmazie (DGOP) und Vorsitzender des Ausschusses Onkologie des Bundesverbandes Deutscher Krankenhausapotheker (ADKA).

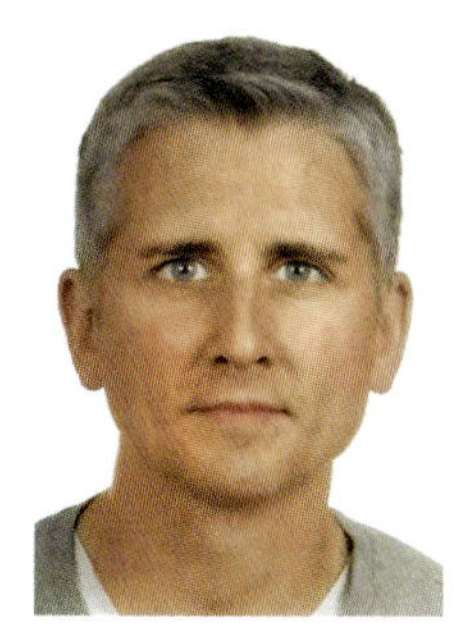

Ina Schulitz
hat in Halle (Saale) Pharmazie studiert und arbeitet in Hamburg in der antares-apotheke Hamburg-Lerchenfeld, einer Apotheke mit besonderem Fokus auf Onkologie und Autoimmunerkrankungen. Ihre Schwerpunkt-Indikation ist die Schmerztherapie.

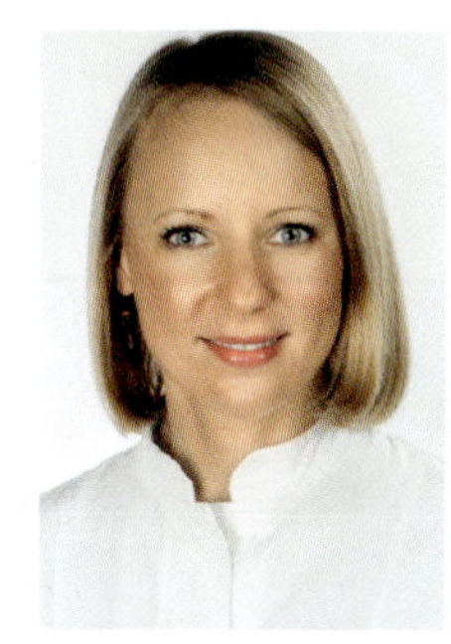

Dr. med. Thomas Wolff
ist Hämatologe, internistischer Onkologe und Palliativmediziner in der Onkologie Lerchenfeld in Hamburg. Er hat im Hospiz „Brücke"/Bremen die ärztliche Versorgung etabliert, sowie über Jahre beratend als „Qualifizierter Palliativarzt" im „Palliativnetz Paderborn" gearbeitet. Seit 2014 trägt er als Palliativmediziner die spezialisierte ambulante Versorgung (SAPV) in Hamburg mit.

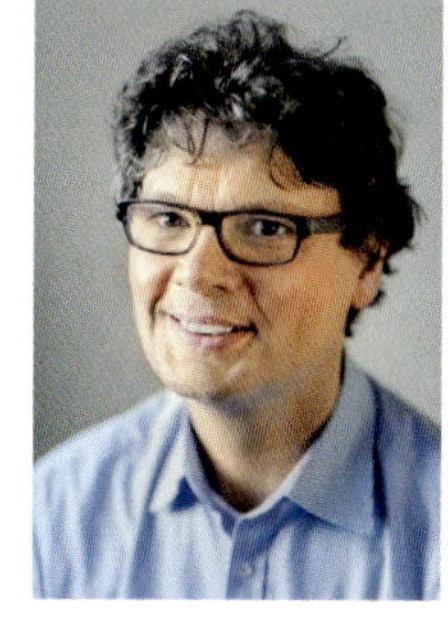

Quellennachweis

Die Kapitel dieses Werks sind der Serie „Der Krebspatient in der Apotheke“ aus der Deutschen Apotheker Zeitung entnommen und wurden teilweise überarbeitet.

Bislang sind erschienen:

- Herausforderungen durch neue orale Therapieansätze ..... DAZ 2017, Nr. 3
- Onkologische Notfälle ..... DAZ 2017, Nr. 8
- Tumorschmerz ..... DAZ 2017, Nr. 25
- Chemotherapie-induzierte Polyneuropathie ..... DAZ 2017, Nr. 30
- Anämie durch Tumor und Therapie ..... DAZ 2017, Nr. 13
- Das Risiko Neutropenie ..... DAZ 2017, Nr. 20
- Zwischen Venenthrombose und Blutung ..... DAZ 2017, Nr. 43
- Pharmazeutische Betreuung bei oraler Mukositis ..... DAZ 2018, Nr. 13
- Übelkeit und Erbrechen verhindern ..... DAZ 2018, Nr. 50
- Hilfe bei Chemotherapie-induzierter Diarrhö ..... DAZ 2018, Nr. 26
- Belastende Hautreaktionen ..... DAZ 2017, Nr. 48
- Gefürchtetes Hand-Fuß-Syndrom ..... DAZ 2018, Nr. 17
- Beratung bei Haarausfall und Nagelveränderung ..... DAZ 2018, Nr. 43
- Das Problem Fatigue ..... DAZ 2017, Nr. 17
- Nebel im Kopf ..... DAZ 2018, Nr. 45
- Der Krebs ist besiegt, aber hinterlässt Spuren ..... DAZ 2019, Nr. 9
- Kardiotoxische Komplikationen ..... DAZ 2017, Nr. 39
- Ossäre Komplikationen ..... DAZ 2018, Nr. 4
- Psychoonkologie ..... DAZ 2017, Nr. 35
- Nebenwirkungsmanagement bei antihormoneller Therapie ..... DAZ 2018, Nr. 30
- Kinderwunsch, Schwangerschaft und die Diagnose Krebs ..... DAZ 2018, Nr. 35
- Krebs im Alter – jeder Fall ein Einzelfall ..... DAZ 2018, Nr. 39
- Wenn das Leben zu Ende geht ..... DAZ 2019, Nr. 13
- Herausfordernde Kommunikation ..... DAZ 2019, Nr. 4
- Richtig essen – Kachexie vermeiden ..... DAZ 2018, Nr. 22
- Einnahmehinweise in der oralen Krebstherapie ..... –
- Das Serienfinale – die Highlights ..... DAZ 2019, Nr. 23